Avaliação do Osso Temporal por Imagem

Uma Abordagem Radiológica e Histológica

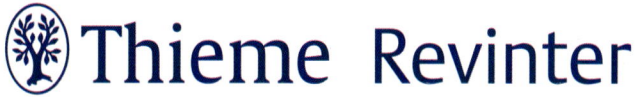

Avaliação do Osso Temporal por Imagem

Uma Abordagem Radiológica e Histológica

Henrique Furlan Pauna
Médico Otorrinolaringologista
Doutor em Ciências pela Faculdade de Medicina de Ribeirão Preto da Universidade de São Paulo (FMRP/USP)
Professor Colaborador do Hospital Universitário Cajuru, PR

Vagner Antonio Rodrigues da Silva
Médico Otorrinolaringologista
Mestre e Doutor em Ciências pela Faculdade de Ciências Médicas da Universidade Estadual de Campinas (FCM-Unicamp)
Professor Colaborador e da Pós-Graduação da FCM-Unicamp

Sílvia Marçal Benício de Mello
Médica Radiologista
Grupo de Radiologia de Cabeça e Pescoço da Beneficência Portuguesa de São Paulo
Preceptora e Supervisora de Ensino da Residência Médica em Radiologia da Beneficência Portuguesa de São Paulo

Arthur Menino Castilho
Médico Otorrinolaringologista
Doutor em Ciências pela Faculdade de Medicina da Universidade de São Paulo (FMUSP)
Professor Associado/Livre-Docente pela Faculdade de Ciências Médicas da Universidade Estadual de Campinas (FCM-Unicamp)
Presidente da Sociedade Brasileira de Otologia (SBO)

Thieme
Rio de Janeiro • Stuttgart • New York • Delhi

Dados Internacionais de Catalogação na Publicação (CIP)
(eDOC BRASIL, Belo Horizonte/MG)

A945   Avaliação do osso temporal por imagem: uma abordagem radiológica e histológica/Henrique Furlan Pauna... [et al.]. – Rio de Janeiro, RJ: Thieme Revinter, 2024.

21 x 28 cm
Inclui bibliografia.
ISBN 978-65-5572-235-2
eISBN 978-65-5572-236-9

1. Otorrinolaringologia. 2. Radiologia. I. Pauna, Henrique Furlan. II. Silva, Vagner Antonio Rodrigues da. III. Mello, Sílvia Marçal Benício de. IV. Castilho, Arthur Menino.

CDD: 617.51

Elaborado por Maurício Amormino Júnior – CRB6/2422

Contato com os autores:
Vagner Antonio Rodrigues da Silva
vagrodrigues@hotmail.com

Arthur Menino Castilho
arthurcastilho@gmail.com

Henrique Furlan Pauna
h_pauna@hotmail.com

Sílvia Marçal Benício de Mello
sbeniciomello@gmail.com

© 2024 Associação Brasileira de Otorrinolaringologia e Cirurgia Cérvico-Facial – ABORL-CCF
Todos os direitos reservados.

Thieme Revinter Publicações Ltda.
Rua do Matoso, 170
Rio de Janeiro, RJ
CEP 20270-135, Brasil
http://www.ThiemeRevinter.com.br

Thieme USA
http://www.thieme.com

Design de Capa: © Thieme
Créditos Imagem da Capa: imagem da capa combinada pela Thieme usando a imagem a seguir:
Anatomia Ósseo Temporal © CLIPAREA/Depositphotos

Impresso no Brasil por Hawaii Gráfica e Editora Ltda.
5 4 3 2 1
ISBN 978-65-5572-235-2

Também disponível como eBook:
eISBN 978-65-5572-236-9

Nota: O conhecimento médico está em constante evolução. À medida que a pesquisa e a experiência clínica ampliam o nosso saber, pode ser necessário alterar os métodos de tratamento e medicação. Os autores e editores deste material consultaram fontes tidas como confiáveis, a fim de fornecer informações completas e de acordo com os padrões aceitos no momento da publicação. No entanto, em vista da possibilidade de erro humano por parte dos autores, dos editores ou da casa editorial que traz à luz este trabalho, ou ainda de alterações no conhecimento médico durante o processo de produção deste livro, nem os autores, nem os editores, nem a casa editorial, nem qualquer outra parte que se tenha envolvido na elaboração deste material garantem que as informações aqui contidas sejam totalmente precisas ou completas; tampouco se responsabilizam por quaisquer erros ou omissões ou pelos resultados obtidos em consequência do uso de tais informações. É aconselhável que os leitores confirmem em outras fontes as informações aqui contidas. Sugere-se, por exemplo, que verifiquem a bula de cada medicamento que pretendam administrar, a fim de certificar-se de que as informações contidas nesta publicação são precisas e de que não houve mudanças na dose recomendada ou nas contraindicações. Esta recomendação é especialmente importante no caso de medicamentos novos ou pouco utilizados. Alguns dos nomes de produtos, patentes e design a que nos referimos neste livro são, na verdade, marcas registradas ou nomes protegidos pela legislação referente à propriedade intelectual, ainda que nem sempre o texto faça menção específica a esse fato. Portanto, a ocorrência de um nome sem a designação de sua propriedade não deve ser interpretada como uma indicação, por parte da editora, de que ele se encontra em domínio público.

Todos os direitos reservados. Nenhuma parte desta publicação poderá ser reproduzida ou transmitida por nenhum meio, impresso, eletrônico ou mecânico, incluindo fotocópia, gravação ou qualquer outro tipo de sistema de armazenamento e transmissão de informação, sem prévia autorização por escrito.

COLABORADORES

ANDRÉ SOUZA DE ALBUQUERQUE MARANHÃO
Universidade Federal de São Paulo, São Paulo, SP

ARIADNE AYUMI SAKASHITA
Hospital Universitário Cajuru, Curitiba, PR

EDUARDA BIRCK LOH
Hospital Universitário Cajuru, Curitiba, PR

ELLIOTT D. KOZIN
Massachusetts Eye and Ear Infirmary, Boston, MA, EUA
Harvard Medical School, Boston, MA, EUA

FABRICIO MACHADO PELICIOLI
Hospital Universitário Cajuru, Curitiba, PR

FERNANDA BOLDRINI ASSUNÇÃO
Beneficência Portuguesa de São Paulo (BP), São Paulo, SP
Irmandade da Santa Casa de Misericórdia de São Paulo, São Paulo, SP
Grupo de Neurorradiologia e Cabeça e Pescoço do Fleury - Hospitais São Camilo e Medicina Diagnóstica, São Paulo, SP

GIOVANNA SANTOS PIEDADE
Hospital Universitário Evangélico Mackenzie, Curitiba, PR

GUILHERME CORRÊA GUIMARÃES
Universidade Estadual de Campinas, Campinas, SP

JOEL LAVINSKY
Universidade Federal do Rio Grande do Sul, Porto Alegre, RS
Santa Casa de Porto Alegre, Porto Alegre, RS

JONAS BELCHIOR TAMANINI
Universidade Estadual de Campinas, Campinas, SP

JOSÉ FERNANDO POLANSKI
Universidade Federal do Paraná, Curitiba, PR
Faculdade Evangélica Mackenzie do Paraná, Curitiba, PR

ISABELA DOS SANTOS ALVES
Beneficência Portuguesa de São Paulo (BP), São Paulo, SP
Grupo de Neurorradiologia e Radiologia de Cabeça e Pescoço do Hospital Sírio-Libanês, São Paulo, SP

KELLY SATICO MIZUMOTO
Hospital Universitário Evangélico Mackenzie, Curitiba, PR

LARISSA DE AGUIAR MARTINS
Médica do Grupo de Neurorradiologia da Beneficência Portuguesa de São Paulo (BP)
Médica do Grupo de Neurorradiologia e Cabeça e Pescoço do DASA
Médica do Grupo de Neurorradiologia e Cabeça e Pescoço do Hospital Nove de Julho

LUCAS DEMETRIO SPARAGA
Hospital Universitário Cajuru, Curitiba, PR

MARIA ISABEL GUILHEM
Hospital Universitário Cajuru, Curitiba, PR

MARIANA MOREIRA DE CASTRO DENARO
Hospital das Clínicas da Universidade Federal de Minas Gerais, Belo Horizonte, MG

NICOLAU MOREIRA ABRAHÃO
Universidade Estadual de Campinas, Campinas, SP

RAFAEL DA COSTA MONSANTO
University of Minnesota, Minnesota, MN, EUA

RENATA M. KNOLL
Massachusetts Eye and Ear Infirmary, Boston, MA, EUA
Harvard Medical School, Boston, MA, EUA

TRISSIA MARIA FARAH VAZZOLER
Clínica Copec/Auris, Curitiba, PR
Hospital Pequeno Príncipe, Curitiba, PR
Hospital Angelina Caron, Curitiba, PR

VANESSA MAZANEK SANTOS
Hospital IPO, Curitiba, PR
Hospital São Marcelino Champagnat, Curitiba, PR

APRESENTAÇÃO

Avanços notáveis em diagnóstico por imagem foram feitos durante as últimas décadas. O desenvolvimento de novas técnicas de imagem e melhorias contínuas na exibição de imagens digitais abriram novos horizontes no estudo da anatomia e patologia da cabeça e pescoço e, consequentemente, do osso temporal.

Este livro reuniu otorrinolaringologistas e radiologistas com o foco na integração dessas duas áreas na descrição de métodos de imagem do osso temporal, o que é fundamental nos diagnósticos dessa complexa região da cabeça e pescoço.

O objetivo dos editores e dos colaboradores foi elaborar um livro que apresentasse de maneira didática a imagem da anatomia normal e das principais doenças que comprometem essa região.

Os capítulos foram divididos por regiões anatômicas e doenças do osso temporal, e subdivididos por métodos de imagem, enfatizando a importância de cada método nos diagnósticos. Em cada capítulo, apresentamos a anatomia normal, a técnica do exame, as alterações encontradas, conforme a técnica empregada, bem como as características clínicas e de tratamento. Todos os capítulos foram desenvolvidos para abordar as evoluções no campo e enfatizar a importância da anatomia por imagem, correlação patológica e dados clínicos pertinentes.

Esperamos poder passar o entusiasmo que temos por essa área e que os leitores apreciem as informações, ilustrações e imagens dos casos contidos neste livro, tornando a avaliação do osso temporal uma tarefa mais simples.

SUMÁRIO

1 PARÂMETROS DE OBTENÇÃO E INDICAÇÃO DAS IMAGENS EM OTOLOGIA 1
Sílvia Marçal Benício de Mello ▪ Isabela dos Santos Alves

2 ANATOMIA RADIOLÓGICA DO OSSO TEMPORAL 17
Fernanda Boldrini Assunção ▪ Sílvia Marçal Benício de Mello

3 ANOMALIAS CONGÊNITAS DO OSSO TEMPORAL 33
Trissia Maria Farah Vazzoler ▪ Sílvia Marçal Benício de Mello

4 ANOMALIAS DO NERVO FACIAL 59
Ariadne Ayumi Sakashita ▪ Eduarda Birck Loh
Henrique Furlan Pauna ▪ Sílvia Marçal Benício de Mello

5 ANOMALIAS DA CÓCLEA 71
Vagner Antonio Rodrigues da Silva ▪ Arthur Menino Castilho
Sílvia Marçal Benício de Mello

6 ANORMALIDADES DO LABIRINTO POSTERIOR 93
José Fernando Polanski ▪ Sílvia Marçal Benício de Mello

7 ANOMALIAS DO CONDUTO AUDITIVO INTERNO 105
Vanessa Mazanek Santos ▪ Sílvia Marçal Benício de Mello

8 ANOMALIAS VASCULARES DO OSSO TEMPORAL 111
André Souza de Albuquerque Maranhão ▪ Isabela dos Santos Alves
Sílvia Marçal Benício de Mello

9 IMPLANTE COCLEAR 117
Arthur Menino Castilho ▪ Guilherme Corrêa Guimarães
Sílvia Marçal Benício de Mello

10 TRAUMA DO OSSO TEMPORAL 141
Renata M. Knoll ▪ Elliott D. Kozin ▪ Fernanda Boldrini Assunção
Sílvia Marçal Benício de Mello

11 OTITE MÉDIA 155
Nicolau Moreira Abrahão ▪ Jonas Belchior Tamanini
Vagner Antonio Rodrigues da Silva ▪ Giovanna Santos Piedade
Isabela dos Santos Alves

12 OTITE EXTERNA MALIGNA 179
Guilherme Corrêa Guimarães ▪ Arthur Menino Castilho
Vagner Antonio Rodrigues da Silva ▪ Sílvia Marçal Benício de Mello

13 OSTEORRADIONECROSE DO OSSO TEMPORAL 185
Mariana Moreira de Castro Denaro ▪ Sílvia Marçal Benício de Mello

14 TUMORES DO OSSO TEMPORAL 189
Vagner Antonio Rodrigues da Silva ▪ Arthur Menino Castilho
Joel Lavinsky ▪ Kelly Satico Mizumoto ▪ Lucas Demetrio Sparaga
Larissa de Aguiar Martins

15 SCHWANNOMA VESTIBULAR 201
Vagner Antonio Rodrigues da Silva ▪ Arthur Menino Castilho
Joel Lavinsky ▪ Giovanna Santos Piedade ▪ Larissa de Aguiar Martins

16 OTOSCLEROSE E OUTRAS OSTEODISTROFIAS DOS OSSOS TEMPORAIS 215
Rafael da Costa Monsanto ▪ Henrique Furlan Pauna
Larissa de Aguiar Martins ▪ Sílvia Marçal Benício de Mello

17 SÍNDROME DE MÉNIÈRE 229
Maria Isabel Guilhem ▪ Henrique Furlan Pauna
Sílvia Marçal Benício de Mello

18 SÍNDROME DA TERCEIRA JANELA 237
Fabricio Machado Pelicioli ▪ Henrique Furlan Pauna
Sílvia Marçal Benício de Mello ▪ Fernanda Boldrini Assunção

ÍNDICE REMISSIVO 245

Avaliação do Osso Temporal por Imagem

Uma Abordagem Radiológica e Histológica

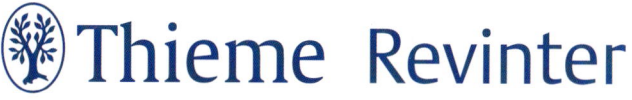

PARÂMETROS DE OBTENÇÃO E INDICAÇÃO DAS IMAGENS EM OTOLOGIA

CAPÍTULO 1

Sílvia Marçal Benício de Mello ■ Isabela dos Santos Alves

EXAMES DE IMAGEM UTILIZADOS NA AVALIAÇÃO DAS ORELHAS

Raios X do Osso Temporal

Indicação

A avaliação radiográfica do osso temporal é realizada pelas incidências de Stenvers, Schuller e transorbital. Teve maior aplicação no passado antes do advento da tomografia computadorizada (TC). Atualmente, sua aplicação é limitada, sendo utilizada no controle do posicionamento do implante coclear no centro cirúrgico e, raramente, ambulatorialmente.

Técnica

- *Incidência de Stenvers:* nesta incidência, o feixe de raios X é posicionado 45° em relação ao osso temporal. Era usada para demonstrar o osso petroso, meato acústico interno e labirinto ósseo (Fig. 1-1). Uma projeção semelhante pode ser obtida por reconstruções tomográficas multiplanares.
- *Incidência de Schuller:* nesta incidência, o plano sagital da cabeça é paralelo ao feixe de raios X que é projetado 25° a 30° na orientação cefalocaudal, evitando a sobreposição das mastoides. Era utilizada para demonstrar o osso petroso, o meato acústico interno e labirinto ósseo.
- *Incidência transorbital:* a incidência transorbital é uma visão frontal da mastoide e pirâmide petrosa, obtida com a cabeça do paciente fletida, até que a linha orbitomeatal fique perpendicular à mesa de estudo. Era usada para demonstrar os condutos auditivos internos.

Tomografia Computadorizada (TC)

A formação da imagem na TC é realizada com utilização de raios X e se baseia no princípio de que a estrutura interna de um objeto pode ser reconstruída a partir de múltiplas projeções desta estrutura, por meio de imagens seccionais que são combinadas para compor representações tridimensionais.

No tomógrafo, um tubo gera um feixe de raios X que realiza um movimento circular em torno da estrutura em estudo. A espessura de corte é regulada por um colimador. Após a radiação ser atenuada ao atravessar a estrutura em estudo, atinge um detector que traduz a radiação recebida em um sinal elétrico, que é armazenado pelo computador e realiza uma reconstrução matemática das imagens.

Ao longo dos anos, desde 1970, quando surgiram os primeiros tomógrafos, houve uma grande evolução tecnológica.

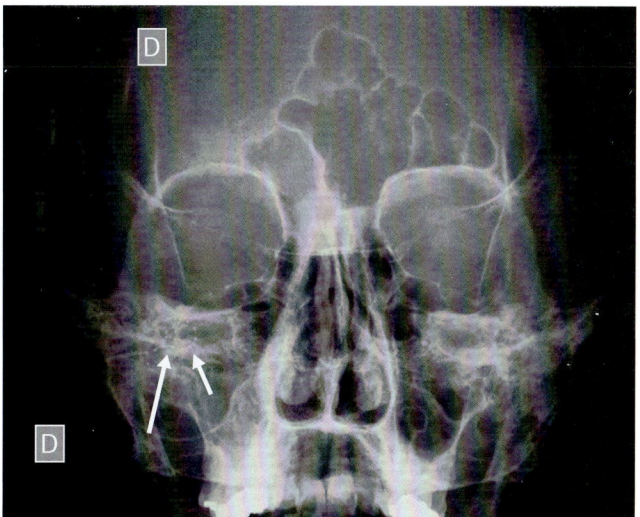

Fig. 1-1. Legenda: Raio-X, incidência de Stenvers: demonstra inserção parcial do feixe de eletrodos (seta curta). Projeção da janela redonda (seta longa).

A tecnologia avançou de aquisição seccional, em que cada área de interesse era estudada de forma seccional, com um corte tomográfico adquirido por vez, condicionando um tempo longo ao exame. Para tomógrafos helicoidais em que a translação do paciente na mesa de exame acontece simultaneamente à rotação da ampola de raios X, com aquisição contínua das imagens e um tempo bem menor de exame, chegando na geração dos tomógrafos com múltiplos detectores (*multislice*).

Nos tomógrafos com múltiplas fileiras de detectores, após atenuação do feixe de raios X pelo objeto do estudo, o sinal gerado atinge múltiplas fileiras de detectores simultaneamente, possibilitando a aquisição de imagens de alta resolução, com reformações em múltiplos planos, num tempo muito curto, viabilizando inclusive a realização de exames em pacientes pouco colaborativos, sem necessidade de anestesia, como crianças pequenas, politraumatizados ou com estado geral comprometido. As imagens são adquiridas em um único volume, no plano axial, o que possibilita reformações nos diversos planos: axial, coronal, sagital, oblíquo e curvilíneo.

Existem diversas aplicações dos tomógrafos de múltiplos detectores na avaliação do osso temporal, destacando-se a avaliação detalhada da cadeia ossicular no eixo de cada ossículo, melhor demonstração do posicionamento de próteses da cadeia ossicular, avaliação da integridade dos canais semicirculares através das incidências de Poschl e Stenvers. Além de possibilitar a obtenção de reconstruções tridimensionais de alta qualidade, importantes no estudo das fraturas do osso temporal, malformações das orelhas interna e externa e relação das lesões da fossa posterior com estruturas da base do crânio (Figs. 1-2 a 1-9).

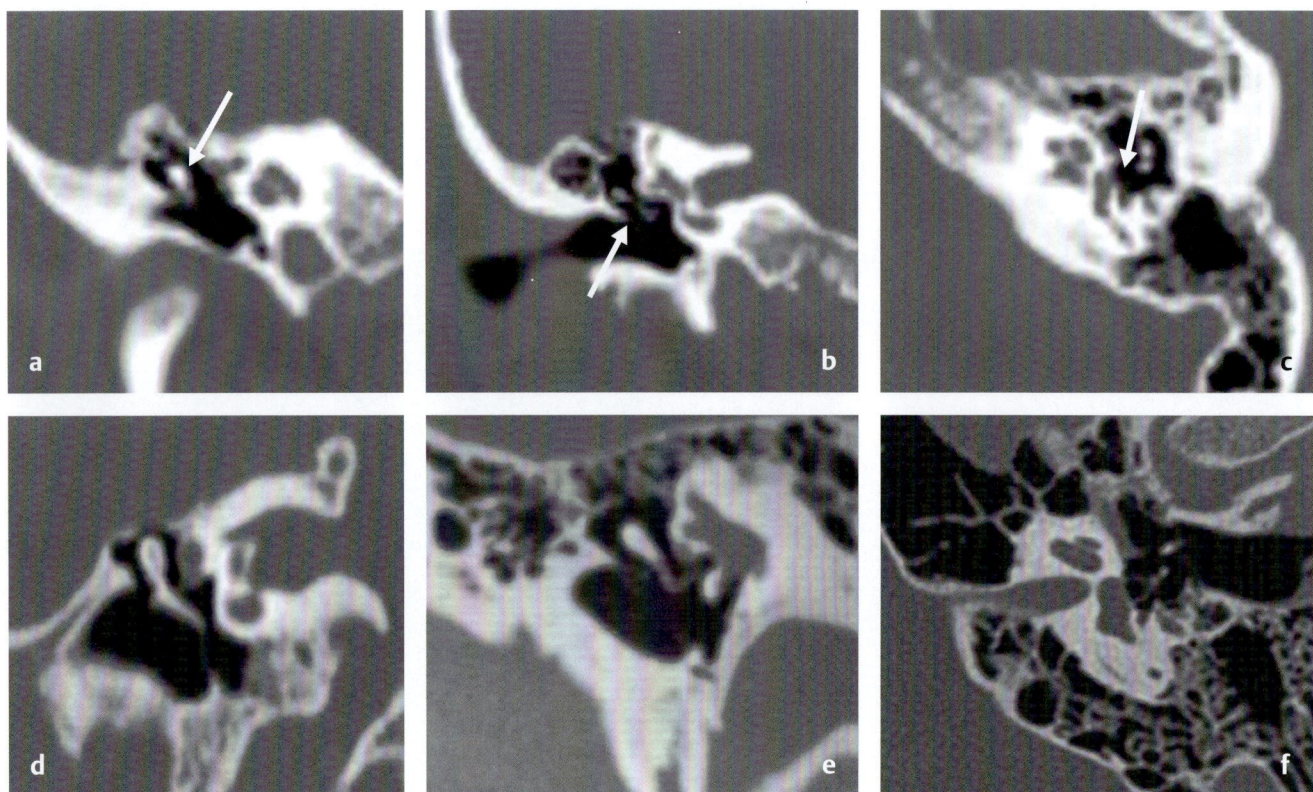

Fig. 1-2. Cadeia ossicular sem e com reformação oblíqua. (**a**) Tomografia computadorizada de osso temporal, corte coronal, janelamento ósseo, cabeça do martelo sem reformações (seta). (**b**) Tomografia computadorizada de osso temporal, corte coronal, janelamento ósseo, corpo da bigorna sem reformações (seta). (**c**) Tomografia computadorizada de osso temporal, corte axial, janelamento ósseo, estribo sem reformação (seta). (**d-f**) Tomografia computadorizada com reformações coronal e axial oblíquas no eixo da cadeia ossicular, martelo, bigorna e estribo com melhor definição.

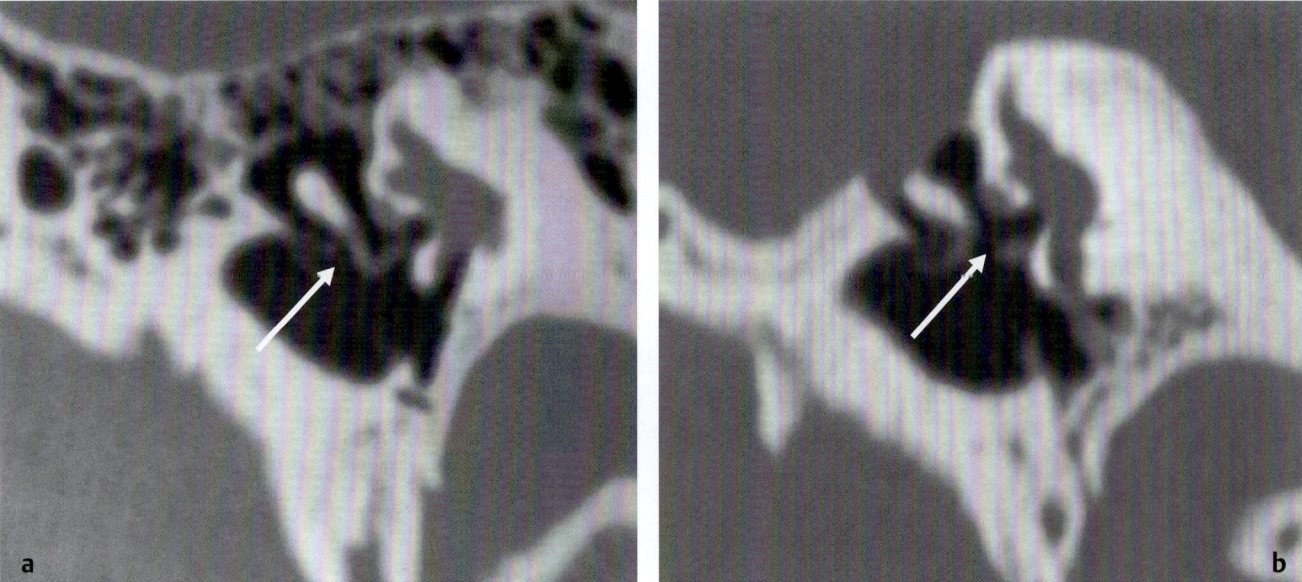

Fig. 1-3. Bigorna normal e com reabsorção do ramo longo da bigorna, *Dry ear*. TC sagital oblíquo: bigorna normal (seta em **a**) e com reabsorção (seta em **b**).

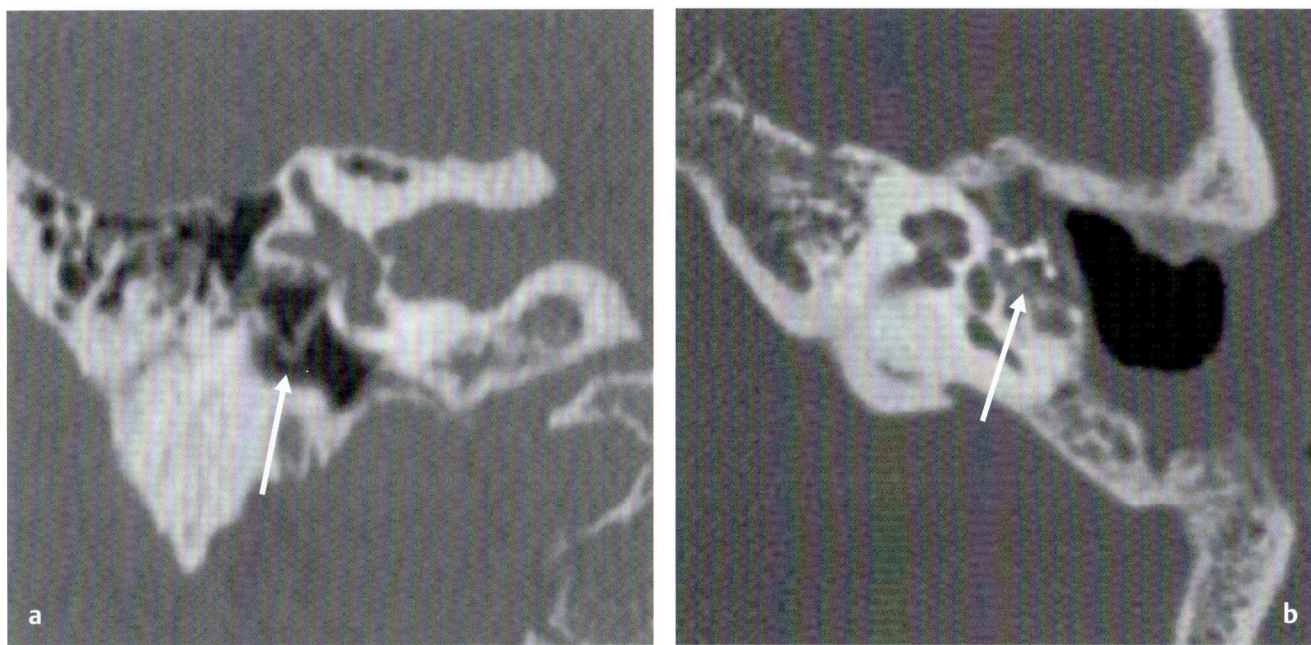

Fig. 1-4. Prótese de estribo deslocada; P.O.R.P. (**a**) TC sagital oblíquo: prótese de estribo deslocada (seta). (**b**) TC axial oblíquo: P.O.R.P. se articulando com o estribo. Mastoidectomia com cavidade aberta.

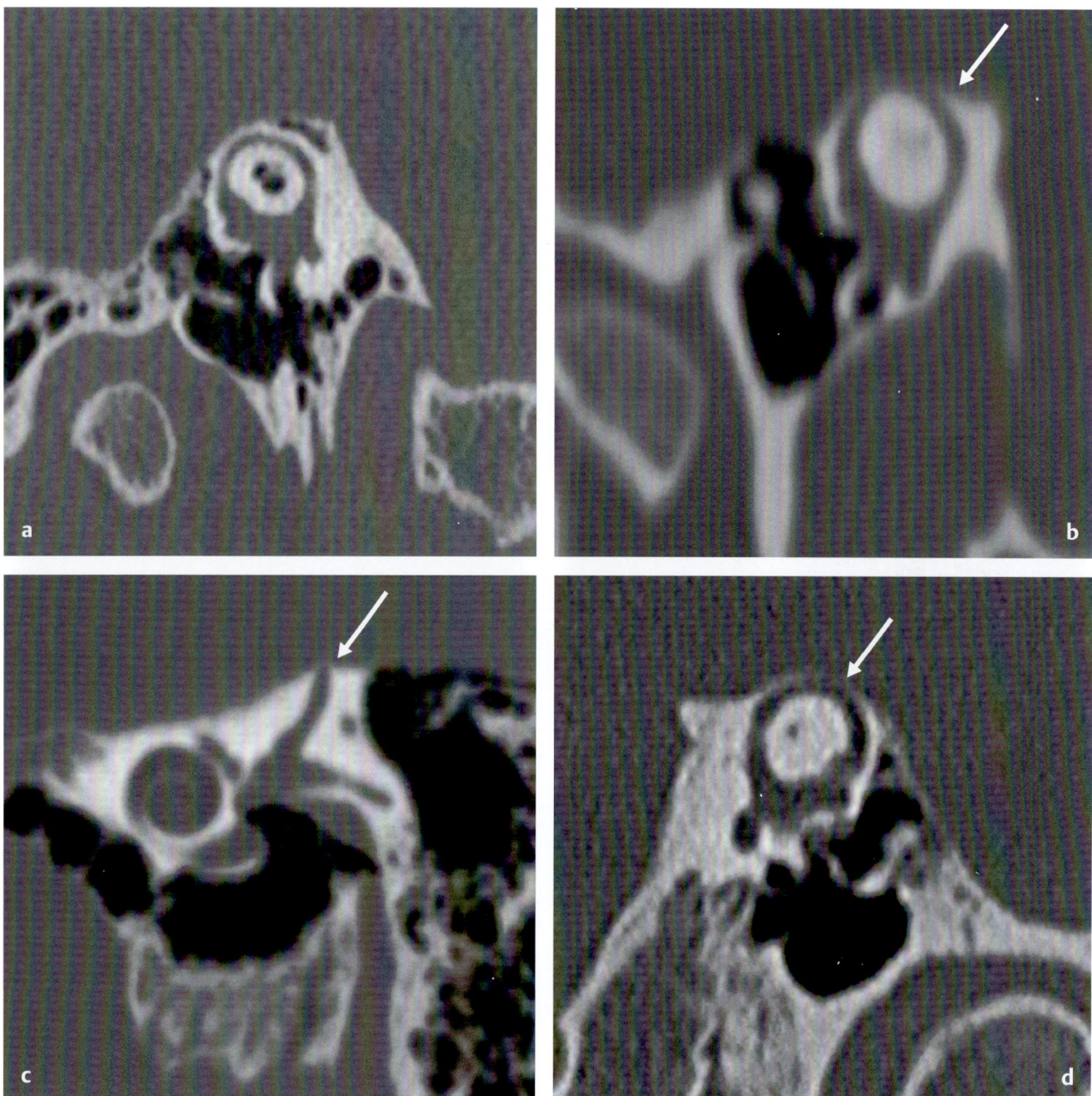

Fig. 1-5. Incidência de Poschl e Stenvers para avaliar o revestimento ósseo do canal semicircular superior (CSS). (**a**) TC em incidência de Poschl demonstrando porção superior do canal semicircular superior com o revestimento ósseo adequado (normal). (**b**) Incidência de Poschl com deiscência do CSS. (**c**) TC Stenvers: revestimento ósseo exíguo do canal semicircular superior. (**d**) TC incidência Poschl: revestimento ósseo exíguo do CSS.

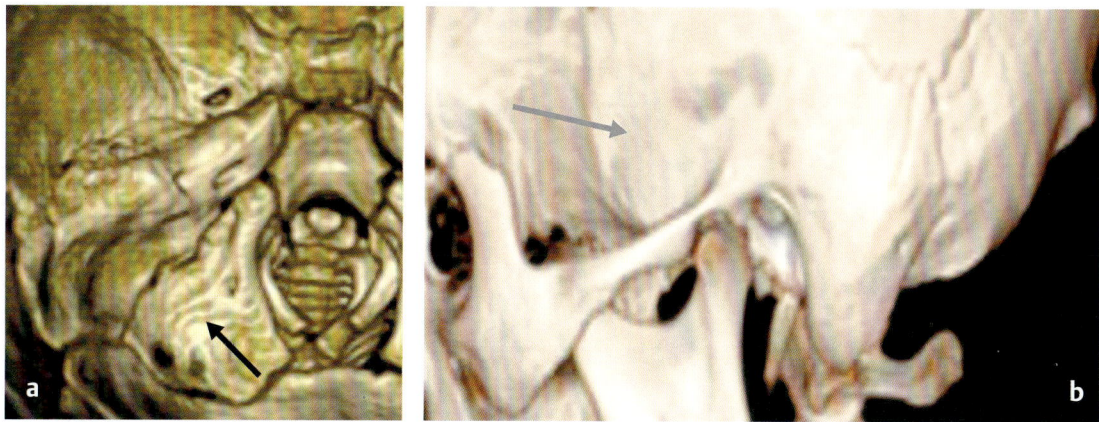

Fig. 1-6. TC 3D: Osso temporal normal, visão superior e lateral. TC 3D visão superior (**a**) e lateral (**b**) do osso temporal normal (setas).

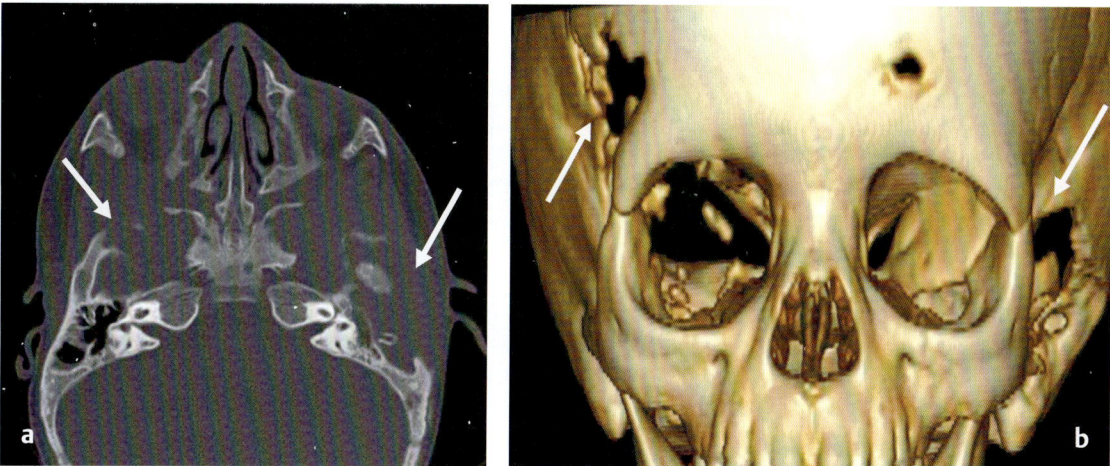

Fig. 1-7. (**a**, **b**) **Histiocitose de células de Langerhans. Lesões osteolíticas frontal esquerda e nos ossos temporais.** TC axial (**a**): axial: lesões focais osteolíticas bem definidas na porção escamosa dos ossos temporais, mais extensa à esquerda (setas).

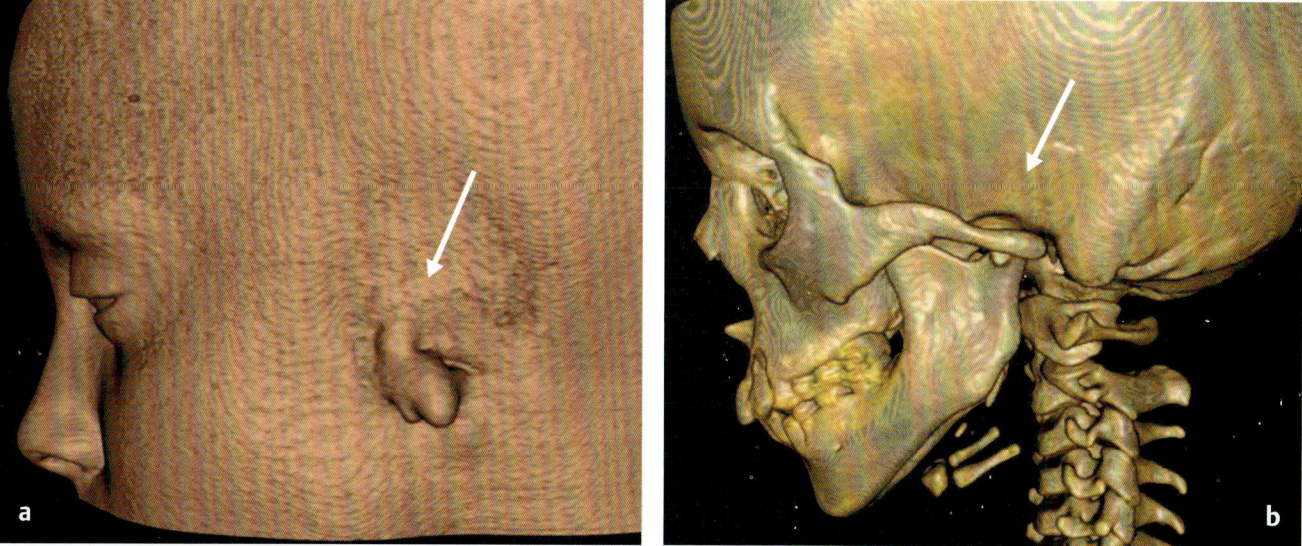

Fig. 1-8. Malformação da orelha externa. Microtia (seta em **a**), atresia do conduto auditivo externo (CAE), placa óssea atrésica (**b**).

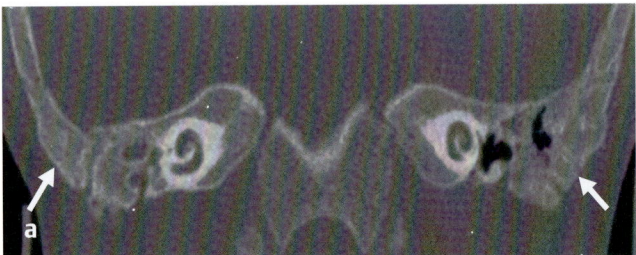
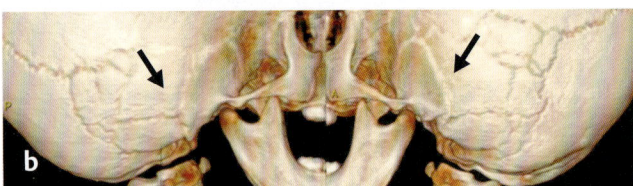

Fig. 1-9. Malformação das orelhas externas e média. Atresia óssea bilateral. (**a**) TC coronal bilateral: placas ósseas atrésicas (setas) e cavidades timpânicas rudimentares. (**b**) Reconstrução 3D de TC visão lateral: CAE não individualizados, placa óssea atrésica (setas).

Ressonância Nuclear Magnética (RNM)

O aparelho de RNM é composto por um magneto, bobinas transmissoras e receptoras de radiofrequência que emitem energia e recebem sinal. Além de bobinas de gradiente que codificam o sinal tridimensionalmente, sendo digitalizado posteriormente por um conversor análogo-digital e armazenado no computador que realiza processamento matemático, viabilizando a reconstrução de imagens no console do aparelho.

O sinal na RNM é oriundo de prótons das moléculas de água dos tecidos. Durante a realização do exame, o paciente é colocado em um campo magnético que promove o alinhamento dos *spins* magnéticos dos prótons de hidrogênio, os quais realizam um movimento de precessão ao redor do campo magnético B_0, que é o eixo longitudinal. No estado de equilíbrio, a soma de todos os *spins* resulta em um vetor de magnetização ao longo do eixo longitudinal, no sentido do campo magnético que é responsável pelo sinal detectado na RNM (Figs. 1-10 e 1-11).

Os exames de RNM são realizados com um campo magnético oscilatório B_1 que emite energia de radiofrequência durante curtos intervalos de tempo, deslocando o vetor de magnetização total para o plano transverso, que é o efeito de ressonância, gerando um sinal de radiofrequência que pode ser medido na bobina receptora do aparelho.

Depois da emissão de radiofrequência, os prótons entram num estado de relaxação e retornam à orientação inicial do estado de equilíbrio, liberando a energia previamente adquirida. O movimento de magnetização transversa durante a relaxação induz uma voltagem na bobina receptora que oscila com a frequência dos prótons e diminui com o tempo, o que é chamado de decaimento de indução livre. As propriedades de relaxação dos prótons de cada tecido determinam o sinal e o contraste na RNM.

Relaxação transversal ou *spin-spin* refere-se à magnetização transversa e é descrita pela constante de tempo T2. A relaxação longitudinal, ou *spin*-rede, refere-se à magnetização longitudinal que é descrita pela constante T1. As diferenças de T1, T2 e densidade de prótons nos diferentes tecidos e estruturas possibilitam a obtenção das imagens de RNM (Figs. 1-10 e 1-11).

A aplicação dos pulsos de radiofrequência promove a magnetização transversa. A excitação apenas com um pulso de radiofrequência, na maioria das vezes, não é suficiente para se obter uma imagem com boa resolução espacial, tornando necessária a repetição desta excitação. O número e o tipo de pulsos de excitação por repetição formam as sequências de pulso. Os intervalos de tempo entre os pulsos de radiofrequência e cada repetição determinam as características de contraste na RNM.

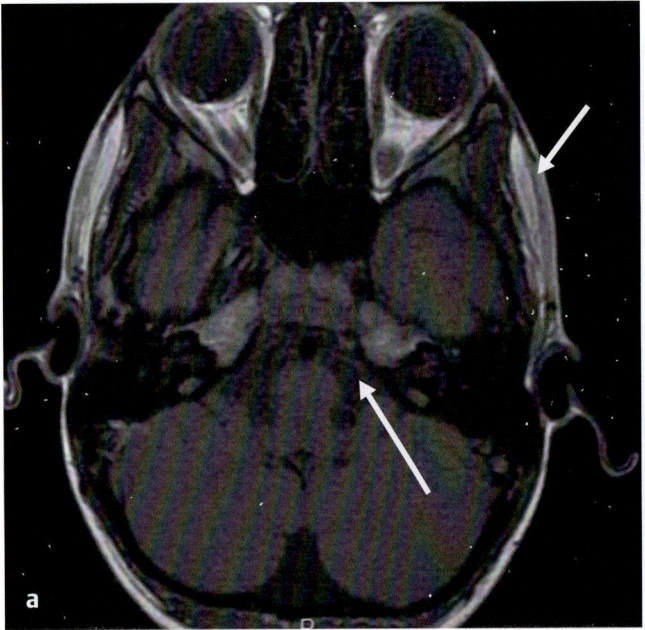
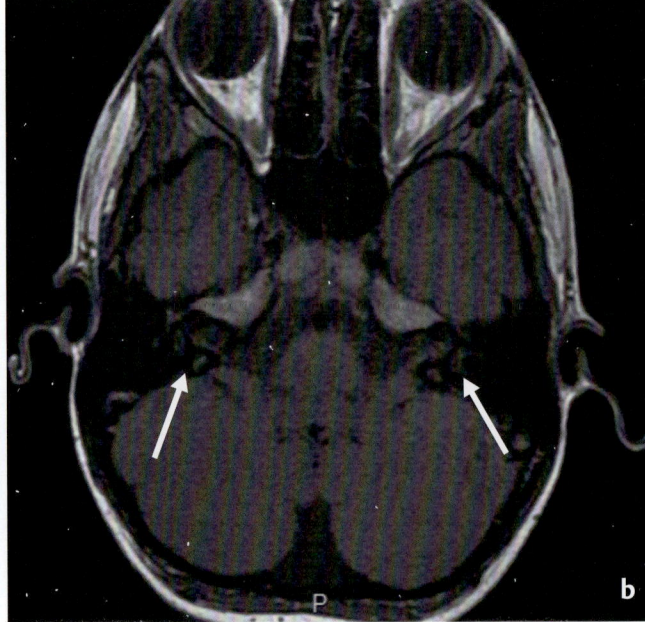

Fig. 1-10. Sequência T1. Sequência axial T1 (**a**): nesta sequência o liquor tem sinal hipointenso (seta longa), a gordura subcutânea tem sinal hiperintenso (seta curta). Sequência axial T1 (**b**): as estruturas do labirinto apresentam sinal intermediário nesta sequência (setas).

PARÂMETROS DE OBTENÇÃO E INDICAÇÃO DAS IMAGENS EM OTOLOGIA

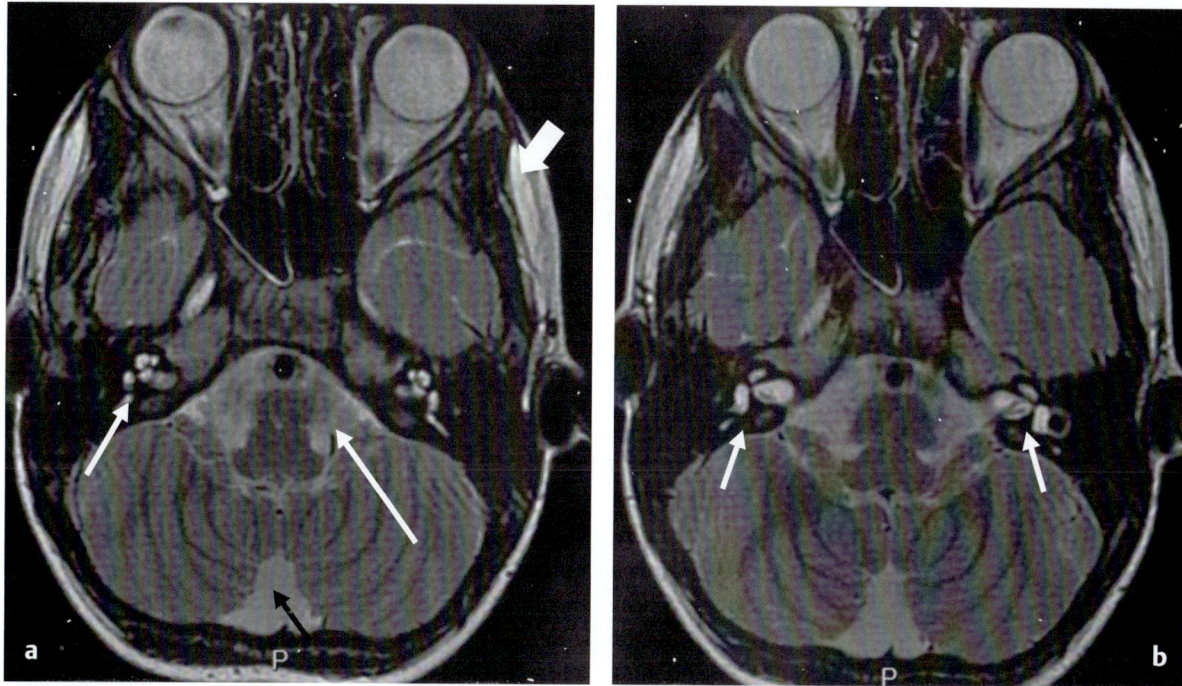

Fig. 1-11. Sequência T2. Sequência T2 (**a**): liquor com sinal hiperintenso na cisterna magna (seta curta preta); artefato de fluxo na cisterna do ângulo pontocerebelar à esquerda, com sinal hipointenso (seta branca longa); labirinto membranoso com sinal hiperintenso (seta curta à direita); gordura da tela subcutânea à esquerda (seta larga). Sequência T2 (**b**): labirinto membranoso com sinal hiperintenso.

Na RNM existem dois intervalos de tempo principais: o tempo de eco (TE), que consiste no tempo entre a aplicação do primeiro pulso de radiofrequência e a coleta do sinal (eco), e o tempo de repetição (TR), que é o tempo entre o primeiro pulso de radiofrequência da sequência até o começo da repetição de cada sequência. A combinação de TE e TR forma o contraste na RNM. Quando o TR e TE são curtos tem-se uma imagem ponderada em T1. Quando o TR e TE são longos, o contraste é ponderado em T2. TR longo e TE curto formam imagens em DP (densidade de prótons).

Sequências Inversão-Recuperação

Na sequência inversão recuperação (IR) é aplicado um pulso de radiofrequência de 180° para inverter a magnetização longitudinal; em seguida a magnetização transversa inicia o relaxamento, de acordo com a constante de tempo T1.

Tempo de inversão (TI) é o tempo em que a magnetização longitudinal permanece invertida. É este tempo que determina o contraste na imagem. Após o tempo de inversão as sequências FSE ou GRE são aplicadas. Quando a magnetização longitudinal de um determinado tecido passa pelo ponto zero, não é possível observar sinal deste tecido. O TI é escolhido de acordo com o TI do tecido que se quer suprimir.

FLAIR (*fluid attenuation inversion recovery*): é uma sequência com atenuação do sinal do liquor. STIR (*short-time inversion recovery*): é uma sequência com atenuação da gordura.

O exame de RNM é formado por várias sequências de pulso. De acordo com a indicação clínica pode haver uma variação na seleção das sequências de pulso e dos parâmetros utilizados, de acordo com a orientação do radiologista. Deve-se estar sempre atento às vantagens e desvantagens de cada sequência e buscar um equilíbrio na sua escolha que não prejudique a qualidade de imagem e o tempo de exame.

Sequências de pulso apresentam denominações diferentes, de acordo com o fabricante: *Spin*-eco, *Spin*-eco rápida (FSE, TSE, RARE), inversão recuperação (IR), inversão recuperação com TI curto (STIR), inversão recuperação com tempo de inversão IR longo (FLAIR), gradiente-eco (GRE, FFE), gradiente-eco coerente *steady state* (GRASS, FFE, FISP), gradiente-eco balanceado *steady state* (FIESTA, BALANCE FFE, TrueFISP, FIESTA-C, CISS) e imagem ecoplanar (EPI).

A sequência *spin*-eco clássica é mais pura, porém muito longa, por esta razão as sequências T1 e T2 são adquiridas na rotina pela sequência *spin*-eco rápida (*fast spin* echo-FSE) que, embora menos pura, não traz prejuízo significativo à qualidade da imagem.

A sequência *spin*-eco rápida (FSE) reduz os efeitos de suscetibilidade magnética do cálcio e do sangue. A sequência gradiente-eco (GRASS, FFE e FISP) é uma sequência rápida e mais sensível aos efeitos de suscetibilidade magnética, demonstra a presença de cálcio e sangue.

A sequência gradiente-eco balanceado *steady state* (FIESTA, CISS, TrueFISP) é uma sequência muito rápida, com aquisição volumétrica das imagens, adquiridas com espessura de corte muito fina e sem intervalo entre os cortes. Esta sequência demonstra conteúdo fluido de liquor, perilinfa ou endolinfa com sinal hiperintenso, com acurácia, estruturas neurais e a relação com estruturas vasculares na fossa posterior (Figs. 1-12 e 1-13).

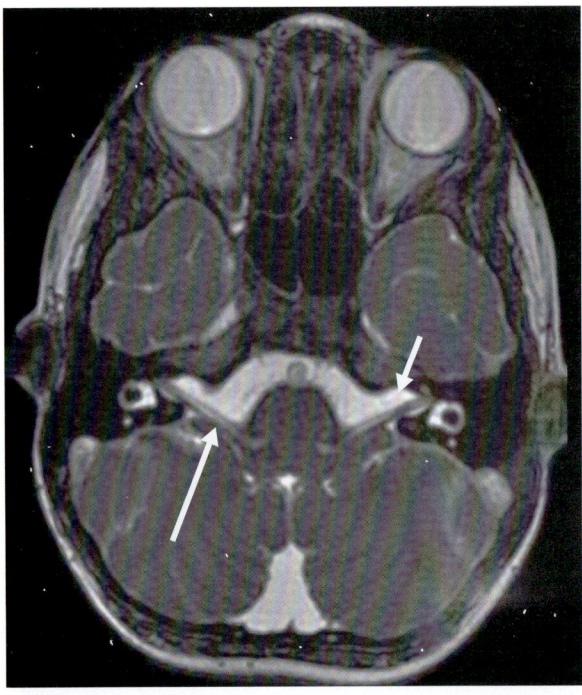

Fig. 1-12. Sequência volumétrica. Sequência axial volumétrica: liquor com sinal hiperintenso (seta curta), sétimo e oitavo nervos cranianos na cisterna do ângulo pontocerebelar (seta longa).

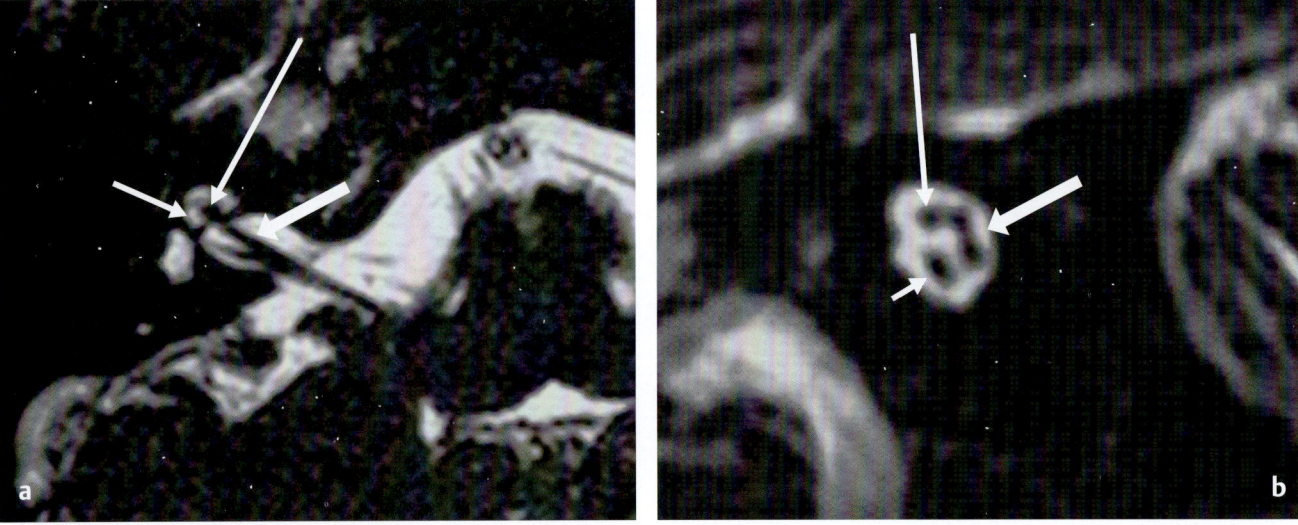

Fig. 1-13. Sequência volumétrica: Sequência axial volumétrica (**a**): nervo coclear (seta larga), rampa vestibular (seta curta), modíolo (seta longa e fina). Sequência volumétrica sagital oblíqua (**b**): nervo coclear (seta curta), nervo facial (seta longa), nervos vestibulares (seta larga).

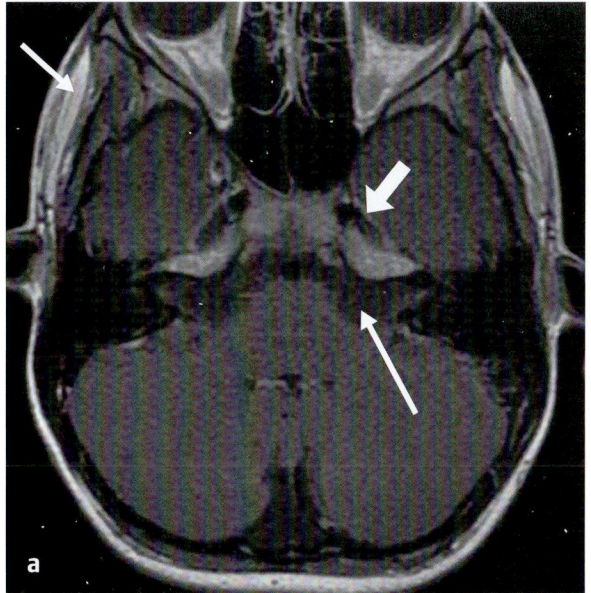 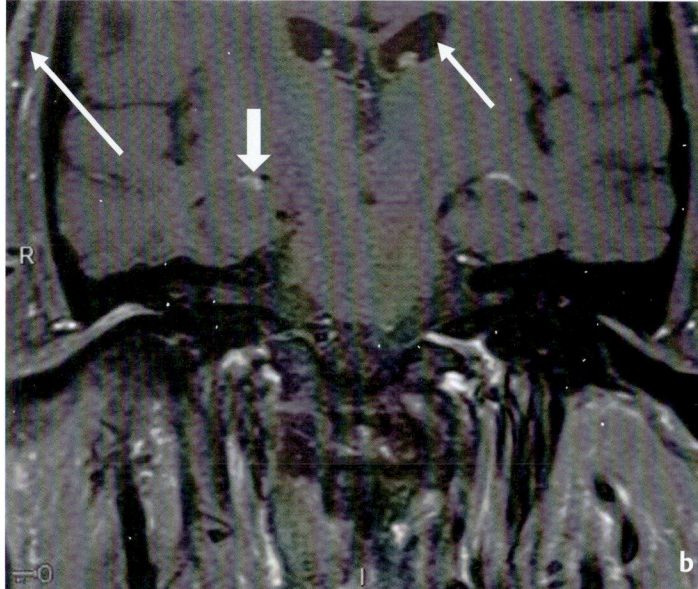

Fig. 1-14. Sequência axial T1 pós-gadolínio e coronal T1 com supressão de gordura pós-gadolínio. Sequência axial T1 pós-gadolínio (**a**): tecido subcutâneo (seta curta), liquor com sinal hipointenso (setas longa e fina), realce pelo gadolínio do revestimento meníngeo do *cavum* de Meckel (seta larga). Sequência coronal T1 com supressão de gordura pós-gadolínio (**b**): liquor no ventrículo lateral esquerdo com sinal hipointenso (seta curta); tela subcutânea com gordura suprimida (setas longa e fina); plexo coroide com impregnação pelo gadolínio (seta larga).

Sequências ponderadas em T1 sem e com supressão de gordura demonstram lesões com componentes de gordura. A gordura apresenta sinal hiperintenso nas sequências *spin-eco* rápidas T1 e T2, evanesce nas imagens adquiridas com supressão de gordura (Fig. 1-14).

A sequência com supressão de gordura deve ser utilizada na investigação de lipomas, já que a gordura evanesce nesta sequência; para excluir sangue, conteúdo proteico elevado, metemoglobina ou melanina que apresentam sinal hiperintenso em T1 e não evanescem na sequência com supressão de gordura; na avaliação de lesões adjacentes à medula óssea da base do crânio, face ou orelhas que apresentam sinal hiperintenso na sequência T1, possibilitando melhor demonstração da impregnação pelo agente paramagnético, apagando a gordura da medula óssea e destacando o realce pelo meio de contraste (Figs. 1-15 e 1-16).

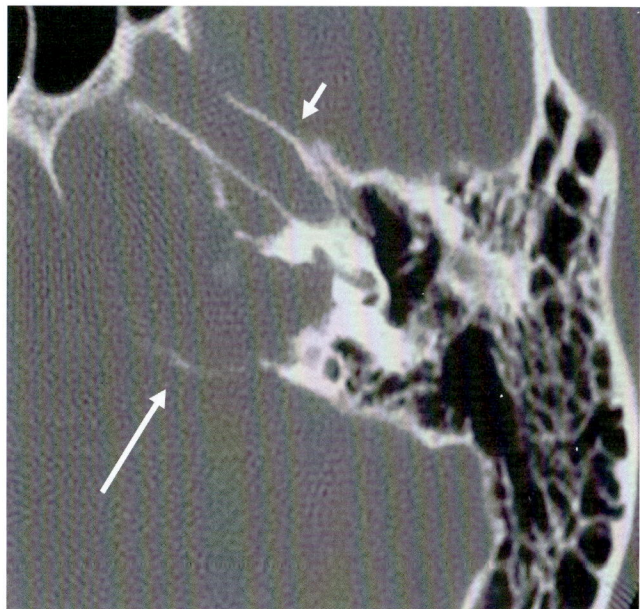

Fig. 1-15. Granuloma de colesterol no ápice petroso: TC dos ossos temporais: lesão expansiva no ápice petroso com atrofia óssea de pressão de suas paredes (seta longa); canal carotídeo (seta curta).

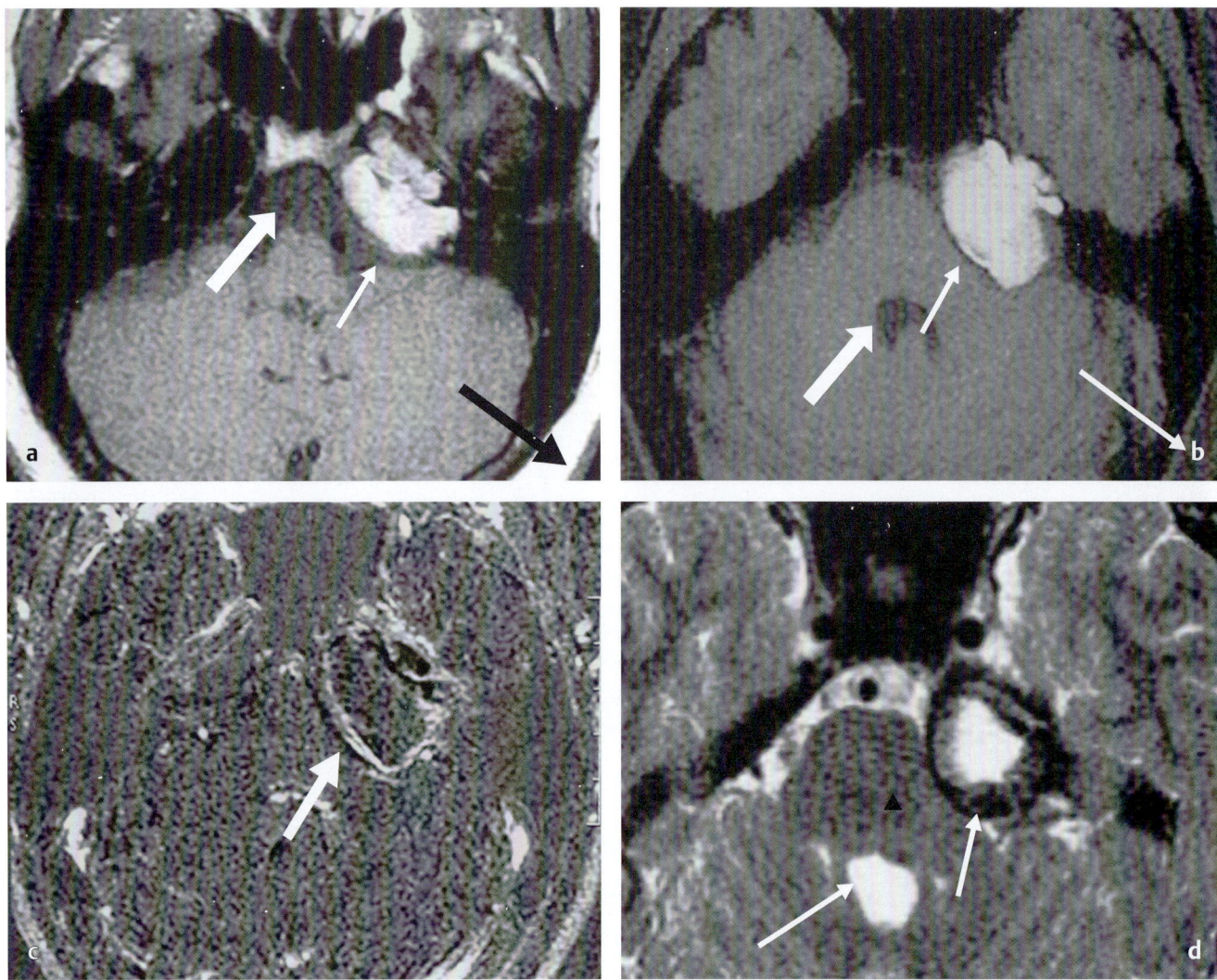

Fig. 1-16. Granuloma de colesterol no ápice petroso: RNM sequência axial T1 (**a**): lesão expansiva no ápice petroso, comprimindo a ponte, compatível com granuloma de colesterol, com sinal hiperintenso na sequência T1 (seta curta); liquor com sinal hipointenso (seta branca larga); gordura subcutânea com sinal hiperintenso na sequência T1 (seta preta longa). RNM sequência axial T1 com supressão de gordura; (**b**): a lesão persiste com sinal hiperintenso na sequência T1 com supressão de gordura (seta); liquor no quarto ventrículo com sinal hipointenso (seta larga); gordura subcutânea suprimida. RNM axial T1 com subtração das sequências pré e pós-gadolínio; (**c**): demonstra apenas áreas de impregnação pelo agente paramagnético, na periferia do granuloma de colesterol (seta). RNM axial T2; (**d**): lesão expansiva no ápice petroso com depósito periférico de hemossiderina, halo de sinal hipointenso (seta curta); liquor com sinal hiperintenso no quarto ventrículo (seta longa).

A sequência STIR é usada quando existe intenção de ressaltar o efeito T2 da patologia, já que é uma sequência que satura a gordura. Apresenta como desvantagem artefatos de fluxo, principalmente no pescoço. Uma alternativa é a sequência T2 com supressão de gordura. A sequência FLAIR satura o liquor, o que é um efeito desejável na demonstração de lesões adjacentes ao sistema ventricular, como nas doenças desmielinizantes (Fig. 1-17).

As sequências 3D-FLAIR (*three dimensional fluid-attenuated inversion recovery*) e 3D-real IR (*three dimensional real inversion recovery*) são utilizadas na investigação de doença de Ménière. Na sequência 3D-FLAIR o TI varia entre 2.000 e

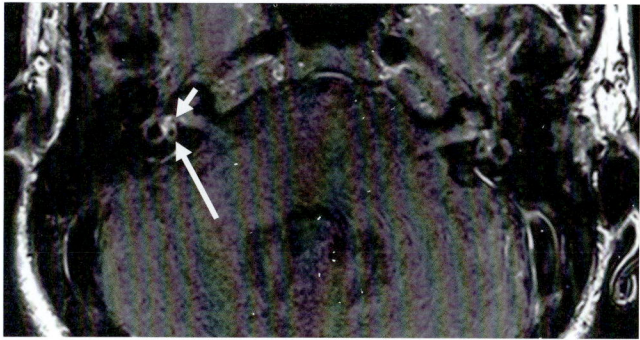

Fig. 1-18. Sequência 3D FLAIR tardia, pós-gadolínio, tardia (4 horas após). Sequência 3D FLAIR tardia pós-Gd, axial: Utrículo (seta curta) e sáculo (seta longa) normais, sem sinal, de permeio à perilinfa opacificada pelo gadolínio.

2.500 ms em aparelho 3T. A espessura de corte é em torno de 8 mm ou menos. Para melhor demonstração do espaço perilinfático, os parâmetros utilizados deixam esta sequência mais longa, em torno de 14 min, o que cria um desafio para o paciente se manter imóvel neste tempo e não prejudicar a aquisição das imagens (Fig. 1-18).

Difusão refere-se ao movimento randômico das moléculas de água no meio, conhecido como movimento browniano. O sinal hiperintenso na sequência difusão pode decorrer da restrição à difusão ou do aumento do tempo de relaxação T2 do tecido (efeito T2), questão que pode ser esclarecida com a medida do coeficiente de difusão aparente (ADC). De forma simplista, quando a lesão restringe a difusão, o ADC exibe hipossinal.

A sequência difusão pode ser utilizada na avaliação das orelhas para caracterizar colesteatomas, cistos epidermoides na cisterna do ângulo pontocerebelar, demonstrar coleções purulentas intra e extratemporais, principalmente intracranianas, investigar tumores da base do crânio intra e extra-axiais que apresentem relação núcleo/citoplasma alta (Figs. 1-19 e 1-20).

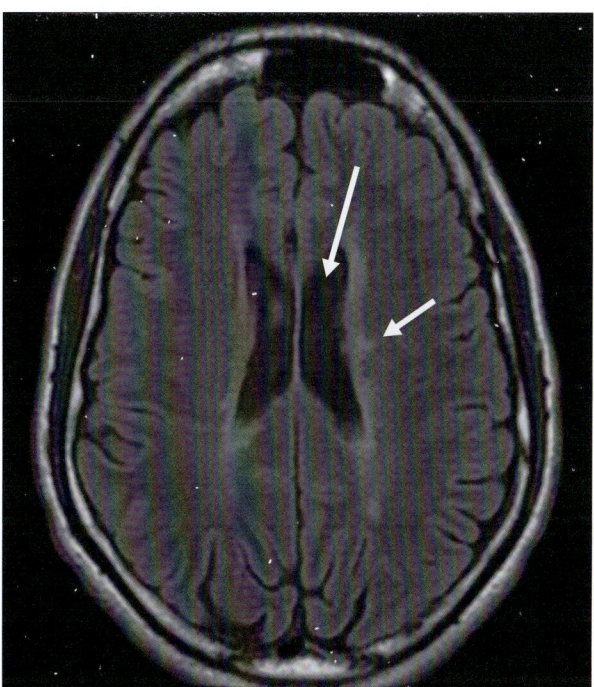

Fig. 1-17. Sequência FLAIR. Axial FLAIR: sequência axial FLAIR, o liquor fica com sinal hipointenso (seta longa), e a patologia (placas desmielinizantes) com sinal hiperintenso (seta curta).

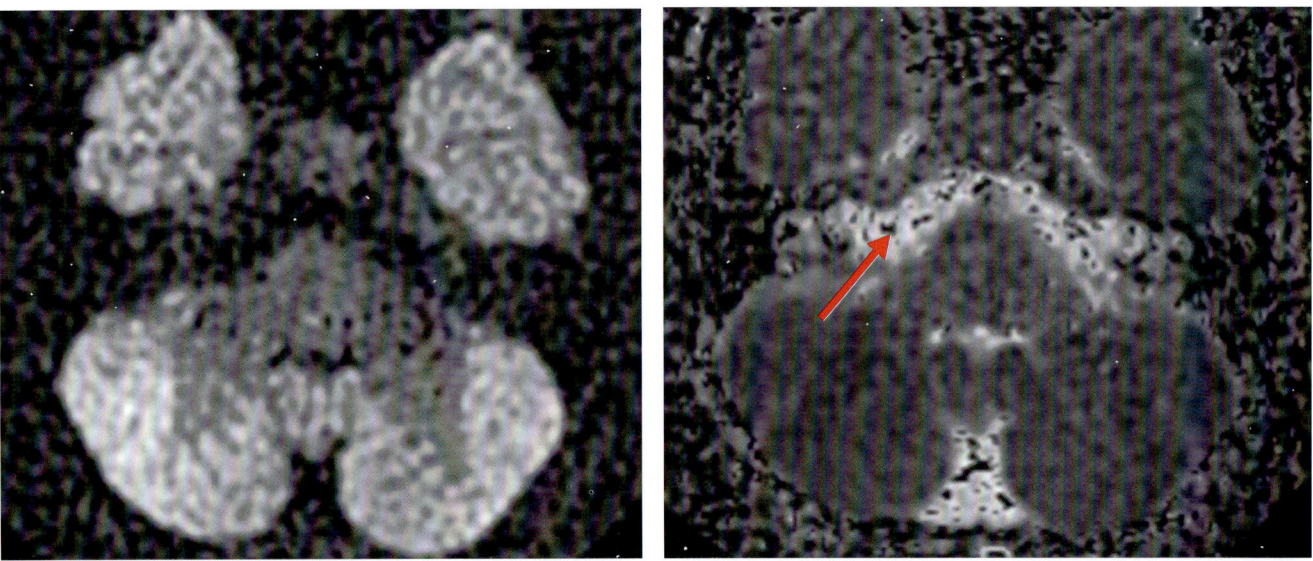

Fig. 1-19. Sequência difusão e mapa de ADC. RNM sequência difusão e mapa de ADC: não se observa área de restrição à difusão; liquor com sinal hiperintenso no mapa de ADC que indica difusão facilitada (seta vermelha).

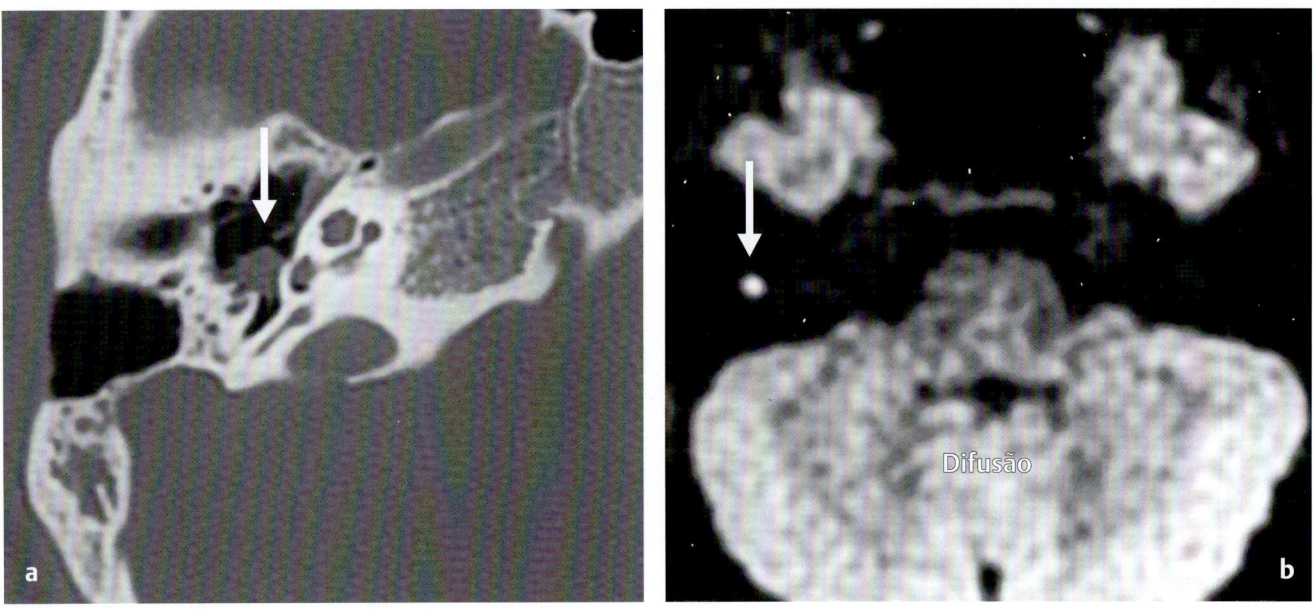

Fig. 1-20. Colesteatoma recidivado na parede posterior da cavidade timpânica. TC axial: lesão nodular hipoatenuante (seta), adjacente ao recesso do facial e seio timpânico, mastoidectomia com cavidade fechada (**a**). RNM sequência difusão (**b**): lesão focal com restrição à difusão (seta), o sinal fica hiperintenso nesta sequência.

Angiorressonância e Angiotomografia Arterial e Venosa Intracraniana e Cervical

A angiotomografia (angio TC) e a angiorressonância (angio RNM) são modalidades de imagem não invasivas que permitem a visualização dos vasos sanguíneos cerebrais.

A angio TC é um exame que utiliza a radiação ionizante através de feixes de raios X para criar imagens tridimensionais dos vasos sanguíneos com a injeção intravenosa de contraste iodado. A angio RNM utiliza o campo magnético para criar imagens dos vasos sanguíneos, sem utilização de radiação ionizante (Fig. 1-21).

A angio RNM arterial intracraniana utiliza como técnica principal o 3DTOF (*Time of flight*), relacionada ao fluxo sanguíneo e sem necessidade de contraste intravenoso paramagnético. Angio RNM arterial cervical, venosa intracraniana e cervical é realizada geralmente com injeção de contraste intravenoso paramagnético para caracterizar as estruturas vasculares, embora técnicas sem contraste possam ser utilizadas em pacientes com contraindicação à utilização dele, apesar da menor acurácia diagnóstica.

A técnica sensível ao fluxo 3DTOF pode ser dividida em dois grupos, o "*white-blood*" que é a técnica padrão, em que o sinal intravascular é maior que o sinal dos tecidos adjacentes, e o "*black-blood*" que é o inverso da primeira e é a técnica utilizada para avaliação da parede vascular, especialmente em contexto de dissecção, ateromatose e vasculopatias[3]. Na RNM é possível ainda fazer aquisições dinâmicas após a injeção de contraste intravenoso através das técnicas TRICKS ou TWIST, possibilitando a caracterização de padrões de alto e baixo fluxos nas malformações vasculares.

A angio TC e a angio RNM são importantes para o diagnóstico de aneurismas cerebrais, malformações arteriovenosas, estenoses e oclusões vasculares, trombose venosa cerebral, bem como conflitos neurovasculares. Além disso, podem ser utilizadas para o planejamento de procedimentos cirúrgicos, permitindo a visualização da anatomia dos vasos sanguíneos cerebrais antes da cirurgia. A angio RNM permite melhor acurácia e definição das estruturas vasculares intracranianas, sendo indicada em investigação de pequenos aneurismas e conflitos neurovasculares. A escolha entre os métodos abrange desde a suspeita clínica, urgência do diagnóstico e limitações relacionadas ao paciente, sendo a angio TC um método de menor custo e maior disponibilidade, enquanto a RNM é um exame com maior tempo para aquisição das imagens e contraindicações mais amplas, devendo-se avaliar previamente a compatibilidade de dispositivos gerais e materiais metálicos com o aparelho de RNM (Figs. 1-22 a 1-24).

Para a avaliação de conflitos neurovasculares as sequências volumétricas (FIESTA, CISS, BALANCE, SPACE, de acordo com os fabricantes) possibilitam o diagnóstico na maioria dos casos, mas podem ser associadas às imagens de angio RNM em casos duvidosos.

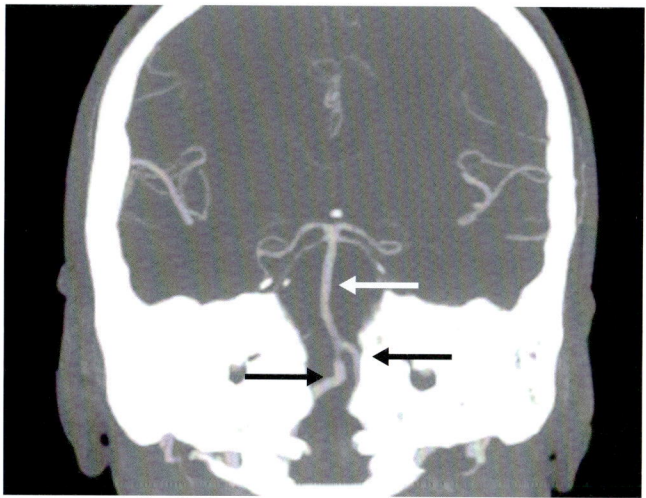

Fig. 1-21. Angio TC normal: artéria basilar (seta branca), artérias vertebrais (setas pretas).

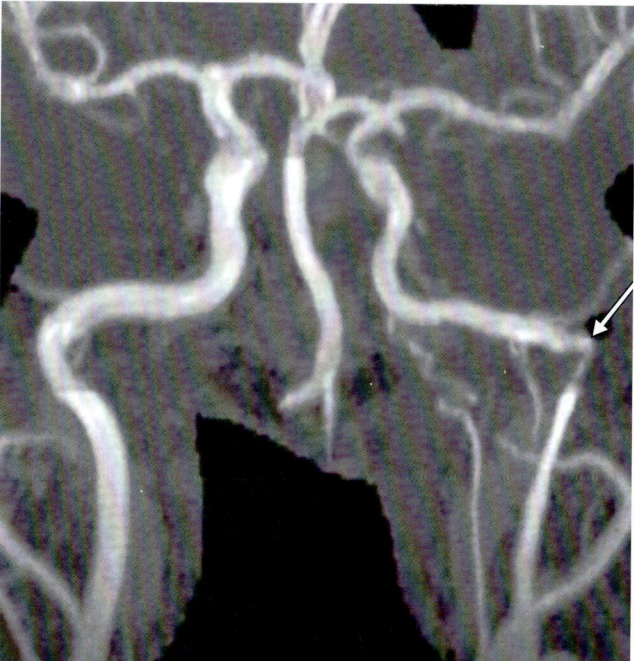

Fig. 1-22. Angio RNM demonstrando artéria carótida interna (ACI) aberrante à esquerda. Sequência TRICKS pós-Gd: curso aberrante da ACI à esquerda (seta), disposição lateralizada em direção à parede medial da cavidade timpânica.

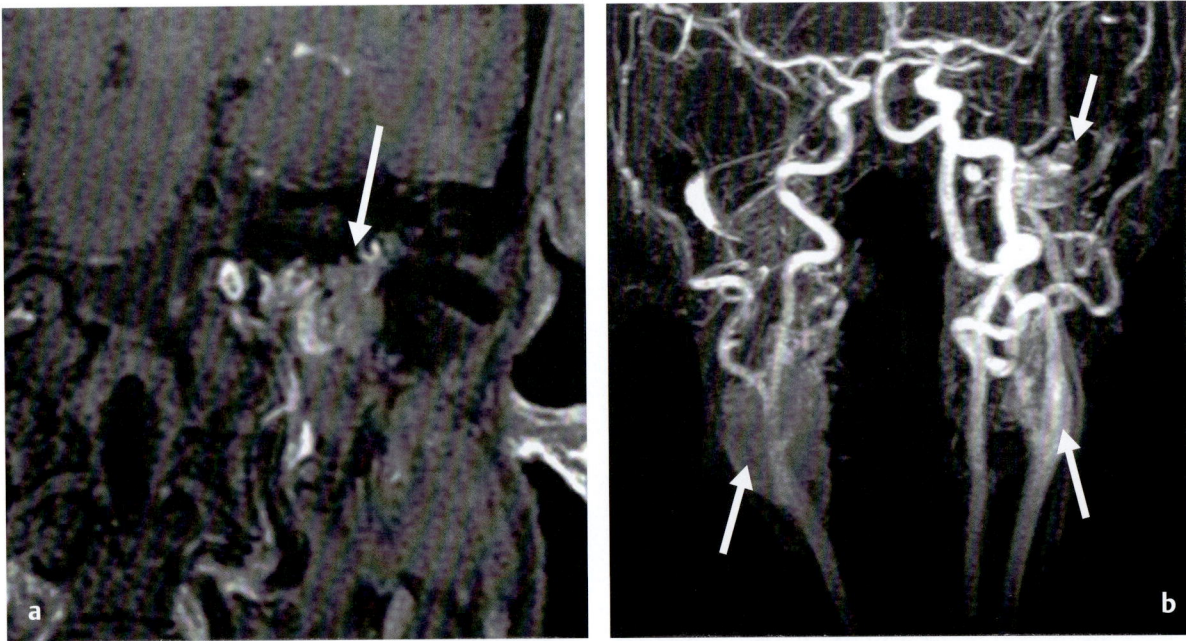

Fig. 1-23. Paragangliomas jugulotimpânicos à esquerda e carotídeos bilaterais. RNM coronal T1 com supressão de gordura pós-Gd (**a**): lesão expansiva hipervascularizada no forame jugular esquerdo, com extensão à cavidade timpânica. Angio RNM sequência TRICKS pós-Gd (**b**): paraganglioma jugulotimpânico à esquerda (seta curta) e carotídeos (setas longas), individualizados na angio RNM, com enchimento precoce pelo agente paramagnético.

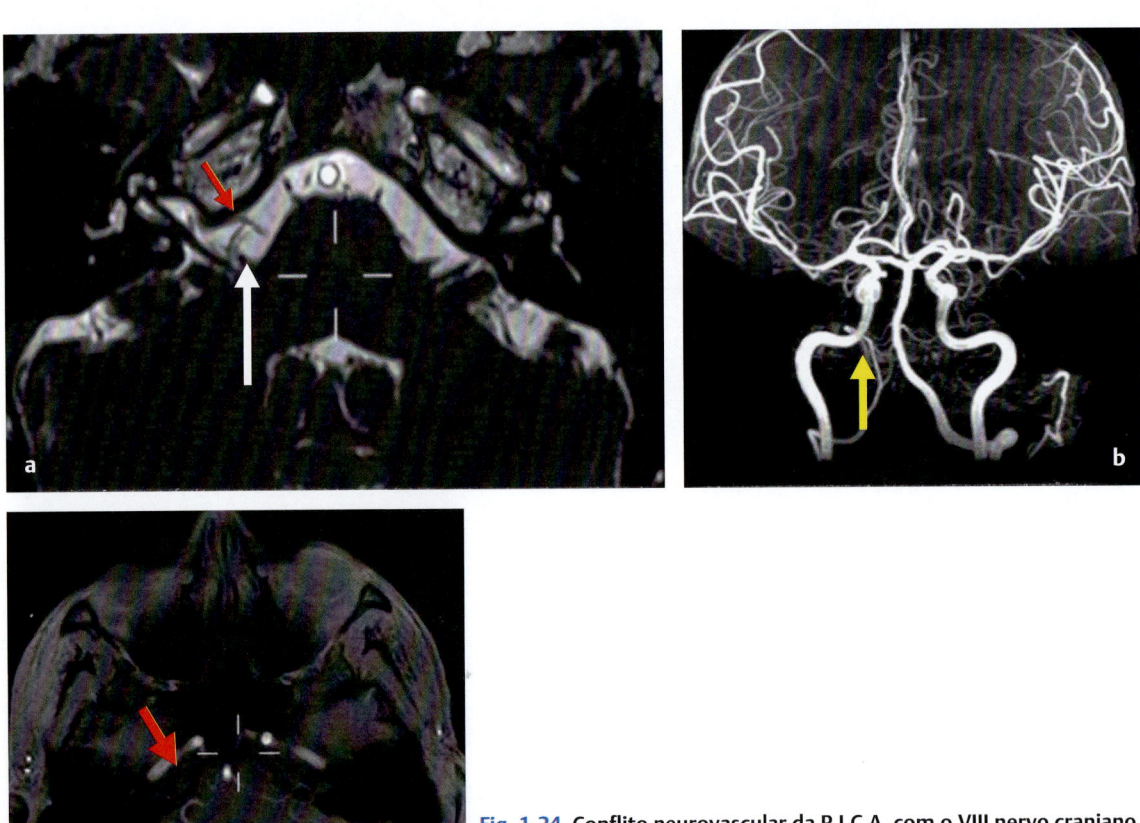

Fig. 1-24. Conflito neurovascular da P.I.C.A. com o VIII nervo craniano direito no trajeto cisternal. Sequência volumétrica axial FIESTA (**a**): P.I.C.A. (seta vermelha curta) em contato com o VIII nervo craniano junto à zona de entrada no tronco cerebral (seta branca longa); angio RNM (3DTOF) (**b**) P.I.C.A. (seta amarela) projetando-se cranial e lateralmente no trajeto do VIII nervo; imagem de aquisição da angio RNM (**c**) P.I.C.A. projetando-se junto ao VIII nervo direito (seta branca longa); VIII (seta vermelha curta).

BIBLIOGRAFIA

De Leucio A, De Jesus O. MR Angiogram. [Updated 2023 Feb 12]. In: StatPearls [Internet]. Treasure Island (FL): StatPearls Publishing; 2023Jan-. Available from: https://www.ncbi.nlm.nih.gov/books/NBK558984/

Otaduy MC, Toyama C, Nagae LM, Amaro Jr E. Técnicas de obtenção das imagens em neurorradiologia. In: Leite CC, Amaro Jr E, Lucato LT, Eds. Neurorradiologia: diagnóstico por imagem das alterações encefálicas. Rio de Janeiro: Guanabara Koogan; 2008.

Prokop M. Principles of CT, spiral CT, and multislice CT. In Prokop M, Galanski M, eds. Spiral and Multislice computed tomography of the body. New York:Thieme; 2003.

ANATOMIA RADIOLÓGICA DO OSSO TEMPORAL

CAPÍTULO 2

Fernanda Boldrini Assunção ▪ Sílvia Marçal Benício de Mello

INTRODUÇÃO

A anatomia do osso temporal é complexa e de domínio dos otorrinolaringologistas. Neste capítulo revisitamos as principais referências anatômicas do osso temporal com o objetivo de identificá-las pelos exames de imagem com métodos axiais (tomografia computadorizada [TC] e ressonância nuclear magnética [RNM]). Na prática diária, a escolha do método de imagem depende das estruturas e dos processos patológicos de interesse.

A TC oferece melhor resolução espacial quando comparada à RNM na avaliação anatômica do osso temporal, permitindo a melhor caracterização das margens e do diâmetro do conduto auditivo externo, avaliação da espessura da membrana timpânica, da aeração das estruturas da orelha média e das mastoides, das estruturas ósseas, como a cadeia ossicular, as trabéculas mastóideas, a cápsula ótica, labirinto ósseo e canal do nervo facial. Por outro lado, a RNM oferece melhor resolução tecidual que a TC e é usada principalmente para avaliar as estruturas da orelha interna, os nervos cranianos e as estruturas vasculares.

O osso temporal faz parte das fossas cranianas média e posterior, é composto de cinco porções: escamosa, petrosa, mastoide, estiloide e timpânica. A porção escamosa é a porção mais lateral e mais delgada do osso temporal, tem uma forma achatada e triangular, possui um sulco ósseo que abriga a artéria meníngea média e um processo zigomático que surge da sua superfície externa e se articula com o osso zigomático. A fossa glenoidal situa-se logo abaixo do processo zigomático, apresenta congruência com o côndilo da mandíbula através da articulação temporomandibular (ATM).

A parte petrosa é localizada medialmente no osso temporal, possui forma de pirâmide e separa as fossas cranianas média e posterior. É extremamente sólida e protege o conduto auditivo interno e o labirinto ósseo. A porção mastoide é uma projeção da porção petrosa do osso temporal, que se estende posteriormente à orelha externa. Ela contém células mastoides preenchidas por ar e a apófise mastoide, que serve como ponto de ancoragem para alguns músculos do pescoço. A porção estiloide é uma projeção alongada e afilada do osso temporal, localizada inferiormente à porção petrosa do osso temporal. Ela contém o processo estiloide. O processo estiloide se origina anteriormente ao forame estilomastóideo por onde emerge o nervo facial (VII par craniano).

A parte timpânica possui formato em ferradura e contribui para as paredes anterior, posterior e inferior do meato acústico externo e para a parte posterior da cavidade mandibular. Lateralmente está relacionada à cartilagem do meato acústico externo e medialmente à membrana timpânica.

AVALIAÇÃO RADIOLÓGICA POR COMPARTIMENTO ANATÔMICO FUNCIONAL: ORELHA EXTERNA, ORELHA MÉDIA E ORELHA INTERNA

Orelha Externa

A orelha externa é a parte visível e externa do sistema auditivo e é composta pelo pavilhão auricular e pelo conduto auditivo externo (CAE). O pavilhão auricular é composto de cartilagem, recoberto por pele e é responsável pela captação do som e seu direcionamento para o canal auditivo externo. A análise do pavilhão auricular (aurícula) é mais bem caracterizada por exame direto, e suas principais estruturas são a hélice, anti-hélice, ramo da hélice, fossa escafoide, *antitragus*, lóbulo, *tragus* e fossa triangular (Fig. 2-1).

a parede posterior forma a margem anterior da porção mastóidea do osso temporal (Figs. 2-2 a 2-4).

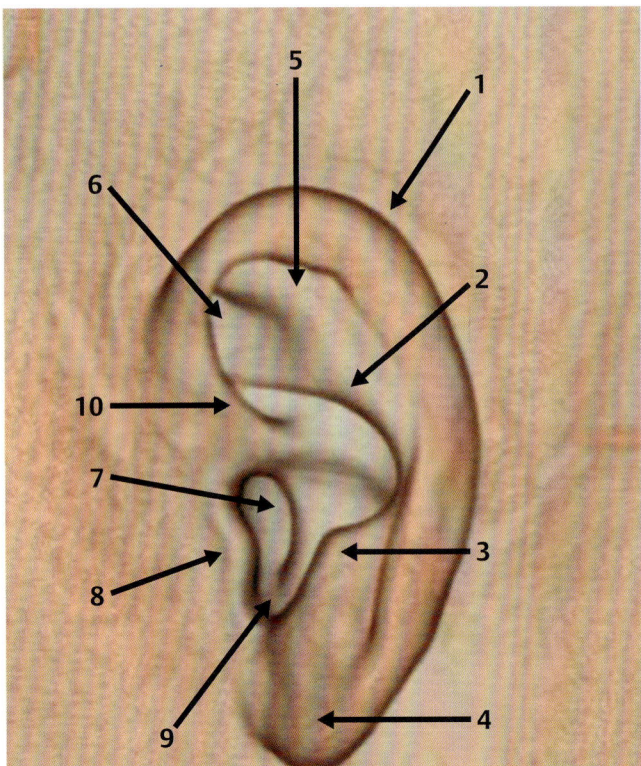

Fig. 2-1. Anatomia do pavilhão auditivo. *(1)* hélice, *(2)* anti-hélice, *(3)* antitrago, *(4)* lóbulo, *(5)* fossa escafoide, *(6)* fossa triangular, *(7)* conduto auditivo externo, *(8)* trago, *(9)* incisura do trago e *(10)* ramo da hélice.

O CAE é um canal que se estende do pavilhão auricular (aurícula) até a membrana timpânica, com cerca de 2,5 cm de comprimento. O terço lateral do CAE é fibrocartilaginoso, enquanto os dois terços mediais são formados pela porção óssea timpânica do osso temporal. A parede anterior do CAE forma o aspecto posterior da fossa glenoide/cavidade mandibular, e

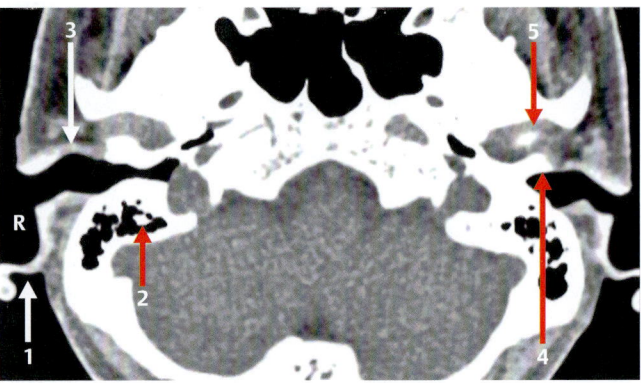

Fig. 2-2. Anatomia do conduto auditivo externo demonstrado em tomografia computadorizada (janela de partes moles no plano axial): *(1)* pavilhão auricular, *(2)* porção mastóidea do osso temporal, *(3)* porção cartilaginosa do conduto auditivo externo, *(4)* porção óssea do conduto auditivo externo, *(5)* cavidade mandibular.

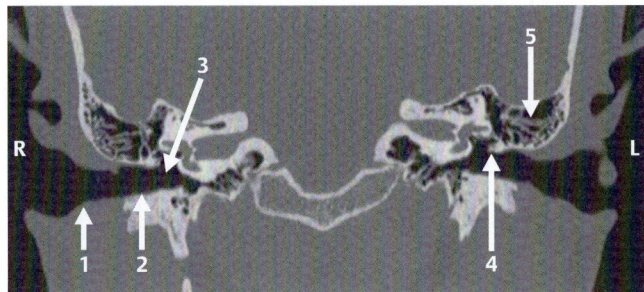

Fig. 2-3. Anatomia do conduto auditivo externo demonstrado em tomografia computadorizada (janela óssea no plano coronal): *(1)* porção cartilaginosa do conduto auditivo externo, *(2)* porção óssea do conduto auditivo externo, *(3)* topografia da membrana timpânica, *(4)* esporão do ático, *(5)* porção mastóidea do osso temporal.

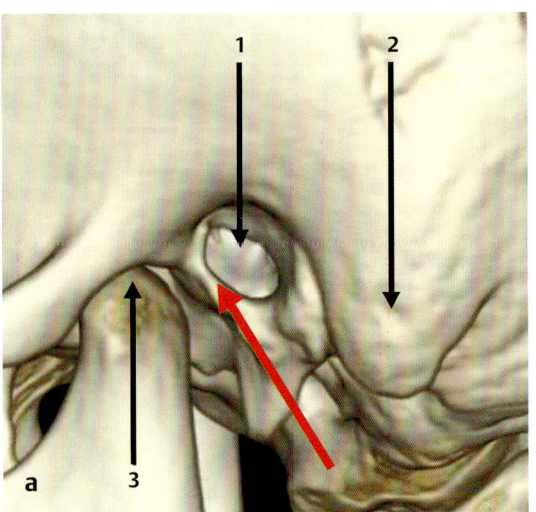 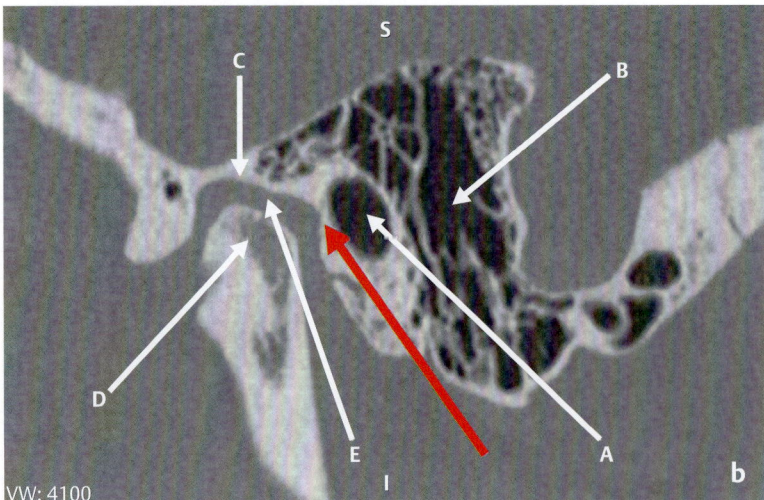

Fig. 2-4. Relação anatômica do conduto auditivo externo com a articulação temporomandibular em uma reconstrução 3D (**a**) e em janelamento ósseo (**b**). *(1)* conduto auditivo externo, *(2)* apófise mastóidea do osso temporal, *(3)* côndilo mandibular, *(A)* conduto auditivo externo, *(B)* porção mastóidea do osso temporal, *(C)* cavidade mandibular, *(D)* côndilo mandibular, *(E)* articulação temporomandibular. Note que a parede anterior do CAE forma a parede posterior da cavidade mandibular/fossa glenoide (seta vermelha).

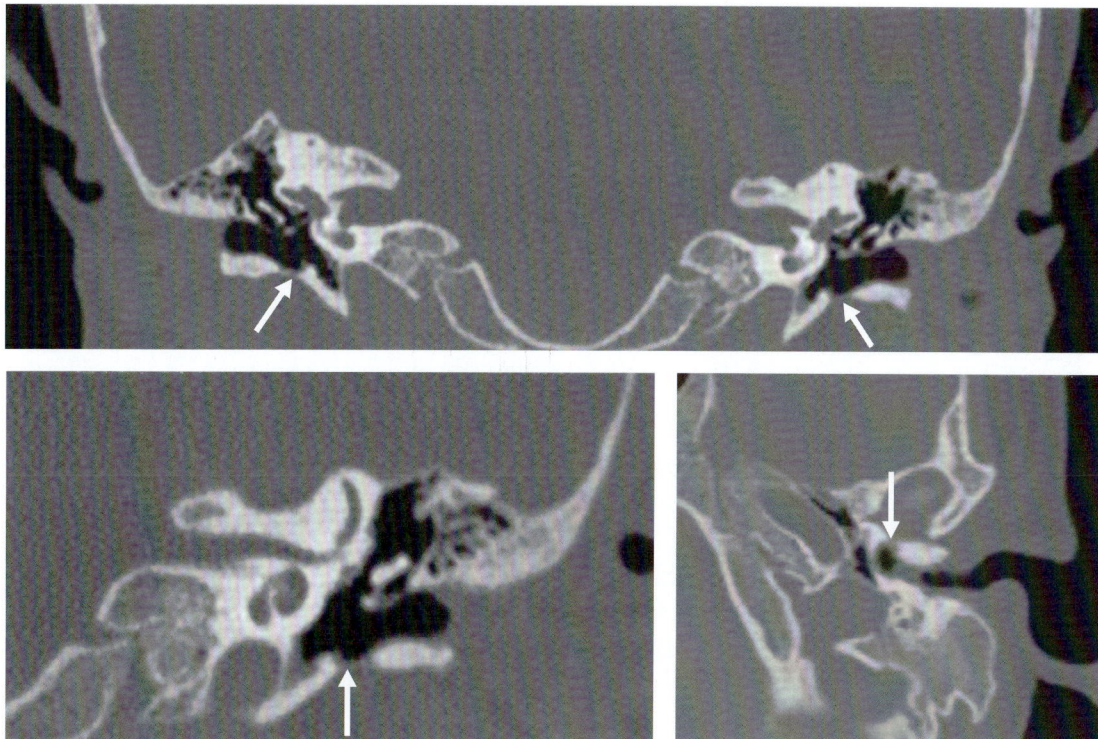

Fig. 2-5. Forame de Huschke (forame timpânico).

O forame de Huschke (forame timpânico) é uma variação anatômica caracterizada pela persistência de deiscência óssea na porção timpânica do osso temporal, na porção óssea do conduto auditivo externo, por este canal pode haver disseminação de processos infecciosos ou neoplásicos para a fossa infratemporal (Fig. 2-5).

Orelha Média e Mastoide

A orelha média é uma cavidade preenchida por ar dentro da porção petrosa do osso temporal que contém a cadeia ossicular e é delimitada lateralmente pela membrana timpânica e esporão do ático, denominado anteriormente de esporão de Chaussé, e mais medialmente pelas estruturas da orelha interna. A delimitação superior da orelha média é feita pelo *tegmen timpani* e inferior pela fossa jugular.

A membrana timpânica é responsável pela transmissão das ondas sonoras do ambiente para a orelha média. É uma membrana delgada e elástica que separa a orelha externa da orelha média e possui uma *pars* flácida (mais superior) e uma *pars* tensa (mais inferior), na TC é pouco perceptível e aparece como uma estrutura fina e curva. Quando bem caracterizada ao estudo tomográfico, ela pode estar espessada, e quando existe o aumento de sua densidade, isso pode sugerir miringoesclerose. O esporão do ático, por sua vez, é uma projeção óssea afiada em que a membrana timpânica se fixa superior e inferiormente, a membrana timpânica é fixada ao ânulo timpânico.

O *tegmen*, como já descrito, constitui o limite superior da orelha média e se refere a uma fina lâmina óssea que separa a dura da fossa craniana média da orelha média (*tegmen timpani*). A cavidade mastóidea é revestida cranialmente pelo *tegmen* mastóideo. A parede posterior da orelha média apresenta mais referências anatômicas por ser mais irregular e, de lateral para medial, esses marcos são assim denominados: recesso facial, eminência piramidal, seio timpânico e nicho da janela redonda. A eminência piramidal recobre o músculo tensor do estribo que se insere na cabeça do estribo (Fig. 2-6).

Outra importante área da orelha média é o espaço de Prussak. Esse espaço é delimitado pela *pars flaccida* e pelo esporão do ático lateralmente, pelo ligamento lateral do martelo superiormente e pelo colo do martelo medialmente, sendo uma área típica de envolvimento por colesteatoma de *pars flaccida*.

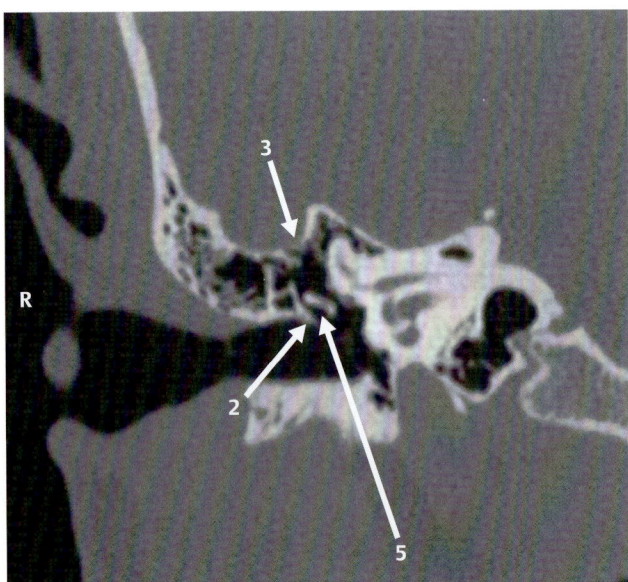
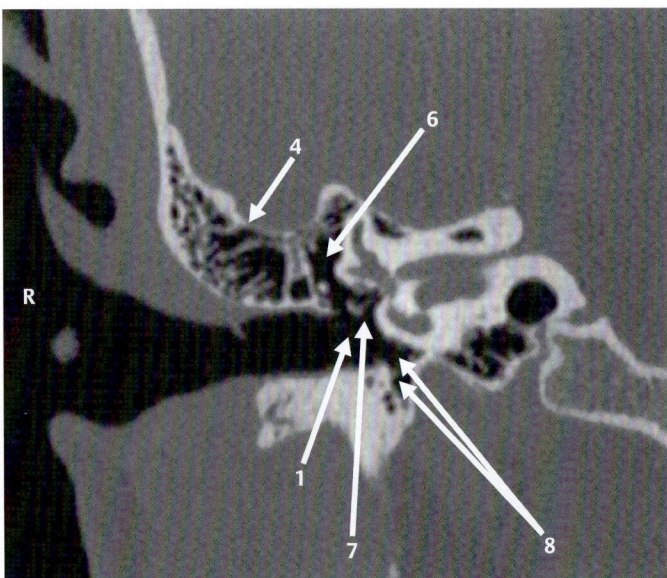

Fig. 2-6. Anatomia da orelha média (tomografia computadorizada, janelamento ósseo, cortes coronais). Lateralmente delimitada por *(1)* membrana timpânica e *(2)* esporão do ático e medialmente pelas estruturas da orelha interna. Superiormente é delimitada pelo *(3) tegmen timpani* e *(4) tegmen* mastóideo. O espaço de Prussak foi demonstrado em *(5)*. Observa-se também a subdivisão da orelha média em *(6)* epitímpano, *(7)* mesotímpano e *(8)* hipotímpano em que se encontra a abertura da tuba auditiva (de Eustáquio).

A orelha média ainda pode ser subdividida em epitímpano que é a porção da orelha média localizada superiormente ao esporão do ático ao nível da membrana timpânica, mesotímpano que é a porção localizada no nível da membrana timpânica, e hipotímpano que é localizado inferiormente ao nível da membrana timpânica. O hipotímpano contém a abertura da tuba auditiva (de Eustáquio) que é uma estrutura tubular que se estende da orelha média até a nasofaringe, sendo importante para a equalização da pressão entre a orelha média e o ambiente externo.

O mesotímpano contém a maior parte da cadeia ossicular. Os ossículos da orelha média são pequenos e se conectam uns aos outros através de articulações sinoviais formando uma cadeia de transmissão de som. A cadeia ossicular é composta por três ossos: martelo (composto por cabeça, colo, processo lateral, processo anterior e cabo/manúbrio), bigorna (composto por corpo, processo curto, processo longo e processo lenticular) e estribo (composto por capítulo, crura anterior, crura posterior e platina) (Fig. 2-7).

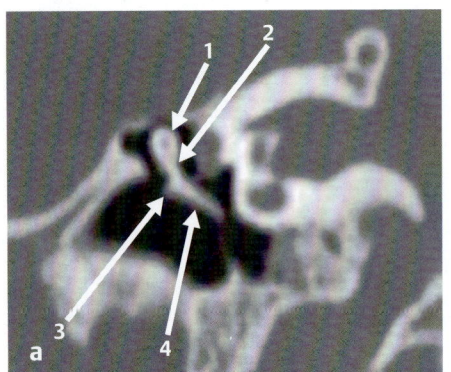
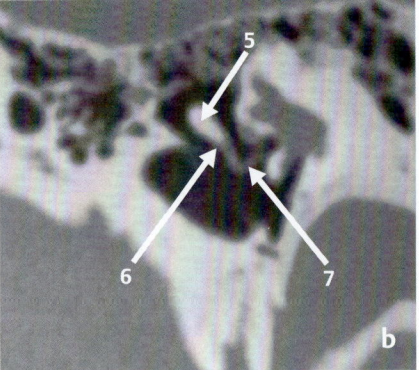
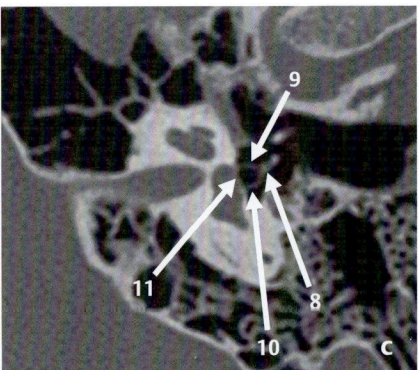

Fig. 2-7. Anatomia da cadeia ossicular. (a) Observa-se o martelo composto por: *(1)* cabeça, *(2)* colo, *(3)* processo lateral e *(4)* manúbrio/cabo. **(b)** Observa-se a bigorna composta por: *(5)* corpo, *(6)* ramo longo e *(7)* processo lentiforme. **(c)** Observa-se o estribo composto por: *(8)* cabeça, *(9)* crura anterior, *(10)* crura posterior e *(11)* base ou platina.

O cabo do martelo é fixado na membrana timpânica, e a cabeça do martelo se articula com o corpo da bigorna no epitímpano, formando a articulação incudomaleolar (configuração de sorvete na casquinha no plano axial tomográfico). O processo lenticular da bigorna estende-se em ângulo reto a partir do processo longo da bigorna para se articular com a cabeça do estribo, formando a articulação incudoestapediana. A platina do estribo se fixa na janela oval (Fig. 2-8).

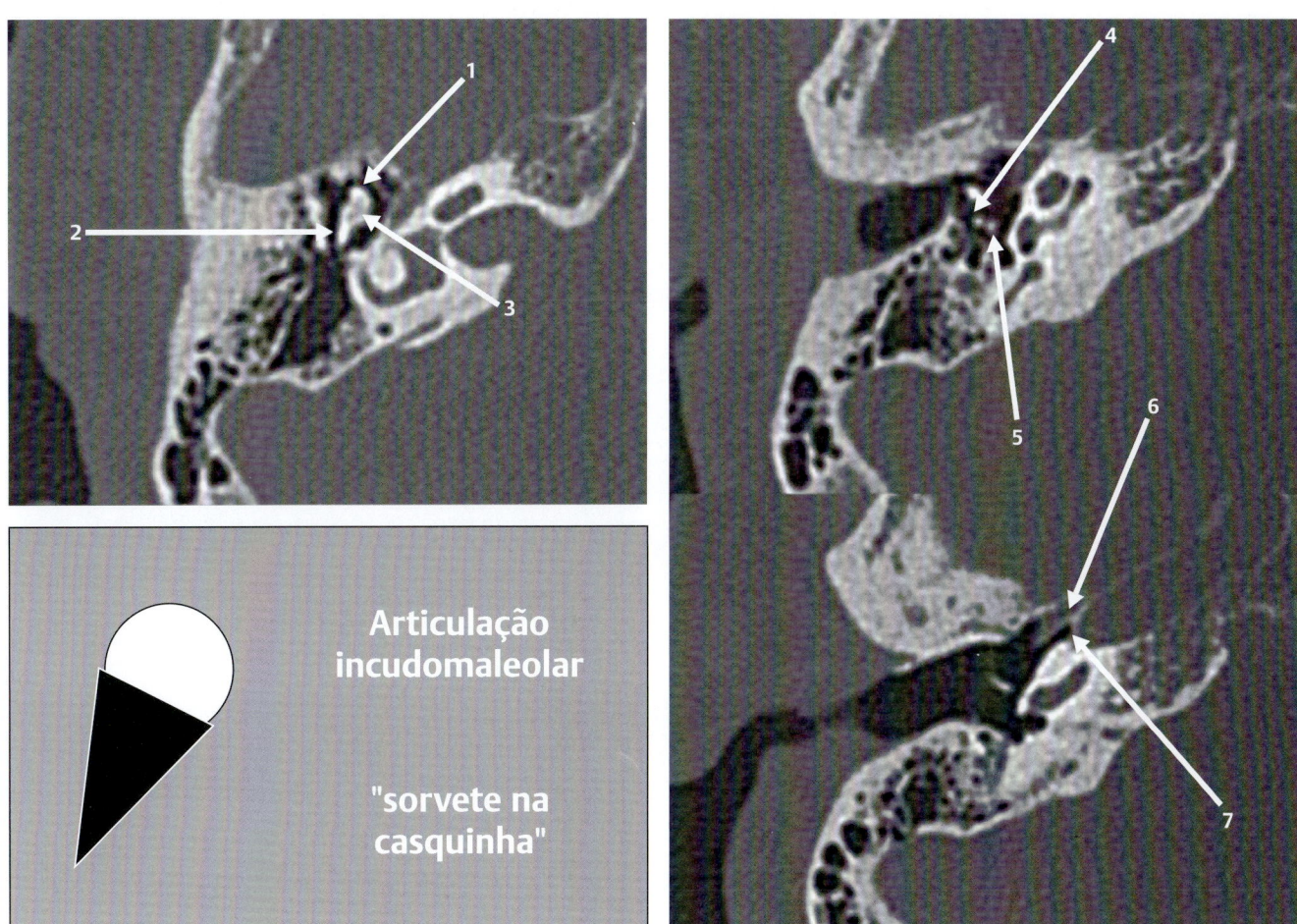

Fig. 2-8. A cabeça do martelo *(1)* se articula com o corpo da bigorna *(2)* no epitímpano formando a articulação incudomaleolar *(3)* (configuração de sorvete na casquinha no plano axial tomográfico). O processo lenticular da bigorna *(4)* estende-se em ângulo reto a partir do processo longo da bigorna para se articular com a cabeça do estribo *(5)* formando a articulação incudoestapedial. O músculo tensor do tímpano *(6)* ascende da superfície superior da parte cartilaginosa da tuba auditiva, na porção medial da orelha média auditiva *(7)*.

Existem ligamentos suspensórios dos ossículos que são: superior, lateral e posterior do martelo e posterior da bigorna. São visíveis na TC como pequenas estruturas lineares, porém, dentre todos, o ligamento lateral do martelo é o mais comumente identificado. O músculo tensor do tímpano ascende da superfície superior da parte cartilaginosa da tuba auditiva, na porção medial da orelha média e termina se fixando ao colo do martelo.

A mastoide é uma cavidade aerada preenchida por ar com numerosos compartimentos e septações ósseas. O tamanho das células mastóideas e sua configuração são muito variáveis entre os indivíduos. As células da mastoide são atravessadas por uma fina estrutura óssea formada pela sutura petroescamosa que se estende posteriormente do epitímpano, denominada de septo de Koerner, que separa as suas células em mediais e laterais. As células mastóideas mediais por sua vez são separadas do seio sigmoide adjacente pela placa sigmoide. Importante também destacar que nas porções mais superior e central da mastoide está uma cavidade maior e sem septações denominada de *antrum* mastoide que se comunica com o epitímpano por um caminho estreito denominado *aditus ad antrum* (Figs. 2-9 a 2-11).

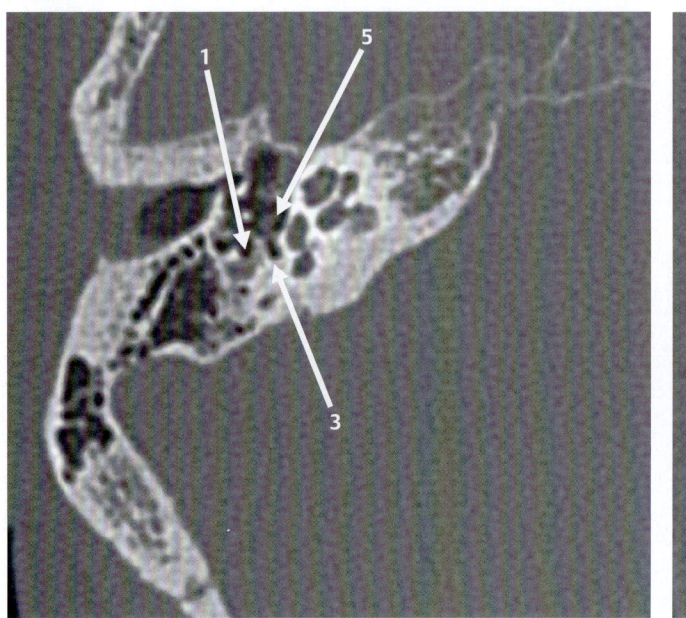 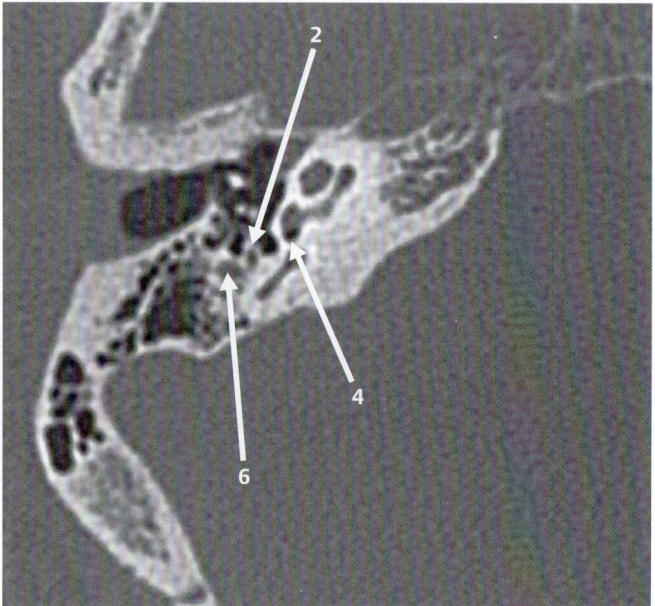

Fig. 2-9. Anatomia da orelha média (tomografia computadorizada, janelamento ósseo, cortes axiais). A parede posterior da orelha média é mais irregular e apresenta alguns marcos anatômicos de lateral para medial: *(1)* recesso facial, *(2)* eminência piramidal e estapediana, *(3)* seio timpânico e *(4)* nicho da janela redonda. Outros marcos anatômicos importantes foram demonstrados: *(5)* estribo na janela oval, *(6)* segmento mastóideo do nervo facial.

ANATOMIA RADIOLÓGICA DO OSSO TEMPORAL

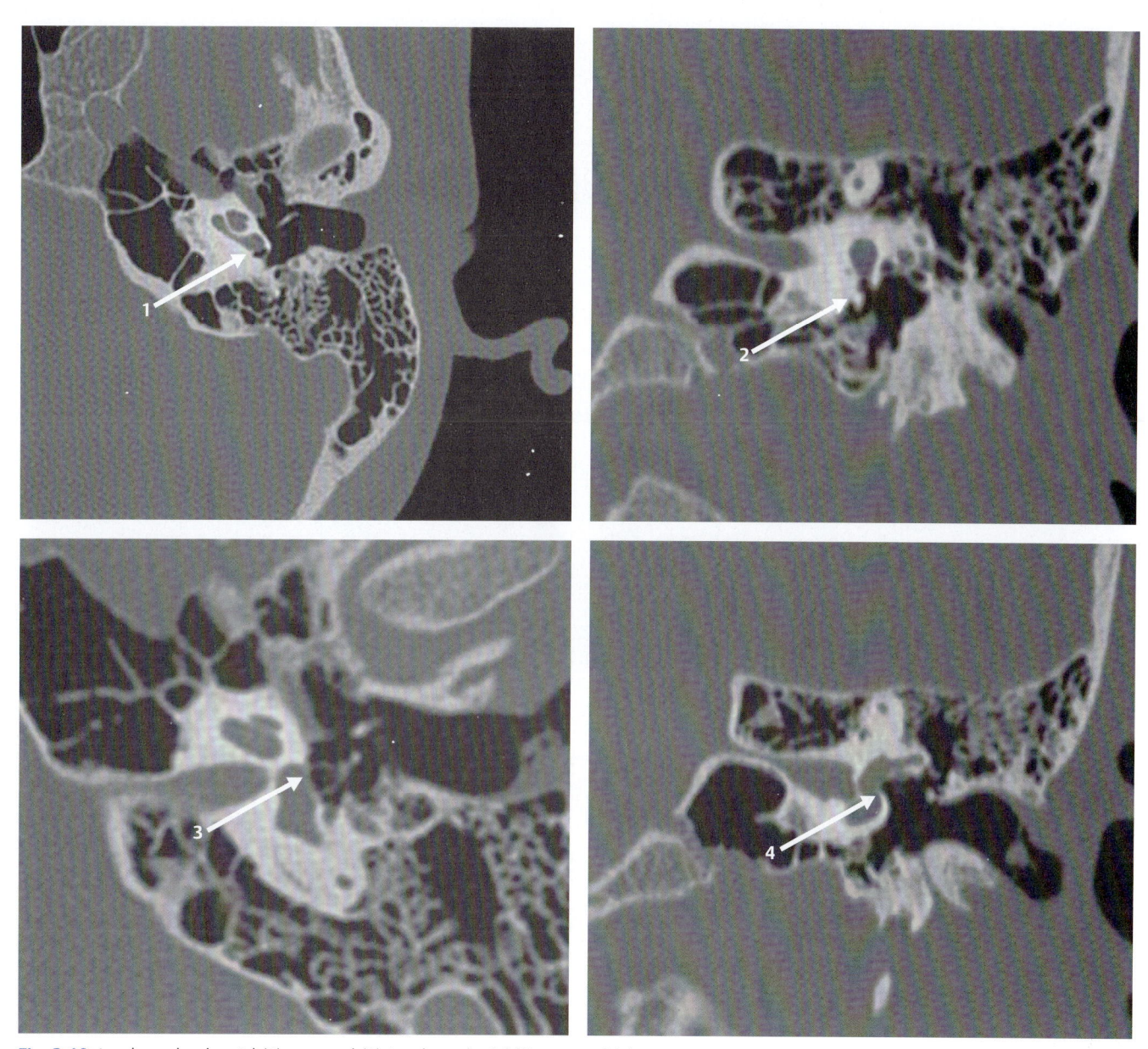

Fig. 2-10. Janelas redonda axial *(1)* e coronal *(2)*; janela oval axial *(3)* e coronal *(4)*.

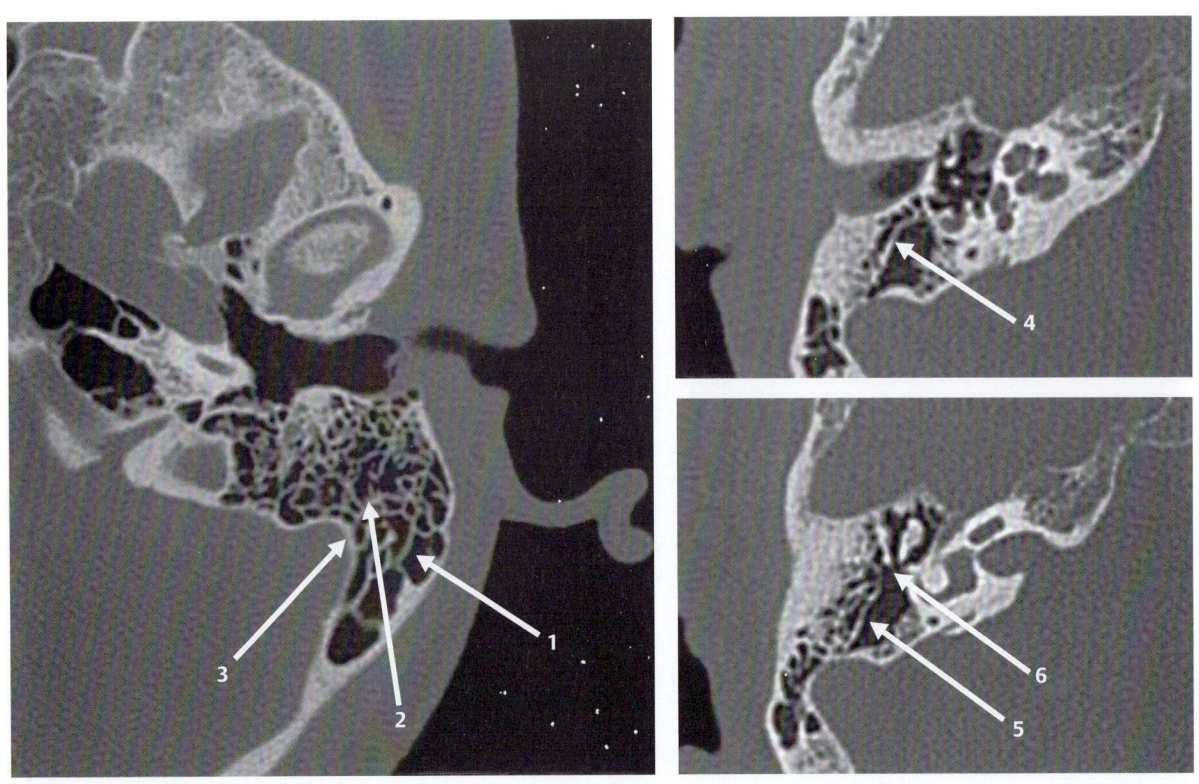

Fig. 2-11. Anatomia da mastoide. As células da mastoide *(1)* são separadas entre si por trabéculas ósseas *(2)*. Suas células são separadas em mediais e laterais por uma fina estrutura óssea denominada de septo de Koerner *(4)*. As células mastóideas mediais são separadas do seio sigmoide adjacente pela placa sigmoide *(3)*. Destaque para uma cavidade maior e sem septações, localizada nas porções mais superior e central da mastoide, denominada de *antrum* mastoide *(5)* que se comunica com o epitímpano por um caminho estreito, denominado *aditus ad antrum (6)*.

Orelha Interna

A orelha interna é responsável pela audição e pelo equilíbrio. A orelha interna fica na porção petrosa do osso temporal e é formada pelas estruturas do labirinto ósseo que são cóclea, vestíbulo e canais semicirculares.

A cóclea é responsável pela audição, enquanto o vestíbulo e os canais semicirculares, pelo equilíbrio. A porção de osso mais densa que envolve as estruturas do labirinto ósseo é chamada de cápsula ótica. O labirinto ósseo envolve o labirinto membranoso que contém endolinfa e é envolto por perilinfa. As estruturas do labirinto membranoso, como ducto coclear, utrículo, sáculo, ductos semicirculares e ducto e saco endolinfático, não podem ser discernidas na tomografia, sendo avaliadas por estudo de RNM. O espaço fluido na cóclea é dividido em escala média que contém endolinfa, escala timpânica e escala vestibular que contém perilinfa (Fig. 2-12).

A cóclea é uma estrutura em espiral que dá 2 voltas e ½ ou 2 voltas e ¾. Inclui as espiras basal, média e apical que são separadas pelos septos interescalares que, por sua vez, se estendem do modíolo localizado mais centralmente. O aspecto lateral da espira basal da cóclea se pronuncia para a orelha média, formando o promontório coclear. A lâmina espiral óssea separa as escalas vestibular e timpânica, pode ser identificada na TC e RNM. A escala média apenas é individualizada indiretamente na RNM, através da sequência 3D-FLAIR, pós-gadolínio tardia, quando existe hidrópsia endolinfática (Figs. 2-13 e 2-14).

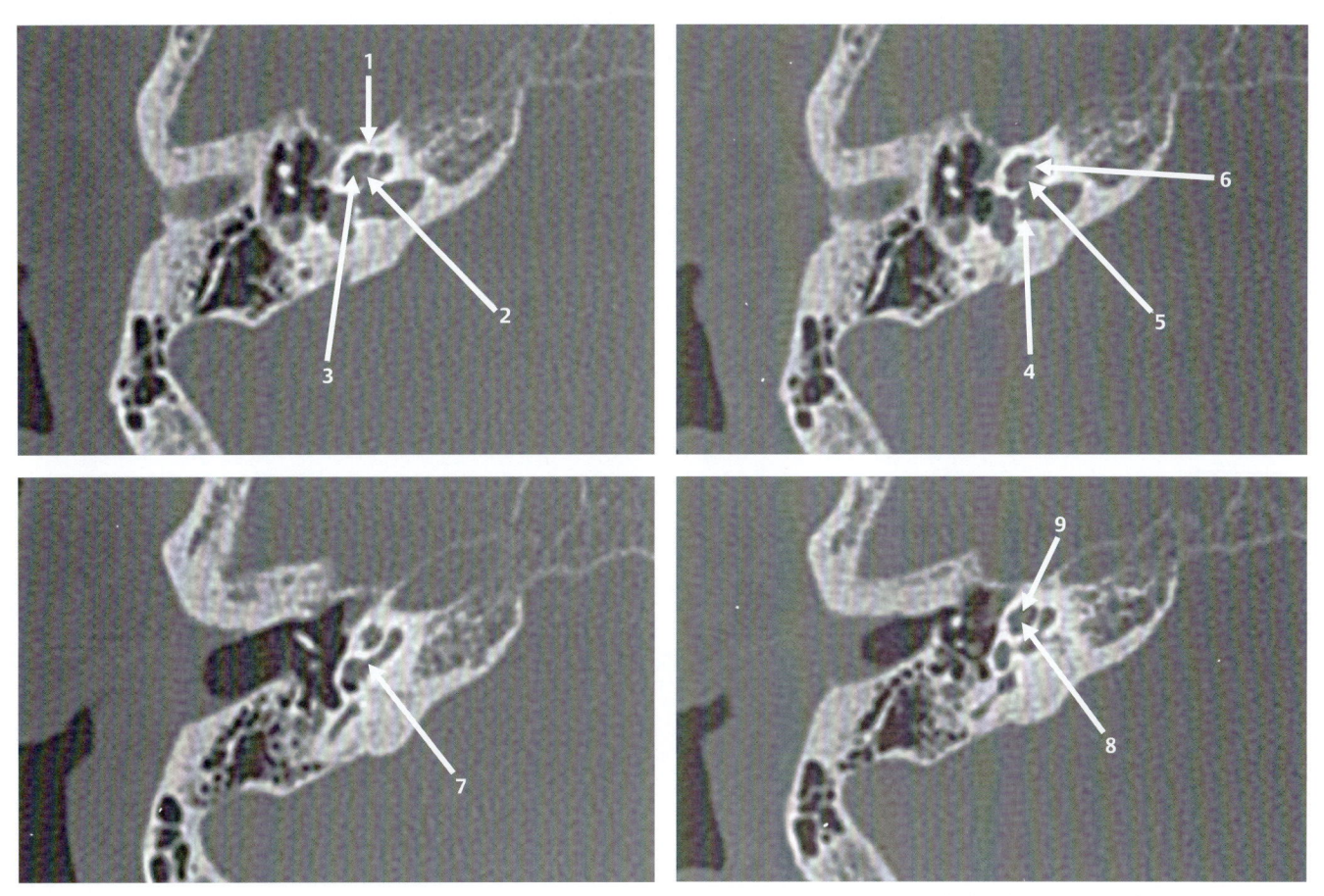

Fig. 2-12. Anatomia da orelha interna. *(1)* Cápsula ótica; *(2)* modíolo; *(3)* cóclea; *(4)* canal do nervo vestibular inferior; *(5)* canal do nervo coclear/abertura coclear; *(6)* septo interescalar; *(7)* espira basal da cóclea; *(8)* espira média e *(9)* espira apical da cóclea.

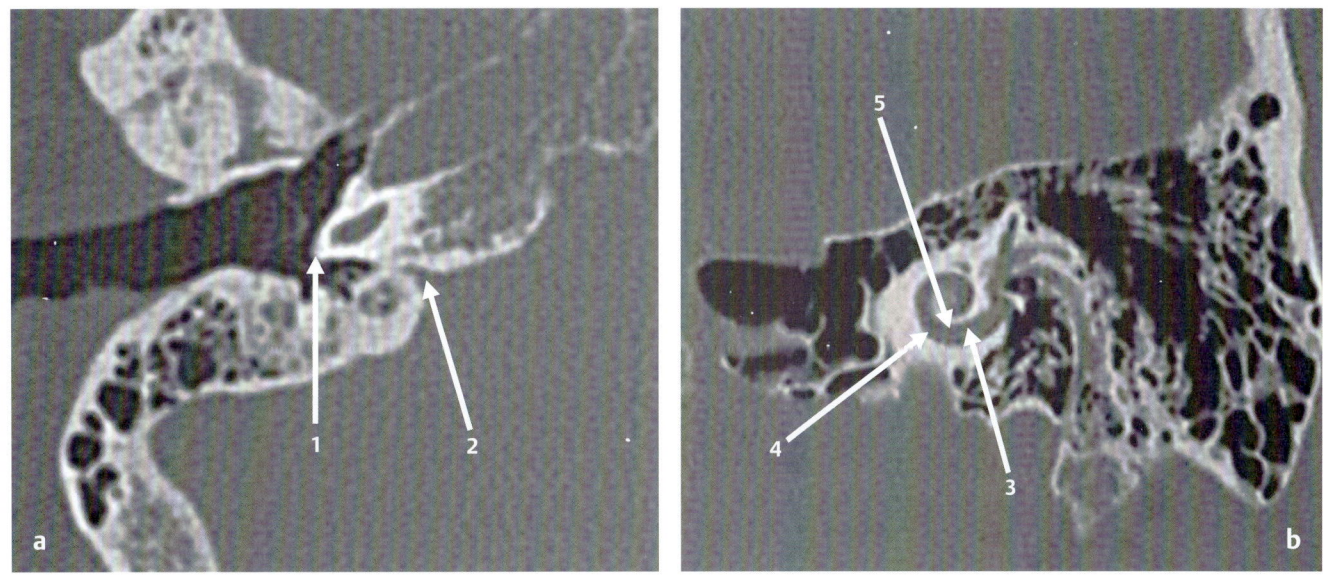

Fig. 2-13. Anatomia da orelha interna. (**a**) A imagem demonstra o promontório coclear *(1)* e o aqueduto coclear *(2)*. (**b**) Incidência de Stenvers, demonstração da rampa vestibular *(3)* e rampa timpânica *(4)* separadas por lâmina espiral óssea *(5)*.

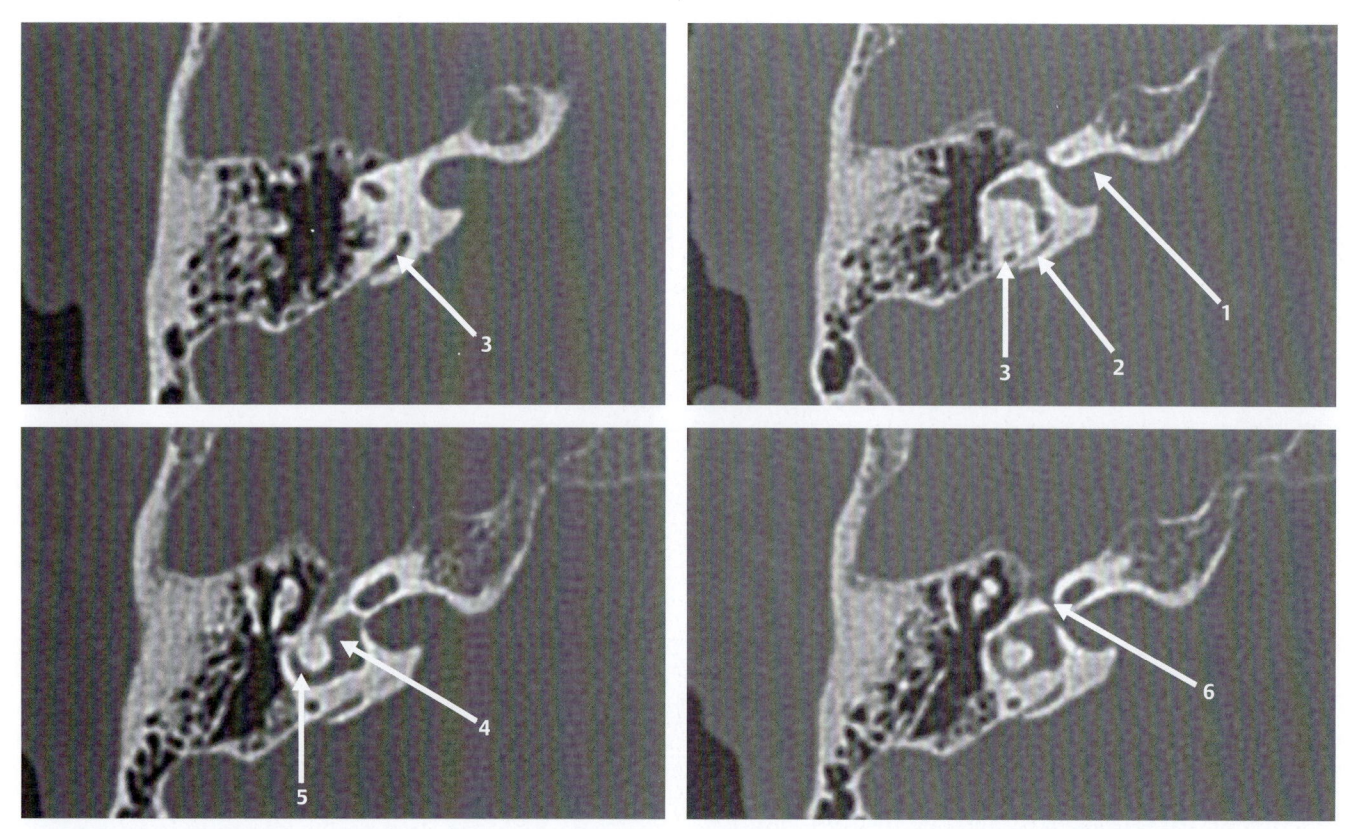

Fig. 2-14. Anatomia da orelha interna. *(1)* conduto auditivo interno; *(2)* aqueduto vestibular; *(3)* canal semicircular posterior; *(4)* vestíbulo; *(5)* canal semicircular lateral; *(6)* nervo facial da porção labiríntica.

O aqueduto coclear é um canal ósseo estreito que envolve o ducto perilinfático e se estende da espira basal da cóclea, anterior à janela redonda, até o espaço subaracnóideo adjacente à *pars* nervosa do forame jugular. Normalmente mede de 0,1 mm a 0,2 mm na sua porção média, sendo mais amplo em sua porção medial.

O nervo coclear cursa através do conduto auditivo interno, do canal ósseo do nervo coclear (abertura coclear) e do modíolo, a partir de onde são emitidos ramos do nervo coclear para o órgão de Corti. Este é o órgão final da audição que não é visível nas imagens de TC.

O vestíbulo ósseo é um espaço ovoide situado superior e posteriormente à cóclea que conecta os canais semicirculares. Em seu interior localizam-se o sáculo e utrículo que fazem parte do labirinto membranoso, identificados apenas pela sequência 3D-FLAIR pós-gadolínio, tardia.

São três canais semicirculares denominados: superior, posterior e lateral. Cada canal semicircular tem uma dilatação no seu fim chamada de ampola. O ducto endolinfático se estende do aspecto posterior do vestíbulo pela fossa craniana média e termina em fundo cego na margem posterior da pirâmide petrosa, onde se localiza o saco endolinfático. O aqueduto vestibular ósseo envolve o ducto endolinfático e normalmente mede cerca de 1 mm no terço médio e 2 mm no opérculo.

O conduto auditivo interno (CAI) é um canal localizado no osso petroso que é variável em tamanho, forma e orientação. A abertura medial é chamada de poro acústico interno, e a terminação lateral é chamada de fundo do CAI, a partir de onde fibras dos nervos vestibulares ultrapassam a lâmina crivosa em direção ao vestíbulo. No fundo do CAI está localizada uma crista óssea transversal (crista falciforme) que divide o CAI em compartimentos superior e inferior. A crista vertical (*Bill's Bar*) divide o CAI em compartimentos anterior e posterior. O nervo facial está localizado no compartimento anterossuperior, e o nervo coclear, no compartimento anteroinferior. Os nervos vestibulares superior e inferior estão localizados no compartimento posterossuperior e posteroinferior, respectivamente (Fig. 2-15).

O nervo facial não pode ser definido na TC, sendo possível apenas a identificação do seu canal ósseo. O nervo facial emerge da ponte lateral e cursa através da cisterna do ângulo pontocerebelar (segmento cisternal), segue através do poro acústico no quadrante anterossuperior (segmento canalicular) e através do osso petroso anterior à cóclea (segmento labiríntico) até alcançar o gânglio geniculado de onde sai o nervo petroso superficial maior (anterior ao primeiro joelho). O nervo facial então segue posterior ao aspecto medial da orelha média em que é denominado de segmento timpânico (Fig. 2-16).

ANATOMIA RADIOLÓGICA DO OSSO TEMPORAL

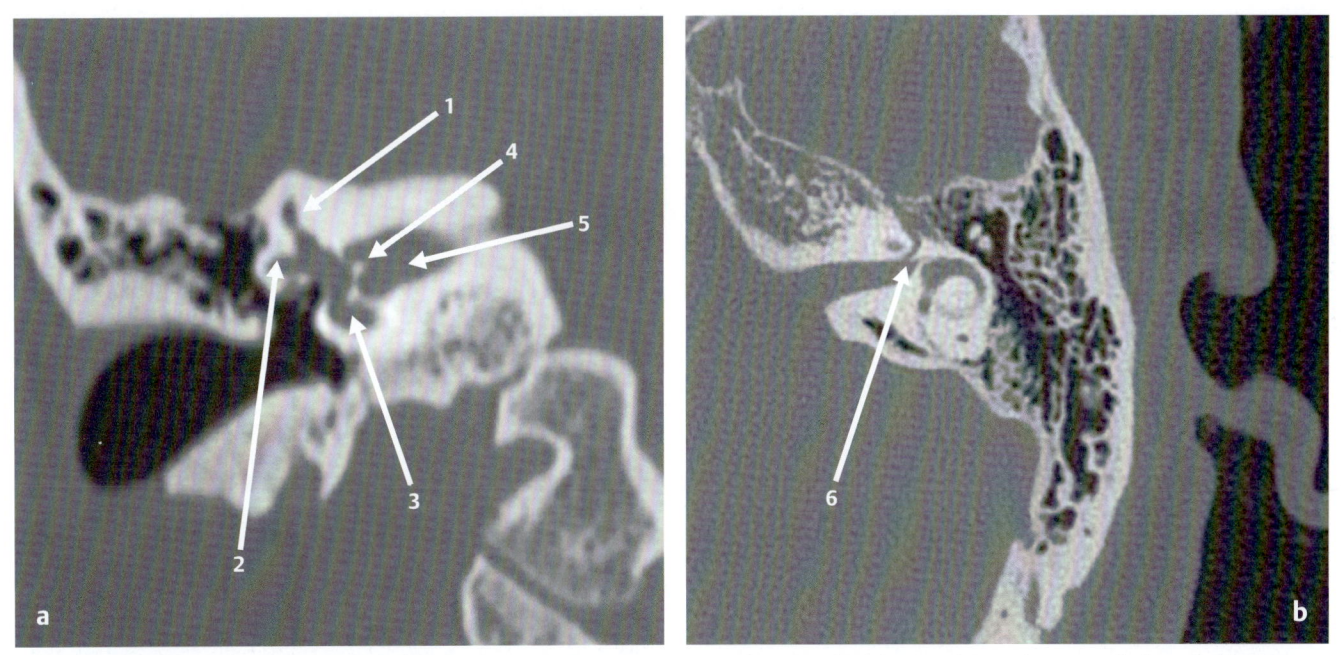

Fig. 2-15. Anatomia da orelha interna. (**a**) Plano coronal demonstrando *(1)* canal semicircular superior; *(2)* canal semicircular lateral; *(3)* espira basal da cóclea; *(4)* crista transversa ou falciforme e *(5)* conduto auditivo interno. (**b**) Plano axial demonstrando a crista vertical ou barra de Bill *(6)*. A crista óssea transversal (crista falciforme) divide o conduto auditivo interno (CAI) em compartimentos superior e inferior. A crista vertical (Bill's Bar) divide o CAI em compartimentos anterior e posterior.

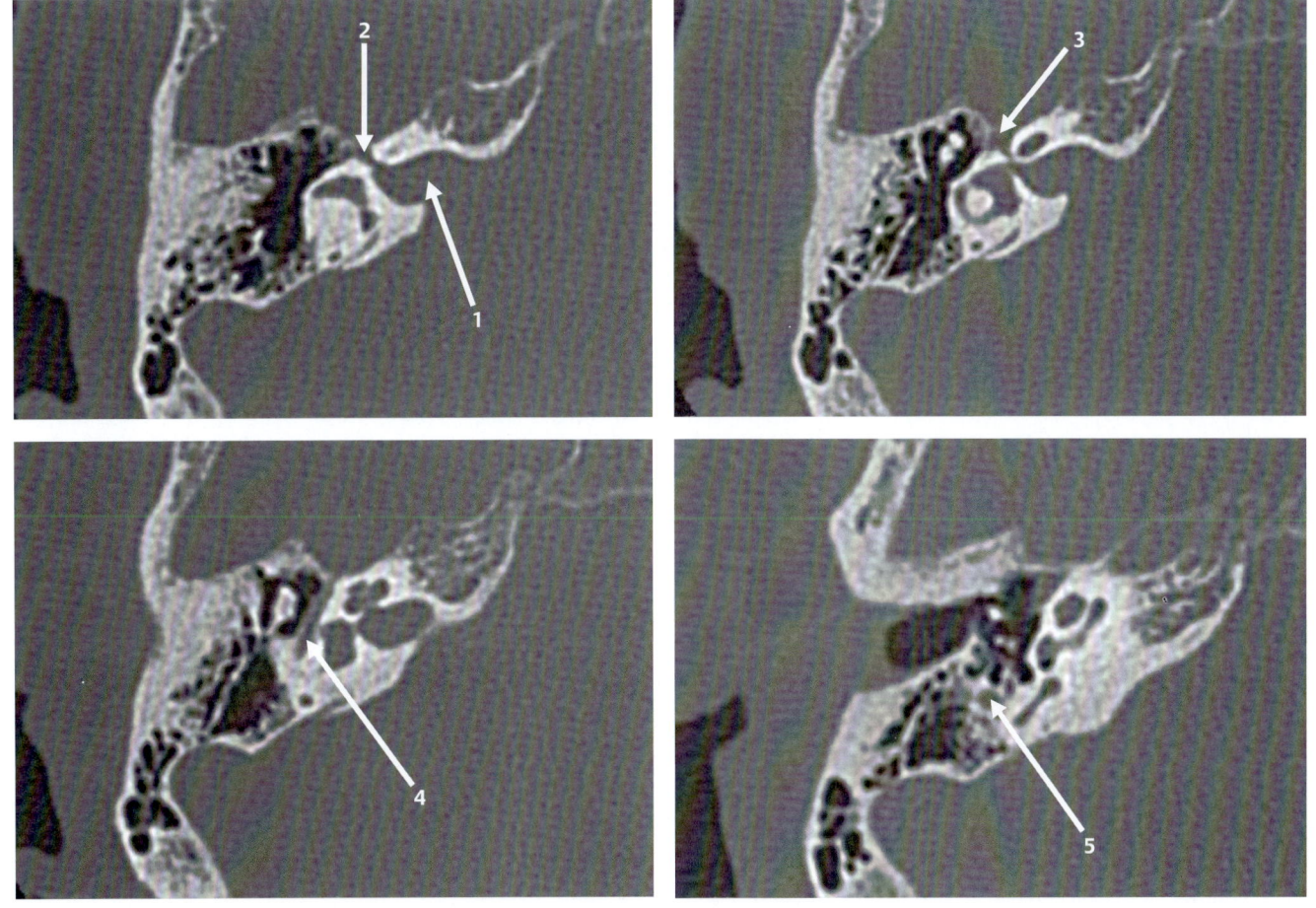

Fig. 2-16. Anatomia do canal do nervo facial. *(1)* Conduto auditivo interno contendo o segmento canalicular do nervo facial; *(2)* segmento labiríntico; *(3)* gânglio geniculado; *(4)* segmento timpânico; *(5)* segmento mastóideo do nervo facial.

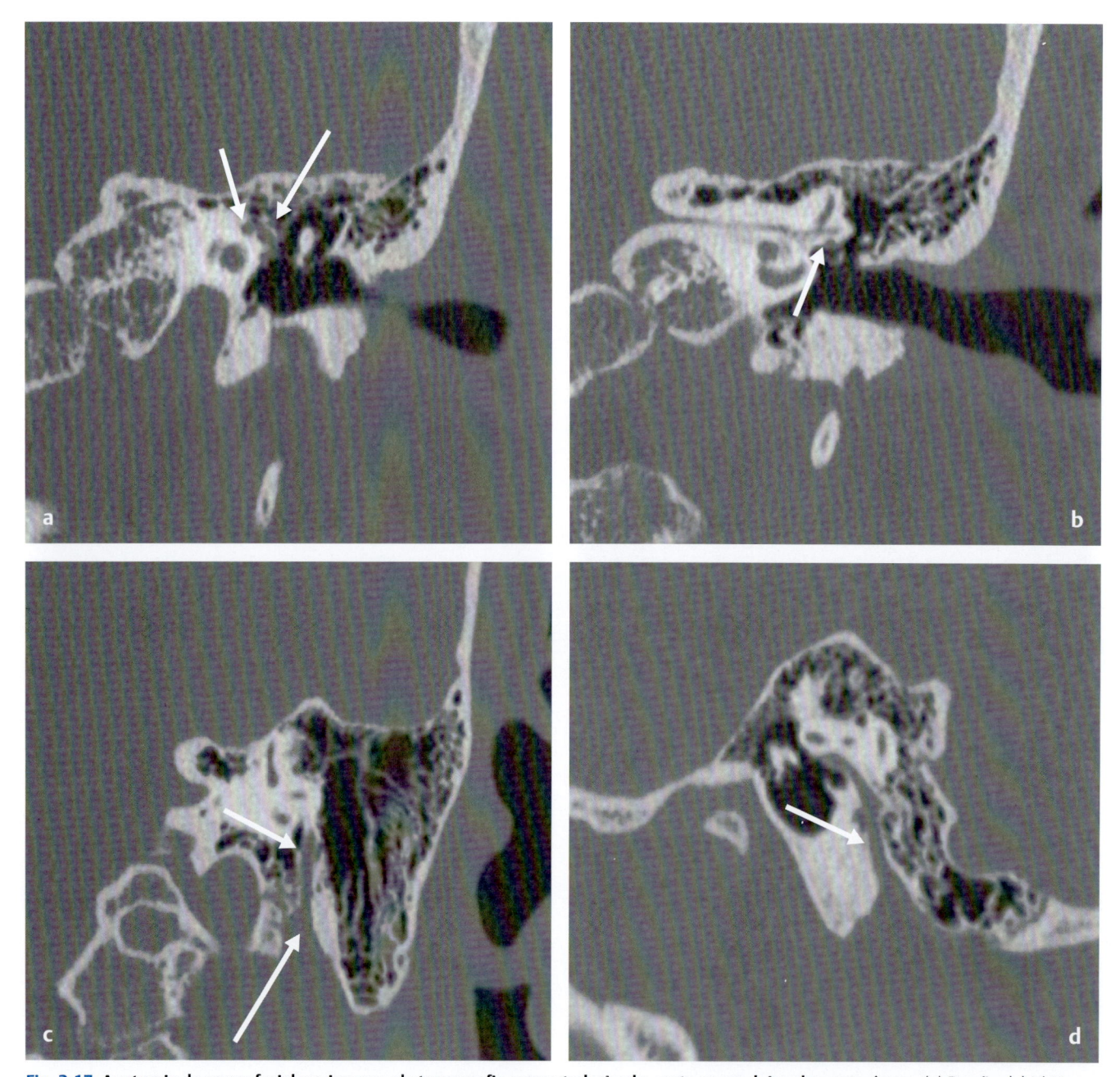

Fig. 2-17. Anatomia do nervo facial em imagem de tomografia computadorizada, corte coronal, janelamento ósseo. (**a**) Porções labiríntica e timpânica do nervo facial (setas curta e longa respectivamente). (**b**) Porção timpânica do nervo facial, abaixo do canal semicircular lateral. (**c**) Porção mastóidea do nervo facial (seta curta), forame estilomastóideo (seta longa). (**d**) Porção mastóidea do nervo facial (seta).

No corte coronal, as porções labiríntica e timpânica do nervo facial podem ser individualizadas superior à cóclea, formando o sinal dos olhos da cobra (*snake eyes*). O segmento timpânico do nervo facial corre inferior ao canal semicircular lateral e superolateral à janela oval. Na parede posterior da orelha média adjacente ao recesso facial, o nervo angula inferiormente formando o segundo joelho ou joelho posterior. O segmento mastoide do nervo facial cursa através da porção medial da mastoide até sair do crânio através do forame estilomastóideo. O nervo corda do tímpano sai do segmento mastóideo e vai para a orelha média via canal da corda do tímpano (Fig. 2-17).

Nos estudos de RNM, nas sequências T1 pós-gadolínio, o nervo facial normal pode realçar nos seus segmentos labiríntico, timpânico e no gânglio geniculado, por proeminência do plexo arteriovenoso perineural. Nesta situação de realce normal dos nervos faciais, também não existem alterações ósseas associadas, o paciente encontra-se assintomático e existe simetria dos achados. Por outro lado, o segmento intracanalicular não realça normalmente e, quando isso acontece, geralmente é vinculado a uma patologia (Figs. 2-18 a 2-20).

ANATOMIA RADIOLÓGICA DO OSSO TEMPORAL

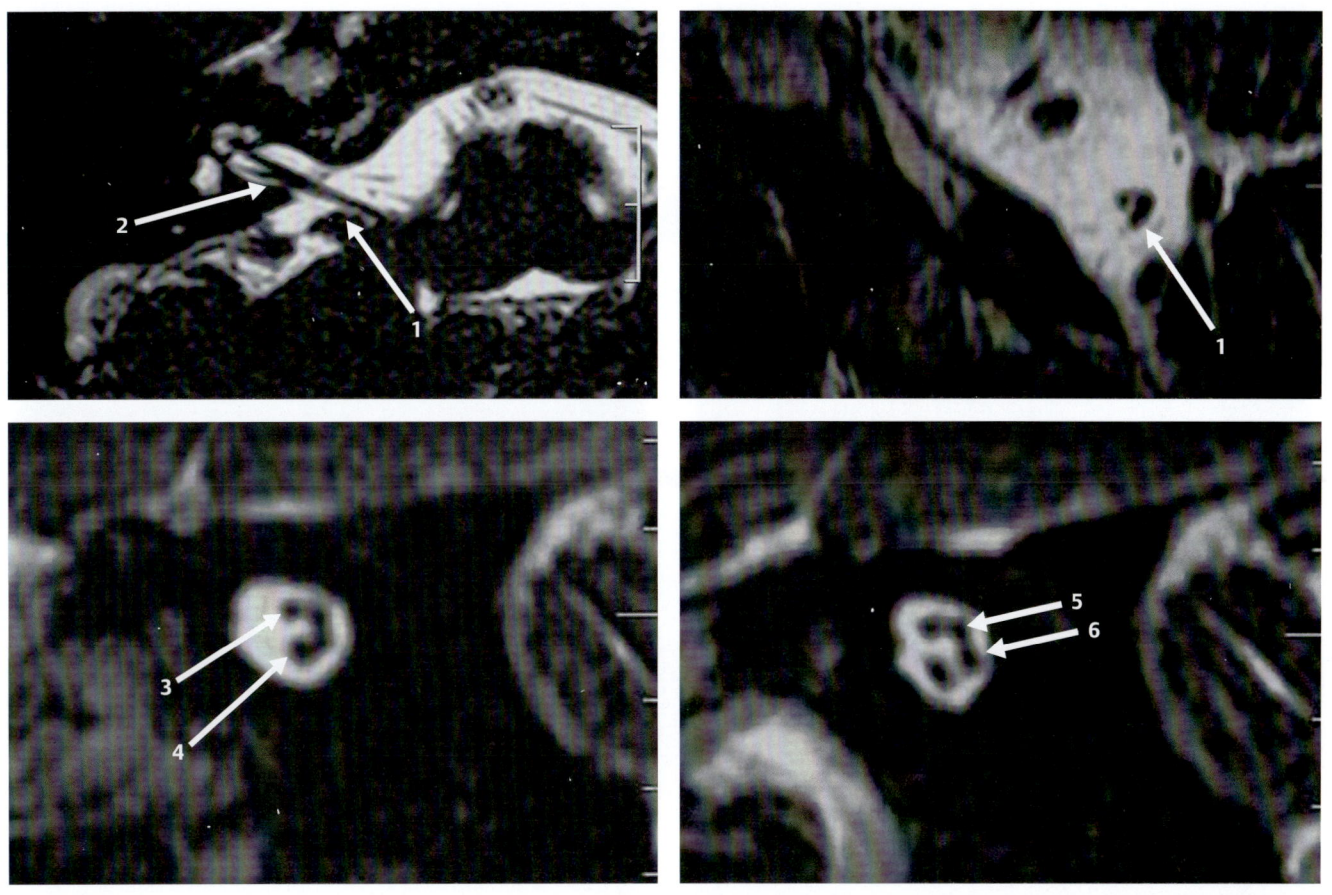

Fig. 2-18. Anatomia dos nervos facial e vestibulococlear em imagens de RNM demonstrando nos planos axial e sagital os segmentos cisternais *(1)* e canaliculares dos nervos *(2)*. Na reformatação oblíqua podemos caracterizar os nervos facial em posição anterossuperior *(3)*, o nervo coclear em posição anteroinferior *(4)*, o nervo vestibular superior em posição posterossuperior *(5)* e o nervo vestibular inferior em posição posteroinferior *(6)* no interior do conduto auditivo interno.

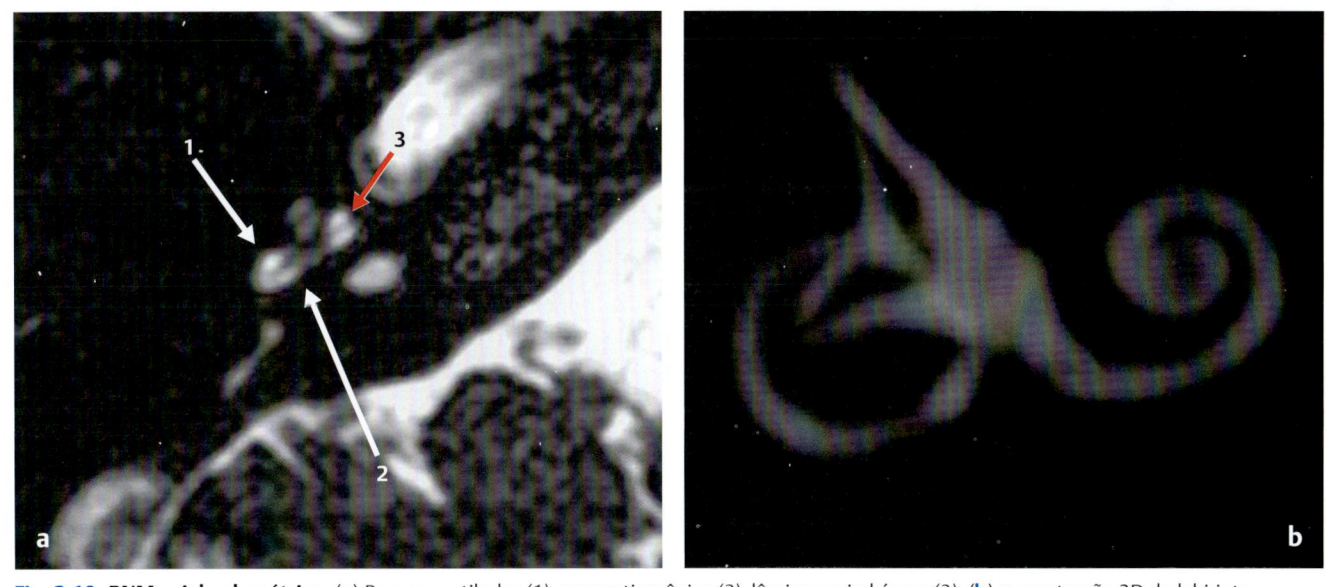

Fig. 2-19. RNM axial volumétrico. (**a**) Rampa vestibular *(1)*, rampa timpânica *(2)*, lâmina espiral óssea *(3)*; (**b**) reconstrução 3D do labirinto membranoso.

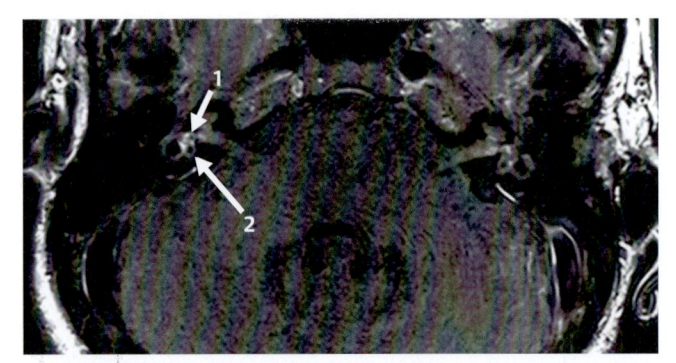

Fig. 2-20. Sequência FLAIR pós-gadolínio demonstrando estruturas do labirinto membranoso. *(1)* Sáculo e *(2)* utrículo.

O nervo de Jacobson (ramo timpânico do nervo glossofaríngeo) cursa no interior de um minúsculo canal, denominado canalículo timpânico inferior (canalículo timpânico), que está localizado na superfície inferior da porção petrosa do osso temporal, entre a fossa jugular e o canal carotídeo, junto com a artéria timpânica inferior, e alcança o assoalho da cavidade timpânica com trajeto sobre o promontório coclear (Fig. 2-21).

O canalículo mastóideo, também conhecido como canal de Arnold, está localizado na porção mais lateral da fossa jugular (*pars vascularis*) do osso temporal, se dirige ao segmento mastóideo do nervo facial, por ele cursa o ramo auricular do nervo vago, nervo de Arnold (Fig. 2-22).

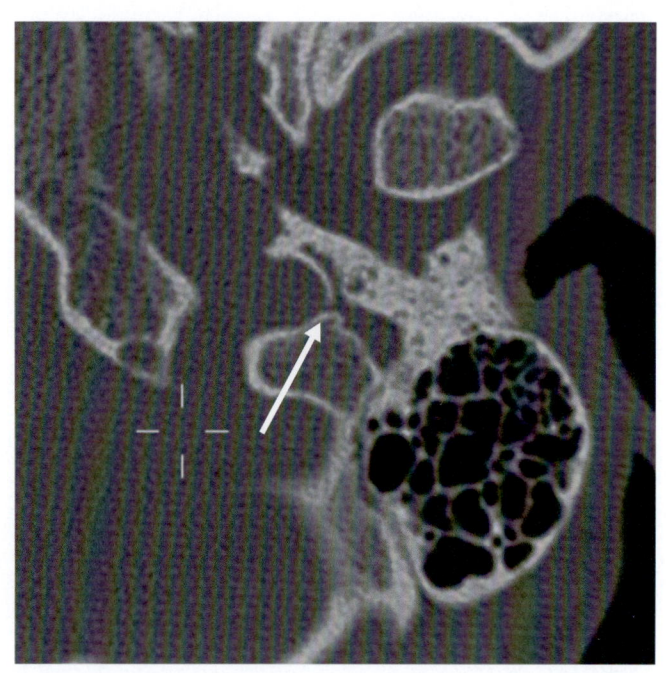

Fig. 2-22. Canalículo mastóideo (seta) sai da *pars vascular* do forame jugular para a porção petrosa do nervo facial, contém o nervo de Arnold.

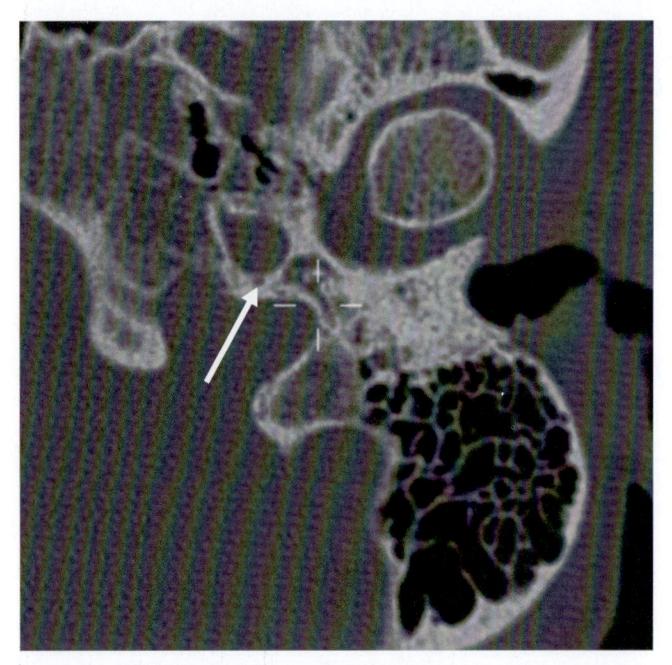

Fig. 2-21. Canalículo timpânico inferior (seta), entre o canal carotídeo e o forame jugular, contém a artéria timpânica inferior e o nervo de Jacobson.

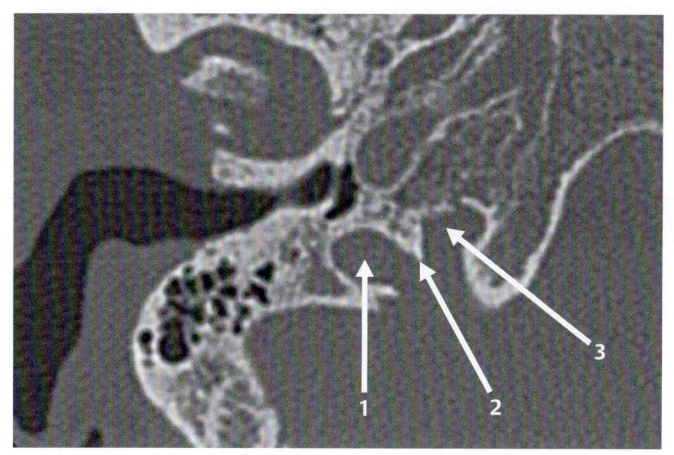

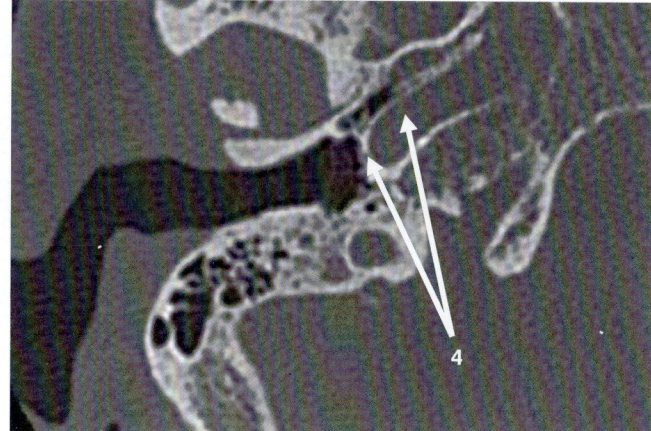

Fig. 2-23. Anatomia do forame jugular e do canal carotídeo. A espinha jugular divide o forame em sua *pars vascularis (1)* e *pars* nervosa *(3)*, separadas pela espinha jugular *(2)*. Na *pars* vascular cursa o bulbo jugular, o X e XI nervos cranianos e nervo de Arnold. Na *pars* nervosa cursa o IX nervo craniano e o nervo de Jacobson e o seio petroso inferior. Observe também o canal carotídeo com seu platô ósseo *(4)*.

O canal carotídeo é um forame situado na base do crânio, com parte do seu trajeto no aspecto mais medial do osso temporal, em sua porção petrosa, anteriormente ao forame jugular. Serve de passagem para a artéria carótida interna, plexos venosos e simpáticos (Fig. 2-23).

CONCLUSÃO

A compreensão da anatomia radiológica do osso temporal é base para interpretação das condições patológicas através dos métodos axiais (TC e RNM). A escolha do método de estudo (TC ou RNM) é realizada de acordo com o contexto clínico.

BIBLIOGRAFIA

Goravalingappa R. Cochlear implant electrode insertion: Jacobson's nerve, a useful anatomical landmark. Indian J Otolaryngol Head Neck Surg. 2002;54(1):70-3.

Juliano AF, Ginat DT, Moonis G. Imaging review of the temporal bone: part I. Anatomy and inflammatory and neoplastic processes. Radiology. 2013;269(1):17-33.

Juliano AF. Cross Sectional Imaging of the Ear and Temporal Bone. Head Neck Pathol. 2018;12(3):302-20.

Lacout A, Marsot-Dupuch K, Smoker WRK, Lajuana's P. Foramen tympanicum, or foramen of Huschke: Pathologic cases and anatomic CT study. Am J Neuroradiol 2005;26:1317-23.

Lekakis GK. Philipp Friedrich Arnold, Ludvig Levin Jacobson and their contribution to head and neck anatomy. J Laryngol Otol. 2003;117(1):28-31.

Mistry DI, Ellika S, Lin EP, Almast J, Moonis G. Raiders of the Lost Canal: Review of Underrecognized Skull Base Canals, Fissures, and Foramina. Neurographics. 2021;11:229-42.

ANOMALIAS CONGÊNITAS DO OSSO TEMPORAL

CAPÍTULO 3

Trissia Maria Farah Vazzoler ■ Sílvia Marçal Benício de Mello

ANOMALIAS CONGÊNITAS DAS ORELHAS EXTERNA E MÉDIA

As anomalias congênitas da orelha externa ocorrem por interrupção do desenvolvimento e/ou transtornos da embriogênese. Podem ser ou não sindrômicas, mais frequentemente são unilaterais. Quando não sindrômicas apresentam alterações relacionadas apenas às orelhas, enquanto as sindrômicas exibem mais acometimento tanto da face, como de outros órgãos.

Embriologia

Na orelha externa, o pavilhão auricular tem origem ectodérmica, do primeiro e segundo arcos branquiais, inicia o desenvolvimento por volta dos dias 40 a 45 e estão completamente formados aos quatro meses. O conduto auditivo externo (CAE) se origina da primeira fenda branquial por volta da sexta semana e está completamente formado aos 7 meses (Fig. 3-1).

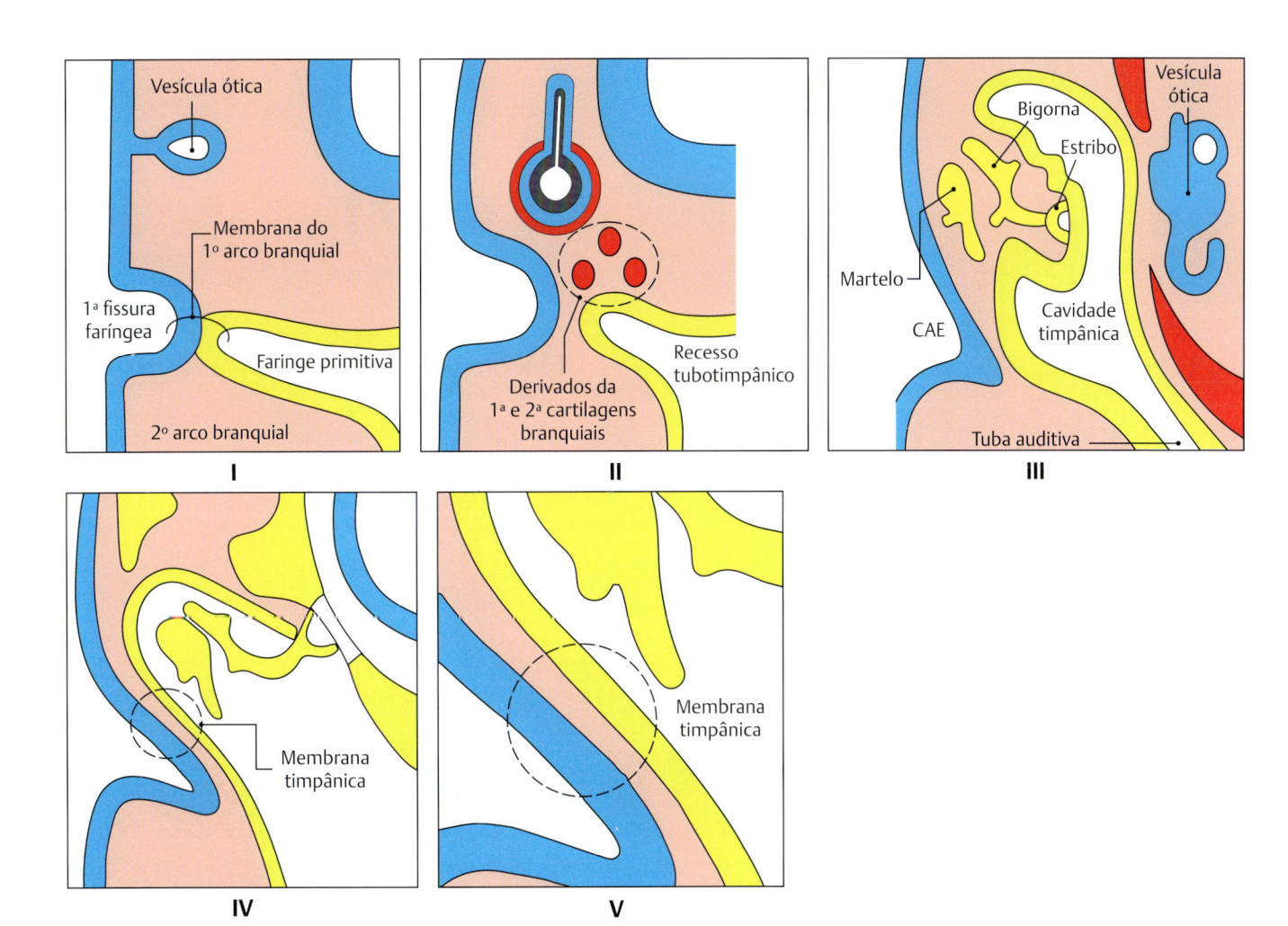

Fig. 3-1. Evolução da embriogênese do 1º e 2º arcos branquiais.

Na orelha média, a cavidade timpânica tem origem endodérmica da primeira bolsa faríngea entre a quarta e a trigésima semana. A cabeça do martelo e o corpo da bigorna se originam do primeiro arco branquial. O cabo do martelo, ramo longo da bigorna, processo lenticular da bigorna e a supraestrutura do estribo se originam do segundo arco branquial. A platina do estribo tem origem mesodérmica da cápsula ótica, entre a oitava semana e está completamente formada aos 7 meses.

Os tecidos que formam o conduto auditivo externo e a cavidade timpânica sofrem invaginação, ficam temporariamente separados por células epiteliais que posteriormente canalizam e formam a membrana timpânica primitiva. Se houver falha na canalização, ocorre estenose ou atresia do CAE.

Como o desenvolvimento do primeiro e segundo arcos branquiais e da primeira bolsa faríngea acontece no mesmo período da embriogênese, distúrbios nesta fase do desenvolvimento podem promover alterações tanto da orelha externa, como da orelha média, de forma isolada ou combinada e associada ou não à malformação da orelha interna.

Malformações da Orelha Externa

As malformações do pavilhão auricular podem variar de malformação menor do pavilhão como alterações de hélice, anti-hélice ou concha, até microtia e anotia; envolvem a orientação, posição e tamanho do pavilhão auricular. Anteriormente aos pavilhões auriculares podem ser identificadas apêndices pré-auriculares, seios e cistos (aprisionamento de epitélio). Os seios e cistos são revestidos por epitélio escamoso ou respiratório, localizados na maioria em situação pré-auricular e ao redor da cruz da hélice (Fig. 3-2).

Existem algumas classificações para displasia do pavilhão auricular e do CAE, com objetivo de contribuir para padronização da descrição dos achados, para prognóstico e planejamento do tratamento. Duas classificações são bem conhecidas: Weerda e Schuknecht.

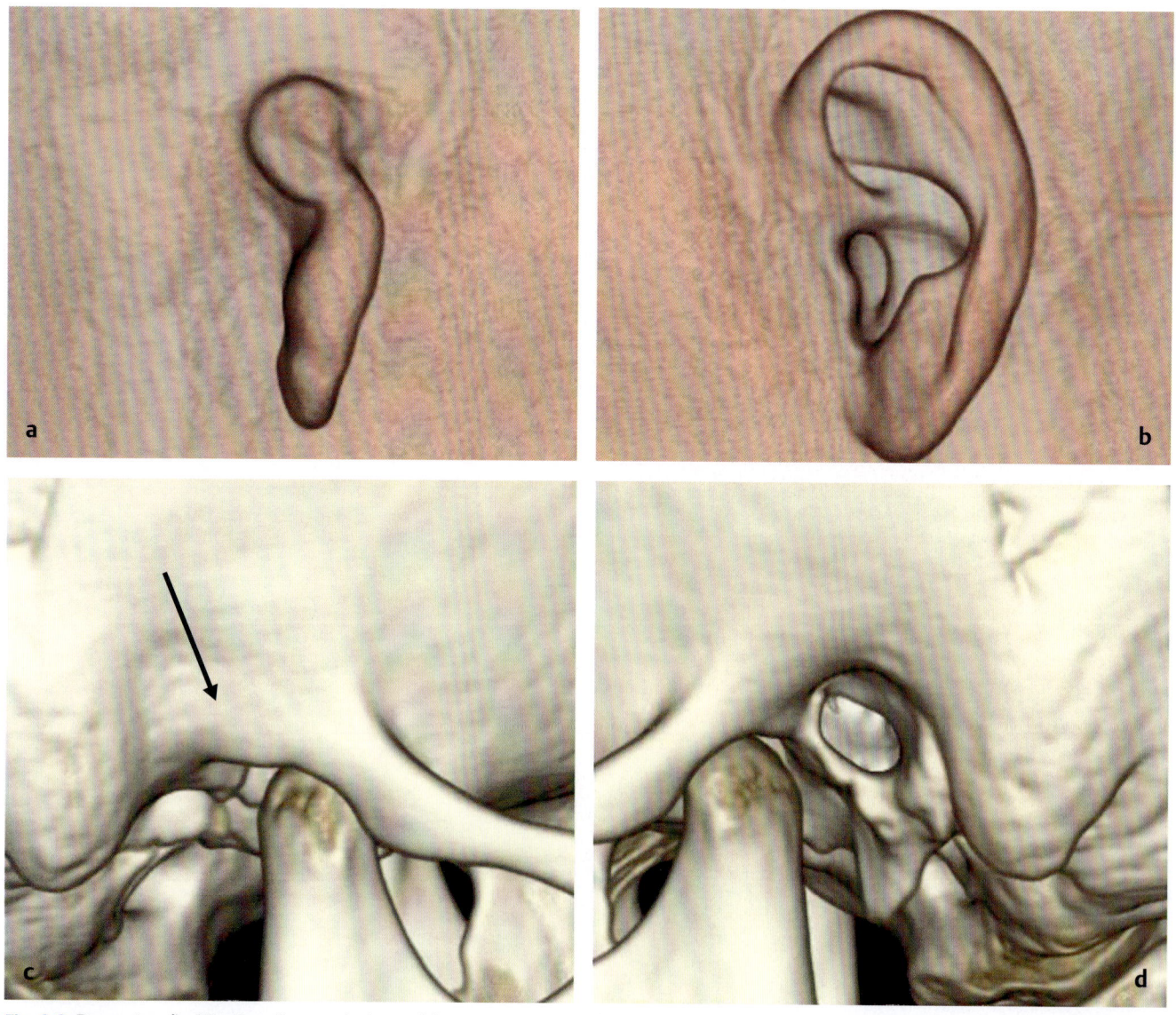

Fig. 3-2. Reconstrução 3D microtia, atresia óssea. (**a**) TC 3D Microtia moderada, grau II (de Weerda); (**b**) TC 3D Pavilhão auricular normal; (**c**) TC 3D Atresia óssea do CAE (malformação tipo C de Weerda); (**d**) TC 3D CAE normal.

A Weerda classificou as displasias do pavilhão auricular baseando-se na presença ou ausência de algumas estruturas do pavilhão, em três graus:

- *Displasia grau I (discreta):* quando quase todas as estruturas do pavilhão auricular podem ser reconhecidas;
- *Displasia grau II (moderada):* quando algumas estruturas do pavilhão auricular podem ser reconhecidas; e
- *Displasia grau III (severa) ou anotia:* quando nenhuma estrutura do pavilhão auricular pode ser reconhecida.

Os condutos auditivos externos podem ser atrésicos ou hipoplásicos. Weerda também classificou as malformações dos condutos auditivos externos (Figs. 3-3 e 3-4):

- *Tipo A:* o CAE apresenta marcada estenose, com pele intacta.
- *Tipo B:* o CAE se desenvolve parcialmente, com placa atrésica medialmente.
- *Tipo C:* atresia completa do CAE.

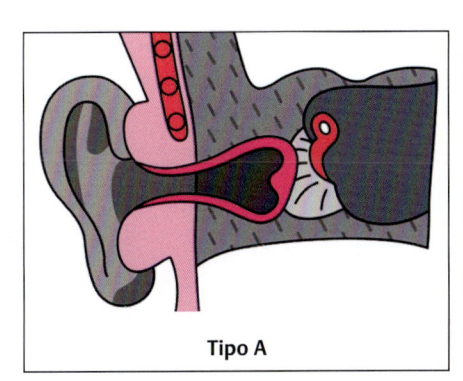

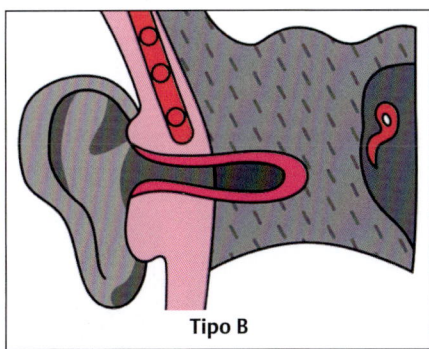

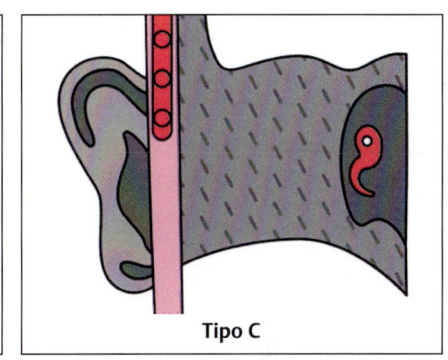

Fig. 3-3. Classificação de Weerda dos tipos de malformações da orelha externa.

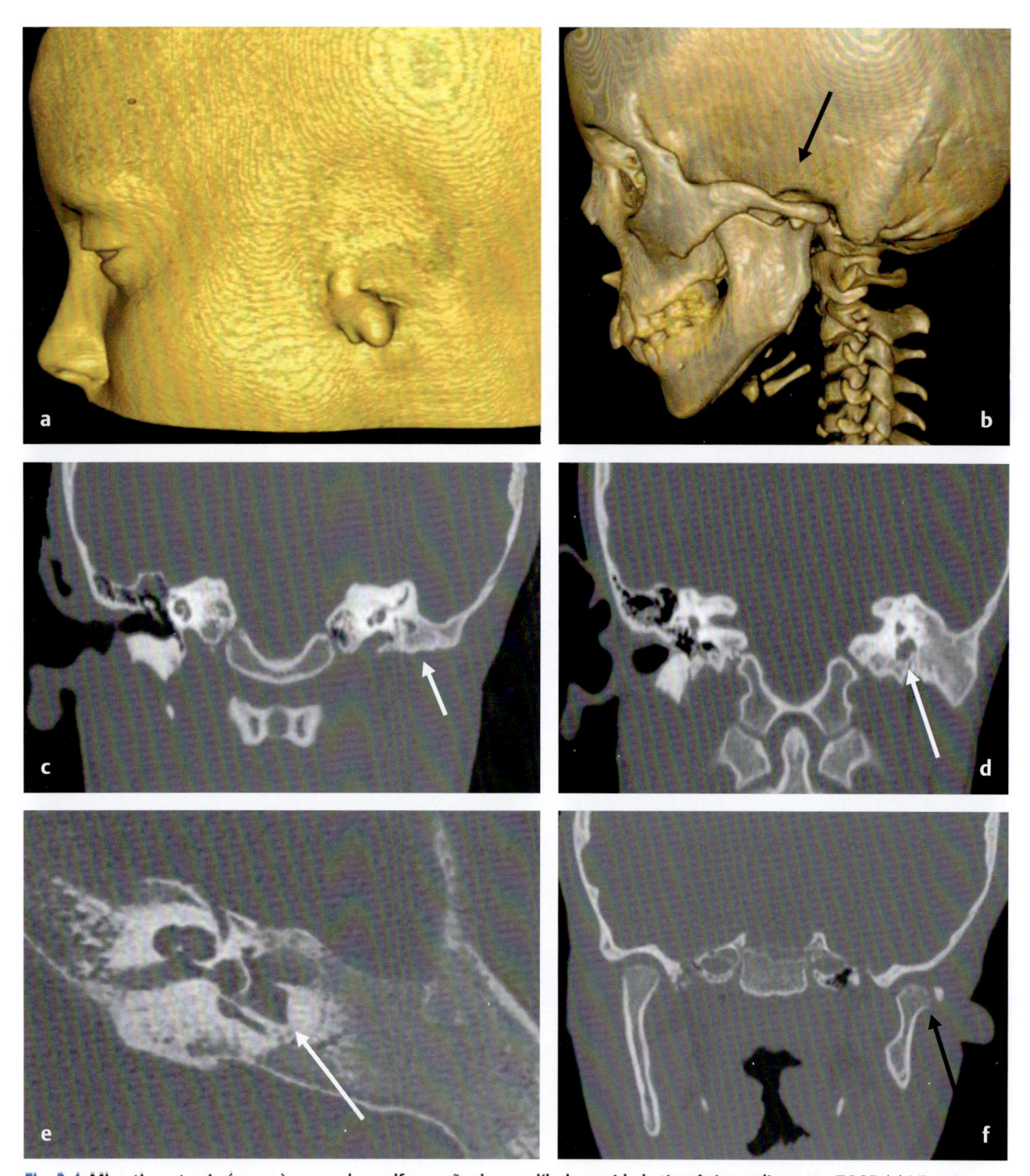

Fig. 3-4. Microtia e atresia ósseas à esquerda, malformação da mandíbula, cavidade timpânica rudimentar. TC 3D (**a**) Microtia acentuada, grau III (de Weerda); TC 3D (**b**) Atresia óssea do CAE (malformação tipo C de Weerda); TC coronal e axial: Atresia óssea do CAE (**c**); cavidade timpânica rudimentar (**d**); cadeia ossicular ausente (setas brancas em **d**, **e**); hipoplasia do côndilo e ramo ascendente da mandíbula à esquerda (seta preta em **f**).

Já Schuknecht classifica as atresias do CAE em (Figs. 3-5 e 3-6):

- *Tipo A:* estenose fibrocartilaginosa sem malformações na orelha média;
- *Tipo B:* estenose fibrocartilaginosa e óssea do CAE, possibilidade de fixação do martelo e encurtamento do cabo do martelo;
- *Tipo C:* atresia completa do CAE, fusão do martelo e bigorna, estribo móvel; e
- *Tipo D:* atresia completa do CAE, alterações acentuadas da cadeia ossicular e anomalias do nervo facial.

Quando a deformidade do pavilhão auricular é menos acentuada, como ocorre nos tipos A e B da classificação de Weerda, o conduto auditivo externo geralmente é estenótico; em graus mais avançados, como no tipo C, geralmente ocorre atresia do conduto auditivo externo.

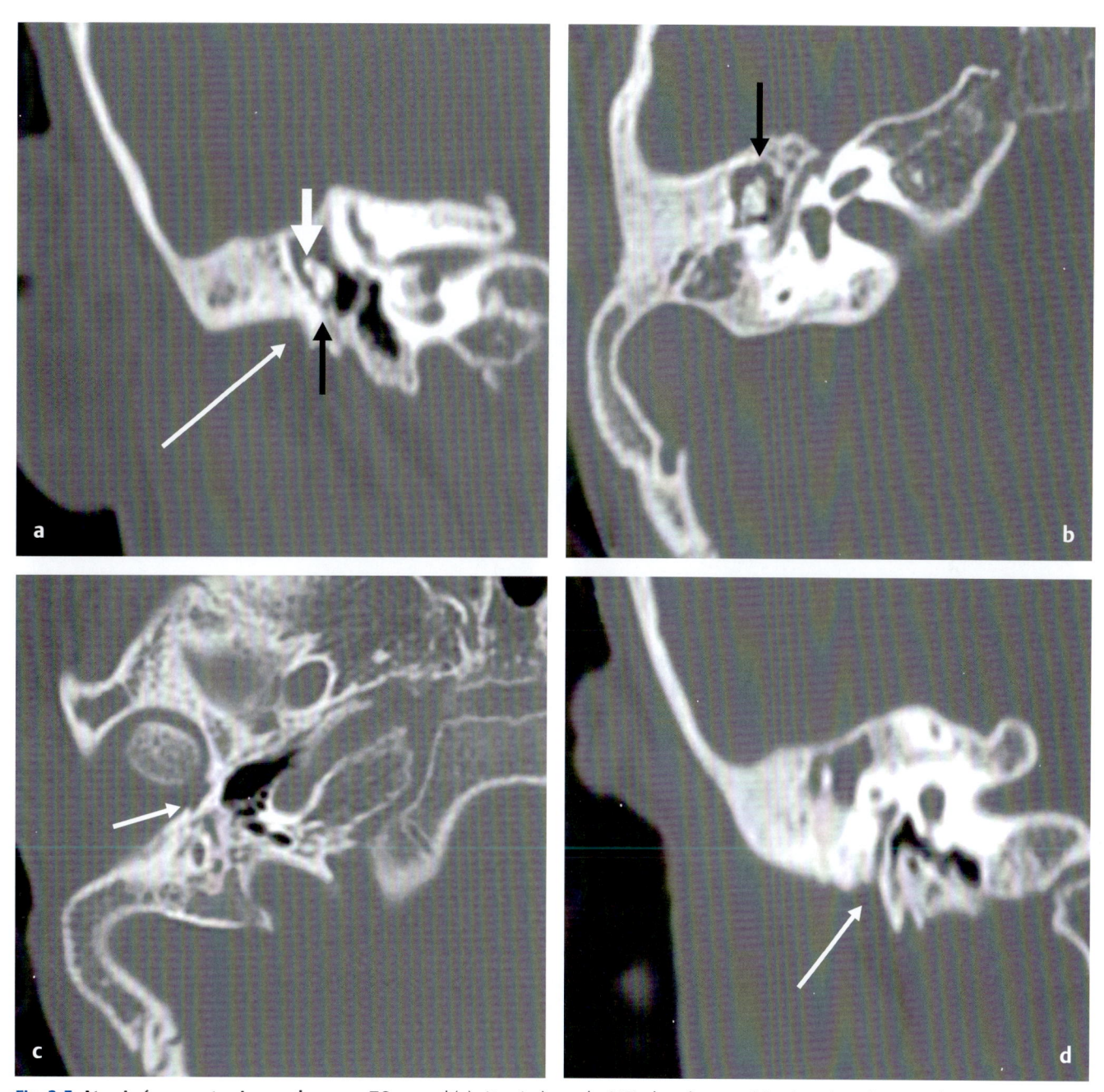

Fig. 3-5. Atresia óssea e atresia membranosa. TC coronal (**a**): Atresia óssea do CAE, placa óssea atrésica (seta longa), mastoide pouco pneumatizada, cavidade timpânica com dimensões reduzidas, com *tegmen* rebaixado; cabeça do martelo hipoplásica (seta branca curta), corpo da bigorna aderido à placa óssea atrésica (seta preta). TC axial: Cavidade timpânica com dimensões reduzidas (seta em **b**); segmento mastóideo do nervo facial em continuidade com a cavidade mandibular (seta em **c**). TC coronal (**d**): Segmento mastóideo do nervo facial encurtado (seta).

A atresia do conduto auditivo externo pode ser membranosa, óssea ou mista. Quando a atresia é membranosa se observa um tecido de partes moles na topografia esperada da membrana timpânica e quando é óssea se identifica uma placa óssea atrésica na topografia esperada da membrana timpânica. O CAE com estenose tem orientação verticalizada (Figs. 3-7 a 3-13).

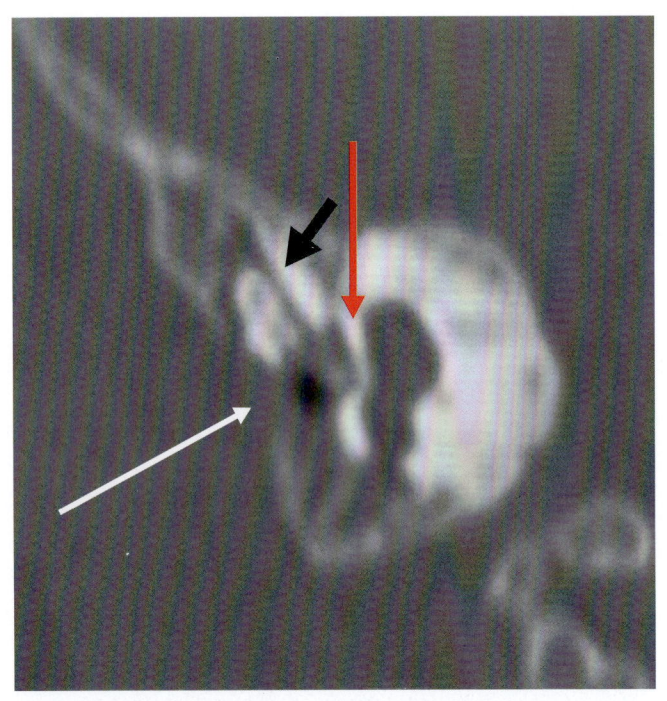

Fig. 3-6. Atresia óssea e atresia membranosa. TC coronal: atresia membranosa do CAE, cavidade timpânica pouco pneumatizada, cadeia ossicular malformada (setas curta e preta) adjacente à área de atresia membranosa (seta longa), espaço de Prussak reduzido, janela oval atrésica (seta vermelha).

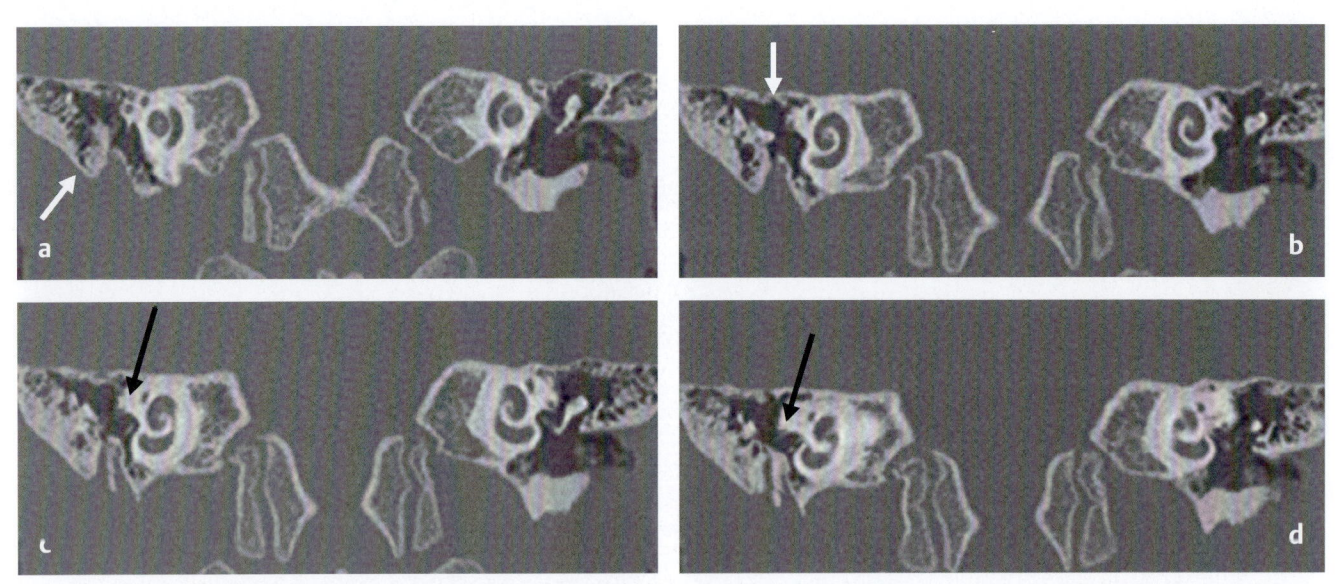

Fig. 3-7. Atresia óssea do CAE direito, nervo facial anteriorizado, malformação da orelha média. TC coronal: orelha direita: atresia óssea do CAE com placa óssea atrésica (**a**) (seta branca). Mastoide direita menos pneumatizada que a contralateral; cavidade timpânica com dimensões reduzidas. Cabeça do martelo e corpo da bigorna rudimentares, aderidos à placa óssea atrésica (**b**) (seta branca), não se identifica o cabo do martelo; nervo facial anteriorizado com segmento timpânico situado anteriormente à janela oval (**c**, **d**) (seta preta).

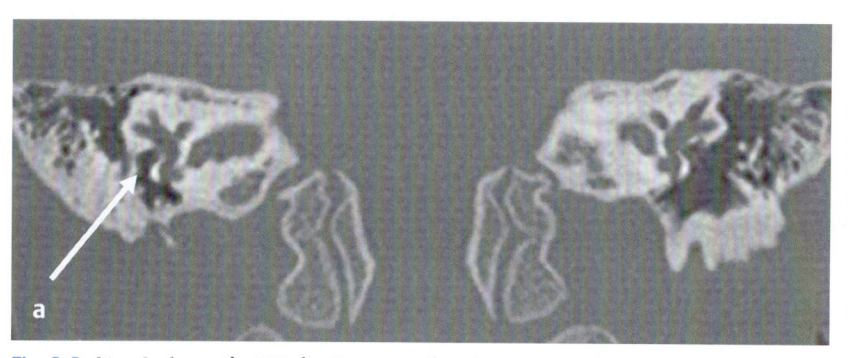

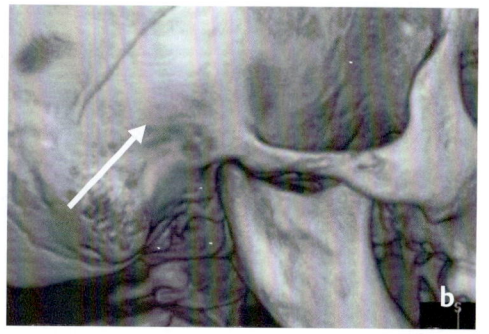

Fig. 3-8. Atresia óssea do CAE direito, nervo facial anteriorizado, malformação da orelha média: Janela oval normal (**a**) (seta); 3D atresia do CAE, à direita (**b**). CAE e orelha média sem alterações, à esquerda.

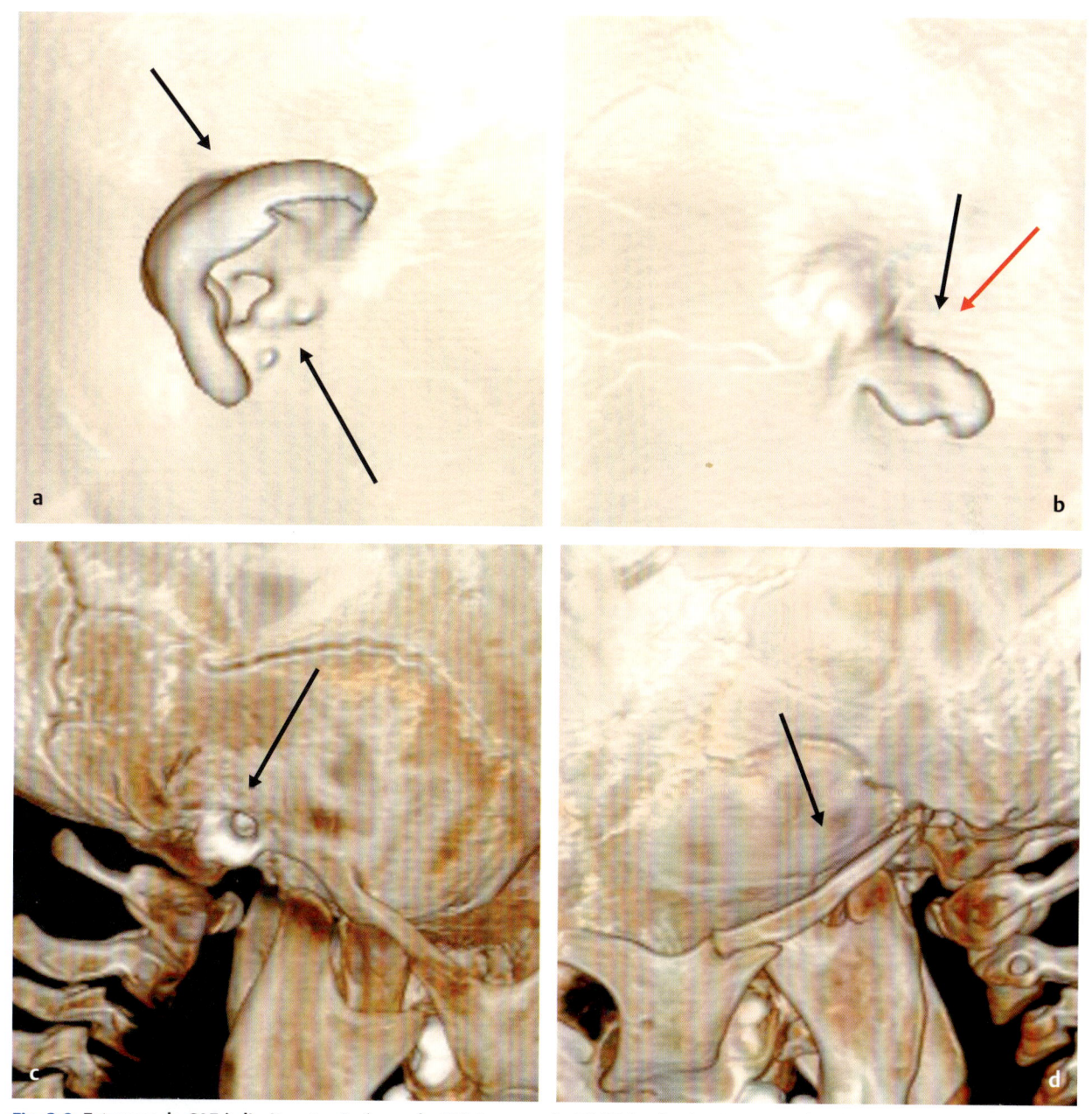

Fig. 3-9. Estenose do CAE à direita, atresia óssea do CAE à esquerda. TC 3D "*surface*": microtia moderada, grau II à direita (seta curta preta); apêndices pré-auriculares (seta longa preta) (**a**), estenose do CAE à direita, tipo A (**c**); microtia acentuada, grau III à esquerda (**b**), atresia óssea do CAE, à esquerda, tipo C (**d**).

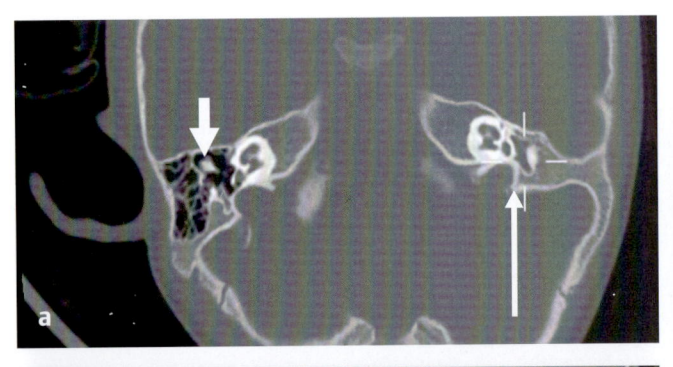

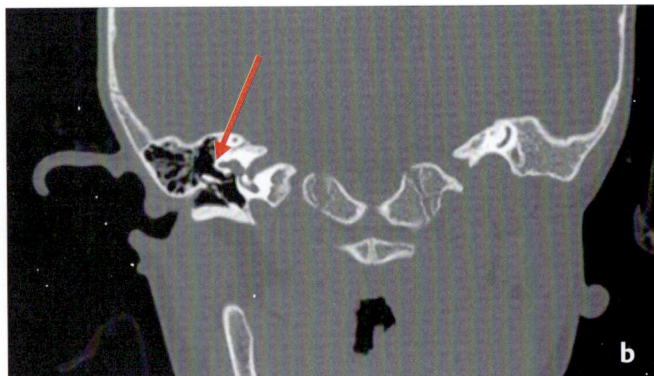

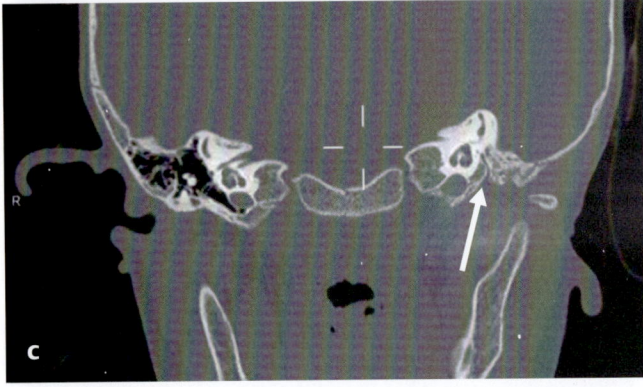

Fig. 3-10. Estenose do CAE à direita, atresia óssea do CAE à esquerda. TC axial da janela óssea (**a**): cavidade timpânica com espaço aéreo reduzido à direita; cabeça do martelo hipoplásica à direita (setas branca curta e larga); cavidade timpânica rudimentar à esquerda, sem cadeia ossicular (seta branca longa). TC coronal da janela óssea (**b**): cabo do martelo hipoplásico, bigorna hipoplásica e horizontalizada à direita (seta vermelha); placa óssea atrésica à esquerda. TC coronal da janela óssea (**c**): Nervo facial esquerdo encurtado, disposto obliquamente (seta).

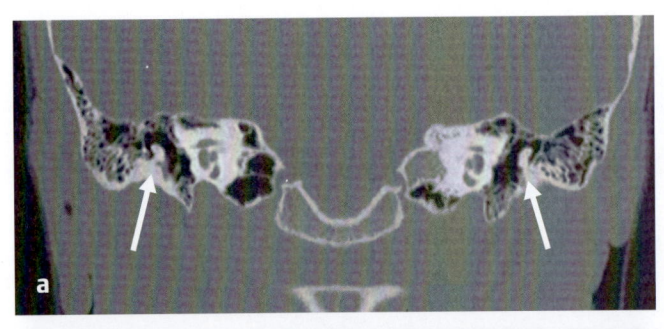

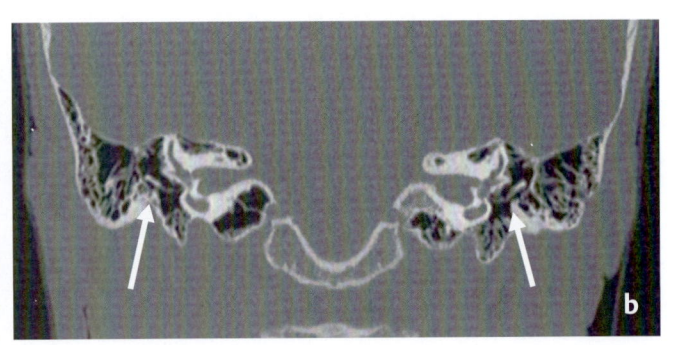

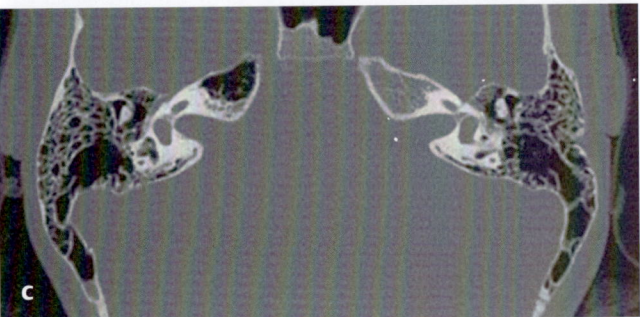

Fig. 3-11. Atresia óssea bilateral dos CAE. TC coronal (**a**): atresia óssea bilateral do CAE com placas ósseas atrésicas; martelos malformados com colo e processo lateral aderidos às paredes laterais das cavidades timpânicas (setas). Cabo dos martelos não individualizados. TC coronal (**b**): placas ósseas atrésicas, bigornas horizontalizadas, ângulo incudoestapedial aumentado em ambos os lados (setas). TC axial (**c**): mastoides bem pneumatizadas.

ANOMALIAS CONGÊNITAS DO OSSO TEMPORAL

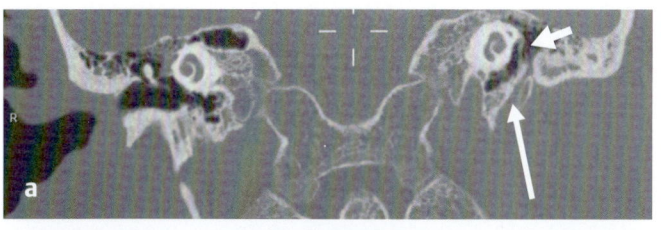

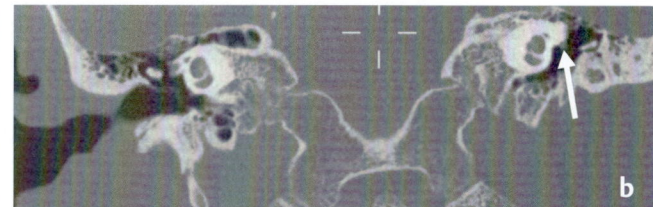

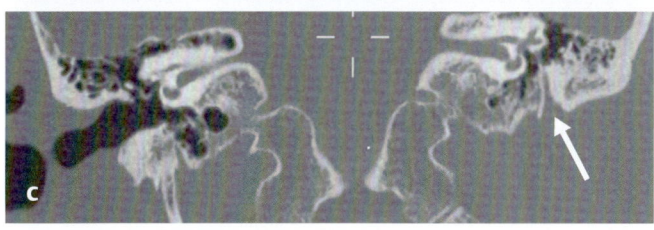

Fig. 3-12. Atresia óssea do CAE. TC coronal (**a**): atresia óssea do CAE à esquerda com placa atrésica (seta longa), cavidade timpânica pouco desenvolvida (setas curta e larga). TC coronal (**b**): nervo facial esquerdo anteriorizado. TC coronal (**c**): porção mastóidea encurtada.

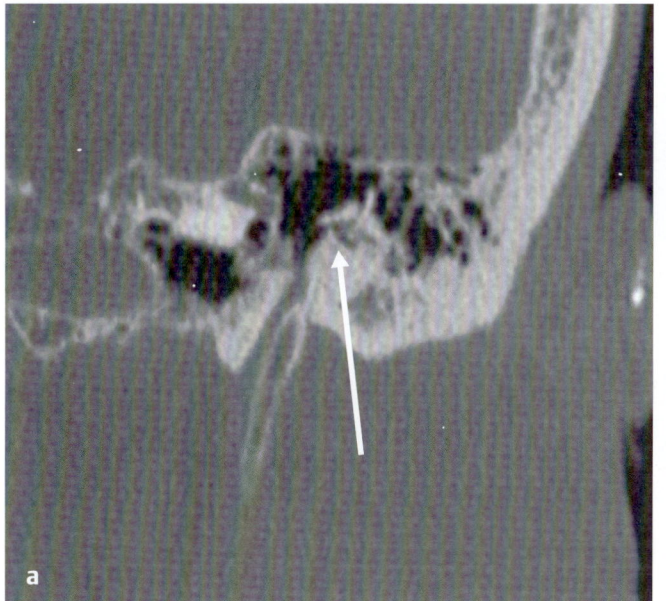

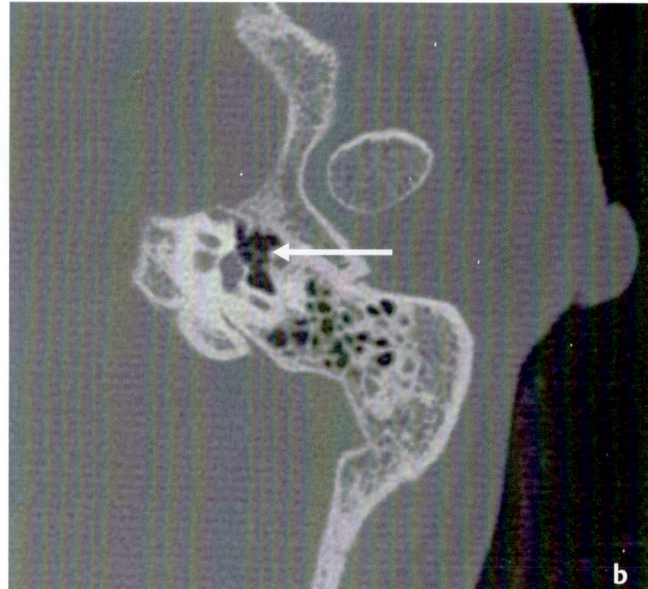

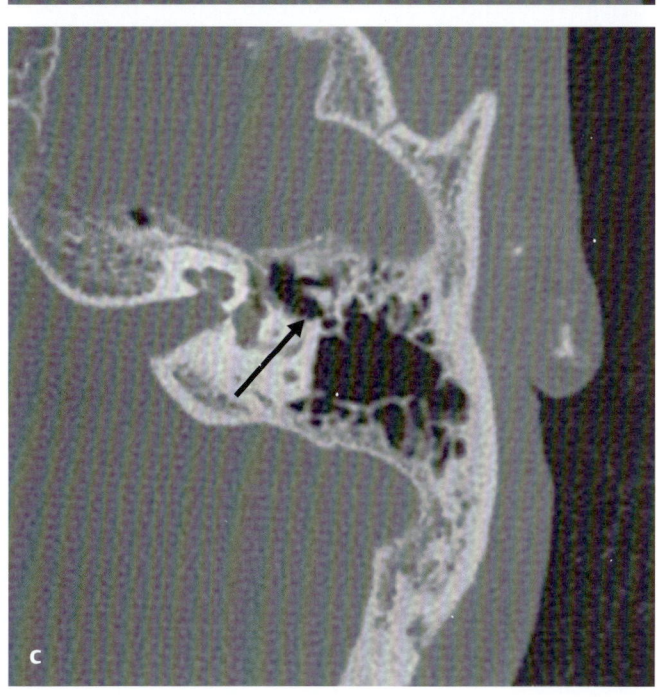

Fig. 3-13. Atresia óssea do CAE. TC coronal (**a**): adesão do martelo e da bigorna à placa óssea atrésica. TC axial (**b**): não se identifica capítulo do estribo e articulação incudoestapediana. TC axial (**c**): fusão do martelo e bigorna com aspecto de bumerangue.

Anomalias dos Arcos Branquiais

As anomalias dos arcos branquiais podem-se manifestar como cistos, seios ou fístulas; ocorrem quando as estruturas do aparato branquial não regridem completamente. As anomalias do primeiro arco branquial são a segunda em frequência, atrás das anomalias do segundo arco branquial que correspondem a mais de 90%.

Existem dois tipos de anomalias do primeiro arco branquial; as do tipo I que podem ocorrer anterior, posterior ou inferiormente ao pavilhão auricular e as do tipo II que são periparotídeas e parafaríngeas, podem atingir o ângulo da mandíbula. Tanto as anomalias do tipo I, quanto as do tipo II podem-se comunicar com os condutos auditivos externos (Figs. 3-14 e 3-15).

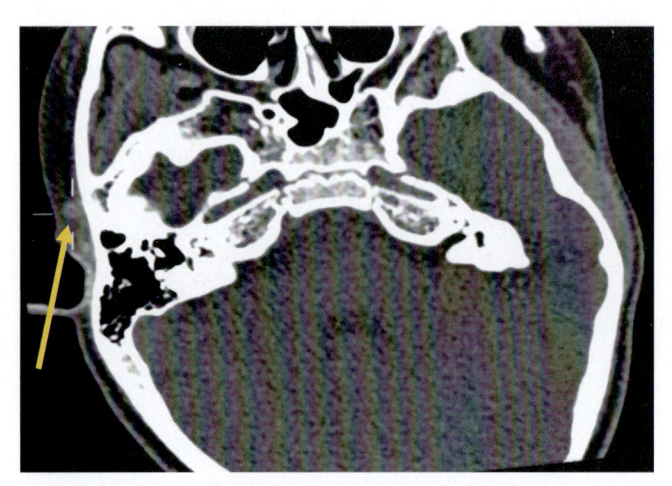

Fig. 3-14. Apêndice pré-auricular. TC axial, janela de partes moles.

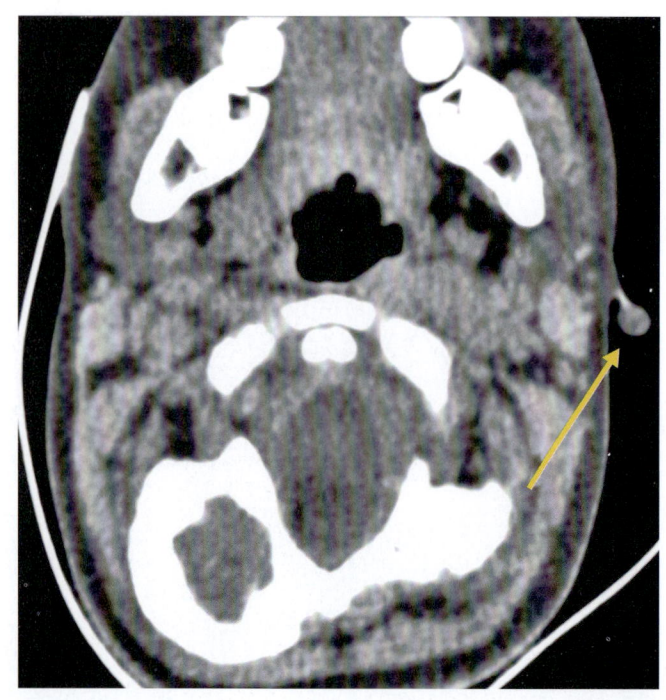

Fig. 3-15. Paciente com síndrome disruptiva relacionada a uso materno de isotretinoína na gestação. TC axial, janela de partes moles: Apêndice pré-auricular à esquerda (seta).

As anomalias do primeiro arco branquial podem ser examinadas por tomografia computadorizada dos ossos temporais ou ressonância magnética das orelhas. A ressonância magnética oferece, entretanto, maior resolução dos tecidos de partes moles, na região periauricular ou nas parótidas, permitindo demonstração com mais acurácia das relações anatômicas com o CAE e estruturas vasculares. As características de densidade na TC ou de sinal na RNM variam de acordo com o conteúdo; sendo hipodensas na TC. Na RNM apresentam sinal hipointenso em T1 e hiperintenso em T2, sem impregnação pelo meio de contraste, quando o conteúdo não é hiperproteico; caso o conteúdo apresente conteúdo proteico elevado, são hiperdensas na TC e exibem sinal hiperintenso em T1, intermediário ou hipointenso em T2 na RNM (Fig. 3-16).

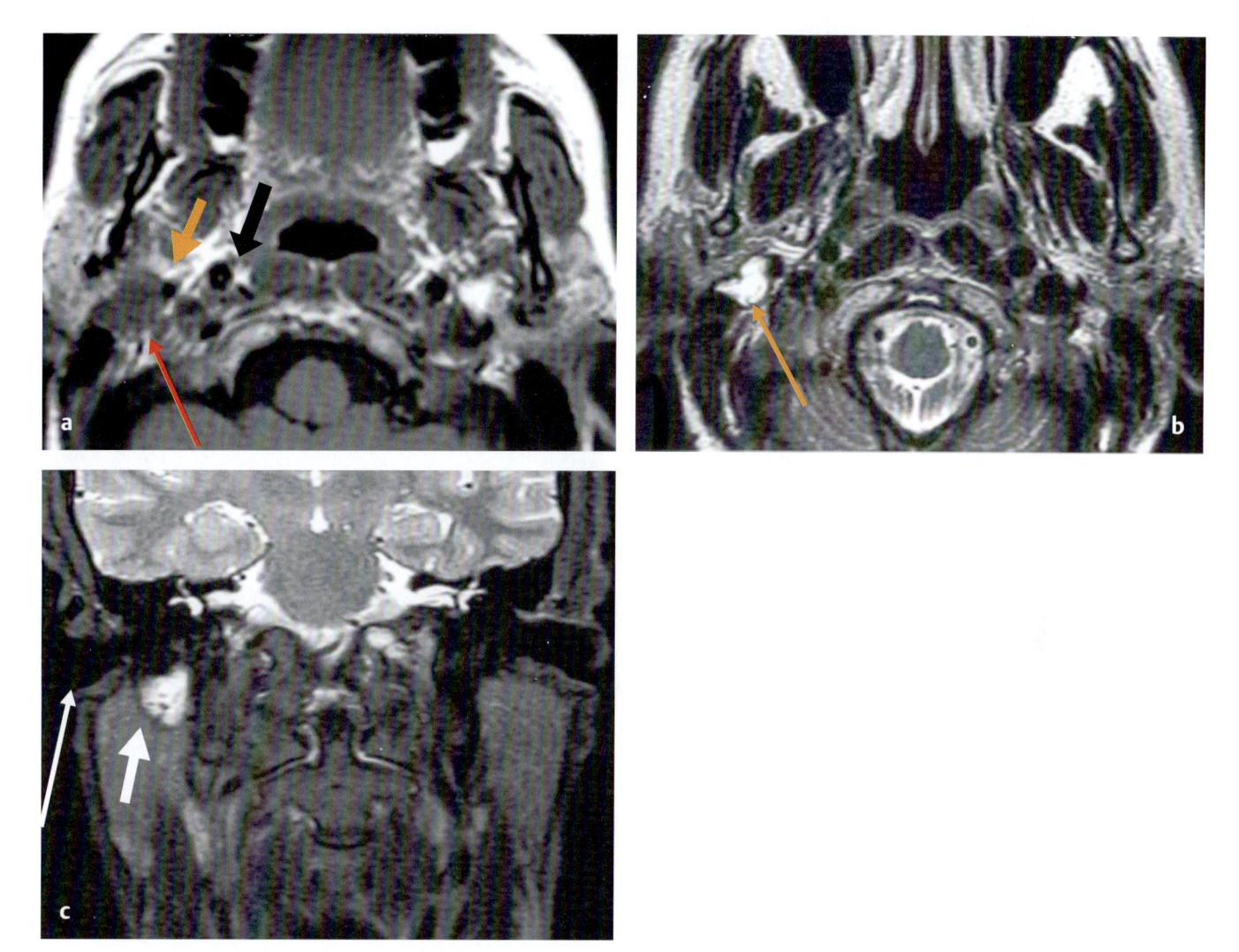

Fig. 3-16. Cisto da primeira fenda branquial, tipo I. Paciente do sexo masculino com 12 anos, queixa-se de saída de secreção hialina pelo CAE direito. RNM axial T1 (**a**): cisto do primeiro arco branquial intraparotídeo com sinal hipointenso na sequência T1 (seta vermelha), processo estiloide (seta laranja). Artéria carótida interna (seta preta). RNM axial T2 (**b**): cisto do primeiro arco branquial com sinal hiperintenso na sequência T2 (seta laranja). RNM coronal STIR (**c**): cisto do primeiro arco branquial, tipo I (setas curta e larga) exibindo continuidade cranialmente com o CAE (setas longa e fina).

Malformações da Orelha Média

Malformação isolada dos ossículos e orelha média, sem estenose ou atresia do CAE, é infrequente, o mais comum é que existam alterações concomitantes na orelha externa, podem também ocorrer em associação a síndromes, como Goldenhar e Treacher-Collins.

As anomalias das orelhas médias podem afetar a configuração e o tamanho do espaço aéreo; o número, tamanho e configuração dos ossículos. Pode haver anomalias da janela oval e menos frequentemente da janela redonda. A bigorna pode ser aplásica, encurtada, exibir fixação do processo curto ao canal semicircular lateral, malformação do ramo longo, ausência da articulação incudoestapedial. O estribo pode ser aplásico, hipoplásico, exibir ausência da cabeça ou das cruras, columelar, pode haver fusão da cabeça ao promontório coclear (Fig. 3-17).

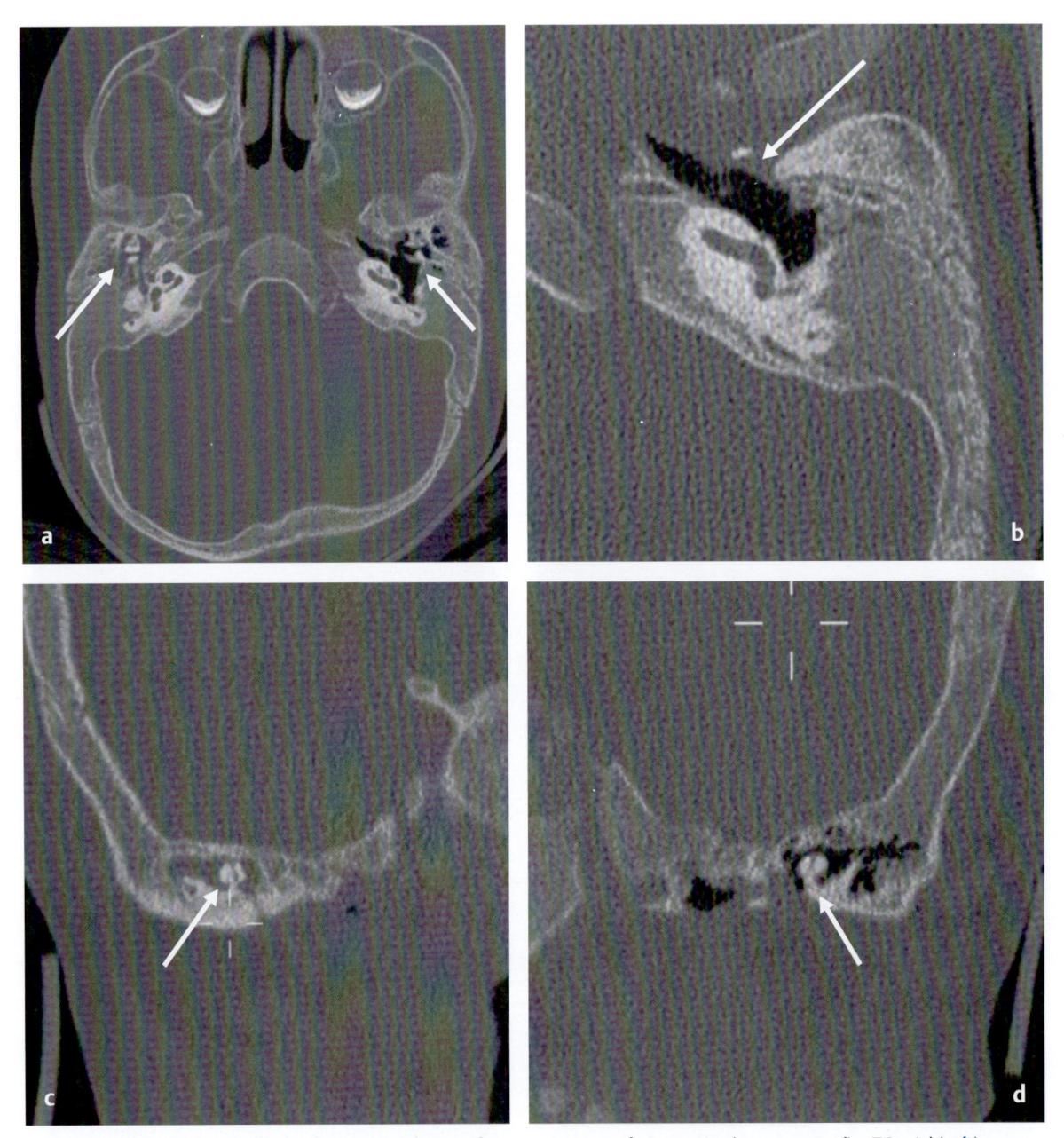

Fig. 3-17. Paciente com síndrome disruptiva relacionada a uso materno de isotretinoína na gestação. TC axial (**a**, **b**) e coronal (**c**, **d**): Cavidade timpânica direita rudimentar. Cavidades timpânicas hipoplásicas (setas). Malformação das cadeias ossiculares; fusão das cabeças do martelo com o corpo das bigornas que estão aderidas à placa óssea atrésica (**a-d**) (setas); tuba auditiva esquerda ectasiada (**b**).

ANOMALIAS CONGÊNITAS DO OSSO TEMPORAL

Quadro 3-1. Classificação das Malformações Congênitas Mínimas de Teunissen & Cremers

Classe	Malformações	%
1	Anquilose ou fixação congênita isolada do estribo: - Fixação da platina - Fixação da supraestrutura	30,6
2	Anquilose do estribo associada a outras malformações da cadeia ossicular: - Deformidade da bigorna e/ou martelo ou aplasia da longa apófise da bigorna - Fixação óssea da bigorna ou martelo	38,1
3	Malformações congênitas da cadeia ossicular com a platina do estribo móvel: - Descontinuidade da cadeia ossicular - Fixação epitimpânica - Fixação timpânica	21,6
4	Aplasia ou displasia severa das janelas oval ou redonda: - Aplasia - Displasia - Prolapso do nervo facial - Persistência da artéria estapediana	9,7

Teunissen & Cremers criaram, em 1993, uma classificação das malformações *minor*, com base na perspectiva cirúrgica, dividindo-as em quatro grupos principais: anquilose isolada do estribo, anquilose do estribo associada a outras malformações ossiculares, deformidade da cadeia ossicular com platina do estribo móvel e aplasia ou displasia severa das janelas redonda ou oval (Quadro 3-1 e Figs. 3-18 a 3-20).

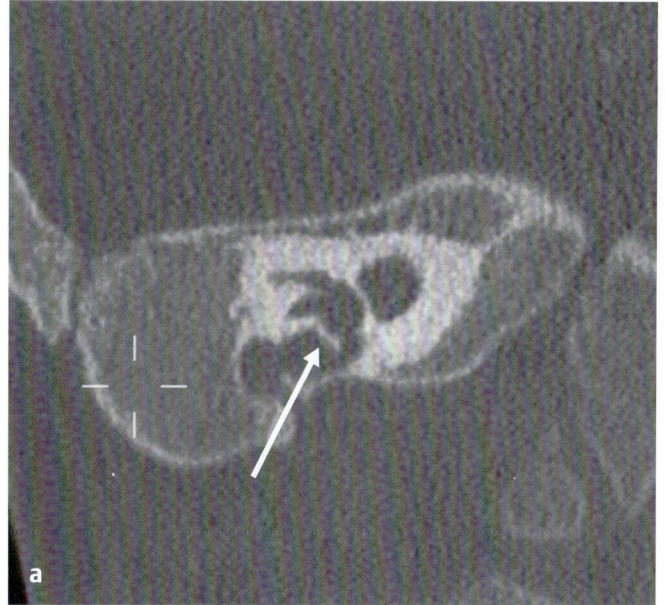

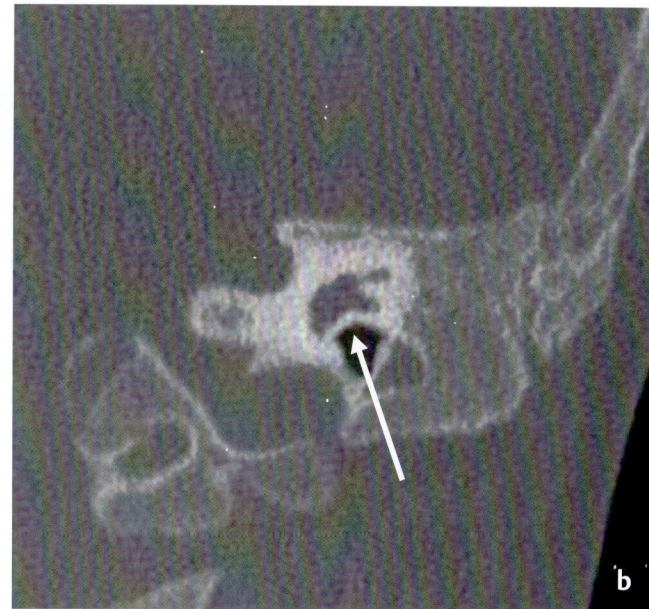

Fig. 3-18. Paciente com síndrome disruptiva relacionada a uso materno de isotretinoína na gestação. TC coronal (**a, b**) atresia das janelas ovais.

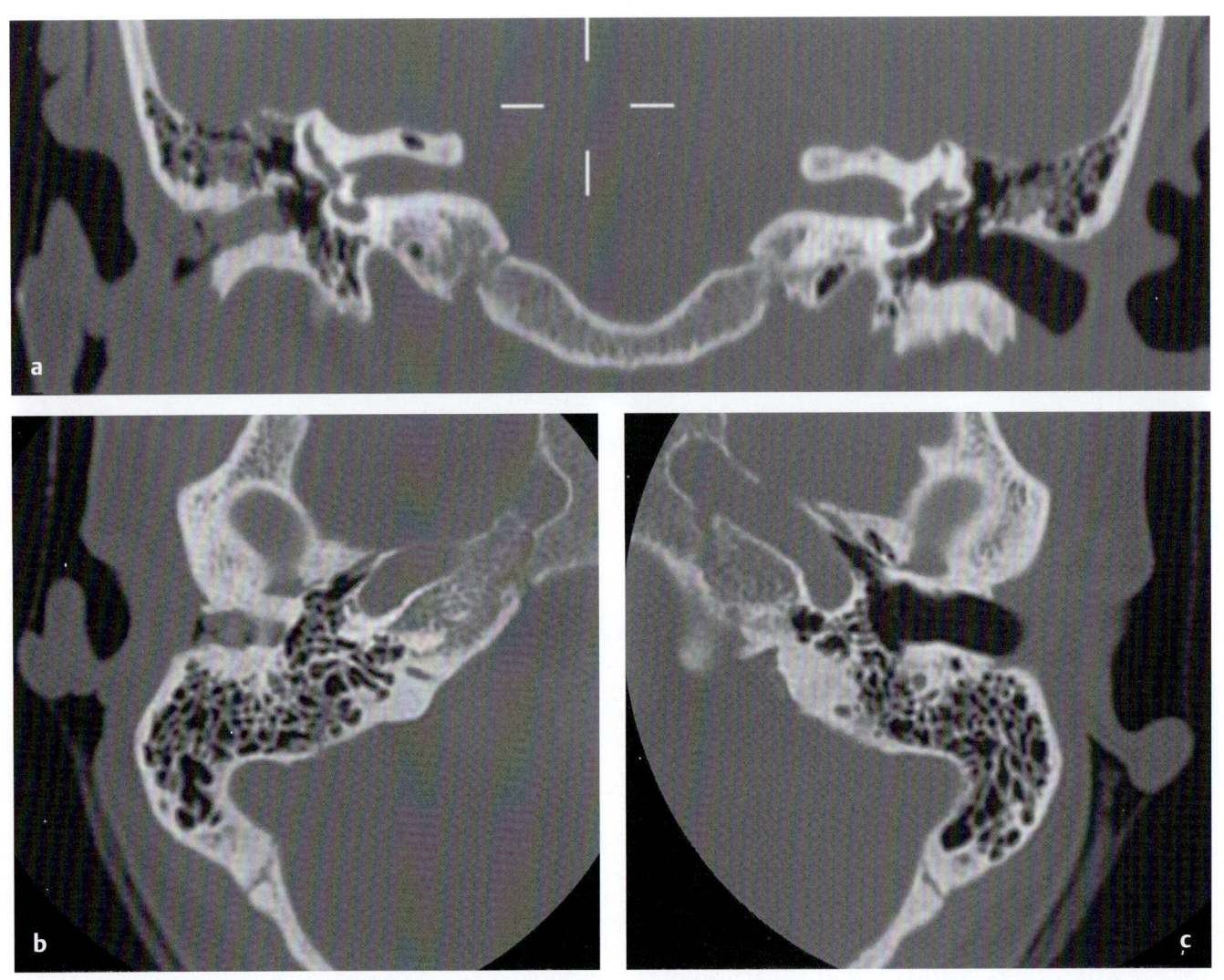

Fig. 3-19. Estenose do CAE, malformação orelha média. TC coronal e axial: estenose do CAE direito, preenchido por cerúmen (**a**, **b**); cavidade timpânica direita com dimensões reduzidas (à direita em **a**). CAE esquerdo e cavidade timpânica ipsilateral com dimensões normais (**c**).

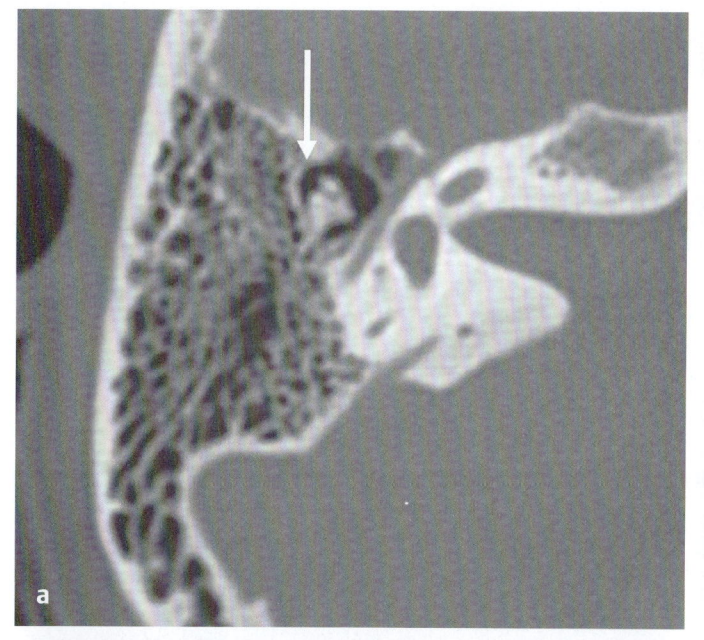

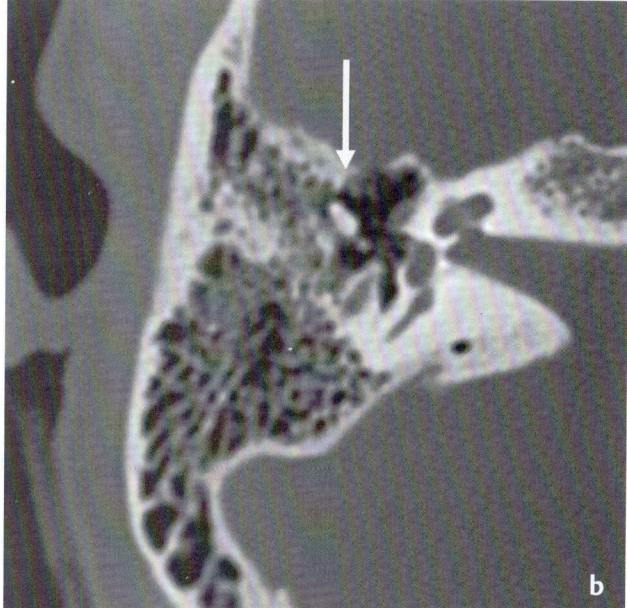

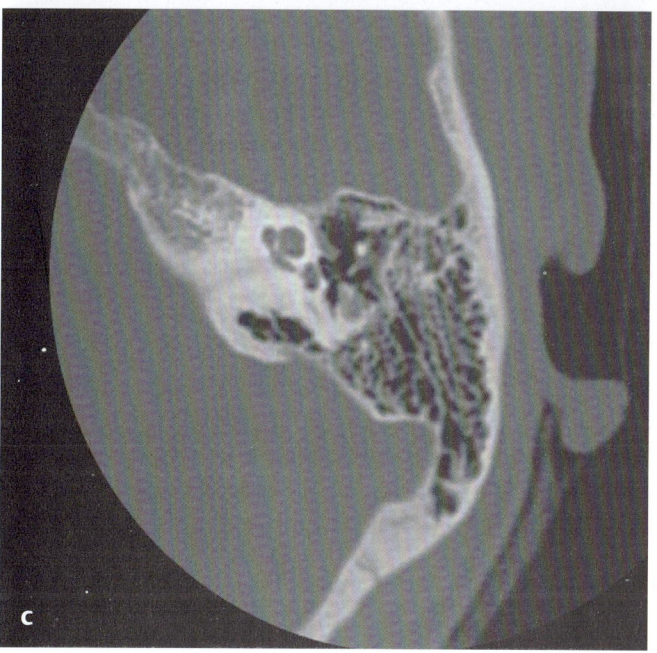

Fig. 3-20. Estenose do CAE, malformação da orelha média. TC axial Corpo da bigorna aderido ao muro lateral do ático (seta em **a**); cabeça do martelo hipoplásica (seta em **b**). Orelha esquerda normal (**c**).

EXAMES DE IMAGEM NA AVALIAÇÃO DA MALFORMAÇÃO CONGÊNITA DE ORELHA

O exame de escolha para avaliação das malformações de orelhas externa e média é a TC dos ossos temporais. As imagens são adquiridas de forma volumétrica com cortes finos de alta resolução, com espessura de corte inferior a 1 mm (em média 0,6 mm) o que possibilita a obtenção de reformações multiplanares, possibilitando a demonstração de malformações da cadeia ossicular e de anomalias no trajeto do nervo facial que são fundamentais para o entendimento das imagens destes casos e planejamento adequado do tratamento. As reconstruções tridimensionais facilitam a interpretação das alterações ósseas. Quando existem síndromes genéticas associadas, exames do encéfalo e coluna cervical devem ser realizados.

Podem ocorrer malformações associadas às malformações do conduto auditivo externo: anomalias ósseas no crânio, anomalias vasculares, pneumatização do osso temporal, morfologia da tuba auditiva, pneumatização da cavidade timpânica, alterações na cadeia ossicular, alterações nas janelas oval e redonda, no canal do nervo facial, no conduto auditivo interno e estruturas do labirinto.

Anomalias ósseas do crânio associadas à malformação da orelha externa: hipoplasia dos segmentos timpânico e mastóideo do osso temporal, displasia do côndilo mandibular, cavidade mandibular rasa ou ausente, defeitos no arco zigomático.

Anomalias vasculares associadas: rotação e elevação do canal carotídeo, hipoplasia ou aplasia da artéria carótida interna.

Pneumatização da mastoide reduzida, aspecto que altera a posição do seio sigmoide.

A tuba auditiva pode ter aparência displásica ou ser alargada.

Pneumatização da cavidade timpânica: geralmente é reduzida, podendo se observar apenas cavidade rudimentar, aspecto que se correlaciona com o grau de microtia.

Cadeia ossicular: geralmente é malformada, os ossículos são displásicos com perda da morfologia habitual e têm dimensões reduzidas, raramente são espessados, ectópicos, fixados às paredes da cavidade timpânica ou ausentes.

Janela oval: geralmente é normal. Pode estar ausente em cerca de um terço das malformações da orelha externa.

Janela redonda: pode estar ausente, achado que não é habitual nas displasias do CAE.

O nervo facial geralmente apresenta curso anômalo. O segmento labiríntico do nervo facial geralmente não é afetado, embora existam relatos de seu posicionamento mais caudal ou medial, além de hipoplasia; o segmento timpânico é o mais afetado, pode estar deslocado caudalmente no plano da janela redonda ou ser deiscente, deslocado medialmente sobrepondo-se ao trajeto da janela oval; o segmento mastóideo também pode estar posicionado anterolateralmente em direção à cavidade mandibular ou projetar-se lateralmente.

Condutos auditivos internos: podem apresentar orientação inclinada de superomedial para inferolateral, o poro acústico interno pode estar alargado.

Quadro 3-2. Sistema de Graduação de Jahrsdoerfer de Candidatura para Cirurgia de Atresia Aural Congênita

Parâmetro	Pontos
Presença do estribo	2
Janela oval aberta	1
Espaço da orelha média	1
Nervo facial	1
Complexo martelo-bigorna	1
Pneumatização da mastoide	1
Conexão bigorna-estribo	1
Janela redonda	1
Aparência da orelha externa	1
Total de pontos	**10**

Quadro 3-3. Interpretação de Jahrsdoerfer para Cirurgia de Atresia Aural Congênita

Graduação	Tipo de Candidato
10	Excelente
9	Muito bom
8	Bom
7	Limite superior
6	Limite inferior
Menor ou igual a 5	Pobre

Quadro 3-4. Sistema de Graduação de Siegert para Candidatura da Cirurgia de Pacientes com Atresia Aural Congênita

Estruturas	Configuração	Pontos
Conduto auditivo externo	Normal/atresia fibrótica/atresia óssea	2/1/0
Aeração da mastoide	Presente/moderada/ausente	2/1/0
Tamanho da cavidade timpânica	Grande/moderada/ebúrnea	2/1/0
Aeração da cavidade timpânica	Presente/ausente/ebúrnea	2/1/0
Nervo facial	Normal/pouco aberrante/muito aberrante	2/1/0
Trajeto das artérias e veias	Normal/pouco aberrante/muito aberrante	2/1/0
Martelo e bigorna	Normal/displásico/ausente	2/1/0
Estribo	Normal/displásico/ausente	2/1/0
Janela oval	Aberta/fechada	4/0
Janela redonda	Aberta/fechada	4/0
Total de pontos	-	**28**

ANOMALIAS CONGÊNITAS DO OSSO TEMPORAL

Estruturas das orelhas internas: raramente são identificadas alterações da orelha interna nas displasias do CAE: embora já tenham sido observados hipoplasia das cócleas, hipoplasia e alargamento do canal semicircular lateral, alargamento do vestíbulo e aqueduto vestibular.

Yeakley & Jahrsdoerfer descreveram uma escala de 10 pontos para selecionar candidatos à cirurgia, com avaliação do estribo, janelas oval e redonda, espaço aéreo da cavidade timpânica, pneumatização da mastoide, curso do nervo facial, complexo incudomaleolar, complexo incudoestapediano. Quando não havia alteração ou existia alteração discreta era atribuído um ponto por item; quando o estribo estava presente, eram atribuídos dois pontos, e um ponto era determinado pelo aspecto clínico da orelha externa. Quando o escore atingido era maior que 5, os pacientes eram elegíveis à cirurgia. A avaliação dos itens desta escala auxilia a semiologia radiológica do osso temporal. Os Quadros 3-2 e 3-3 resumem os critérios tomográficos para avaliação pré-cirúrgica.

Siegert também descreve um sistema de graduação para auxiliar na decisão cirúrgica da correção da atresia aural congênita (Quadro 3-4).

Os pontos destacados nos Quadros 3-1 a 3-4 acima facilitam o entendimento das malformações nas orelhas externa e média pelo otorrinolaringologista e norteiam a descrição dos achados de imagem pelo radiologista (Figs. 3-21 a 3-33).

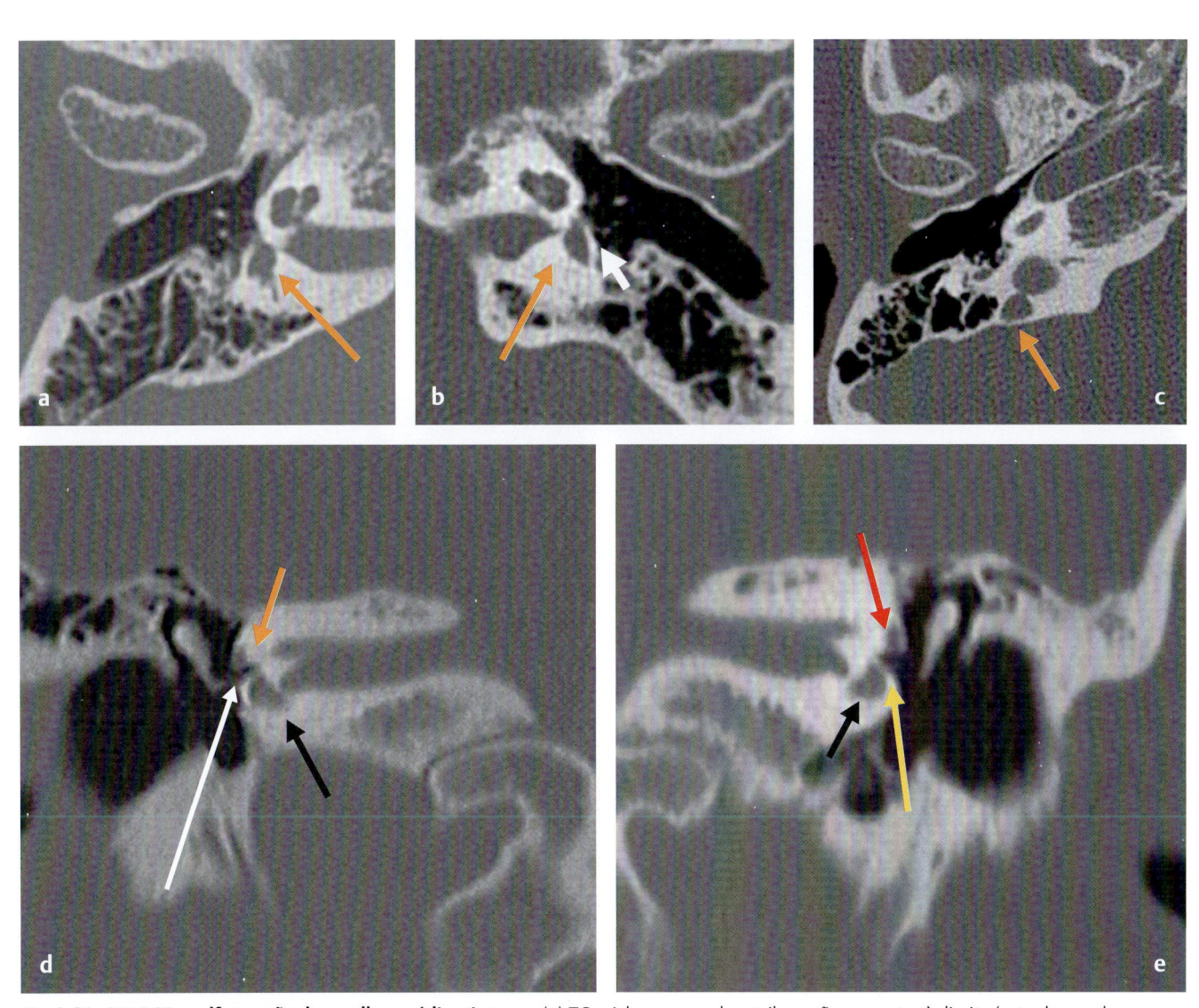

Fig. 3-21. CHARGE, malformação das orelhas média e interna. (**a**) TC axial: as cruras do estribo estão presentes à direita (setas branca longa e fina em **d**); estribo columelar (**a**). (**b**, **c**) TC axial: ausência dos canais semicirculares (setas); não se observa a crura posterior do estribo esquerdo (columelar) (seta curta em **b**). (**c**) TC axial: aqueduto vestibular alargado (seta). (**d**, **e**) TC coronal: ausência dos canais semicirculares, estenose das janelas ovais (setas curtas e largas); (**d**, **e**) setas pretas indicam vestíbulos hipoplásicos.

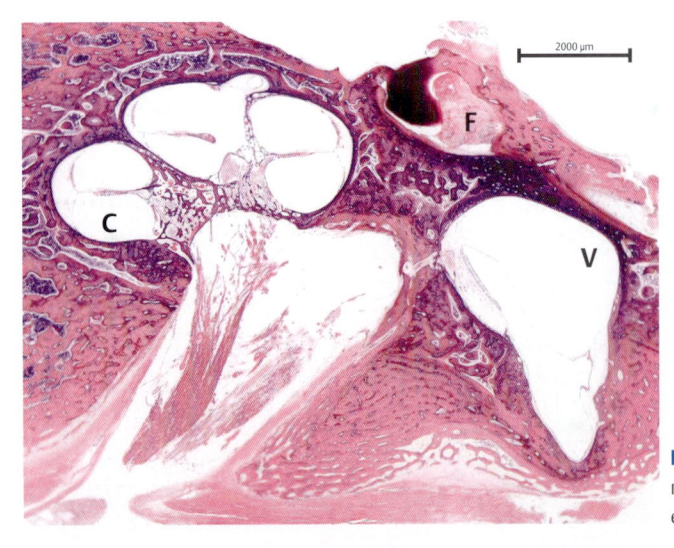

Fig. 3-22. Patologia coclear na orelha direita. Pouca magnificação mostrando cóclea (C) encurtada com duas voltas. Não há janela oval ou estribo, e assim o nervo facial (F) cruza diretamente sobre o vestíbulo (V).

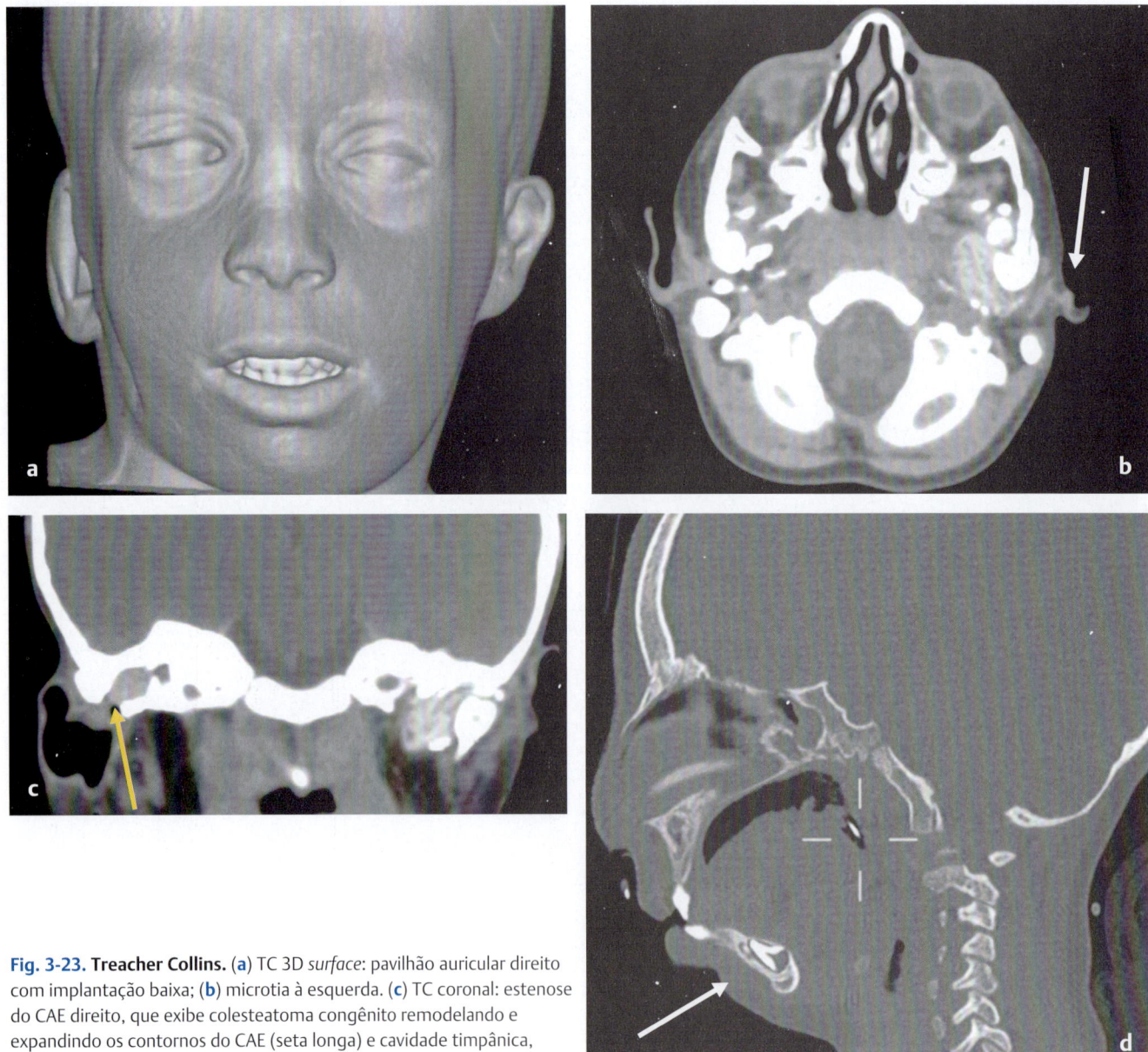

Fig. 3-23. Treacher Collins. (**a**) TC 3D *surface*: pavilhão auricular direito com implantação baixa; (**b**) microtia à esquerda. (**c**) TC coronal: estenose do CAE direito, que exibe colesteatoma congênito remodelando e expandindo os contornos do CAE (seta longa) e cavidade timpânica, atresia óssea do CAE esquerdo. (**d**) Retromicrognatia.

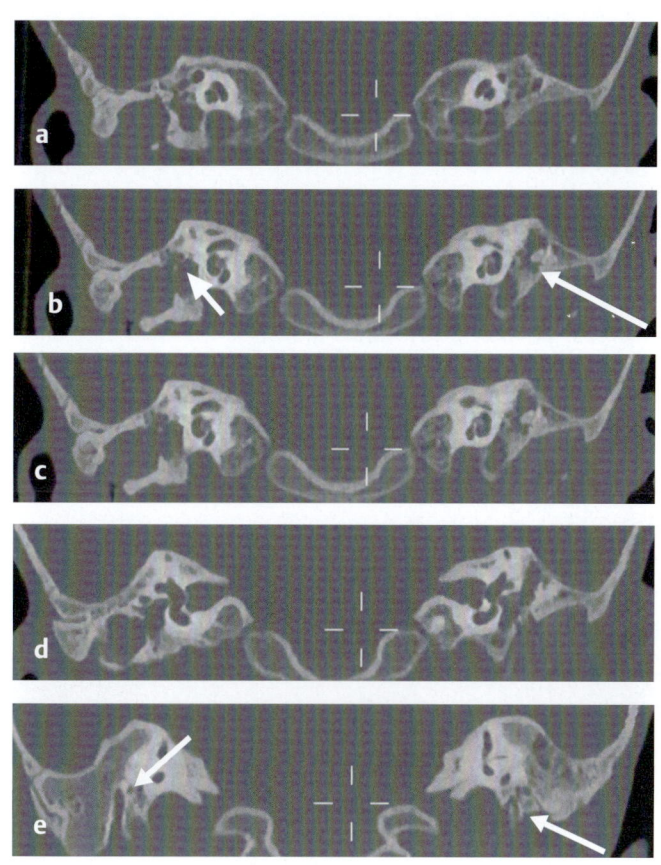

Fig. 3-24. Treacher Collins. TC coronal, anterior para posterior. Mastoides pouco pneumatizadas (**a-e**). Apenas se identifica estrutura rudimentar da cadeia ossicular direita na topografia da cabeça do martelo (setas curta e larga em **b**); apenas se observa o corpo da bigorna à esquerda aderido à placa óssea atrésica (setas longa e fina em **b**). (**e**) Observam-se os segmentos mastóideos do nervo facial encurtado (setas).

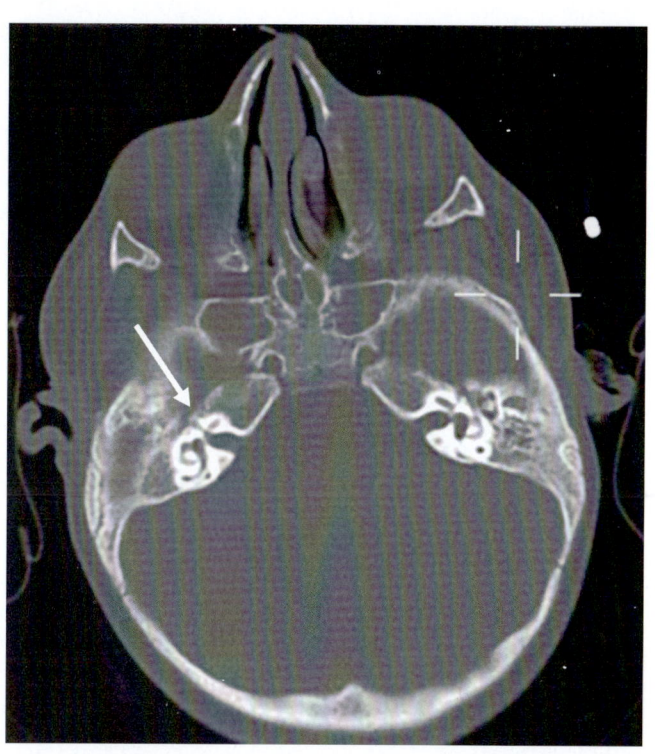

Fig. 3-25. Treacher Collins. TC axial: as porções labiríntica e timpânica do nervo facial direito se dispõem mais posteriormente que as estruturas correspondentes na orelha esquerda (seta longa).

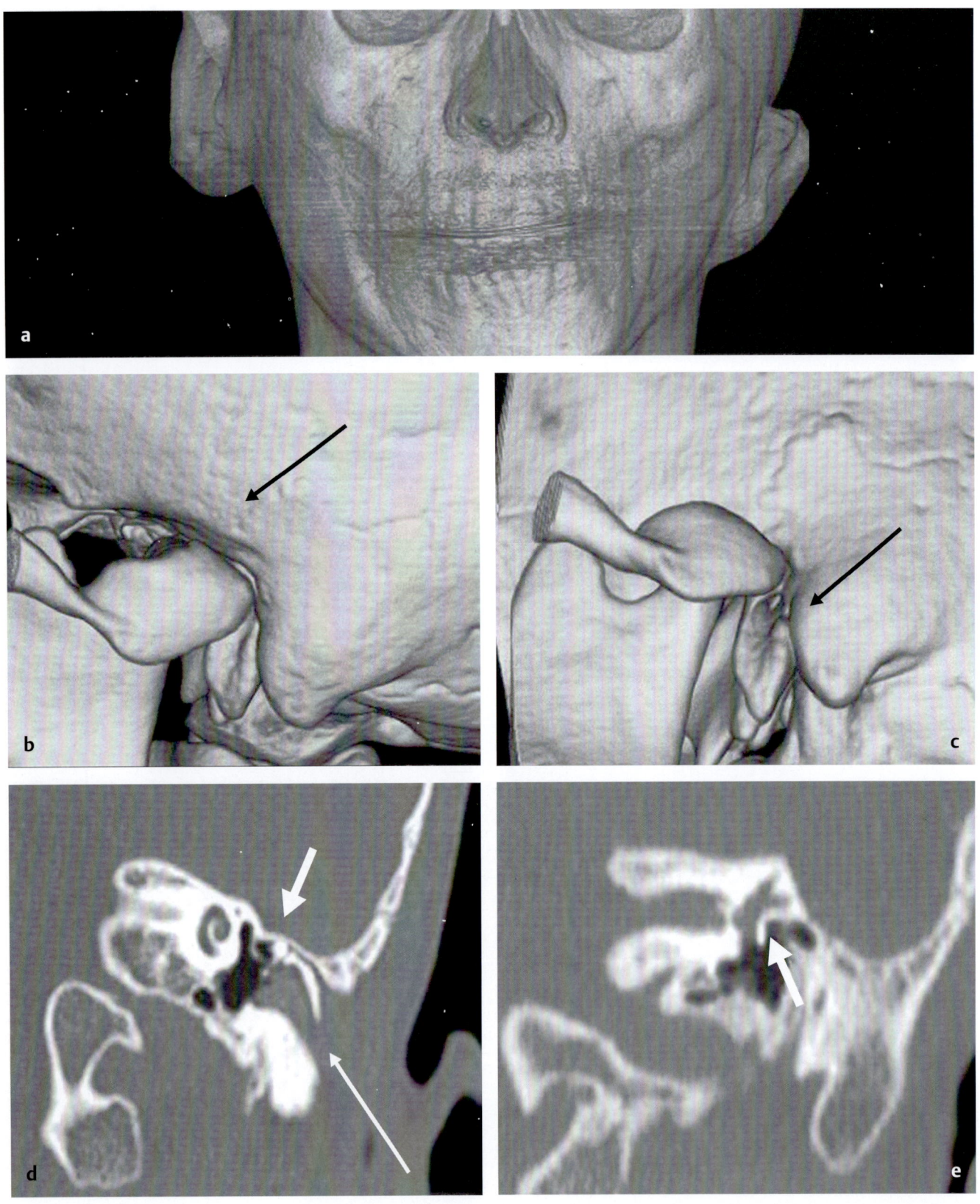

Fig. 3-26. Microssomia hemifacial. TC 3D Assimetria facial (**a**): hemiatrofia da hemiface esquerda; TC 3D Perfil esquerdo (**b**, **c**): não se identifica o CAE (seta em **b**), a imagem com rotação oblíqua (**c**) demonstra CAE verticalizado, com estenose (seta), pavilhão auricular com implantação baixa deste lado. TC Coronal (**d**, **e**): CAE verticalizado (**d**) com estenose (seta), cavidade timpânica com dimensões reduzidas; martelo disposto lateralmente (**d**) (seta curta); atresia da janela oval (seta em **e**).

ANOMALIAS CONGÊNITAS DO OSSO TEMPORAL

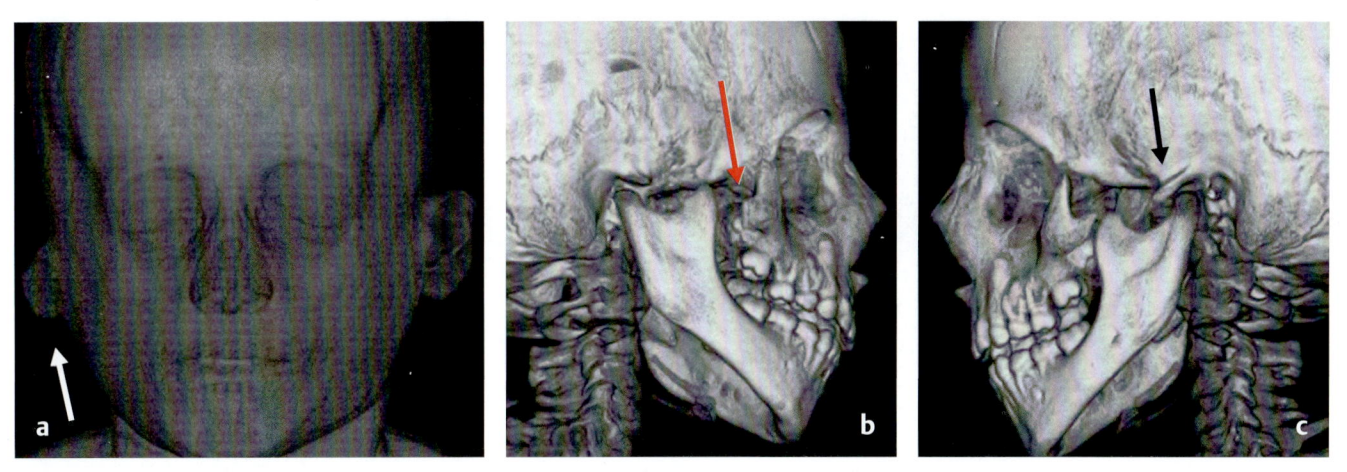

Fig. 3-27. Treacher Collins. TC 3D *surface*, frontal e perfil bilateral. Baixa implantação do pavilhão auricular direito (seta em **a**); arcos zigomáticos malformados, sendo individualizada apenas parte da porção malar à direita e temporal à esquerda (setas); microtia moderada à direita (seta em **a**); atresia do CAE à direita.

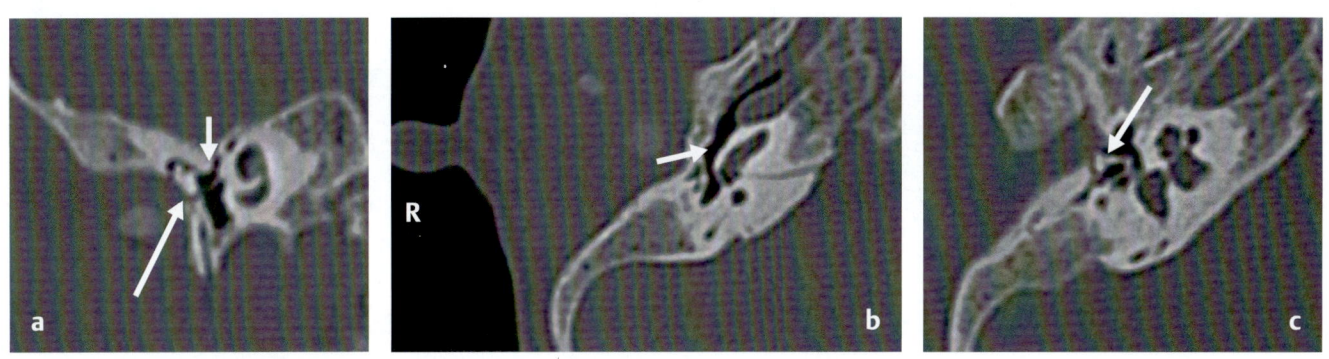

Fig. 3-28. Treacher Collins. TC coronal e axial. Atresia mista do CAE direito (**a**, **b**) (seta longa), cavidade timpânica pouco aerada (**a**, **b**) (setas curta e larga), cadeia ossicular malformada, aderida ao muro lateral do ático (seta em **c**).

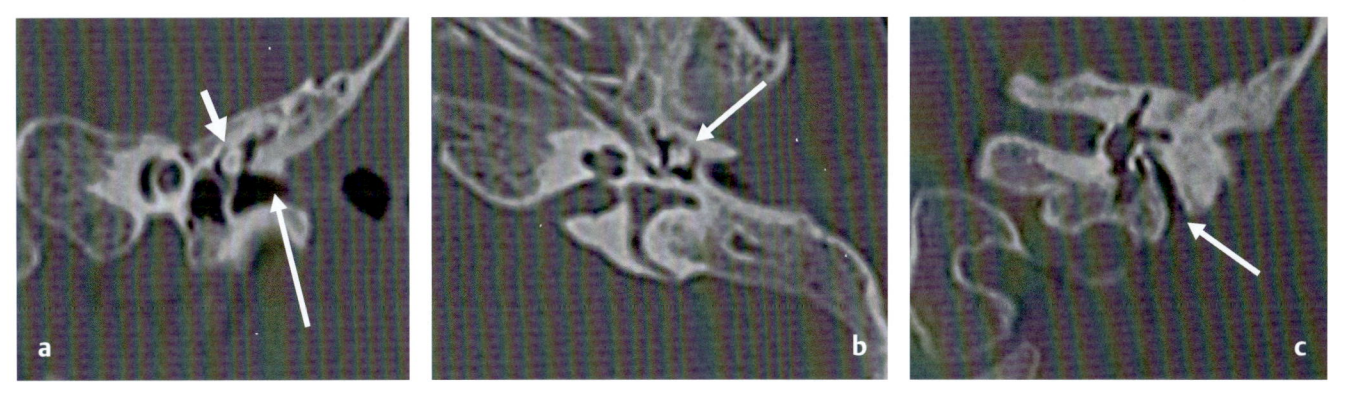

Fig. 3-29. Treacher Collins. TC coronal e axial: CAE estenótico (seta longa em **a**), cadeia ossicular malformada (setas curta e larga em **a**, seta em **b**), porção mastoide do nervo facial encurtada e horizontalizada (seta em **c**).

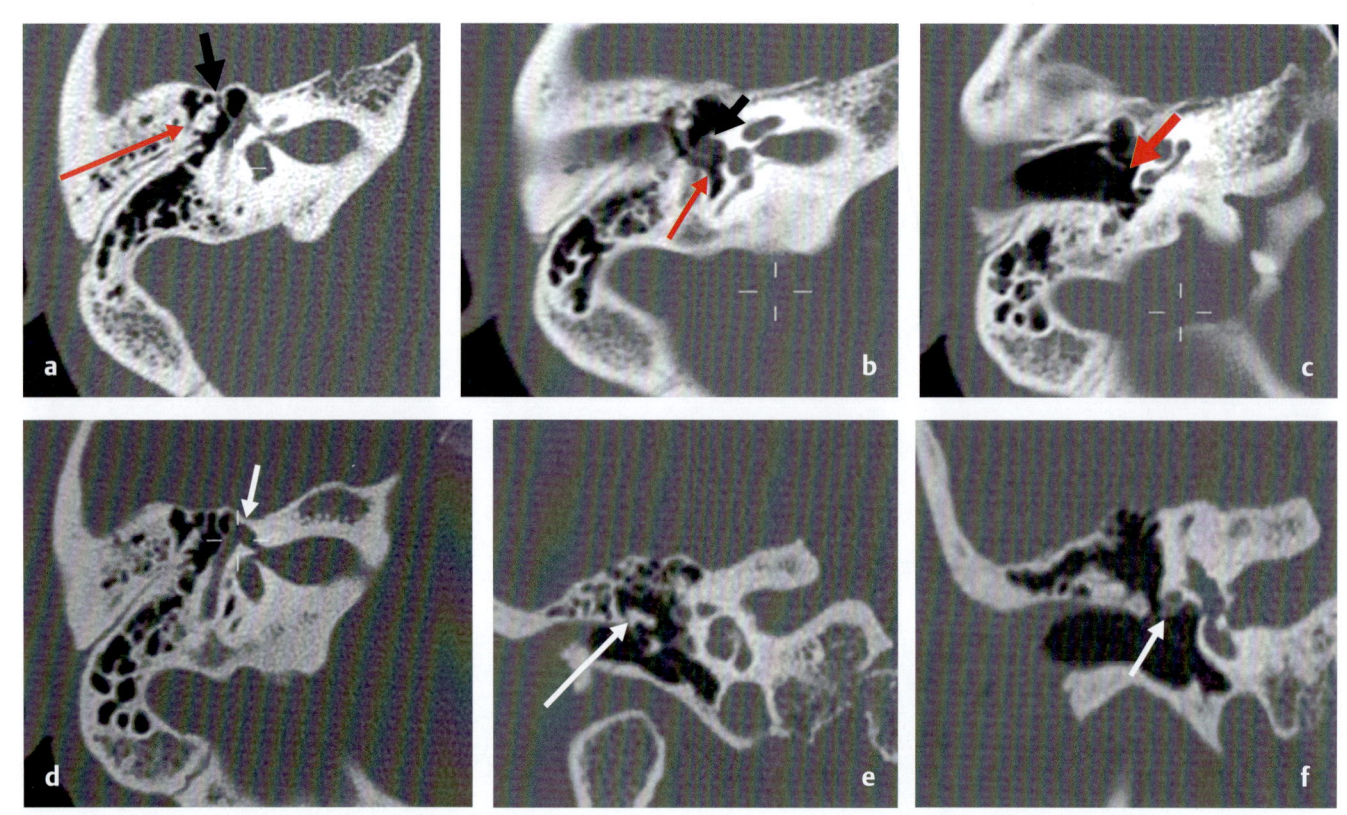

Fig. 3-30. Malformação da cadeia ossicular e nervo facial. TC axial: fixação da cabeça do martelo na parede anterior do epitímpano (seta preta curta em **a**) e do corpo da bigorna no muro lateral do ático (seta vermelha longa em **a**); posicionamento mais cranial da articulação incudoestapedial, bigorna horizontalizada (seta preta curta em **b**); apenas o cabo do martelo encontra-se no mesotímpano (seta vermelha em **c**); nervo facial direito posicionado mais posteriormente que o habitual (seta vermelha em **d**), mais espesso que o contralateral. TC coronal: corpo da bigorna aderido à parede lateral do ático (seta em **e**); estribo em contato com a porção timpânica do nervo facial (seta em **f**).

ANOMALIAS CONGÊNITAS DO OSSO TEMPORAL

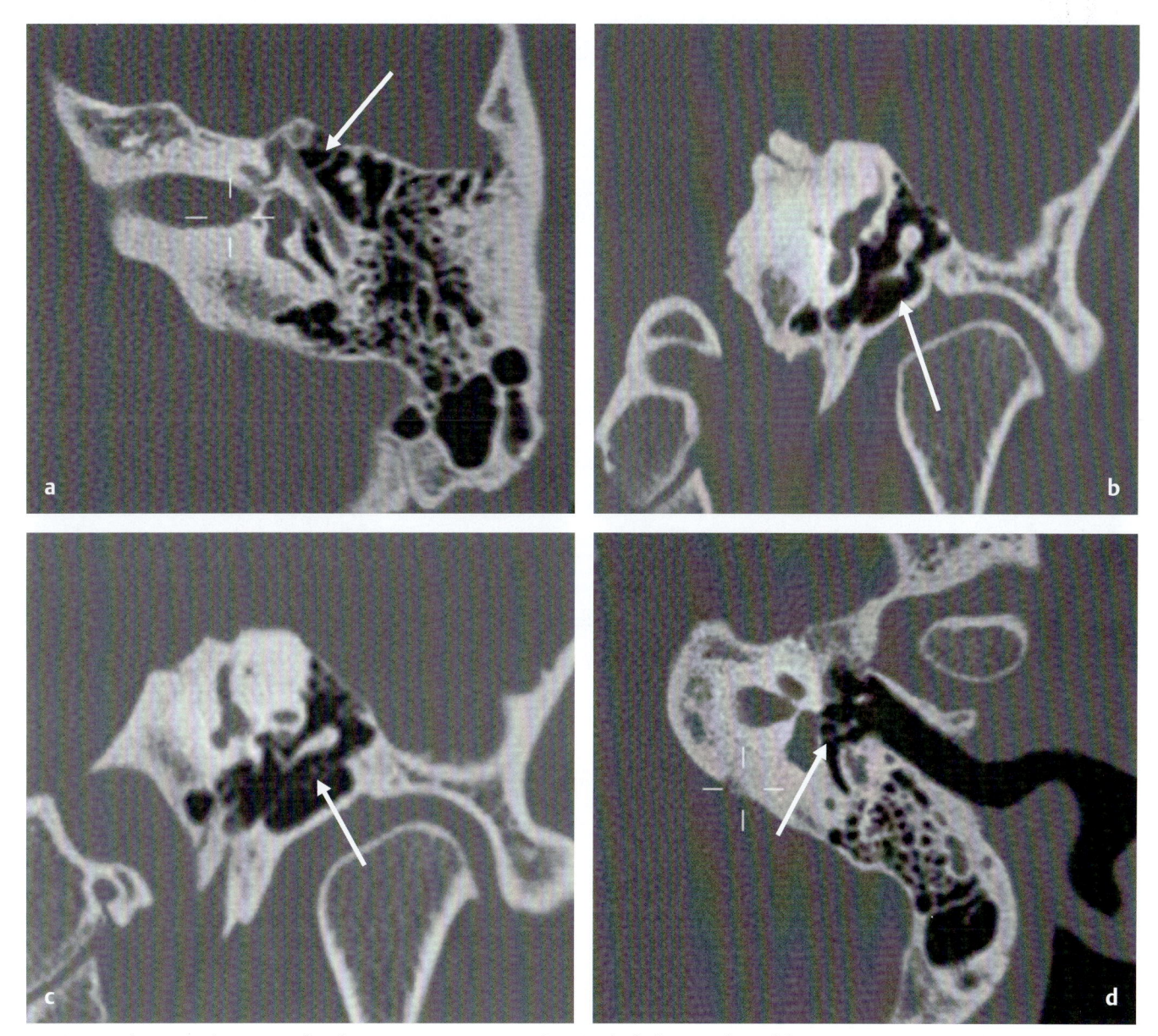

Fig. 3-31. Cadeia ossicular e nervo facial normais para comparação. Este é o lado contralateral do caso anterior com malformação de cadeia ossicular e de nervo facial. TC axial: nervo facial esquerdo normal (seta em **a**). TC coronal: martelo e bigorna normais à esquerda (setas em **b**, **c**). TC axial: estribo esquerdo normal (seta em **d**).

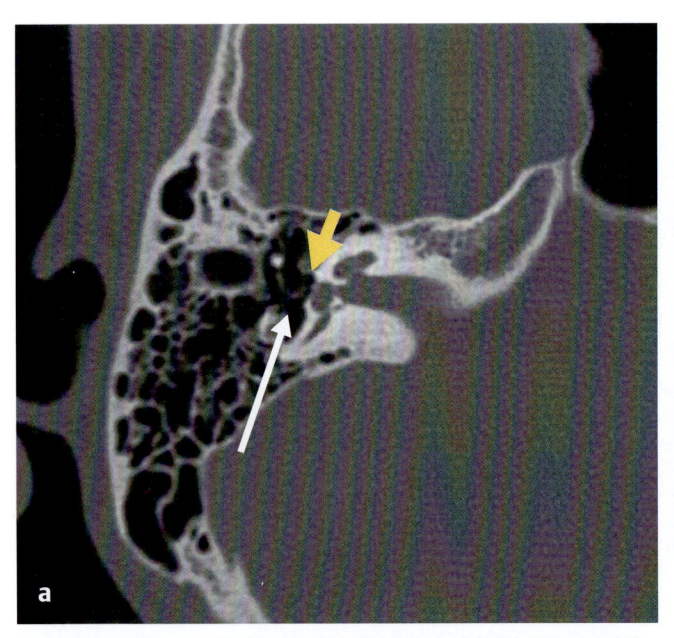

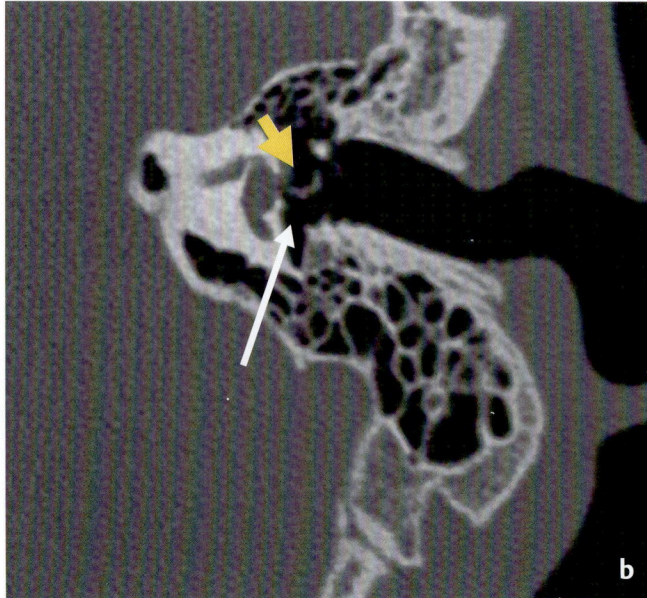

Fig. 3-32. Malformação dos estribos (columelar) (a, b). TC axial oblíqua: estribos apenas com a crura anterior (setas curtas amarelas); cruras posteriores ausentes em ambos os estribos (setas brancas longas).

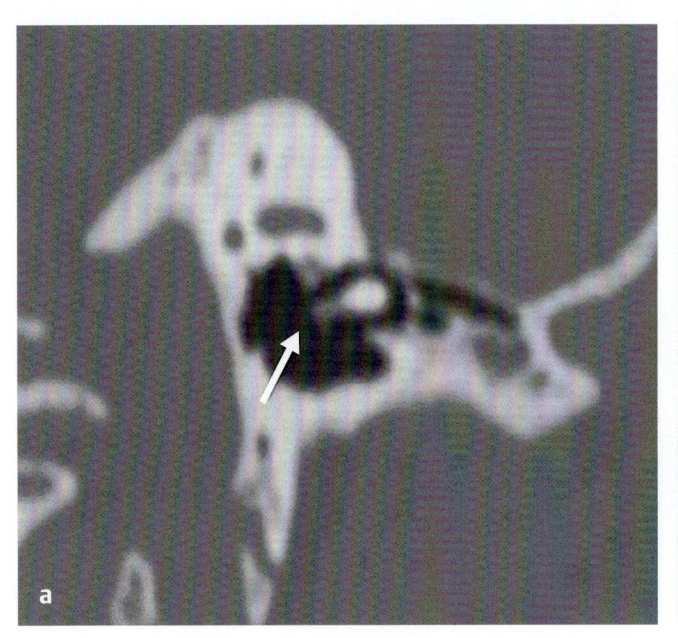

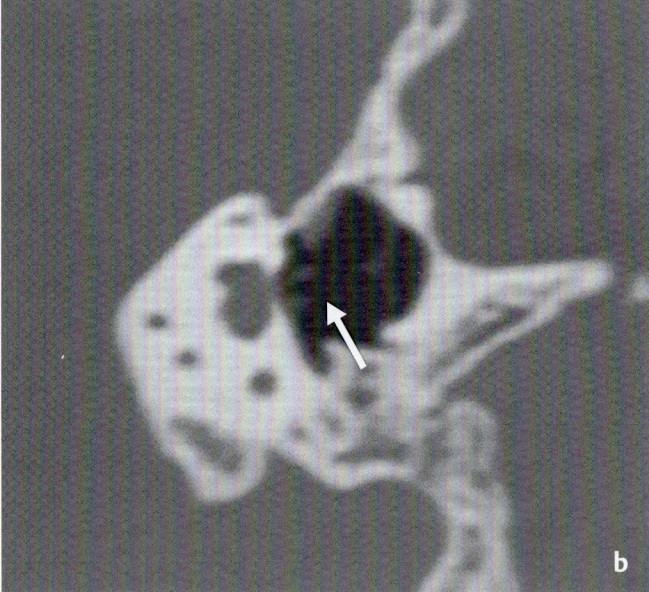

Fig. 3-33. Malformação isolada da cadeia ossicular. TC Reformações oblíquas: não se identificam a porção distal da bigorna e a cabeça do estribo (seta em **a**). Não se identificam a cabeça e parte das cruras do estribo esquerdo (seta em **b**).

DIAGNÓSTICO

O diagnóstico das malformações deve contemplar além dos exames de imagem como amplamente discutidos neste capítulo para o conhecimento da abrangência das malformações, também os exames auditivos e a avaliação genética.

Para avaliação auditiva devemos lembrar tanto da avaliação psicofísico – avaliações comportamentais, audiometrias tonais por vias aérea e óssea e audiometrias vocais com avaliação de inteligibilidade e discriminação e, quando conduto auditivo externo e membrana timpânico presentes, a impedanciometria e reflexos acústicos.

Também podemos utilizar os exames eletrofisiológicos como o potencial evocado auditivo de tronco cerebral (PEA-TE) e potencial auditivo de estado estável (PAEE) por via aérea e via óssea e as otoemissões acústicas transientes (OEA-T) e produto de distorção (OEA-PD) quando conduto auditivo externo e membrana timpânico presentes.

Cerca de 30% das malformações nas orelhas estão associadas a síndromes, dentre elas a síndrome oto-branquio-renal, a síndrome de *Crouzon*, a síndrome de *Klippel-Feil* ou a síndrome de *Pfeiffer*. Outros exemplos são disostose otofacial (p. ex., síndrome de *Treacher-Collins* e *Goldenhar*), disostose craniofacial (característica das síndromes de *Crouzon* e *Apert*), disostose otocervical (p. ex., síndrome *Klippel-Feil* e *Wildervanck*), disostose otoesquelética (p. ex., síndrome de *van der Hoeve-de-Klwyn* e *Albers-Schönberg*) e síndrome cromossômica, como trissomia do 13 (síndrome *Paetau*), trissomia do 18 (síndrome de *Edwards*), trissomia do 21 (síndrome de *Down*) e síndrome do 18q.

Este conhecimento é muito importante, pois uma vez diagnosticada malformação de orelha externa e/ou média a investigação genética se faz necessária para se conhecerem prognóstico e quais outras comorbidades podem estar associadas.

TRATAMENTO

O tratamento das malformações congênitas de orelhas externa e média seguem algumas premissas:

- *Estético/funcional:* reconstrução do pavilhão auricular e conduto auditivo externo.
- *Auditivo:* próteses auditivas implantáveis e reconstruções de cadeia ossicular para as perdas condutivas e mistas uni ou bilaterais; e implantes cocleares para perdas neurossensoriais severas e profundas, uni ou bilaterais.
- *Resoluções de complicações:* tratamento cirúrgico do colesteatoma, primário, secundário ou congênito.

A grande maioria das malformações pode ser detectada desde o nascimento, e o impacto da perda auditiva deve ser orientado e monitorado desde cedo. Sabemos que o sistema auditivo é *input* dependente, ou seja, depende da percepção sonora adequada para se formar na sua integralidade, privações sonoras mesmo que unilaterais tragam rearranjos cerebrais que não poderão ser revertidos com as adaptações tardias, podendo trazer prejuízos de linguagem e desenvolvimento escolar.

É importante ressaltar que estes pacientes podem ter perdas auditivas condutivas, mistas e neurossensoriais, e que a avaliação auditiva deve ser minuciosa, principalmente na infância onde os exames eletrofisiológicos e subjetivos devem ser feitos tanto por via aérea, quanto por via óssea.

BIBLIOGRAFIA

Bartel-Friedrich S, Wulke C. Classification and diagnosis of ear malformations. GMS Curr Top Otorhinolaryngol Head Neck Surg. 2007;6:Doc05.

Bento RF, Lima Júnior LRP, Tsuji RK, Goffi-Gomez MVS, Lima DVSP, Brito R. Tratado de Implante Coclear e Próteses Auditivas Implantáveis. 2. ed. Rio de Janeiro: Thieme Revinter publicações. 2021. p. 3-740.

Esteves SDE, Silva AP, Coutinho MB, Abrunhosa JM, Sousa CA. Congenital defects of the middle ear - uncommon cause of pediatric hearing loss. Braz J Otorhinolaryngol. 2014;80(3):251-6.

Kösling S, Omenzetter M, Bartel-Friedrich S. Congenital malformations of the external and middle ear. Eur J Radiol. 2009;69:269–79.

Mayer TE, Brueckmann H, Siegert R, Witt A, Weerda H. High-resolution CT of the temporal bone in dysplasia of the auricle and external auditory canal. Am J Neuroradiol. 1997;18:53-65.

Pignatari SSN, Anselmo-Lima WT. Tratado de Otorrinolaringologia. 3. ed. Rio de Janeiro: Elsevier. 2018.

Romo LV, Casselman JW, Robson CD. Congenital anomalies of the temporal bone. In Som Peter. Head and Neck Imaging. 5. ed. Elsevier. 2011. p. 1.095-65.

Yeakley JW, Jahrsdoerfer RA. CT evaluation of congenital aural atresia: what the radiologist and surgeon need to know. J Comput Assist Tomogr. 1996;20(5):724-31.

Zehnhoff-Dinese A, Wiskirska-Woznica B, Neumann K, Nawka T. Phoniatrics I – Fundamentals – Voice Disorders – Disorders of Language and Hearing Development. Springer Nature. 2020. p. 3-1.125.

Zhang TY, Bulstrode N, Chang KW, Cho YS, Frenzel H, Jiang D, et al. International Consensus Recommendations on Microtia, Aural Atresia and Functional Ear Reconstruction. J Int Adv Otol. 2019;15(2):204-8.

ANOMALIAS DO NERVO FACIAL

Ariadne Ayumi Sakashita ▪ Eduarda Birck Loh ▪ Henrique Furlan Pauna
Sílvia Marçal Benício de Mello

INTRODUÇÃO

As variações intracranianas do nervo facial, o sétimo par craniano, apesar de não serem completamente compreendidas, estão intimamente ligadas à fase embriológica do seu desenvolvimento. Seu desenvolvimento tem início com 3 semanas de vida, a partir das células da crista neural fascioacústica.

Durante a oitava semana de gestação, o canal facial começa a ser formado a partir do primórdio da cápsula ótica e da cartilagem de Reichert, a qual é parte do segundo arco branquial. Na décima semana, o canal facial consiste em um sulco na porção canalicular da cápsula ótica primordial, que, nesta fase, é composta inteiramente por tecido cartilaginoso. A cartilagem de Reichert se liga à cápsula ótica, fechando a circunferência do canal facial em torno de suas porções labiríntica e timpânica.

As conexões são totalmente estabelecidas na 16ª semana de vida fetal. O canal facial ósseo continua a se desenvolver após a 16ª semana de vida e é fechado por osso na maioria das áreas, exceto no hiato facial do assoalho da fossa craniana média. O desenvolvimento do nervo facial está intimamente relacionado com as estruturas das orelhas média e externa, com a glândula parótida e com os músculos. E ele se separa do nervo acústico com 5 a 6 semanas de vida fetal. Durante o desenvolvimento embriológico intrauterino inicial, o nervo facial apresenta conexão estreita com a cápsula ótica, e esse contato direto do nervo e da superfície lateral do labirinto ósseo é essencial para o desenvolvimento do canal facial de forma adequada.

ANATOMIA

A anatomia do nervo facial é bem descrita na literatura: a raiz motora e a raiz sensitiva (nervo intermédio) deixam o tronco cerebral separadamente e viajam juntas como um nervo dentro do ângulo pontocerebelar que percorre entre 5 mm e 12 mm dentro do canal auditivo interno do osso temporal, forma um tronco único com o nervo intermédio, percorre o canal facial e emerge do crânio pelo forame estilomastóideo. Essa é a parte intratemporal do nervo, que é formada por 3 segmentos: labiríntico, timpânico e mastóideo.

O segmento labiríntico se localiza atrás da cóclea e anterior aos canais semicirculares, estendendo-se do meato acústico interno até a porção distal do gânglio geniculado, e, nesse ponto, o nervo faz uma volta posterior. O gânglio geniculado é o local de onde emergem os primeiros três ramos do nervo facial que incluem o nervo petroso maior, petroso externo e petroso menor. Distalmente ao gânglio geniculado, o nervo segue seu segmento timpânico que continua sobre a janela oval e se aproxima do segmento mastóideo. Essa porção timpânica não gera ramos. A porção mastóidea se inicia na segunda volta que o nervo faz dentro do canal facial quando segue curso inferior para atingir o forame estilomastóideo, e nessa porção são gerados outros três ramos do nervo facial: nervo para o músculo estapediano, ramo sensitivo ao canal auditivo externo posterior e corda do tímpano. Após todo esse trajeto tortuoso, o nervo facial emerge pela base do crânio através do forame estilomastóideo e segue o curso extratemporal, que é o segmento final do nervo facial.

Após sair do forame estilomastóideo, o nervo passa anteriormente ao ventre posterior do músculo digástrico e lateralmente à carótida externa e ao processo estiloide do osso temporal. Aqui, são originados os ramos auricular posterior (que suprem os músculos occipitais, auriculares posteriores, auricular transverso e auricular oblíquo), ramos para o músculo digástrico e para o músculo estilo-hióideo. Após, o nervo faz uma volta e passa através da glândula parótida. Em seu interior, o nervo é dividido em porção temporofacial e cervicofacial. A porção temporofacial no nervo facial é superior e dá origem aos ramos frontal, zigomático e bucal. A porção cervicofacial é inferior e dá origem aos ramos mandibular e cervical (Figs. 4-1 e 4-2).

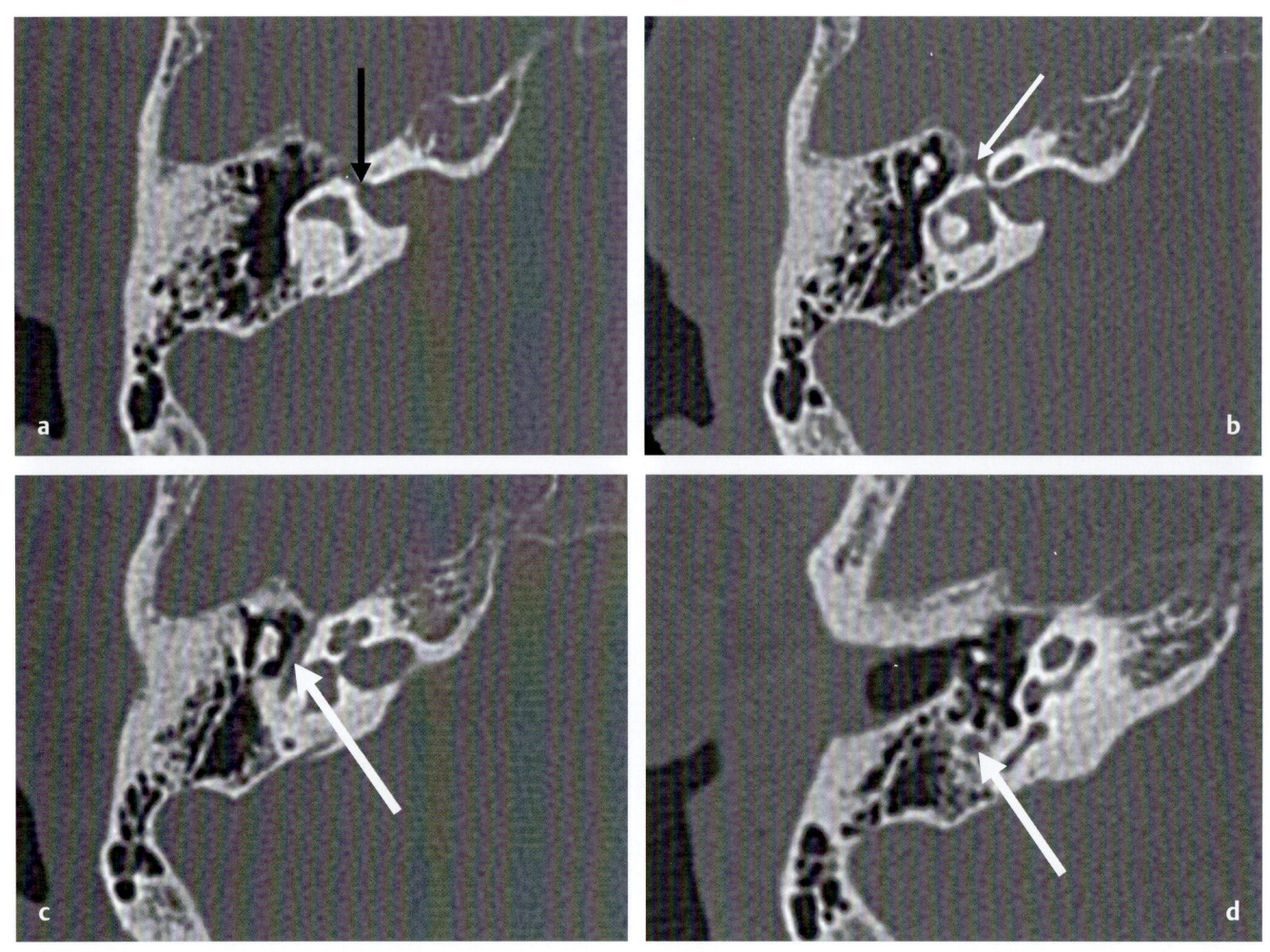

Fig. 4-1. Anatomia convencional do nervo facial. TC axial (**a**): porção labiríntica do nervo facial (seta). TC axial (**b**): gânglio geniculado (seta). TC axial (**c**) porção timpânica do nervo facial (seta). TC axial (**d**) porção mastóidea do nervo facial (seta).

ANOMALIAS DO NERVO FACIAL

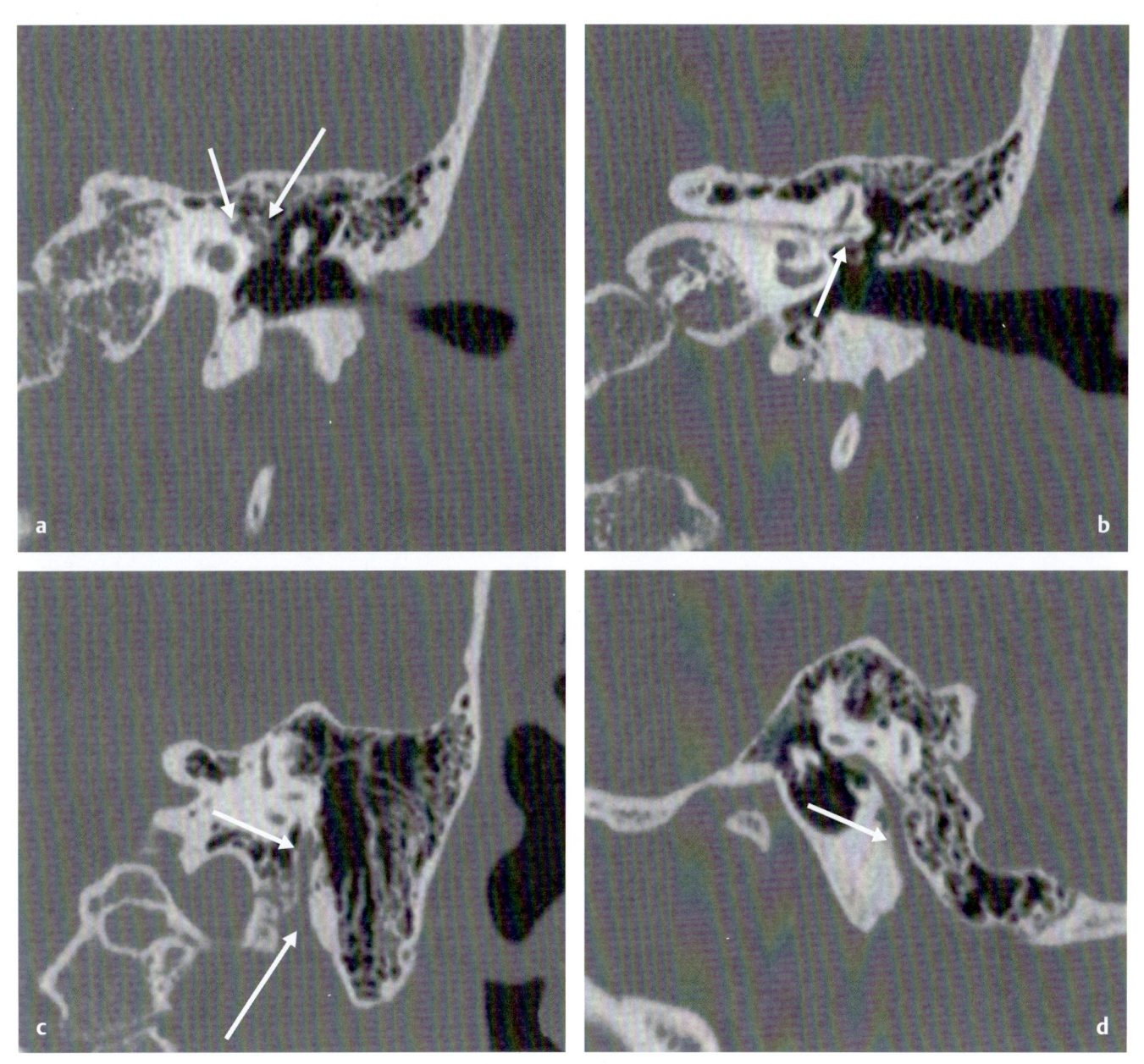

Fig. 4-2. Anatomia convencional do nervo facial. TC coronal (**a**): porções labiríntica e timpânica do nervo facial (setas curta e longa respectivamente). TC coronal (**b**): porção timpânica do nervo facial, abaixo do canal semicircular lateral. TC coronal (**c**): porção mastóidea do nervo facial (seta curta), forame estilomastóideo (seta longa). TC coronal (**d**): porção mastóidea do nervo facial (seta).

ANOMALIAS RELACIONADAS AO NERVO FACIAL

As anormalidades do nervo facial podem ocorrer em qualquer ponto ao longo deste curso e incluem posição ou comprimento de cada segmento do canal de Falópio, ângulos entre os segmentos e, raramente, alterações de divisões ao longo de um curso normal.

Quando o fechamento do canal facial não ocorre de forma completa ou adequada, pode ocorrer a deiscência do canal, alteração que pode ser observada em uma significativa parcela da população e é considerada uma variante do desenvolvimento normal, não se enquadrando entre as malformações congênitas.

O processo de ossificação da porção timpânica do canal facial apresenta tempos diferentes em seus sentidos craniocaudal e anterior para posterior, sendo mais rápida nas regiões anterior e superior. Dessa forma, as deiscências ocorrem mais comumente na região logo acima do estribo, em sua porção inferior, ao nível da janela oval, contudo, podem ser encontradas também na porção mastóidea do canal e na região do gânglio geniculado.

Pode-se classificar a exposição do nervo facial na orelha média em três graus. No primeiro grau observa-se deiscência óssea severa do canal, porém sem deslocar o nervo de seu trajeto. No segundo nível o nervo facial encontra-se completamente fora de seu canal, sobrepondo a janela oval. O terceiro nível caracteriza-se por prolapso do nervo, passando por cima do promontório.

O principal sintoma encontrado nos casos de deiscência do canal do nervo facial é a perda auditiva congênita, geralmente causada por anormalidades do estribo ou por outras alterações da cadeia ossicular. Otosclerose, colesteatoma congênito e fixação congênita da platina do estribo são diagnósticos diferenciais a serem considerados. Simultaneamente à formação do canal facial e do nervo facial, ocorre a formação das estruturas da orelha média, visto que o estribo, o processo longo da bigorna e a janela oval também têm origem no segundo arco branquial e na cápsula ótica. Durante a sexta semana do desenvolvimento gestacional, o estribo empurra o nervo facial posteriormente em seu trajeto e, entre a sétima e nona semanas, ocorre a formação de uma depressão na cápsula ótica, local que dará lugar à janela oval (Figs. 4-3 a 4-5).

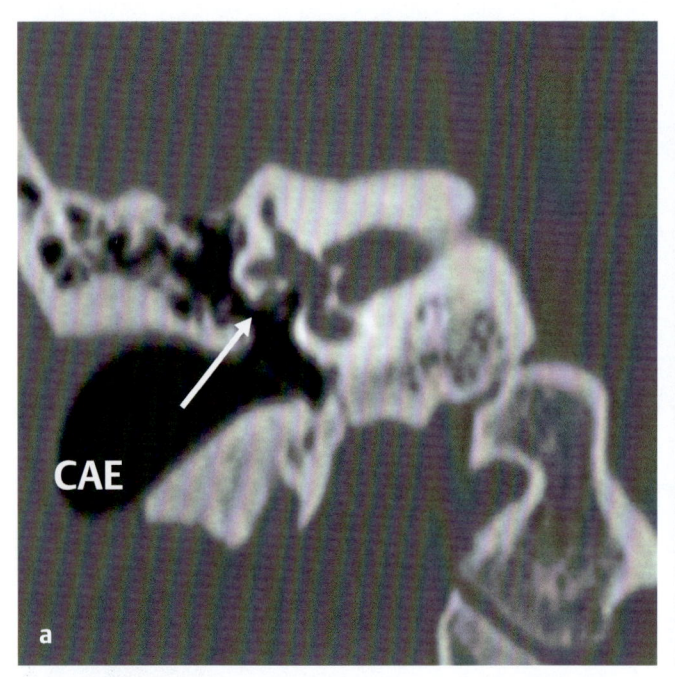

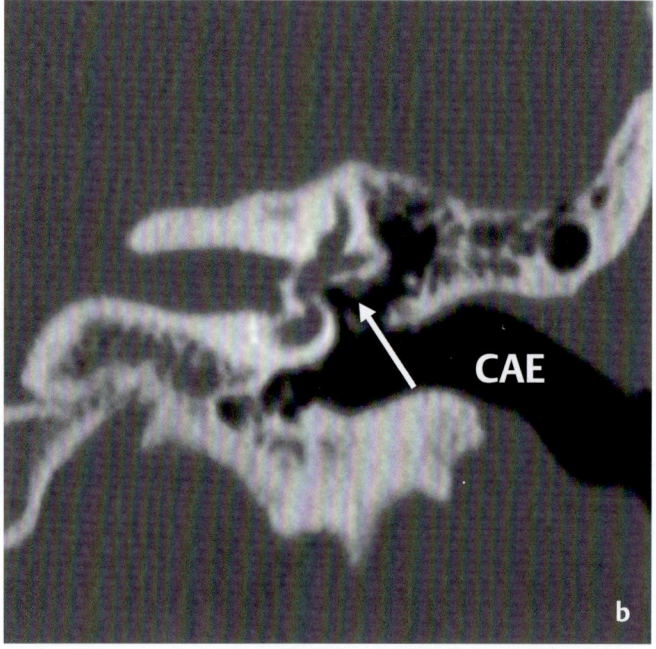

Fig. 4-3. Nervo facial com deiscência do revestimento ósseo. TC coronal de orelha direita (**a**): porção timpânica do nervo facial direito normal (seta). Deiscência do revestimento ósseo do nervo facial esquerdo (seta em **a**). CAE: conduto auditivo externo.

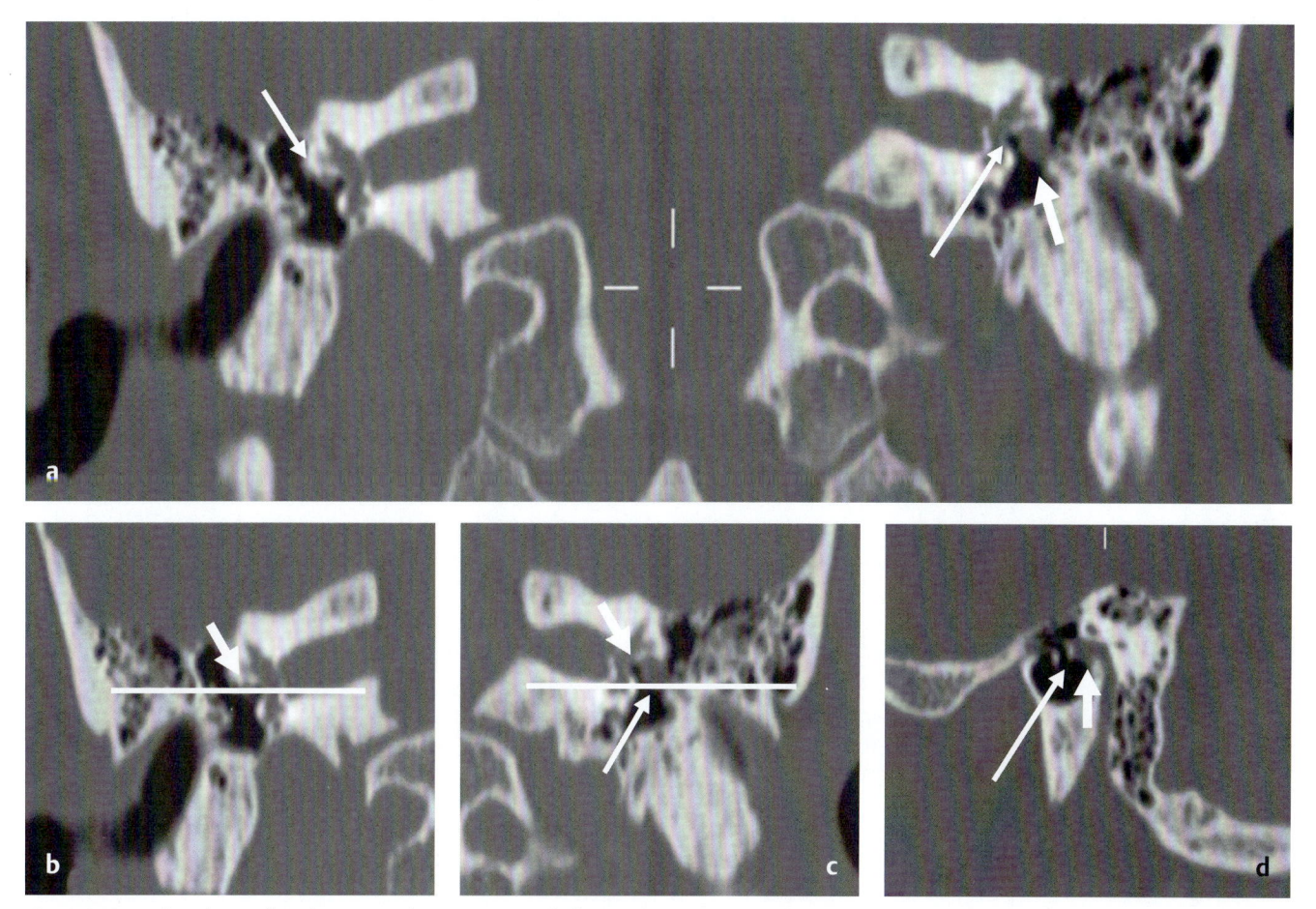

Fig. 4-4. Nervo facial com deiscência e prolapso para cavidade timpânica. TC coronal (**a**): NF normal em topografia normal à direita (seta); janela oval à esquerda (seta longa), NF com prolapso à esquerda (setas curta e larga). TC coronal (**b**, **c**): NF em topografia normal à direita (seta em **b**); deiscência do revestimento ósseo do nervo facial esquerdo, com prolapso, atingindo um plano situado abaixo da margem inferior da janela oval (setas longa e fina em **c**); janela oval esquerda (setas curta e larga). TC sagital (**d**): cabo do martelo (seta longa); NF esquerdo em contato com o martelo (setas curta e larga).

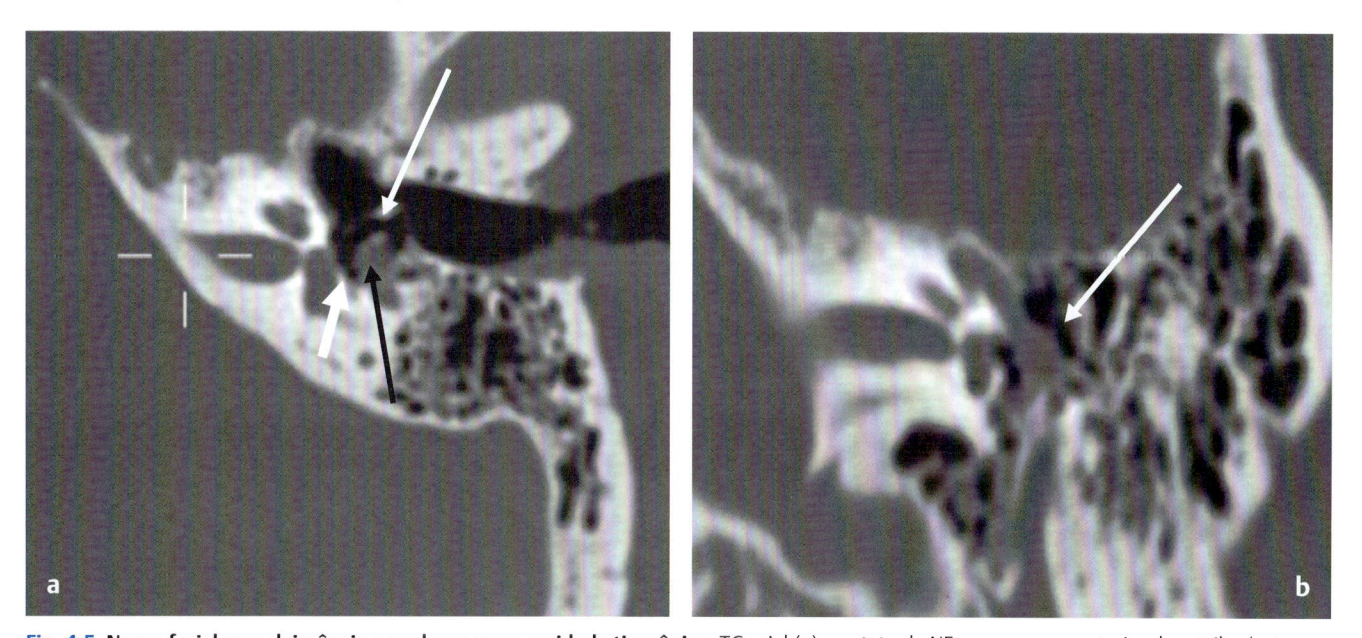

Fig. 4-5. Nervo facial com deiscência e prolapso para cavidade timpânica. TC axial (**a**): contato do NF com a crura posterior do estribo (setas brancas curta e larga) e com o cabo do martelo (seta branca longa); NF esquerdo com prolapso para a cavidade timpânica (seta preta). TC reformação curvilínea (**b**): porção timpânica do nervo facial com prolapso projetando-se na cavidade timpânica ipsilateral (seta).

Um curso anômalo do nervo facial pode ocorrer em associação a anomalias do desenvolvimento do nervo facial, canal auditivo interno, orelhas média e interna. Nesses casos, o nervo facial pode seguir um curso aberrante através do osso temporal, saindo antes do conduto auditivo interno e se sobrepondo ao promontório coclear ou à platina do estribo. Essas anomalias geralmente se associam a alterações da cadeia ossicular, visto que estas se desenvolvem a partir do primeiro e segundo arcos branquiais, e o nervo facial se desenvolve a partir do segundo. O trajeto aberrante do nervo facial sem associação a anomalias auriculares é um evento raro e, por essa razão, não se pode excluir trajetória aberrante do nervo em pacientes que não apresentam anomalias concomitantes (Figs. 4-6 e 4-7).

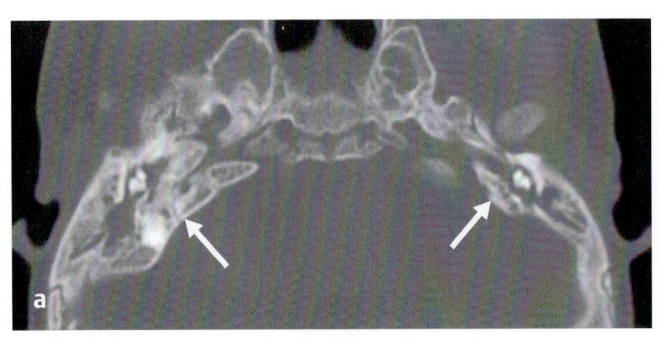

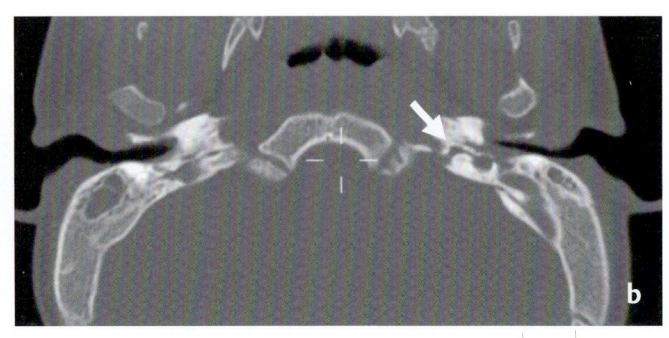

Fig. 4-6. Aplasia completa do labirinto. TC axial (**a**): aplasia completa do labirinto (Michel) sem e com cápsula ótica à direita e à esquerda respectivamente (setas). TC axial (**b**): nervo facial anteriorizado, com ângulo mais alargado entre as porções labiríntica e timpânica respectivamente (seta).

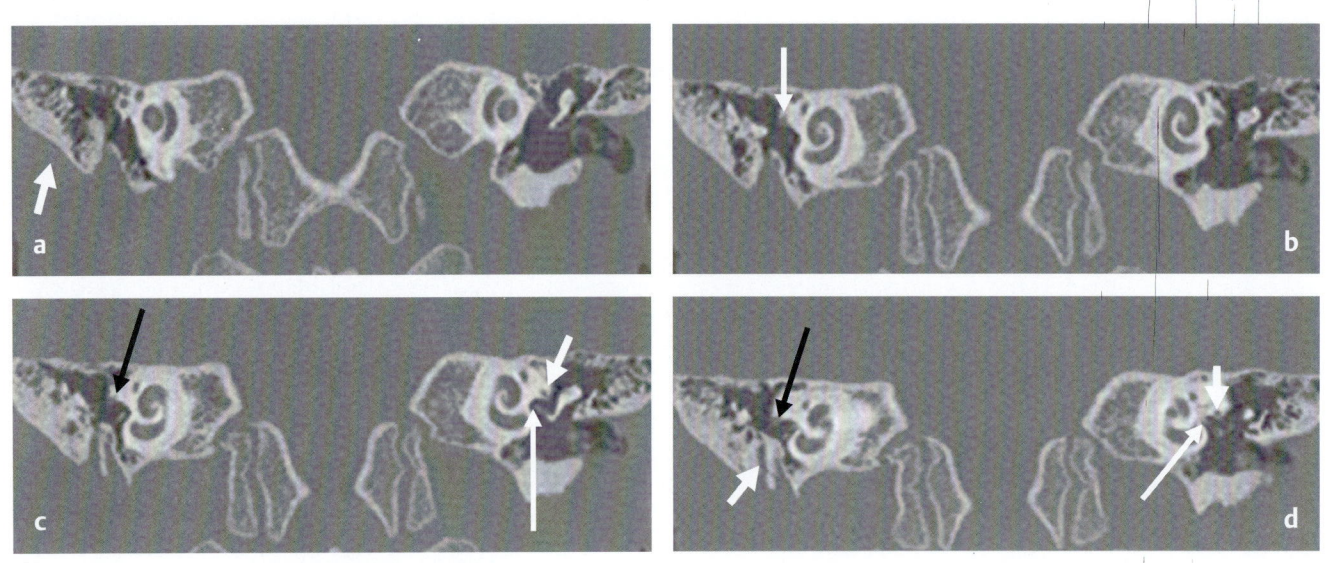

Fig. 4-7. Atresia óssea do conduto auditivo externo. TC coronal (**a**): atresia óssea do CAE direito (seta). TC coronal (**b**): porção timpânica do nervo facial direito (seta). TC coronal (**c**): porção timpânica do nervo facial direito (seta preta) assume um posicionamento mais inferior, anteriormente à janela oval. Porção timpânica do nervo facial esquerdo em topografia habitual (setas curta e larga); janela oval esquerda (seta longa). TC coronal (**d**): porção timpânica do nervo facial à direita (seta preta). Porção mastóidea do nervo direito anteriorizada (setas brancas curta e larga). Porção timpânica do NF esquerdo (seta curta), janela oval esquerda (seta longa).

De acordo com a literatura, foram relatadas algumas anomalias do curso do nervo facial, como a passagem inferior à janela oval ou ocupação de seu sítio anatômico, localização inferior ao estribo e obscurecimento da base do estribo. Observa-se que malformações são mais comumente encontradas em sua porção timpânica, enquanto as malformações nas porções labiríntica e mastóidea são raras (Fig. 4-8).

A deiscência congênita do segmento timpânico do nervo facial é a anomalia mais encontrada do nervo facial. O nervo pode-se dividir em duas ou em até três subunidades com ramificações que correm paralelas às outras ou divergentes. A anomalia de bifurcação é a mais observada e afeta o nervo em sua porção distal do seu curso intratemporal. Autores defendem que, em seu desenvolvimento na porção labiríntica, o nervo repousa sobre um sulco na região superior da cápsula ótica, entre a cóclea e o canal semicircular anterior, adotando uma posição relativamente estável e constante. Porém, algumas ramificações do segmento labiríntico também são relatadas na literatura.

A alteração do trajeto do nervo facial é um fator importante, uma vez que pode influenciar no planejamento cirúrgico de pacientes que apresentam atresia auricular. O segmento descendente, o segundo joelho e a eminência da pirâmide muitas vezes são deslocados anterolateralmente. O nervo facial também pode-se apresentar passando diretamente pela placa de atresia. O ângulo do joelho anterior pode ser obtuso, e o segmento timpânico pode deslocar-se inferiormente, ficando sobre a janela oval. O forame estilomastóideo pode se deslocar anterolateralmente com o nervo facial, saindo ao nível da janela redonda. Todas essas alterações no trajeto do nervo facial podem resultar num aumento de suscetibilidade do nervo, quando a aurícula é elevada (Fig. 4-9).

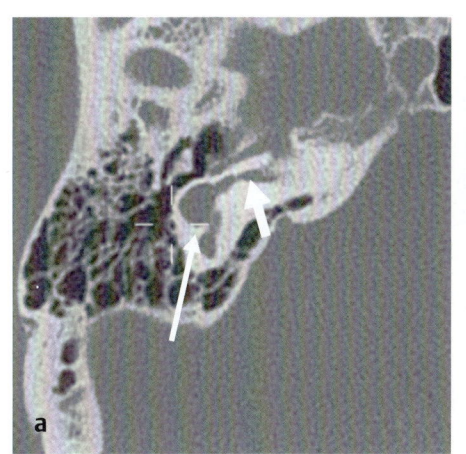

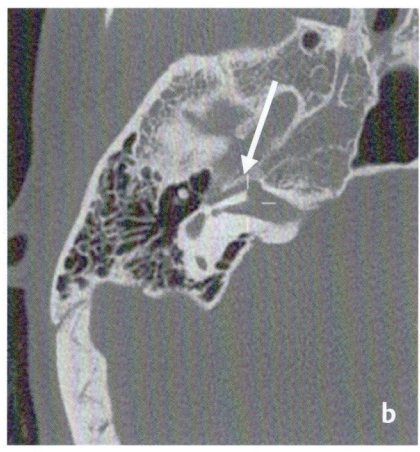

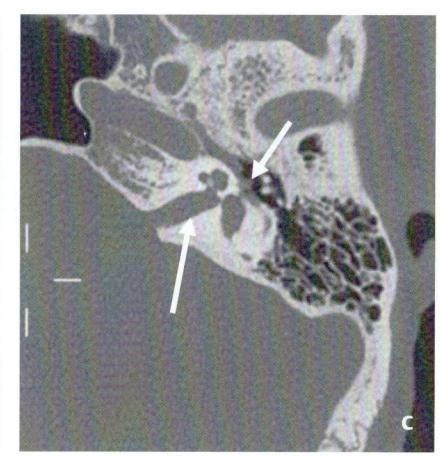

Fig. 4-8. Aplasia coclear com vestíbulo alargado. TC axial (**a**): aplasia coclear com vestíbulo alargado. Conduto auditivo interno (setas curta e larga), vestíbulo alargado e canal semicircular rudimentar (seta longa). TC (**b**, **c**): o nervo facial deixa o conduto auditivo interno e segue por um canal separado à direita (seta). Conduto auditivo interno e nervo facial com configuração habitual em TC, corte axial de orelha esquerda (setas longa e curta em **c**).

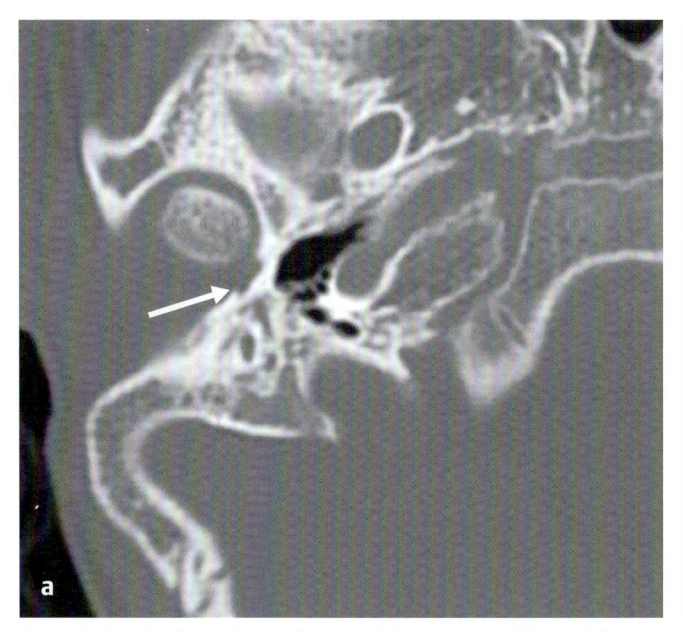

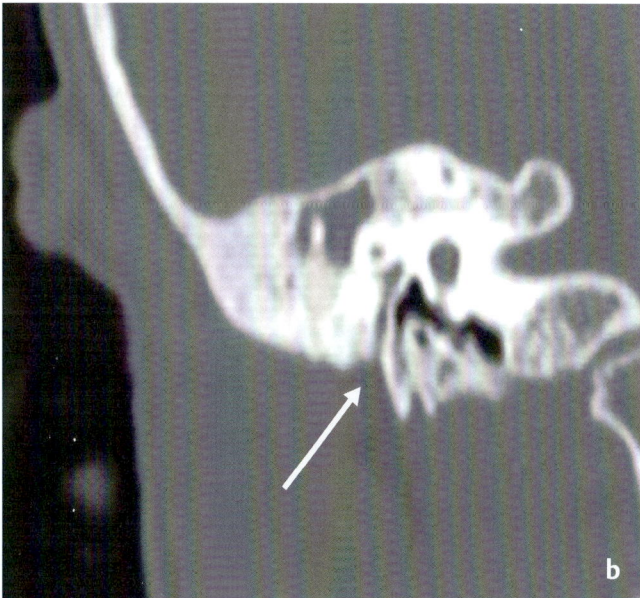

Fig. 4-9. Atresia óssea do conduto auditivo externo. TC axial (**a**): atresia óssea do CAE. O nervo facial termina na margem posterior da cavidade mandibular (seta). TC coronal (**b**): porção mastóidea do nervo facial encurtada (seta).

Caso o nervo facial seja dividido em mais feixes na sua porção mastóidea, sua ossificação em redor pode produzir 2 a 3 canais ósseos que formam a porção mastoide do canal facial, com um ramo maior do segmento lateral emergindo através do forame estilomastóideo, e outro ramo menor do segmento medial saindo da fissura petrotimpânica. Essa malformação do nervo facial é mais frequente se comparado à variação na porção labiríntica.

Essa duplicação do nervo facial é considerada uma anomalia rara, associada a anomalias das orelhas média e interna, e pode envolver qualquer segmento do nervo facial intratemporal. É de extrema importância procurar esta anomalia em pacientes com surdez congênita e anomalias da orelha.

Quando existe suspeita de trajeto anômalo do nervo facial, torna-se obrigatória avaliação pré-operatória por meio de estudo por imagens. A tomografia computadorizada demonstra uma previsão acurada do curso do nervo facial, por isso é a modalidade de imagem inicial para avaliação do curso do nervo facial. Alguns estudos mostram que o trajeto anômalo do nervo facial na parte timpânica alcança anterolateralmente a cavidade da orelha média em relação aos indivíduos com anatomia normal do nervo facial.

A maioria dos pacientes com anomalias do nervo facial não apresenta sintomas clínicos. A perda auditiva condutiva devida à disjunção ossicular pode ser a única apresentação clínica. Por isso é difícil suspeitar de uma massa na orelha média como uma apresentação incomum do trajeto do nervo facial, ou mesmo como uma anomalia estrutural, principalmente quando não são observadas outras anomalias associadas. Geralmente, as anomalias do desenvolvimento do nervo facial estão associadas às anomalias do estribo e árvores vasculares (Fig. 4-10).

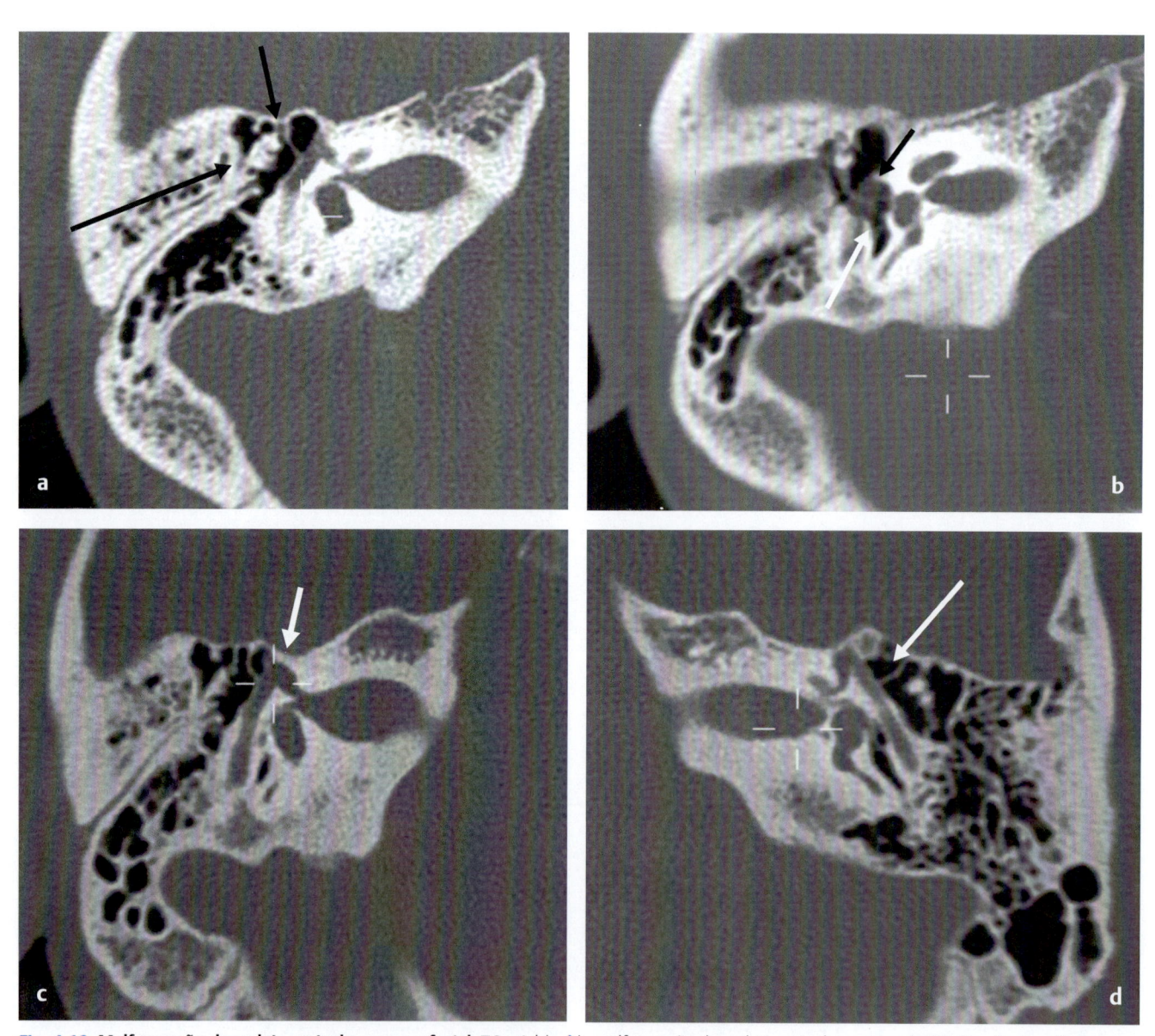

Fig. 4-10. Malformação da cadeia ossicular e nervo facial. TC axial (**a**, **b**): malformação da cadeia ossicular e nervo facial. Fixação da cabeça do martelo na parede anterior do epitímpano (seta preta curta) e do corpo da bigorna no muro lateral do ático (seta preta longa em **a**) e posicionamento mais cranial da articulação incudoestapedial (seta preta em **b**). TC axial (**c**) nervo facial direito posicionado mais posteriormente que o habitual (seta), mais espesso que o contralateral. TC axial (**d**): nervo facial esquerdo normal (seta) do mesmo paciente em **c**.

A aplasia labiríntica completa, ou aplasia de Michel, é uma doença rara, que se apresenta com variações no curso do nervo facial e manifesta-se com ausência de cóclea, vestíbulo, canais semicirculares e aquedutos cocleares. O osso petroso pode ser hipoplásico, enquanto a cápsula ótica pode ser hipoplásica ou aplásica. Na maioria dos pacientes, o canal auditivo interno consiste apenas no canal facial e nos segmentos labiríntico, timpânico e mastóideo do nervo facial. Em alguns pacientes, pode não ser possível observar o canal facial no osso temporal apesar da normalidade das funções faciais. Foram relatados três subgrupos de aplasia labiríntica completa:

1. *Aplasia labiríntica com hipoplasia ou aplasia do osso petroso:* além da aplasia labiríntica existe hipoplasia ou aplasia do osso petroso, e a orelha média pode estar adjacente à fossa posterior.
2. *Aplasia labiríntica sem cápsula ótica:* a formação do osso petroso é normal, porém a cápsula ótica é hipoplásica ou aplásica.
3. *Aplasia labiríntica com cápsula ótica:* apenas nesse grupo a formação do osso petroso, da cápsula ótica e o segmento labiríntico do canal facial estão em sua localização normal. Isso demonstra que a formação da cápsula ótica é essencial para o canal facial obter sua posição normal.

Esses pacientes clinicamente se apresentam sem resposta durante avaliação audiológica e podem apresentar profunda perda auditiva neurossensorial em baixas frequências.

As malformações congênitas do nervo facial apresentam desde variações assintomáticas até manifestações como paralisia facial profunda. A variação no curso do nervo facial pode ser observada como uma anomalia isolada com o segmento do nervo distal ao gânglio geniculado, sendo o mais frequentemente afetado. Nos casos em que há malformação do nervo facial, ele pode ser encontrado sem qualquer cobertura óssea, e nesses casos o estribo também exibe uma posição incomum. Um único sinal de malformação do nervo facial pode ser a forma ou posição incomum do estribo. Existem inúmeras variações anatômicas do nervo facial, sendo identificadas 6 principais formas distintas de organização dos ramos do nervo facial.

No tipo I não há anastomose entre os ramos do nervo facial. O ramo temporal inerva o orbicular do olho e o músculo temporal, enquanto o ramo zigomático segue o ducto parotídeo, sendo superior a ele. Já o ramo bucal é mais inferior, finalizando seu trajeto na região ao redor da boca.

O tipo II apresenta anastomose entre vários componentes da divisão temporofacial, que se divide em um componente transverso e outro anterossuperior. Os ramos se subdividem, alguns deles direcionados para os músculos acima do olho, enquanto os ramos mais inferiores inervam as regiões bucal e zigomática.

O tipo III corresponde a uma organização mais complexa, caracterizada por uma única anastomose entre as divisões cervicofacial e temporofacial: normalmente, um ramo da divisão cervical dirige-se superiormente para encontrar o ramo zigomático.

O tipo IV é uma combinação dos tipos II e III, com uma anastomose entre os ramos temporal e zigomático, assim como uma comunicação entre as divisões cervicofacial e temporofacial.

No tipo V há dois ramos anastomóticos, que se comunicam com os ramos da divisão temporofacial. A divisão cervicofacial pode ser bucal em sua origem ou pode derivar a partir do ponto em que o tronco facial principal se divide e forma um curso transverso, para se unir com os ramos bucal e zigomático na periferia da glândula.

Por fim, no tipo VI predominam pequenos ramos, em contraste com os demais tipos encontrados. E apenas nesse tipo o ramo mandibular se une a qualquer membro da divisão temporofacial.

Relações variáveis entre o nervo facial e a glândula parótida também foram descritas. Estudos relataram uma variação anatômica em que o nervo facial atravessa a glândula parótida profundamente: o nervo facial, depois de sair do forame estilomastóideo, não entra na glândula parótida, mas passa profundamente a ela. Por esse motivo, durante a realização de cirurgias, como parotidectomia, deve-se atentar para a lesão do nervo facial mediante a adoção de pontos de referência cirúrgicos que permitam a identificação e proteção do sétimo nervo.

Sobre a aplasia completa do nervo facial, conclui-se que trata de fenômeno raro, normalmente associado a síndromes complexas, como de *Möebius* e *Poland*. As anormalidades do nervo facial mais próximas à orelha média podem entrar no meato acústico como um feixe, sendo dividido em dois ramos nervosos totalmente separados por vários milímetros distais aos poros. Os nervos viajam paralelamente dentro do canal auditivo interno, separados por 4-5 mm até se juntarem no orifício do segmento labiríntico do canal de Falópio.

A síndrome de *Möebius* é caracterizada por lesões cranianas congênitas e por uma aplasia do nervo facial, associado à variedade de extremidades faciais. É uma condição pouco comum, cuja etiologia não está completamente esclarecida, e com características clínicas variadas, como paralisia facial do tipo unilateral ou bilateral e fácies característica, de aspecto inexpressivo devido à ausência de mímica facial.

A síndrome de *Poland* é outra anomalia congênita rara, cujos aspectos clínicos são extremamente variáveis, podendo ser caracterizada por ausência parcial ou total dos músculos peitoral maior, peitoral menor, serrátil e da mama, associados à aplasia congênita do nervo facial. O diagnóstico inicial da aplasia do nervo facial costuma ser difícil, mas, quando a ausência do nervo facial é congênita, a crista nasolabial não se forma durante o desenvolvimento intrauterino, e esse achado clínico pode levantar a suspeita diagnóstica, utilizando a RNM como confirmação.

O nervo facial tem o trajeto mais longo e complexo em seu canal ósseo. As variações anatômicas tornam o nervo propenso a lesões durante cirurgias de mastoide, por isso ter conhecimento sobre a anatomia e suas variações é de extrema importância para os cirurgiões evitarem lesões nessa nobre estrutura.

O conhecimento das anomalias do nervo facial é de extrema importância na avaliação pré-cirúrgica para evitar lesões nervosas inadvertidas, permitindo a realização de uma cirurgia otológica mais segura e evitando iatrogenias.

RADIOLOGIA

As anomalias congênitas do nervo facial, como agenesia, hipoplasia, curso não habitual e duplicações, devem ser registradas nos exames de imagem dos ossos temporais, através da TC e RNM, considerando sua importância clínica e, sobretudo, para o planejamento cirúrgico.

A TC é realizada com espessura de corte que varia de 0,3 a 0,6 mm, permite melhor avaliação do segmento intrapetroso do canal do nervo facial. Malformações congênitas dos nervos faciais, sem paralisia facial, devem ser avaliadas inicialmente pela TC.

A RNM pode avaliar todo o trajeto do nervo, desde o tronco ao segmento intraparotídeo; demonstra com boa resolução o trajeto na cisterna do ângulo pontocerebelar e seu segmento intracanalicular. As sequências volumétricas 3D T2 de alta resolução, com espessura submilimétrica que varia de 0,3 a 0,7 mm, são as mais importantes. Os exames podem ser realizados em aparelho com campo de 1,5 ou 3 T; os exames obtidos em aparelho de RNM de 3,0 T apresentam melhor resolução espacial, quando disponíveis. A RNM do encéfalo e orelhas é o exame indicado para investigação inicial nos casos de paralisia facial congênita.

Quando o objetivo do exame for a avaliação do segmento parotídeo do nervo facial, o médico assistente deve solicitar RNM do pescoço, com atenção às parótidas. Sequências de neurografia do nervo facial também necessitam solicitação específica, estão sendo aprimoradas e podem auxiliar a demonstração do trajeto extracraniano do nervo facial, no segmento parotídeo, para demonstração acurada da ralação de uma lesão expansiva com o nervo e definição precisa de sua localização (lobo superficial ou profundo).

Agenesia e Hipoplasia do Nervo Facial

Agenesia e hipoplasia do nervo facial podem ser analisadas pela RNM com sequências volumétricas T2 de alta resolução que demonstram o trajeto do nervo desde sua origem na ponte, até o fundo do CAI e possibilitam reformações multiplanares, inclusive sagitais oblíquas em relação ao trajeto dos VII e VIII nervos cranianos. No fundo do CAI o nervo facial localiza-se no quadrante anterossuperior, se ausente apenas os outros três nervos (coclear, vestibular superior e vestibular inferior) são identificados; se hipoplásico, o nervo facial apresenta-se com redução de seu calibre, quando comparado aos demais nervos.

Anomalias do Trajeto do Nervo Facial/Canal do Nervo Facial

O trajeto anômalo do nervo facial é mais frequente no seu segmento timpânico, mas pode acontecer em quaisquer de seus segmentos. O segmento labiríntico do nervo facial ou seu canal pode localizar-se acima do conduto auditivo interno; o ângulo entre as porções labiríntica e timpânica do nervo facial pode ser mais aberto.

O segmento timpânico do nervo facial pode estar ausente, a porção labiríntica se continua com a porção mastóidea do nervo facial, logo após a primeira porção deste nervo. Este segmento do nervo pode ser lateralizado, posicionado lateralmente ao canal semicircular lateral e janela oval.

O nervo facial pode apresentar deiscência de seu revestimento ósseo que se caracteriza por ausência da cobertura óssea do nervo em relação à cavidade timpânica, sem herniação ou prolapso em direção à orelha média, alteração que ocorre em cerca de 55% dos ossos temporais em virtude de sua alta prevalência, é considerada uma variação anatômica.

Pode haver deiscência do revestimento ósseo da porção timpânica do nervo facial com herniação caudal do nervo em direção à janela oval, podendo estabelecer contato com o estribo, o que pode dificultar cirurgias na orelha média, nesta situação o nervo facial atinge o plano de uma linha traçada na margem inferior do forame oval, paralela ao canal semicircular lateral, no plano coronal; pode localizar-se na topografia da janela oval.

Anomalias do segmento mastóideo do nervo facial: pode haver anteriorização do segmento mastóideo que é individualizado anteriormente à janela redonda, esta alteração pode ser observada nos casos de atresia do conduto auditivo externo. Este segmento do nervo facial pode estar posicionado medialmente, próximo ao bulbo jugular.

Duplicação ou Trifurcação do Nervo Facial

Pode ocorrer nos três segmentos do nervo, mas é mais comum no segmento labiríntico.

Existem relatos de bifurcação dos nervos facial proximal e anterior à janela oval, com o nervo bifurcado podendo se unir distalmente ao estribo, ou seguir separadamente em direção ao forame estilomastóideo. Trifurcação do segmento mastoide do nervo facial também foi relatada.

Anomalias do Nervo Facial Relacionadas a Síndromes

Síndrome de BOR, CHARGE ou *gusher*: aumento do ângulo entre os segmentos labiríntico e timpânico, alargamento do segmento labiríntico. Na síndrome de BOR a porção mastóidea do nervo facial pode estar numa posição anterior. Na síndrome de CHARGE o canal do nervo facial pode estar localizado mais inferiormente, a junção entre os segmentos labiríntico e timpânico pode localizar-se anterior e medialmente, pode haver estenose do segmento labiríntico e posicionamento mais baixo do gânglio geniculado, o nervo pode ser hipoplásico.

Quando existe persistência da artéria estapediana esta artéria passa através do estribo e alarga o segmento timpânico do nervo facial e o gânglio geniculado; pode ter seu próprio canal. Como a artéria estapediana torna-se a meníngea média, o forame espinhoso não é individualizado na base do crânio, na TC (Figs. 4-11 e 4-12).

ANOMALIAS DO NERVO FACIAL

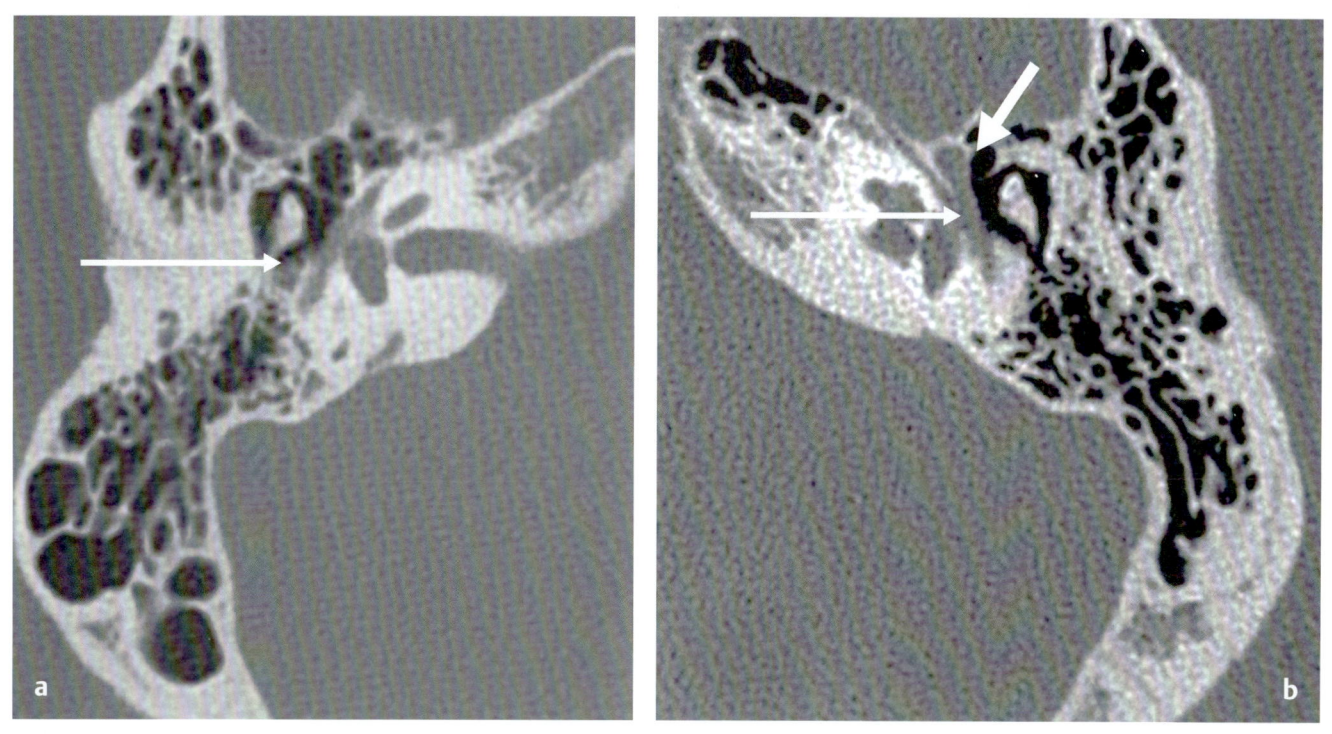

Fig. 4-11. Anomalias do trajeto do nervo facial. TC coronal: nervo facial direito na porção timpânica (seta em **a**); nervo facial esquerdo (seta longa e fina em **b**), artéria estapediana persistente (seta curta e larga), não confundir as duas estruturas.

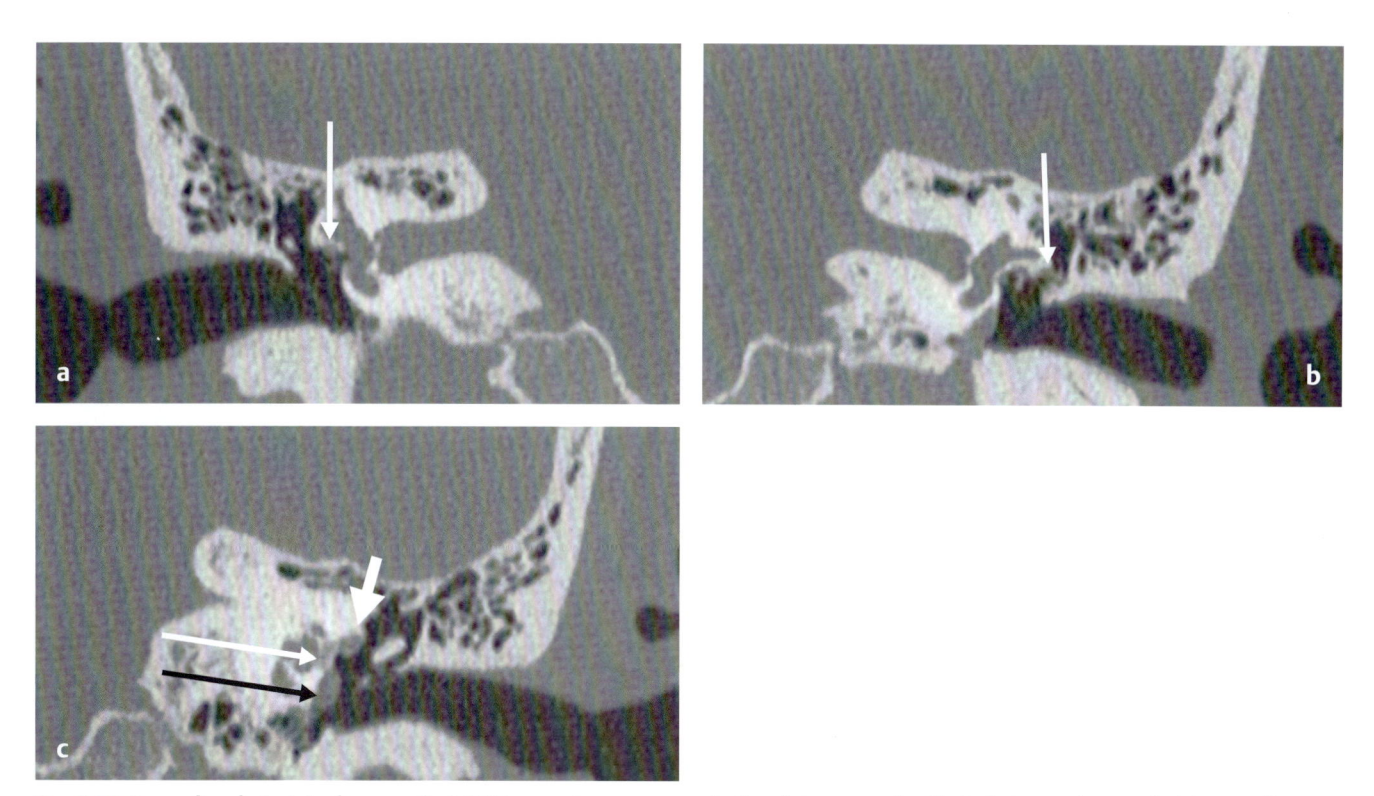

Fig. 4-12. Anomalias do trajeto do nervo facial. TC coronal: nervo na porção timpânica em orelha direita (seta em **a**); nervo facial em orelha esquerda, porção timpânica (seta em **b**). TC coronal: nervo facial na porção timpânica (setas brancas curta e larga); artéria estapediana persistente (seta branca longa); artéria carótida interna aberrante (seta preta em **c**).

BIBLIOGRAFIA

Al-Mazrou KA, Alorainy IA, Al-Dousary SH, Richardson MA. Facial nerve anomalies in association with congenital hearing loss. Int J Pediatr Otorhinolaryngol. 2003;67(12):1347-53.

Celin SE, Wilberger JE, Chen DA. Facial nerve bifurcation within the internal auditory canal. Otolaryngol Head Neck Surg. 1991;104(3):389-93.

Chabda S, Leger DS, Lingam RK, Imaging the Facial Nerve: A Contemporary Review of Anatomy and Pathology. Eur J Radiol; 2020. doi: https://doi.org/10.1016/j.ejrad.2020.108920

Cho J, Choi N, Hong SH, Moon IJ. Deviant facial nerve course in the middle ear cavity. Braz J Otorhinolaryngol. 2015;81(6):681-3.

Colissi MJ. Revisão Sistemática das Variações Anatômicas do Nervo Facial. 2016. 1–66 f. Faculdade de Medicina da Bahia, 2016.

Davis RA, Anson BJ, Budinger JM, Kurth LRE. Surgical Anatomy of the Facial Nerve and Parotid Gland Based Upon a Study of 350 Cervicofacial Halves. Surg Gynecol Obstet. 1956;102(4):385-412.

Fujii H, Fujita A, Kanazawa H, Sung E, Sakai O, Sugimoto H. Localization of Parotid Gland Tumors in Relation to the Intraparotid Facial Nerve on 3D Double-Echo Steady-State with Water Excitation Sequence. AJNR Am J Neuroradiol. 2019;40(6):1037-42.

Glastonbury CM, Fischbein NJ, Harnsberger HR, Dillon WP, Kertesz TR. Congenital bifurcation of the intratemporal facial nerve [published correction appears in AJNR. Am J Neuroradiol. 2003 Sep;24(8):1730]. AJNR Am J Neuroradiol. 2003;24(7):1334-7.

Gupta S, Mends F, Hagiwara M, Fatterpekar G, Roehm PC. Imaging the facial nerve: a contemporary review. Radiol Res Pract. 2013;2013:248039.

Jakkani RK, Ki R, Karnawat A, Vittal R, Kumar AD. Congenital duplication of mastoid segment of facial nerve: A rare case report. Indian J Radiol Imaging. 2013;23(1):35-7.

Kalaiarasi R, Kiran AS, Vijayakumar C, Venkataramanan R, Manusrut M, Prabhu R. Anatomical Features of Intratemporal Course of Facial Nerve and its Variations. Cureus. 2018;10(8):e3085.

Kharat RD, Golhar SV, Patil CY. Study of intratemporal course of facial nerve and its variations - 25 temporal bones dissection. Indian J Otolaryngol Head Neck Surg. 2009 Mar;61(1):39-42.

Sennaroğlu L, Bajin MD. Classification and Current Management of Inner Ear Malformations. Balkan Med J. 2017;34(5):397-411. doi: 10.4274/balkanmedj.2017.0367. Epub 2017. PMID: 28840850; PMCID: PMC5635626.

Singh AK, Bathla G, Altmeyer W, Tiwari R, Valencia MP, Bazan C 3rd, Tantiwongkosi B. Imaging spectrum of facial nerve lesions. Curr Probl Diagn Radiol. 2015;44(1):60-75.

Tóth M, Sirirattanapan J, Mann W. Patterns of anomalies of structures of the middle ear and the facial nerve as revealed in newborn temporal bones. Otol Neurotol. 2013;34(6):1121-6.

Venkatasamy A, Bonfort G, Debry C, Charpiot A, Veillon F. Pictorial Review of the Congenital Abnormalities of the Facial Nerve, on CT and MRI. J Pediatr Neurol. 2018;16:379-89.

ANOMALIAS DA CÓCLEA

Vagner Antonio Rodrigues da Silva ▪ Arthur Menino Castilho
Sílvia Marçal Benício de Mello

INTRODUÇÃO

A maioria das causas de perda auditiva congênita (80%) são malformações membranosas e que envolvem as células ciliadas de orelha interna. Não há anormalidade óssea macroscópica e, portanto, nesses casos, a tomografia computadorizada de alta resolução e a ressonância magnética do osso temporal são normais. Os 20% restantes apresentam grande variedade de malformações envolvendo o labirinto ósseo e, portanto, podem ser demonstrados radiologicamente. A maioria desses pacientes tem perda auditiva bilateral severa à profunda e são candidatos à cirurgia de implante coclear (IC). Algumas malformações graves podem exigir uma abordagem cirúrgica diferente na cirurgia de IC, como a realização de petrosectomia subtotal. Existe uma grande variedade de classificação das malformações. A mais utilizada é a proposta por Sennaroglu et al. e será abordada neste capítulo.

Antes da decisão pré-operatória para indicação do IC, escolha do tipo de eletrodo e técnica mais adequada, três fatores devem ser considerados: classificação da malformação, nervo coclear e exames audiológicos pré-operatórios. O Quadro 5-1 resume alguns dos principais desafios para a cirurgia de IC em pacientes com malformações de orelha interna. Em algumas malformações mais graves, está indicado o implante auditivo de tronco encefálico (auditory brainsteam implant - ABI) (Quadro 5-2).

Quadro 5-1. Desafios na Indicação de Implante Coclear em Pacientes com Malformações de Orelha Interna

Gusher e risco de meningite
Anomalias do nervo facial
Tomada de decisão para a abordagem cirúrgica e o tipo de eletrodo
Possibilidade de indicar implante auditivo de tronco encefálico

Quadro 5-2. Indicações de Implante Auditivo de Tronco Encefálico em Pacientes com Malformação de Orelha Interna

Malformação de Michel
Otocisto rudimentar
Aplasia Coclear
Hipoplasia coclear tipo I

APLASIA LABIRÍNTICA COMPLETA (DEFORMIDADE DE MICHEL) (FIGS. 5-1 A 5-4)

Ausência de cóclea, vestíbulo, canais semicirculares, aquedutos vestibulares e cocleares

Osso petroso pode ser hipoplásico, enquanto a cápsula ótica pode ser hipoplásica ou aplásica

O conduto auditivo interno consiste apenas no canal facial, e os segmentos labiríntico, timpânico e mastóideo do nervo facial podem ser identificados no osso temporal*

Desenvolvimento geralmente normal de ossículos da orelha média

Perda auditiva neurossensorial profunda

Não está indicado o implante coclear

*Em alguns pacientes pode não ser possível observar o canal facial no osso temporal, apesar das funções faciais normais.

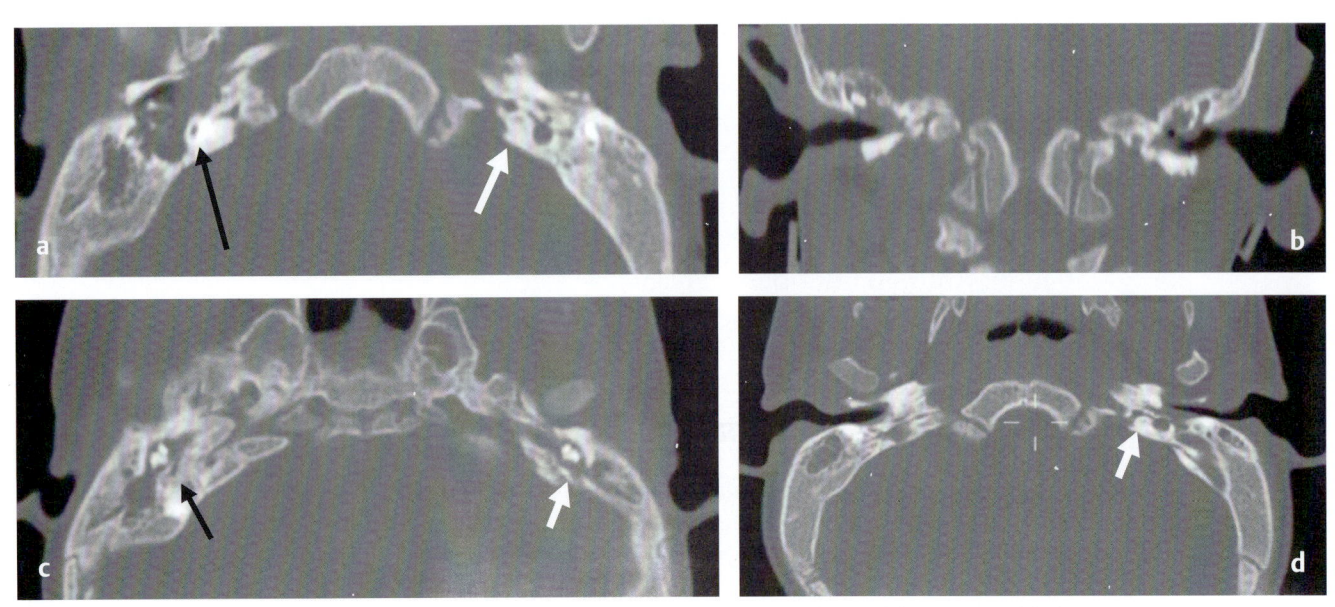

Fig. 5-1. Aplasia completa do labirinto (aplasia de Michel). TC axial e coronal: ausência bilateral de estruturas labirínticas. Osso petroso hipoplásico à esquerda sem cápsula ótica (seta branca curta em **a**); à direita existe cápsula ótica e canal semicircular superior rudimentar (seta preta longa); ausência bilateral dos condutos auditivos internos (**a, b**). TC axial (**c**): cadeias ossiculares normalmente desenvolvidas (setas). TC axial (**d**): segmentos labiríntico e timpânico do nervo facial esquerdo anteriorizados (seta).

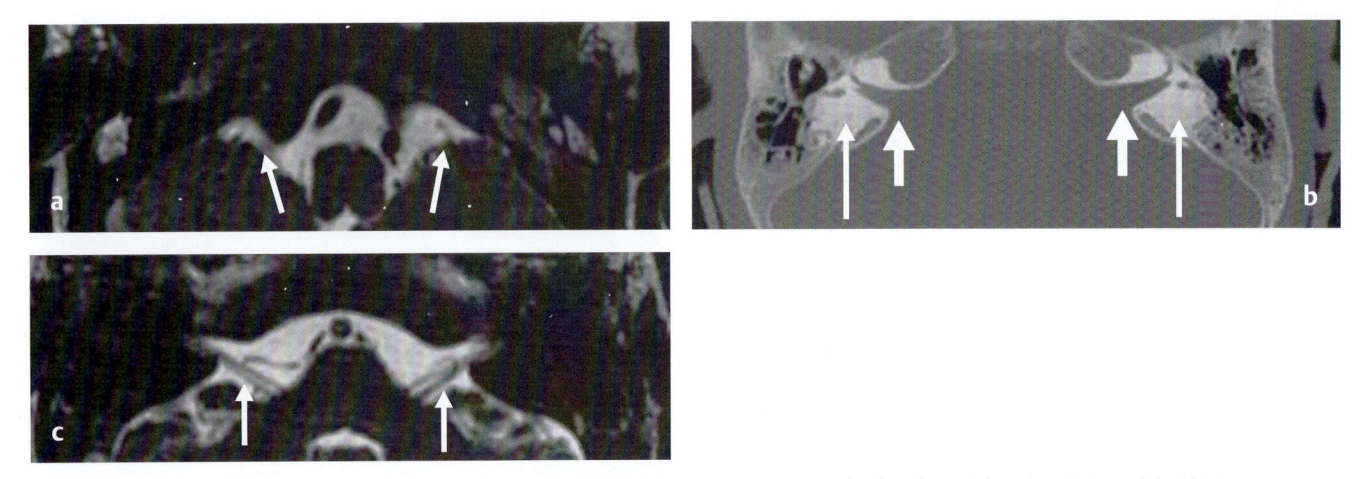

Fig. 5-2. Labirintite ossificante, diagnóstico diferencial com aplasia labiríntica. RNM axial volumétrico (**a**): aplasia bilateral do labirinto. Ausência bilateral dos nervos vestibulococleares (setas). TC axial (**b**): labirintite ossificante: CAI presentes (setas curtas); labirintos com ossificação (setas longas). RNM axial volumétrico (**c**): sétimos e oitavos nervos cranianos normalmente desenvolvidos (setas).

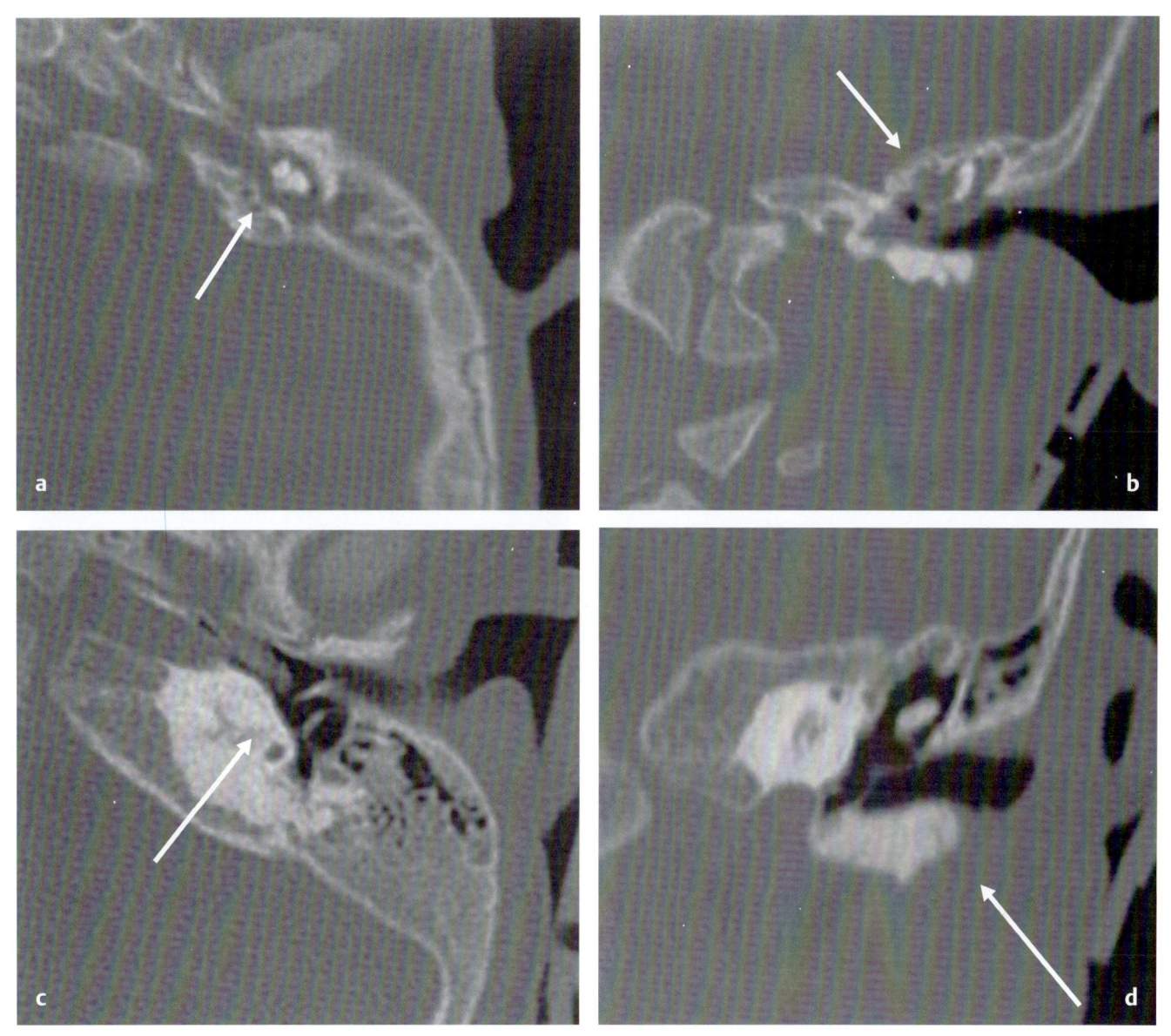

Fig. 5-3. Aplasia completa do labirinto (aplasia de Michel) e labirintite ossificante. TC axial e coronal (**a, b**): aplainamento da parede medial das cavidades timpânicas (setas). TC axial e coronal (**c, d**): labirintite ossificante bilateral, estruturas dos labirintos extensamente ossificadas; ossos petrosos e cápsulas óticas normalmente desenvolvidas, parede medial das cavidades timpânicas convexas (setas).

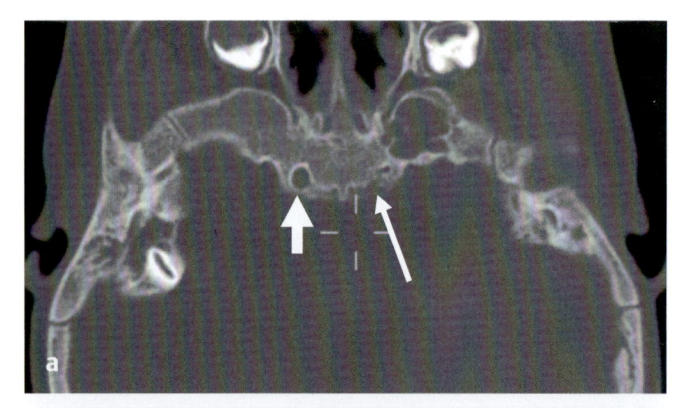

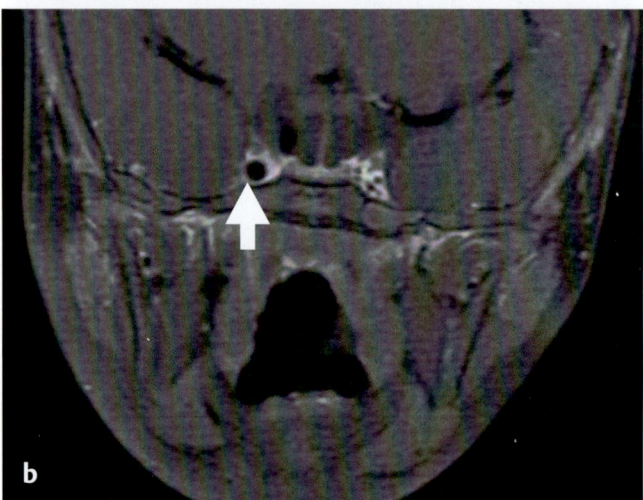

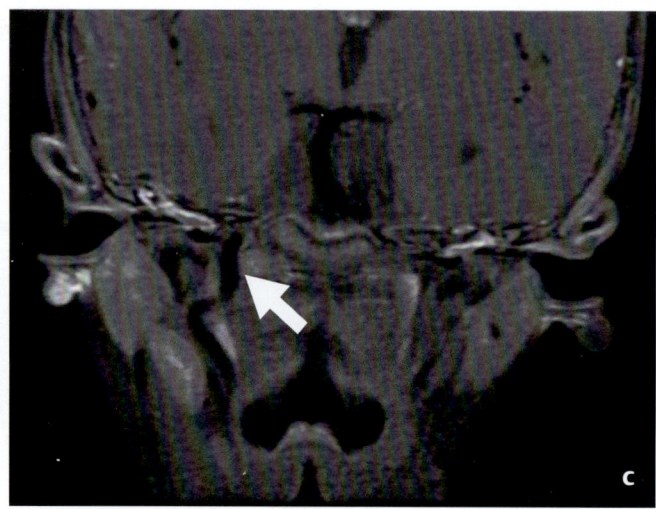

Fig. 5-4. Malformação/aplasia completa do labirinto, com agenesia da artéria carótida interna esquerda. TC axial (**a**), RNM coronal T1 com supressão de gordura pós-gadolínio (**b**, **c**): canal carotídeo presente à direita (setas curta e larga em **a**) e ausente à esquerda (setas longa e fina em **a**); segmentos cavernoso e cervical da artéria carótida interna direita normais à direita e não individualizados à esquerda (seta).

OTOCISTO RUDIMENTAR (FIG. 5-5)

Cápsula ótica com desenvolvimento incompleto, milimétrico, geralmente com formato redondo ou ovoide, sem comunicação com o conduto auditivo interno
Podem-se formar pequenos apêndices ao otocisto que pode ser um labirinto rudimentar
Perda auditiva neurossensorial profunda
Não está indicado o implante coclear

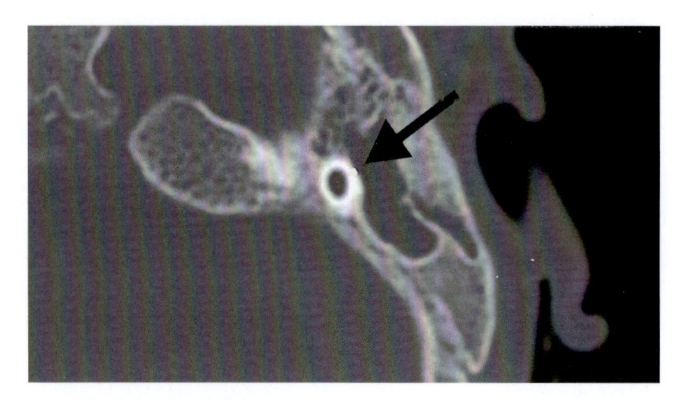

Fig. 5-5. Otocisto rudimentar. TC axial, janelamento ósseo. Notar conteúdo hipoatenuante em topografia de cavidade timpânica e mastoide e formação ovalada, sem comunicação com CAI (seta).

APLASIA COCLEAR

Ausência da cóclea
O segmento labiríntico do nervo facial é deslocado anteriormente e ocupa a localização normal da cóclea
O vestíbulo e os canais semicirculares estão em sua localização anatômica normal: na parte posterolateral do conduto auditivo interno
Perda auditiva neurossensorial profunda
Não está indicado o implante coclear

Existem dois subgrupos de acordo com o sistema vestibular que o acompanha:

A) *Aplasia coclear com labirinto normal:* vestíbulo e canais semicirculares estão normalmente desenvolvidos.
B) *Aplasia coclear com vestíbulo dilatado (Fig. 5-6):* o vestíbulo e os canais semicirculares apresentam dilatação. É muito importante diferenciar esta condição da cavidade comum (CC). Na aplasia coclear com vestíbulo dilatado, o conduto auditivo interno (CAI) é normalmente desenvolvido, e o vestíbulo dilatado ocupa localização normal na parte posterolateral do fundo. Na cavidade comum, o CAI entra na cavidade no seu centro. Em alguns pacientes, pode ser muito difícil distinguir entre essas entidades.

ANOMALIAS DA CÓCLEA

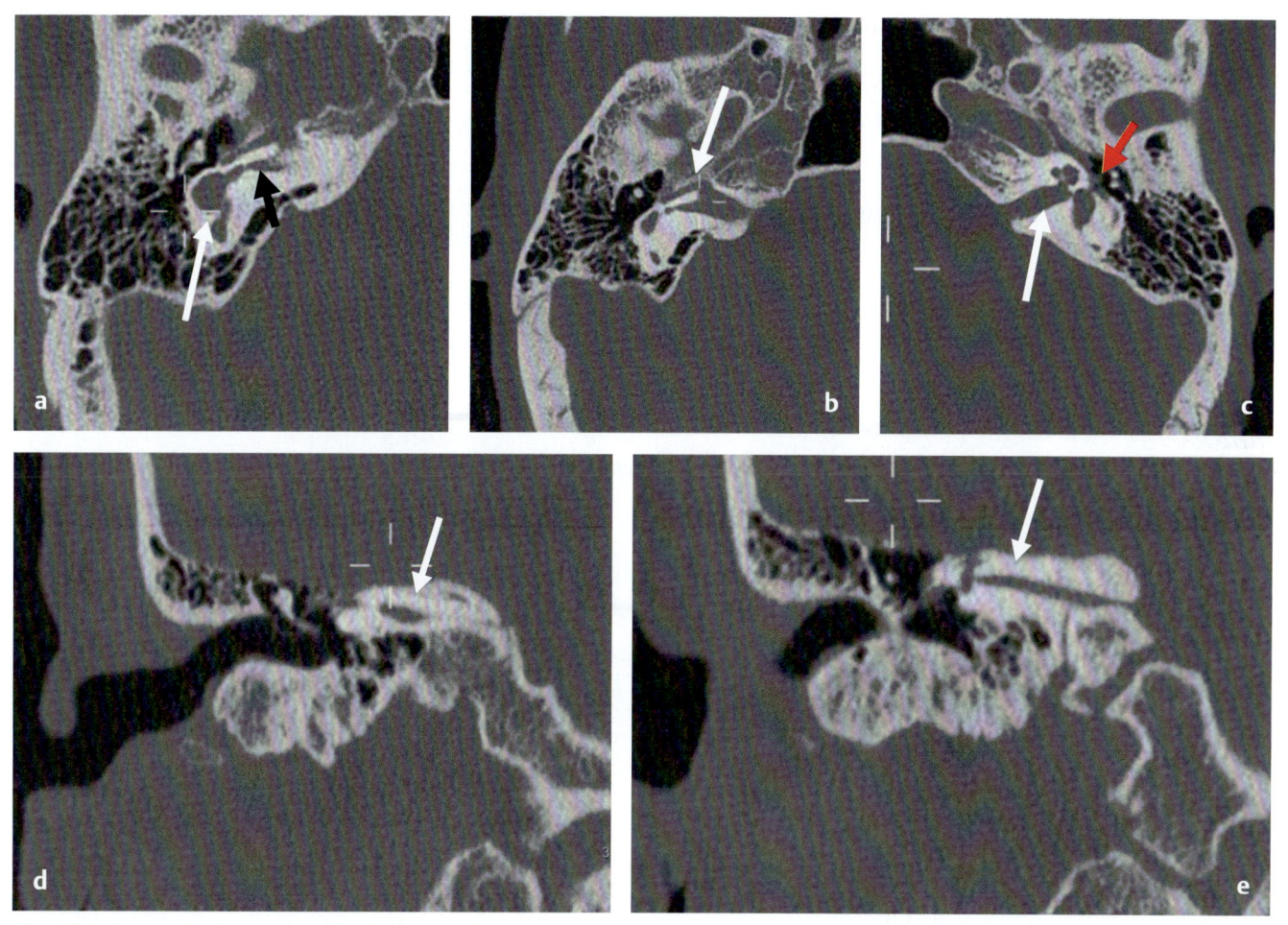

Fig. 5-6. Aplasia da cóclea com vestíbulo dilatado. TC axial (**a**): aplasia da cóclea com vestíbulo dilatado. Não se identifica a cóclea direita. Vestíbulo dilatado e canais semicirculares rudimentares (seta branca longa) localizam-se posterolateralmente ao CAI (seta preta curta). (**b**): o canal do nervo facial deixa o CAI no fundo do conduto e localiza-se mais anteriormente que o habitual (seta). (**c**): Conduto auditivo interno e estruturas do labirinto ósseo normalmente desenvolvidos à esquerda (setas). TC coronal. O CAI direito se divide em dois condutos, o mais anterior corresponde ao canal do nervo facial (seta em **d**), e o mais posterior corresponde ao CAI propriamente dito (seta em **e**).

CAVIDADE COMUM (FIGS. 5-7 E 5-8)

É definido como uma câmara única, ovoide ou redonda, representando cóclea e vestíbulo

Teoricamente, essa estrutura possui estruturas neurais cocleares e vestibulares na sua parede. Mas não é possível determinar o percentual de cada tipo de fibra

Pode ter canais semicirculares ou com partes rudimentares

O CAI geralmente entra na cavidade em seu centro

Diagnóstico diferencial: aplasia coclear com vestíbulo dilatado

Perda auditiva neurossensorial profunda

O paciente pode ter ganho auditivo pequeno com uso de aparelho auditivo, sendo útil para fazer o diagnóstico diferencial com a aplasia coclear com vestíbulo dilatado

O implante coclear pode ser indicado, mas normalmente os resultados não são totalmente adequados

Eletrodos perimodiolares estão contraindicados, porque os neurônios estão localizados na periferia da cavidade e não no centro

Maior risco de migração do feixe de eletrodos para o conduto auditivo interno

Em crianças implantadas com pouco ganho auditivo, pode ser indicado o implante de tronco encefálico

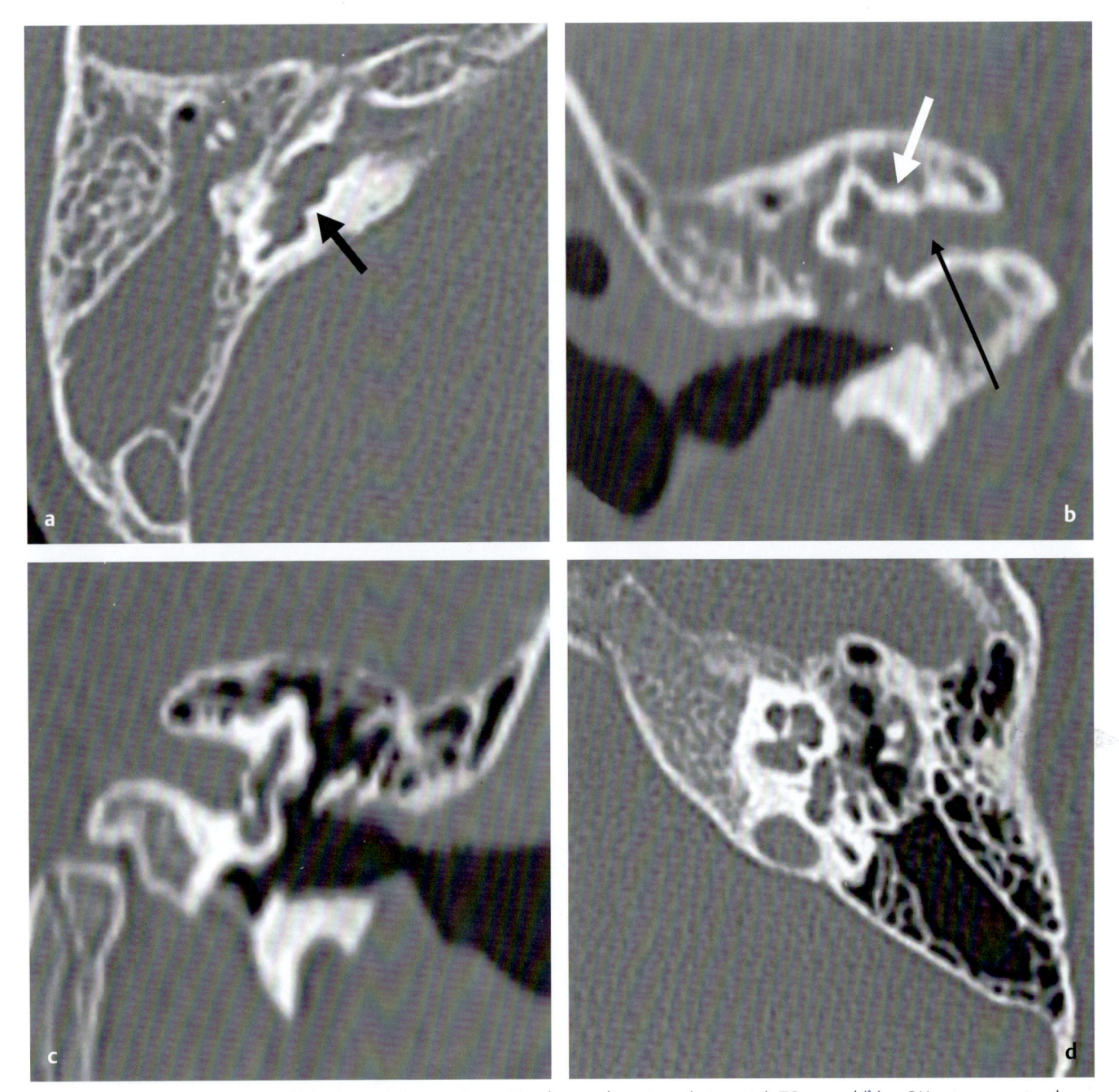

Fig. 5-7. Cavidade comum. TC axial (**a**): câmara única, canais semicirculares rudimentares (seta curta). TC coronal (**b**): o CAI entra no centro da cavidade (seta longa), solução de continuidade com o fundo do CAI à direita, acúmulo de secreção em células da mastoide e cavidade timpânica à direita. Labirinto ósseo normal à esquerda (**c, d**). (Cortesia Dr. Frederico Guimarães.)

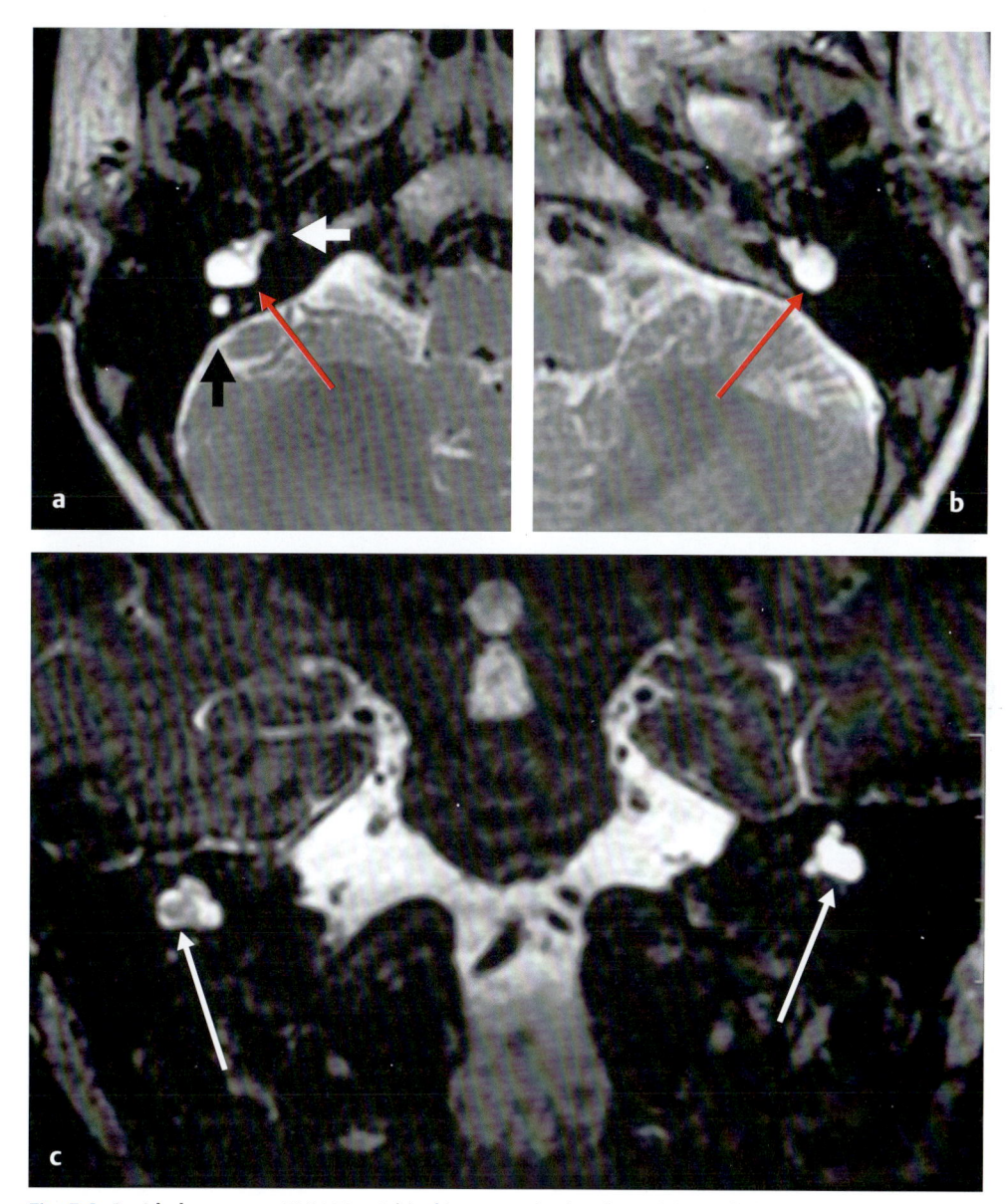

Fig. 5-8. Cavidade comum. RNM T2 axial (**a**, **b**) e coronal volumétrico (**c**): cavidade comum bilateral (setas longas), canais semicirculares rudimentares (setas curtas).

HIPOPLASIA COCLEAR

Na hipoplasia coclear e nas partições incompletas, há clara diferenciação entre cóclea e vestíbulo. A hipoplasia coclear representa um grupo de malformações em que as dimensões externas são menores que as de uma cóclea normal com várias deformidades de arquitetura interna. Na cóclea menor, geralmente é difícil contar o número de voltas com TC e/ou RNM. Mas a definição de "cóclea com 1,5 volta" deve ser usada para hipoplasia (particularmente tipo III), em vez da partição incompleta do tipo II. Foram definidos quatro tipos diferentes de hipoplasia coclear (Quadro 5-3 e Figs. 5-9 a 5-13).

O tratamento de pacientes com hipoplasia coclear pode ser desafiador. A maioria dos pacientes tem perda auditiva severa à profunda. Entretanto, podem apresentar diferentes limiares no teste audiométrico, como perda auditiva neurossensorial leve-profunda, condutiva ou mista. A tomada de decisão sobre as opções de amplificação pode ser difícil, particularmente em pacientes com nervo coclear hipoplásico. Durante a cirurgia de IC, a má posição do nervo facial é esperada devido a anormalidades associadas dos canais semicirculares (particularmente do lateral). Na cóclea hipoplásica, o promontório pode não ter a protuberância usual e ser difícil identificar o promontório e a janela redonda através do recesso facial. Nessas situações, uma abordagem transcanal adicional pode ser necessária para expor a cóclea hipoplásica.

A deficiência do nervo coclear é frequentemente observada em pacientes com HC. A melhor opção nesses casos é realizar IC no lado com nervo coclear mais bem desenvolvido ou com melhores achados audiológicos. Se houver desenvolvimento auditivo e de linguagem limitado com IC, o implante de tronco encefálico deve ser considerado.

Quadro 5-3. Tipos de Hipoplasia Coclear

Tipos de hipoplasia coclear	Características
Tipo I (cóclea em broto)	Cóclea é um pequeno broto, de forma redonda ou ovoide, decorrente do CAI. A arquitetura interna está severamente deformada. Modíolo e septos interescalares não podem ser identificados Perda auditiva profunda Não indicado IC
Tipo II (cóclea hipoplásica)	A cóclea tem dimensões menores com modíolo e septos interescalares defeituosos, mas com contorno externo normal. Pode haver ausência completa de modíolo, criando uma ampla conexão com o CAI, tornando possível o gusher e a migração do eletrodo do IC para o CAI. O aqueduto vestibular pode estar aumentado e o vestíbulo pode estar dilatado. Eles podem ter meningite recorrente por causa da platina que é defeituosa Perda auditiva neurossensorial é mais comum Casos com indicação de IC tem maior risco de gusher
Tipo III (cóclea com menos de 2 voltas)	A cóclea tem menos voltas (menos de 2 voltas) com um modíolo curto. O comprimento total dos septos interescalares é reduzido. O contorno interno (modíolo, septos interescalares) e externo é semelhante ao de uma cóclea normal, com menor número de voltas e dimensões menores. O vestíbulo e os canais semicirculares são geralmente hipoplásicos. A abertura coclear pode ser hipoplásica ou aplástica Perda auditiva neurossensorial, condutiva ou mista por fixação da do estribo Tratamento varia entre AASI, estapedotomia e Implante coclear, a depender da avaliação
Tipo IV (cóclea com curvas médias e apicais hipoplásicas)	A cóclea tem um giro basal normal, mas os giros médio e apical são severamente hipoplásicos e localizados anterior e medialmente, em vez de em sua posição central normal. O segmento labiríntico do nervo facial geralmente está localizado anteriormente à cóclea, e não em sua localização normal. Perda auditiva neurossensorial, condutiva ou mista por fixação do estribo Tratamento varia entre AASI, estapedotomia e Implante coclear, a depender da avaliação

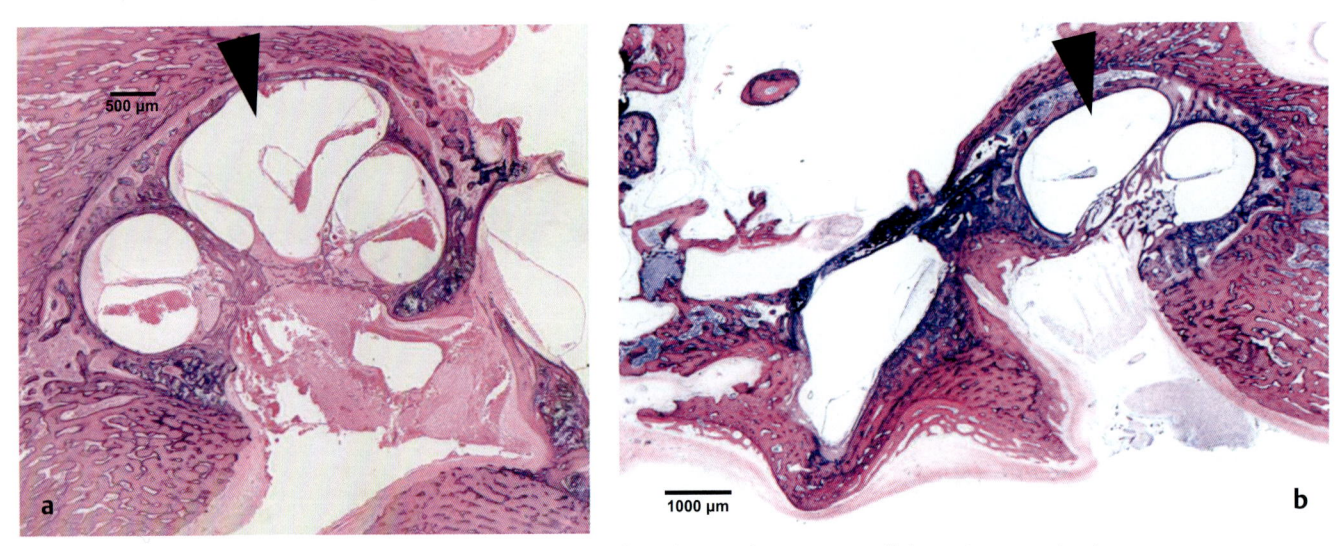

Fig. 5-9. Histologia do osso temporal. Osso temporal direito, com hipoplasia coclear tipo II, modíolo praticamente inexistente e com septos interescalares defeituosos (**a**). Osso temporal esquerdo, com hipoplasia coclear tipo III, apresentando menos de duas voltas (**b**).

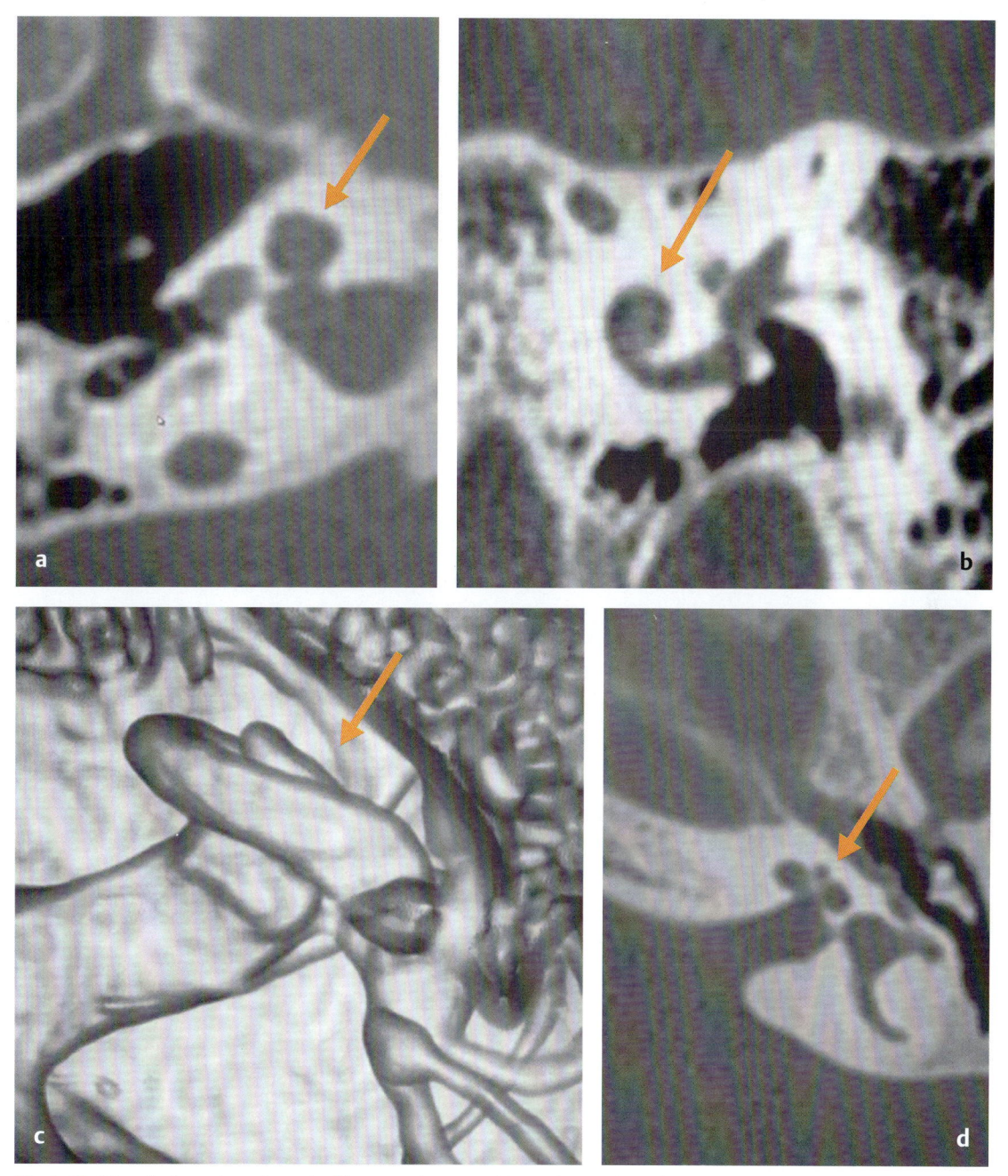

Fig. 5-10. Hipoplasia coclear tipo II (**a**, **b**): TC axial e coronal (setas laranjas): cóclea com pequenas dimensões, com arcabouço externo preservado, sem modíolo. **Hipoplasia coclear tipo III** (**c**, **d**): TC axial (seta laranja em **d**): cóclea com pequenas dimensões, com arcabouço externo preservado, modíolo parcialmente identificado. TC 3D (seta laranja em **c**): cóclea com pequenas dimensões, com arcabouço externo preservado e modíolo parcialmente individualizado.

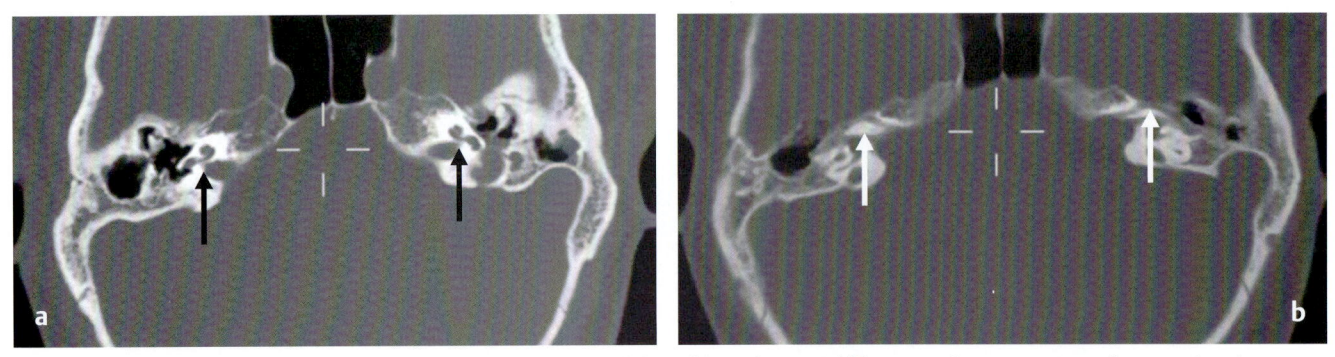

Fig. 5-11. Hipoplasia coclear. TC axial (**a**): hipoplasia coclear tipo IV bilateral (setas). TC axial (**b**): nervos faciais anteriorizados, com ângulo entre as porções labiríntica e timpânica mais alargadas (setas).

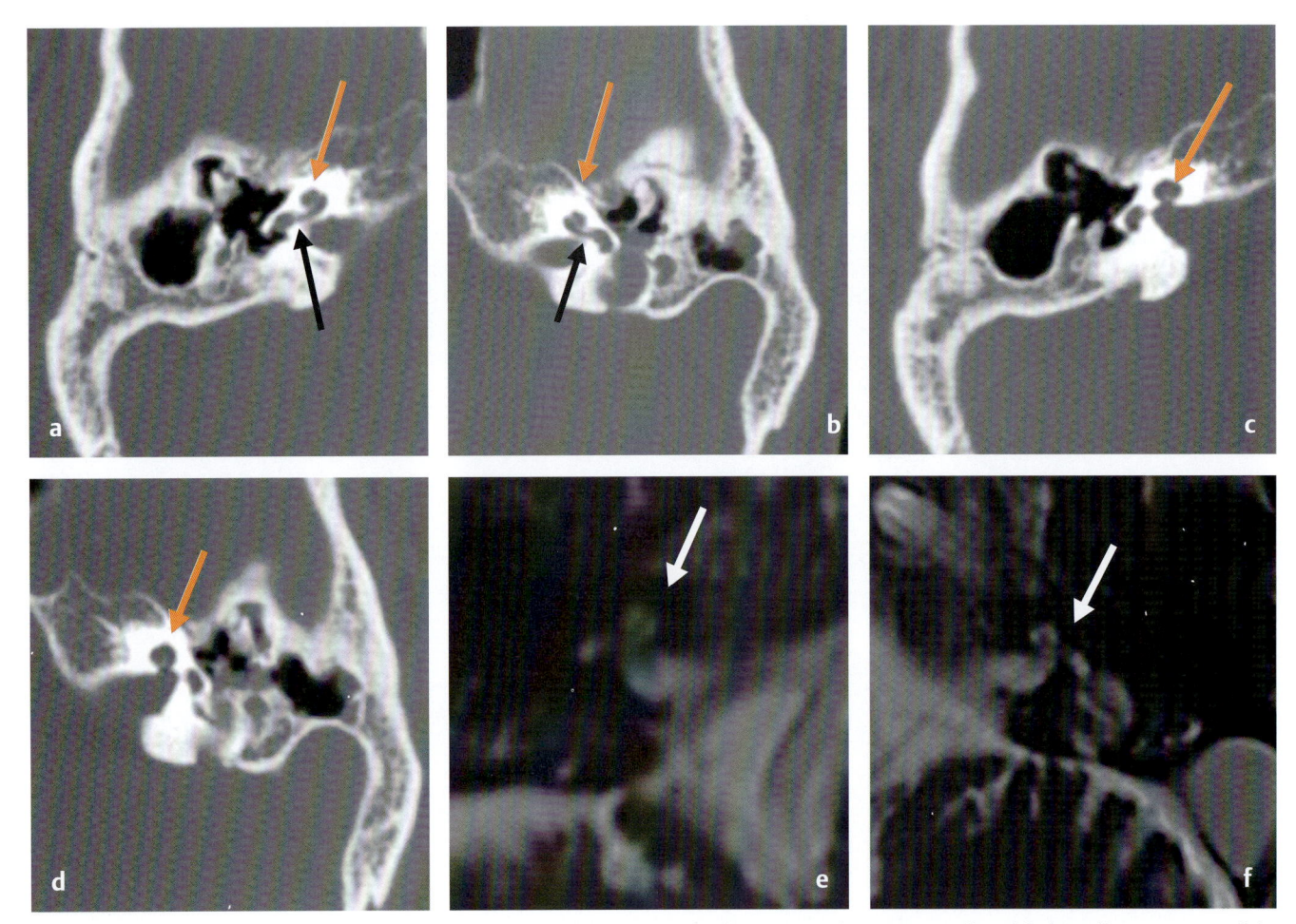

Fig. 5-12. Hipoplasia coclear tipo IV. TC axial (**a, b**): espira basal da cóclea normal (setas pretas), espiras apical e média hipoplásicas, sem modíolo (setas laranjas). TC axial (**c, d**): espiras apical e média hipoplásicas, sem modíolo. RNM axial volumétrica FIESTA (**e, f**): espira basal da cóclea normal, espiras apical e média hipoplásicas, sem modíolo (setas brancas).

ANOMALIAS DA CÓCLEA

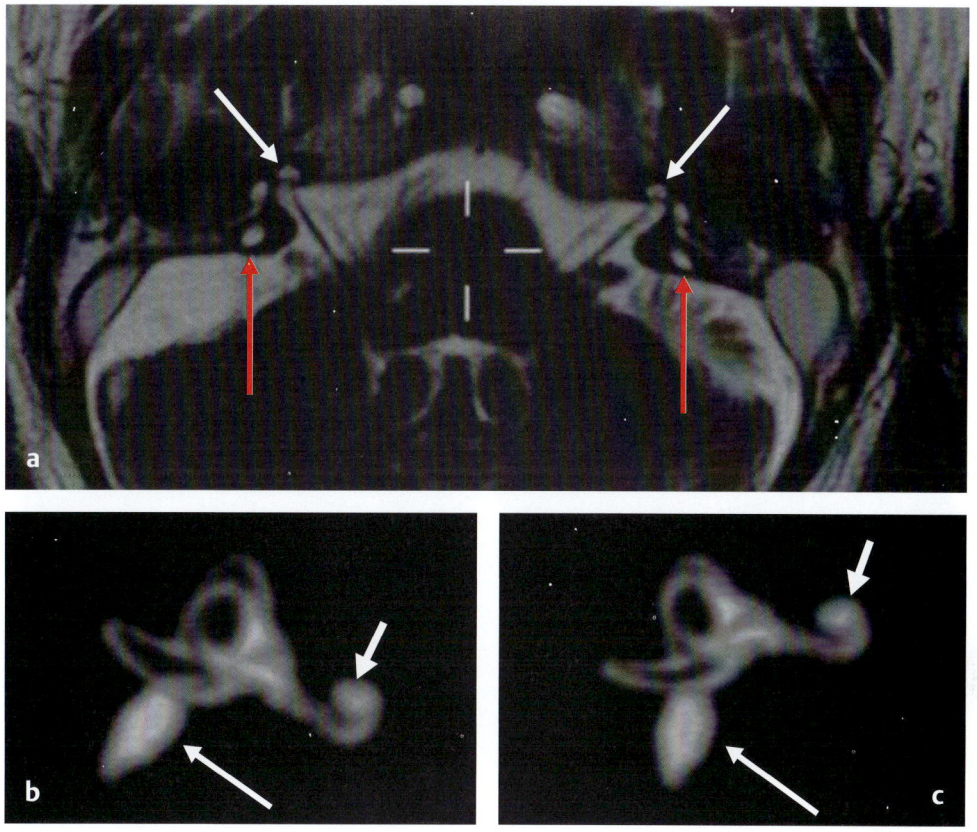

Fig. 5-13. Hipoplasia coclear tipo IV. RNM axial volumétrica FIESTA (**a**): cócleas hipoplásicas, sem modíolo (setas brancas); sacos endolinfáticos alargados (setas vermelhas). (**b**, **c**) RNM 3D: cócleas hipoplásicas (setas curtas e largas); sacos endolinfáticos alargados (setas longas).

PARTIÇÃO INCOMPLETA

As anomalias de partição incompletas representam um grupo de malformações cocleares onde há uma clara diferenciação entre cóclea e vestíbulo, com dimensões externas normais e vários defeitos de arquitetura interna. Partições incompletas constituem 41% das malformações de orelha interna. Existem três tipos diferentes de grupos de partição incompletos de acordo com o defeito no modíolo e nos septos interescalares.

Partição Incompleta Tipo I (PI-I) "Malformação Cística Cocleovestibular" (Figs. 5-14 a 5-17)

Representam aproximadamente 20% das malformações de orelha interna

Dimensões externas (altura e comprimento) de uma cóclea PI-I são semelhantes aos casos normais

A cóclea é acompanhada por um vestíbulo dilatado e aumentado

O aumento do aqueduto vestibular é muito raro

Pode haver um defeito entre o CAI e a cóclea devido à anormalidade do desenvolvimento da abertura coclear e à ausência do modíolo, e o liquor pode preencher completamente a cóclea

Pacientes têm maior risco de meningite recorrente e fístula liquórica espontânea devido a um defeito na platina e que permite o surgimento de um cisto que facilita a comunicação com a orelha média

A maioria dos pacientes com PI-I tem perda auditiva neurossensorial severa à profunda. Eles são quase sempre candidatos a IC, mas há o maior risco de *gusher*

Risco aumentado de aplasia do nervo coclear, sendo indicado o implante auditivo de tronco encefálico neste caso

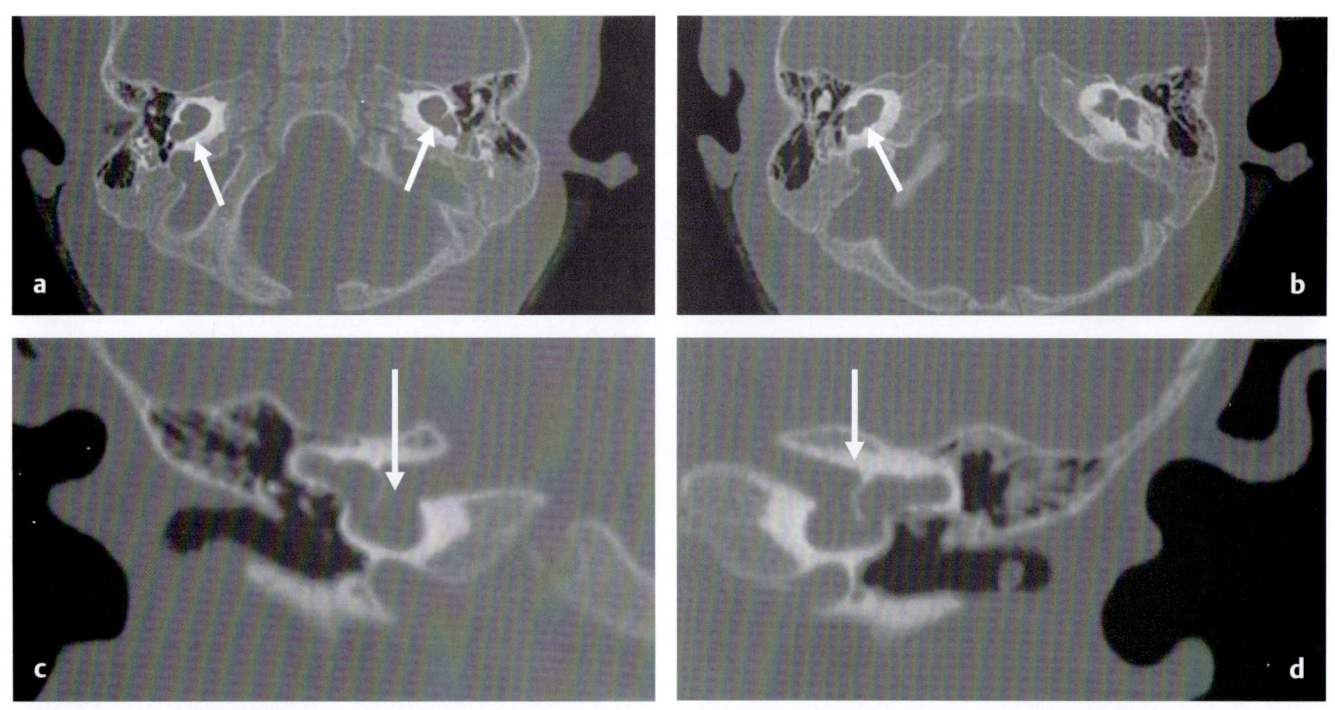

Fig. 5-14. Partição incompleta tipo I. TC axial e coronal: partição incompleta tipo I (setas curtas em **a**, **b**); solução de continuidade com o fundo dos CAI (setas longas em **c**, **d**).

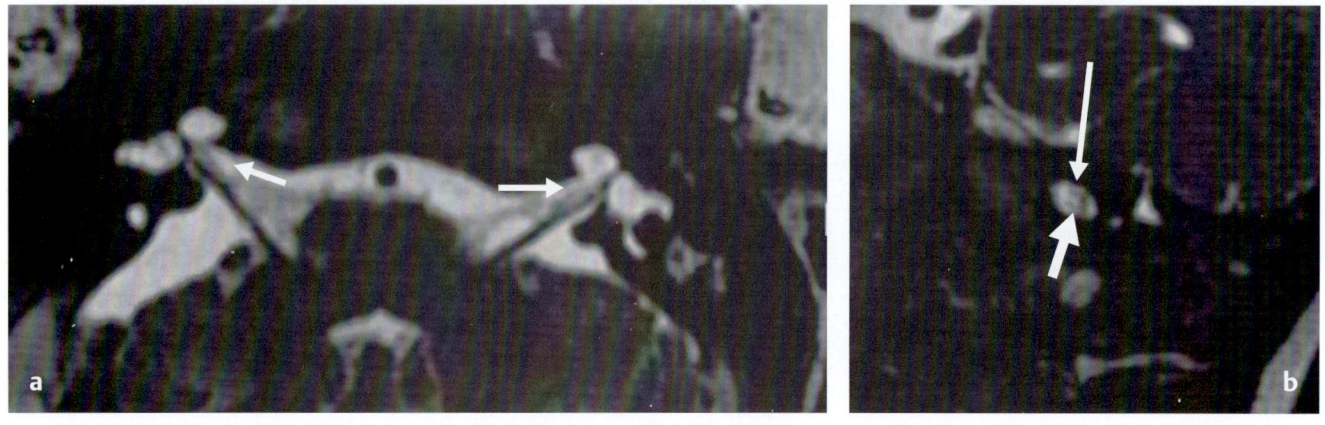

Fig. 5-15. Partição incompleta tipo 1. RNM axial volumétrico (**a**): partição incompleta tipo I. Nervos cocleares hipoplásicos (setas). RNM sagital volumétrico (**b**): nervo facial hipoplásico no quadrante supero anterior (seta longa), nervo coclear hipoplásico no quadrante anteroinferior (setas curta e larga).

ANOMALIAS DA CÓCLEA

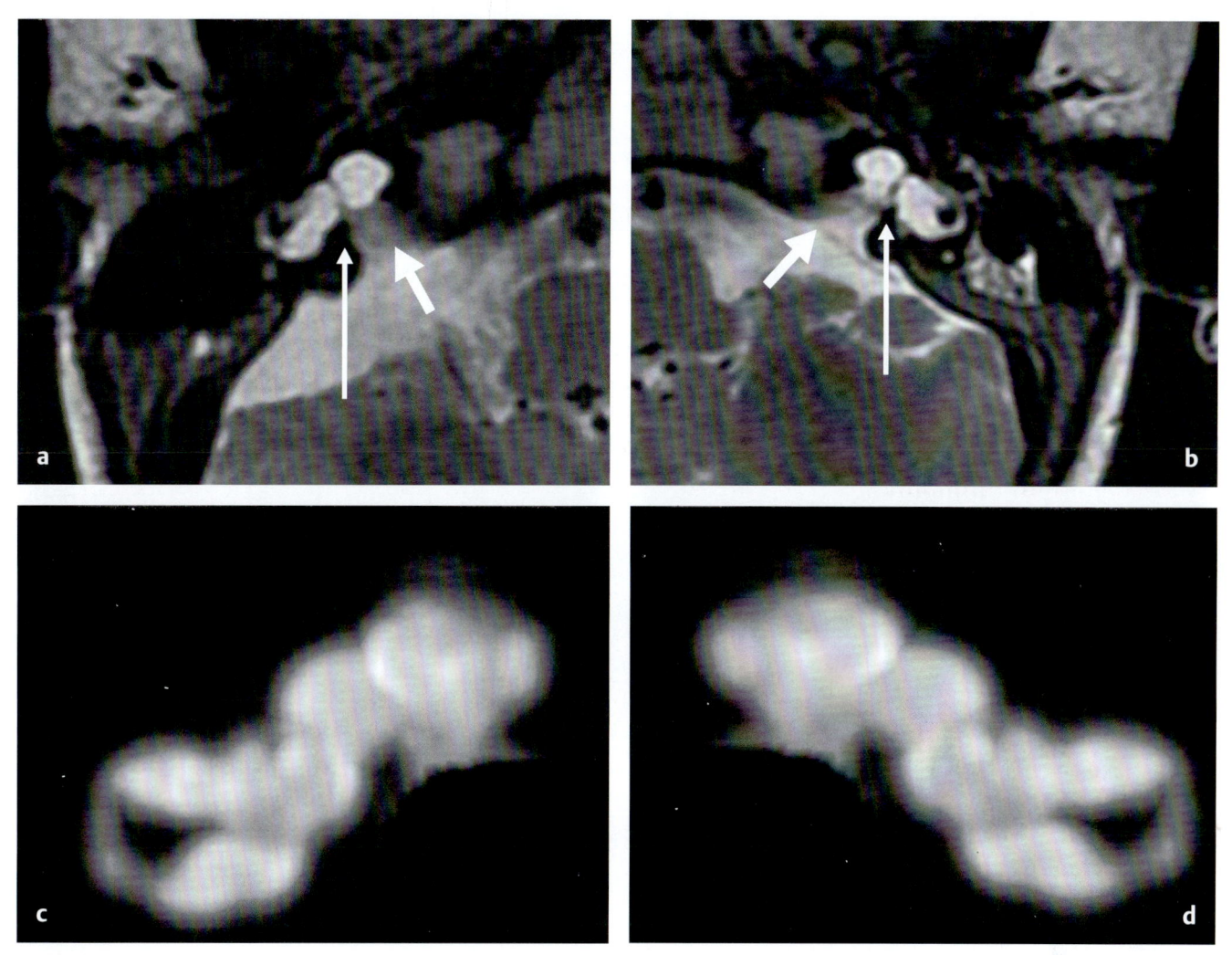

Fig. 5-16. Partição incompleta tipo I. RNM axial T2 (**a**, **b**): partição incompleta tipo I, são individualizadas duas câmaras (setas longas) e canais semicirculares rudimentares. Os condutos auditivos internos se abrem no centro das cócleas (setas curtas). (**c**, **d**): reconstrução 3D com reformação sagital oblíqua (nervos cocleares hipoplásicos).

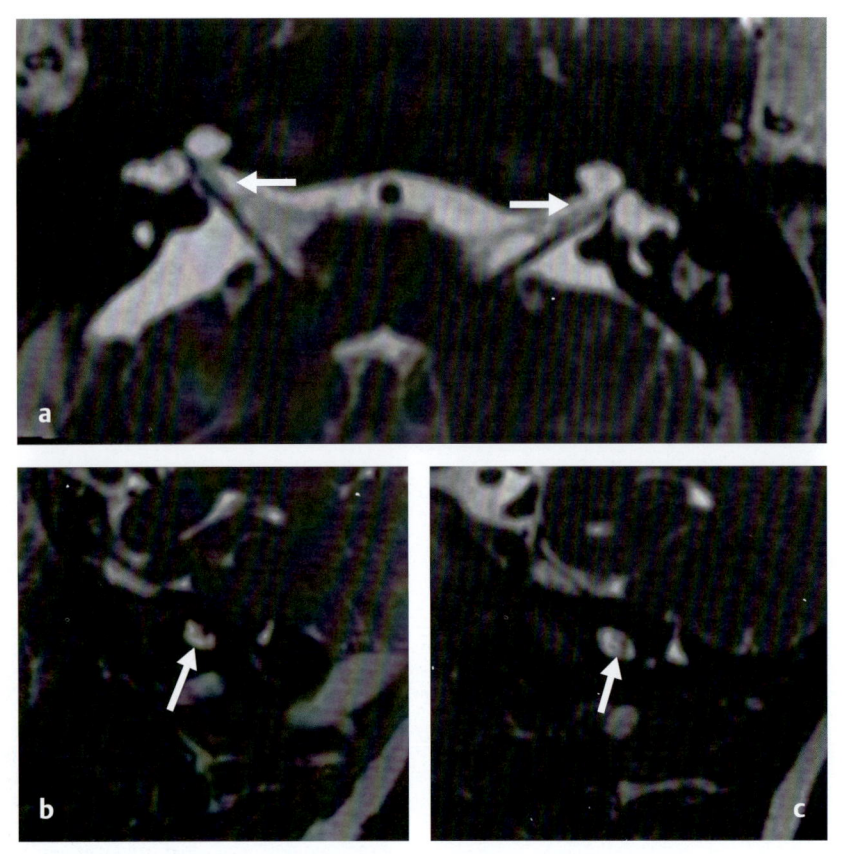

Fig. 5-17. (a-c) **Partição incompleta tipo I.** RNM imagens volumétricas nos planos axial e sagital oblíquo: nervos cocleares hipoplásicos (setas).

Tipo de Partição Incompleta Tipo II (Fig. 5-18)

Parte apical do modíolo é defeituosa
A parte apical do modíolo e os septos interescalares correspondentes são defeituosos, dando ao ápice da cóclea uma aparência cística devido à confluência dos giros médio e apical
Esses pacientes não apresentam um nível auditivo característico, pois o teste audiométrico do limiar varia de normal a profundo
A perda auditiva geralmente é progressiva e flutuante. Também é possível ser súbita (principalmente em pacientes que sofreram traumatismo cranioencefálico, mesmo que seja leve)
Pode ocorrer um *gap* aéreo-ósseo, particularmente em baixas frequências, devido a um efeito de "terceira janela" do AVA e pode se assemelhar aos achados audiométricos da síndrome de deiscência do canal superior. Em alguns casos, pode levar o cirurgião a indicar, erroneamente, estapedotomia
A timpanometria é normal na ausência de otite média, e os reflexos acústicos geralmente estão presentes
Nos casos de IC, há maior risco de fístula e *gusher*

ANOMALIAS DA CÓCLEA

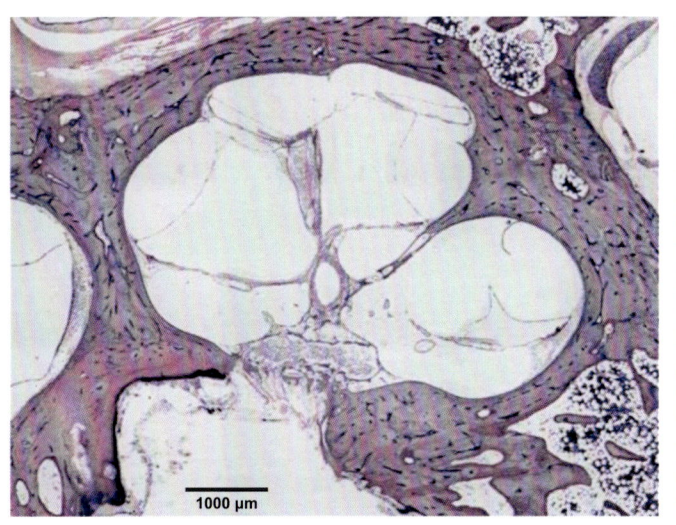

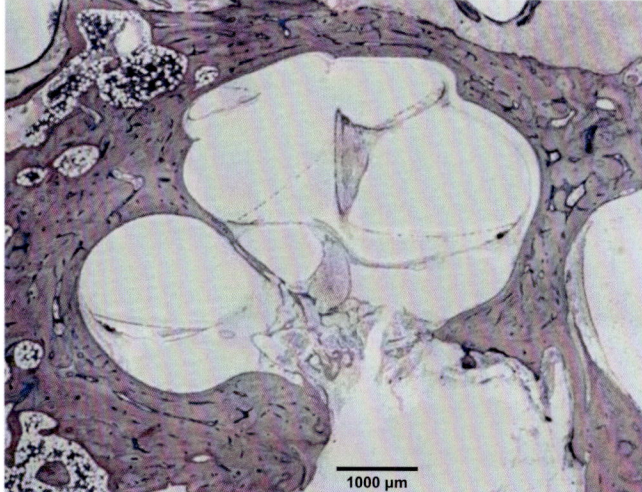

Fig. 5-18. Histologia do osso temporal. Demonstração da partição incompleta tipo II, bilateral, com configuração cística da região entre giros médio e apical.

Esta anomalia foi originalmente descrita por Carlo Mondini, juntamente com um vestíbulo minimamente dilatado e um aqueduto vestibular aumentado (AVA) que constituem a tríade da deformidade de Mondini. O termo "Mondini" deve ser utilizado somente se a tríade de malformações mencionada anteriormente estiver presente (Figs. 5-19 a 5-24). As dimensões externas da cóclea (altura e diâmetro) são semelhantes às observadas em casos normais. Portanto, não é correto definir essa anomalia como uma cóclea com 1,5 volta. O termo "cóclea com 1,5 volta" deve ser usado apenas para hipoplasia coclear do tipo III.

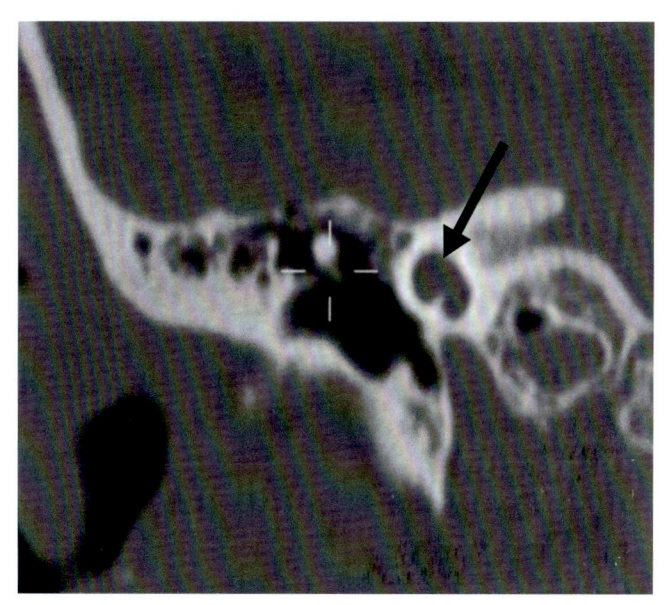

Fig. 5-19. Partição incompleta tipo II. TC coronal: não se identifica o modíolo no ápice da cóclea direita, configuração habitual da espira basal da cóclea direita.

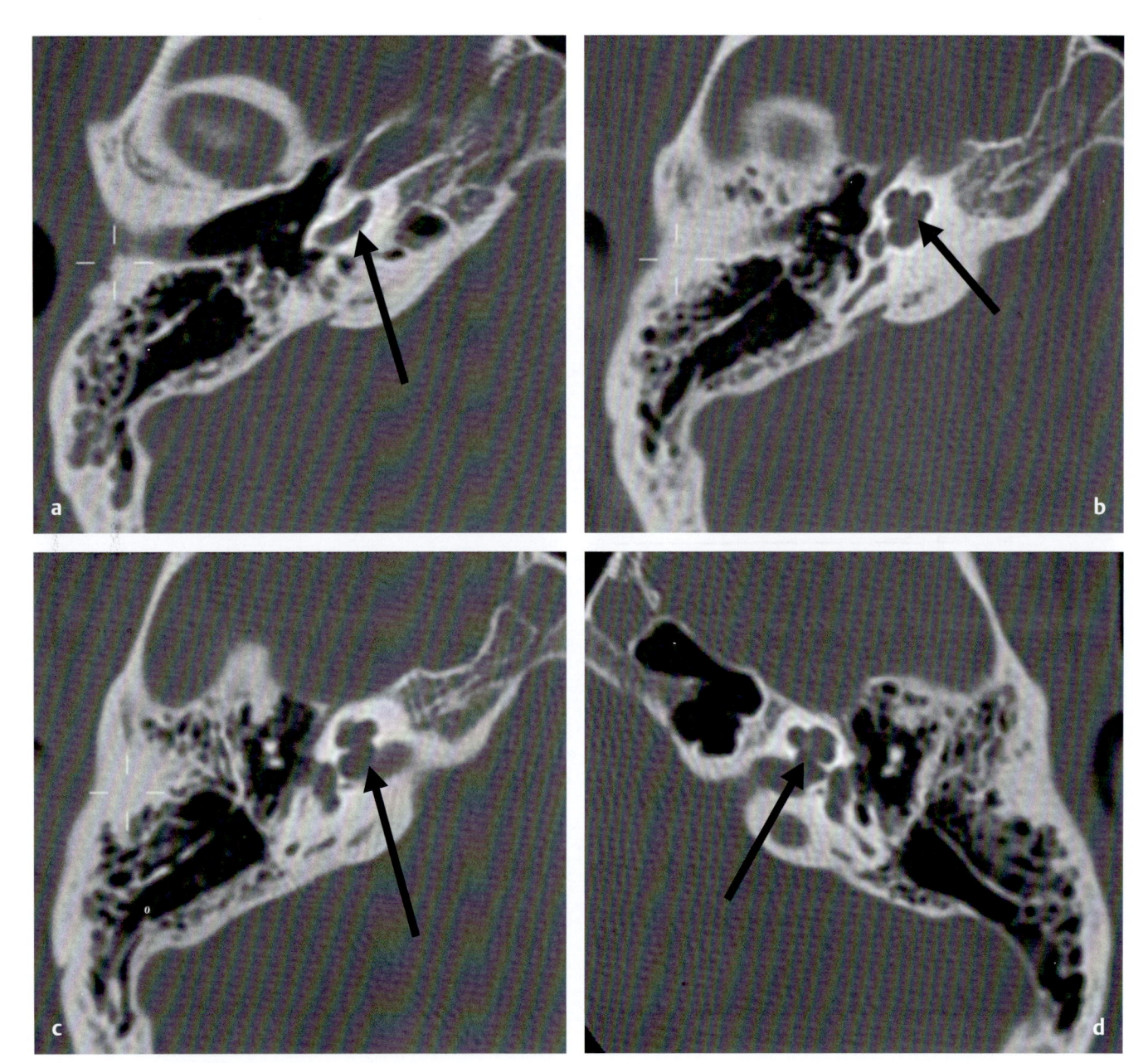

Fig. 5-20. Partição incompleta tipo II. TC axial: não se identifica o modíolo no ápice da cóclea direita, configuração habitual da espira basal da cóclea direita (**a-c**). Modíolo normal na cóclea esquerda (**d**).

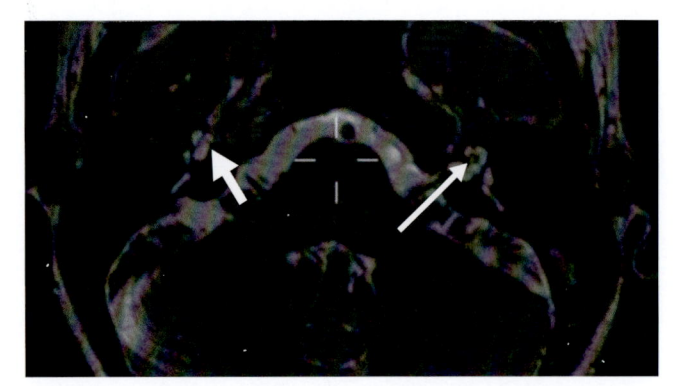

Fig. 5-21. Partição incompleta tipo II. RNM axial volumétrica: não se observa o modíolo nas espiras apical e média da cóclea direita (setas curta e larga), modíolo normal na cóclea esquerda (seta longa).

ANOMALIAS DA CÓCLEA

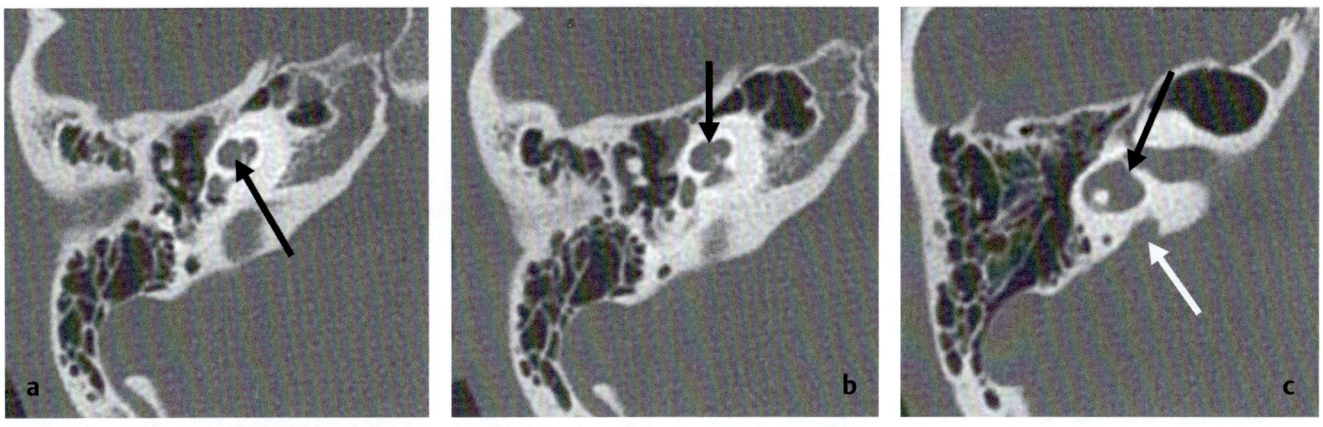

Fig. 5-22. Partição incompleta tipo II, Mondini. TC axial (a, b – setas pretas): não se observa modíolo nas espiras apical e média da cóclea direita. TC axial (c): aqueduto vestibular alargado (seta branca).

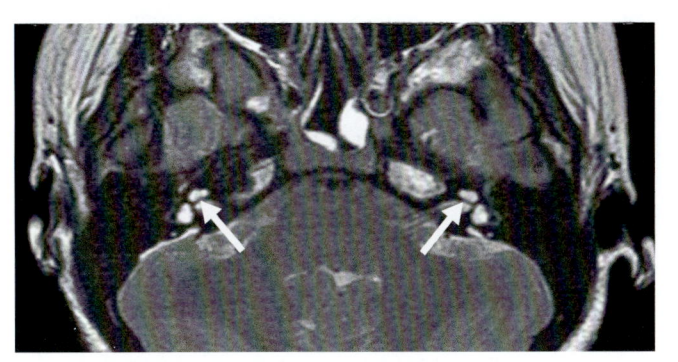

Fig. 5-23. Partição incompleta tipo II, Mondini: RNM axial T2, setas mostram ausência de modíolo na espira apical.

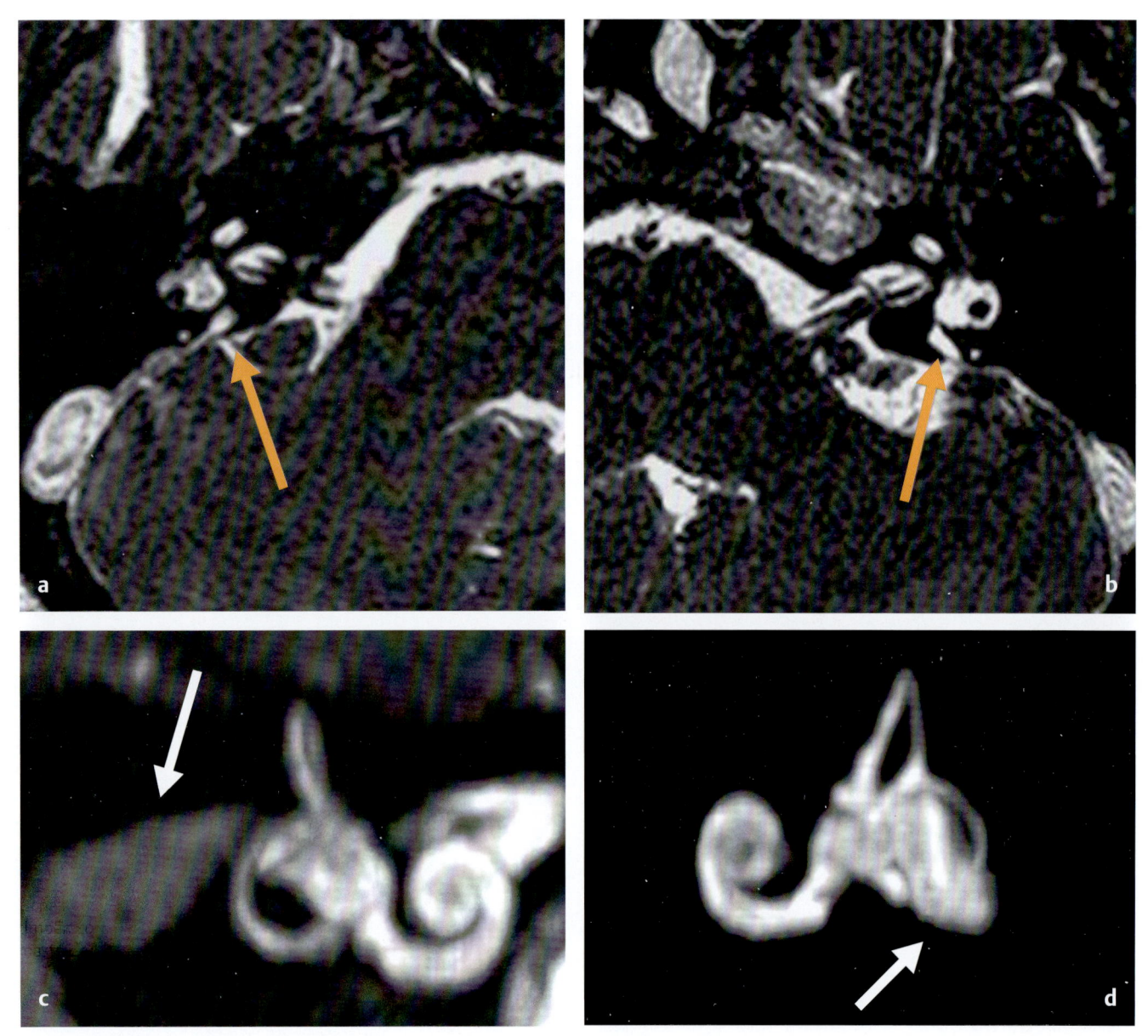

Fig. 5-24. Partição incompleta tipo II, Mondini. Axial volumétrico FIESTA (**a**, **b**), setas indicam ductos e sacos endolinfáticos alargados. 3D labirinto membranoso (**c**, **d**): sacos endolinfáticos alargados.

Tipo de Partição Incompleta III (PI-III) (Fig. 5-25)

A cóclea tem septos interescalares, mas o modíolo está completamente ausente

A malformação coclear PI-III é o tipo de anomalia presente na surdez ligada ao cromossomo X

É a forma mais rara de casos de partição incompleta (cerca de 2%)

Cápsula ótica ao redor do labirinto membranoso é mais fina quando comparada a uma cóclea normal. Em vez das três camadas usuais, provavelmente a segunda e a terceira camadas estão ausentes ou muito finas. A camada endosteal mais interna parece estar espessada sem as camadas endocondrais e periosteal externas

O segmento labiríntico do nervo facial está localizado quase acima da cóclea, em vez de fazer uma curva suave em torno da rotação basal em secções axiais

A perda auditiva pode ser mista ou sensorioneural profunda, moderada à profunda. O componente condutivo pode ser devido à cápsula ótica fina e pode-se assemelhar à fixação estapediana. A cirurgia do estribo é contraindicada neste grupo, pois pode levar a *gusher* e piora dos limiares auditivos

Pacientes com perda auditiva mista ou neurossensorial moderada à severa podem ser tratados com aparelhos auditivos

Pacientes com perda auditiva profunda são candidatos a IC. Devido à ausência de defeito no modíolo base coclear, todos os pacientes com PI-III têm *gusher* grave durante a cirurgia de IC, e há uma chance muito alta de migração do eletrodo no CAI. A posição do eletrodo deve ser verificada no intraoperatório em todos os casos de PI-III

Eletrodos perimodiolares devem ser evitados. A fístula espontânea do LCR através da placa do estribo e a meningite recorrente são muito raras na PI-III, apesar do vazamento de alto volume do líquido cefalorraquidiano durante a cirurgia de IC. Isto é provavelmente devido ao desenvolvimento endosteal normal (portanto, uma placa de pé normal) em PI-III

Os casos de PI-III têm nervos cocleares normais. Portanto, o ITC não é indicado neste grupo de partições incompletas

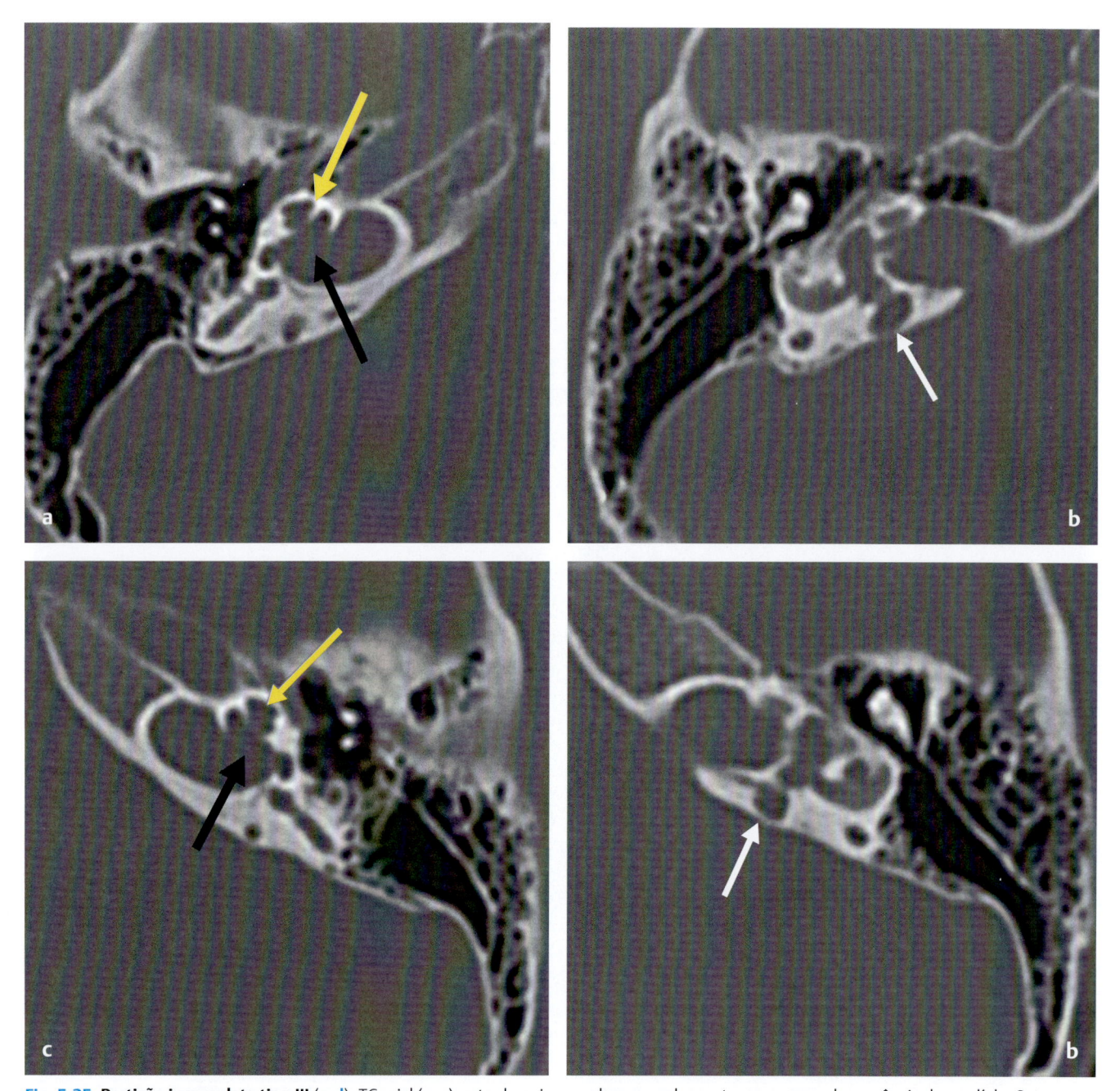

Fig. 5-25. Partição incompleta tipo III (a-d). TC axial (a, c): setas laranjas: arcabouço coclear externo preservado, ausência de modíolo. Setas pretas: ampla comunicação das cócleas com os condutos auditivos internos. TC axial (b, d): setas brancas: aqueduto vestibular alargado em ambos os lados.

BIBLIOGRAFIA

Benchetrit L, Ronner EA, Anne S, Cohen MS. Cochlear implantation in children with single-sided deafness: a systematic review and meta-analysis. JAMA Otolaryngol Head Neck Surg. 2021;147(1):58-69.

Breitsprecher TM, Pscheidl A, Bächinger D, Volkenstein S, Dhanasingh A, Van Rompaey V, et al. Cochlear and Vestibular Volumes in Inner Ear Malformations. Otol Neurotol. 2022;43(8):e814-e819.

Cinar BC, Batuk MO, Tahir E, Sennaroglu G, Sennaroglu L. Audiologic and radiologic findings in cochlear hypoplasia. Auris Nasus Larynx. 2017 Dec;44(6):655-63.

Eftekharian A, Eftekharian K, Mokari N, Fazel M. Cochlear implantation in incomplete partition type I. Eur Arch Otorhinolaryngol. 2019 Oct;276(10):2763-8.

Farhood Z, Nguyen SA, Miller SC, Holcomb MA, Meyer TA, Rizk HG. Cochlear Implantation in Inner Ear Malformations: Systematic Review of Speech Perception Outcomes and Intraoperative Findings. Otolaryngol Head Neck Surg. 2017 May;156(5):783-93.

Isaiah A, Lee D, Lenes-Voit F, Sweeney M, Kutz W, Isaacson B, et al. Clinical outcomes following cochlear implantation in children with inner ear anomalies. Int J Pediatr Otorhinolaryngol. 2017 Feb;93:1-6.

Lo WW. What is a 'Mondini' and what difference does a name make? AJNR Am J Neuroradiol. 1999 Sep;20(8):1442-4.

Mittal Y, Chappity P, Grover M, Gupta G, Pradhan P, Parida PK, et al. Efficacy of endoscopic repair for CSF otorrhoea in children with recurrent meningitis due to incomplete partition type 1. Int J Pediatr Otorhinolaryngol. 2022 Aug;159:111215.

Pamuk G, Pamuk AE, Akgöz A, Bajin MD, Özgen B, Sennaroğlu L. Radiological measurement of cochlear dimensions in cochlear hypoplasia and its effect on cochlear implant selection. J Laryngol Otol. 2021 Jun;135(6):501-7.

Parlak S, Gumeler E, Sennaroglu L, Ozgen B. X-linked deafness/incomplete partition type 3: Radiological evaluation of temporal bone and intracranial findings. Diagn Interv Radiol. 2022 Jan;28(1):50-7.

Sennaroglu L. Cochlear implantation in inner ear malformations--a review article. Cochlear Implants Int. 2010 Mar;11(1):4-41.

Sennaroğlu L, Bajin MD. Classification and Current Management of Inner Ear Malformations. Balkan Med J. 2017 Sep 29;34(5):397-411.

Sennaroglu L, Bajin MD, Pamuk E, Tahir E. Cochlear Hypoplasia Type Four with Anteriorly Displaced Facial Nerve Canal. Otol Neurotol. 2016 Dec;37(10):e407-e409.

Sennaroglu L, Saatci I. A new classification for cochleovestibular malformations. Laryngoscope. 2002 Dec;112(12):2230-41.

Sennaroglu L, Saatci I. Unpartitioned versus incompletely partitioned cochleae: radiologic differentiation. Otol Neurotol. 2004 Jul;25(4):520-9; discussion 529.

Sennaroğlu L, Sennaroğlu G, Yücel E, Bilginer B, Atay G, Bajin MD, et al. Long-term Results of ABI in Children With Severe Inner Ear Malformations. Otol Neurotol. 2016 Aug;37(7):865-72.

Shah S, Walters R, Langlie J, Davies C, Finberg A, Tuset MP, et al. Systematic review of cochlear implantation in patients with inner ear malformations. PLoS One. 2022;17(10):e0275543.

Talbot JM, Wilson DF. Computed tomographic diagnosis of X-linked congenital mixed deafness, fixation of the stapedial footplate, and perilymphatic gusher. Am J Otol. 1994 Mar;15(2):177-82.

ANORMALIDADES DO LABIRINTO POSTERIOR

CAPÍTULO 6

José Fernando Polanski ▪ Sílvia Marçal Benício de Mello

Das estruturas vestibulares acometidas nas afecções congênitas, as alterações do ducto e do saco endolinfático são as mais prevalentes. O saco endolinfático e o aqueduto vestibular são estruturas que têm grandes modificações na fase final do desenvolvimento embrionário e cujo desenvolvimento se estende para a fase pós-natal, podendo se prolongar até os três anos de idade. Por outro lado, os canais semicirculares se desenvolvem no início da idade fetal, depois do utrículo e do sáculo. Assim, as anormalidades tendem a ocorrer com mais frequência nas regiões vestibulares mais periféricas, de desenvolvimento mais tardio (Figs. 6-1 e 6-2).

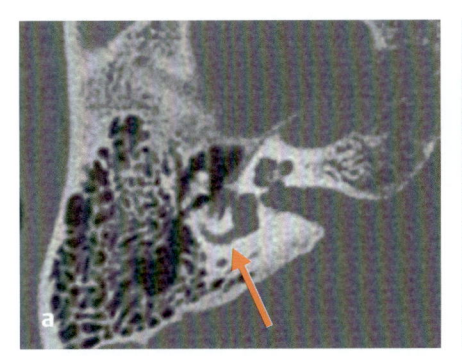

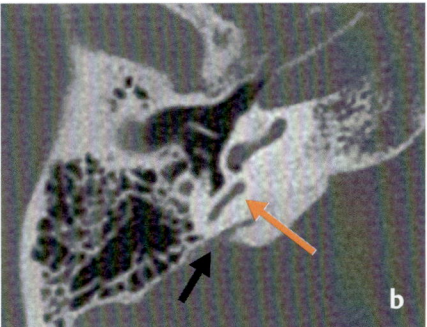

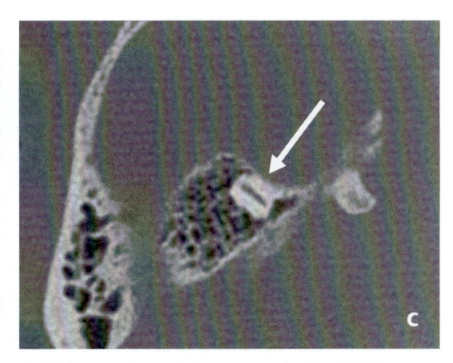

Fig. 6-1. Canais semicirculares – anatomia. TC axial (**a**): canal semicircular lateral (CSL) (seta); TC axial (**b**): canal semicircular posterior (CSP) seta vermelha, aqueduto vestibular (seta preta); TC axial (**c**): canal semicircular superior (CSS) (seta).

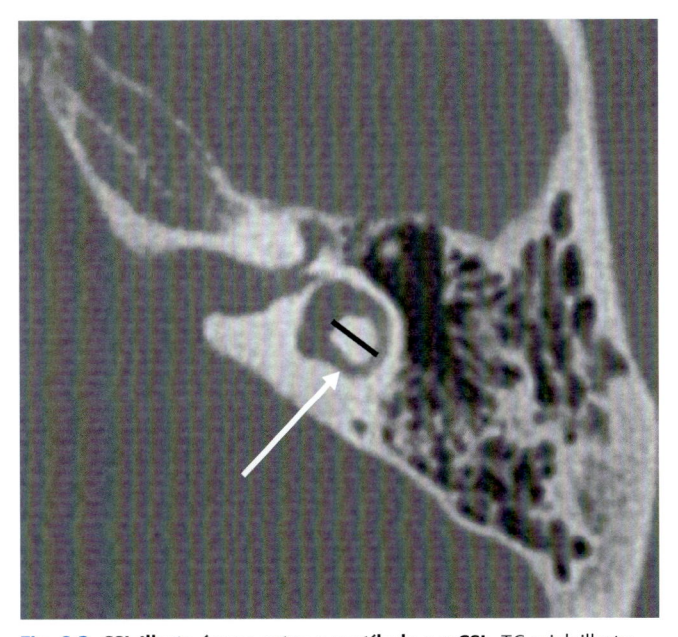

Fig. 6-2. CSL Ilhota óssea entre o vestíbulo e o CSL. TC axial: ilhota óssea entre o vestíbulo e CSL.

DEISCÊNCIA DOS CANAIS SEMICIRCULARES

As deiscências da cápsula ótica e, mais especificamente, dos canais semicirculares causam uma comunicação anormal entre a orelha interna e estruturas próximas. A presença da deiscência adiciona uma terceira comunicação da cápsula ótica com o meio externo a ela, a "terceira janela" (as outras duas são fisiológicas, as janelas oval e redonda). Essa terceira janela explica os sinais e sintomas presentes nessa alteração.

Deiscência do Canal Semicircular Superior

A deiscência do canal semicircular superior (DCSCS) é a entidade clínica otológica importante mais recentemente descrita na literatura, o que só foi possível devido ao aprimoramento das técnicas de imagem do osso temporal. A deiscência se apresenta como uma abertura da cobertura óssea do canal semicircular superior em relação à fossa média craniana.

A alteração óssea que explica a DCSCS teria origem congênita ou no desenvolvimento da cobertura óssea, cuja formação se estende até os primeiros anos de vida. Porém, mesmo estando presente a falha óssea ou adelgaçamento ósseo, os sintomas podem ainda não estar presentes, acreditando-se que a pressão local sobre essa falha é que desencadearia os sintomas, o que normalmente ocorreria na vida adulta (Quadro 6-1).

Quadro 6-1. Principais Manifestações Clínicas

- Manifestações auditivas e vestibulares associadas ou isoladas
- Vertigem, oscilopsia e movimentos oculares induzidos por ruídos intensos (fenômeno de Tullio) ou por modificações de pressão no meato acústico externo (sinal de Hennebert) ou à manobra de Valsalva
- Alterações auditivas diversas e mesmo atípicas: perda neurossensorial, perda condutiva com *gap* aéreo-ósseo, via óssea melhor do que 0 dB, autofonias
- O diagnóstico é por exame tomográfico de alta resolução com reconstrução no plano do canal
- O VEMP (*Vestibular-evoked myogenic potential*) é um exame de potencial elétrico que se apresenta alterado na DCSCS. A resposta ocorre em um limiar inferior ao que acontece em orelhas normais
- A correção da falha óssea melhora os sintomas vestibulares e auditivos

Deiscência do Canal Semicircular Lateral

A deiscência do canal lateral é adquirida e relacionada à erosão causada normalmente por doenças crônicas da mastoide, como a otite média crônica ou otite média crônica colesteatomatosa.

Displasia do Canal Semicircular Lateral

Sob o ponto de vista embriológico, o canal semicircular lateral vai ser o último dos canais semicirculares a se formar e, por isso, seria o mais suscetível a malformações. A forma como normalmente é descrita a alteração displásica do canal lateral é em referência à sua ilha óssea, observada em cortes axiais. A displasia do canal semicircular lateral está associada à presença de perdas auditivas neurossensoriais, condutivas e mistas (Figs. 6-3 a 6-9).

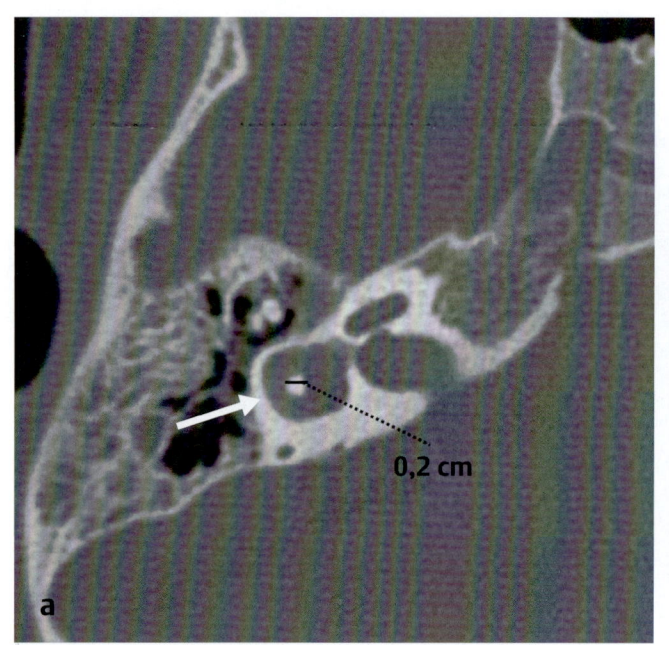

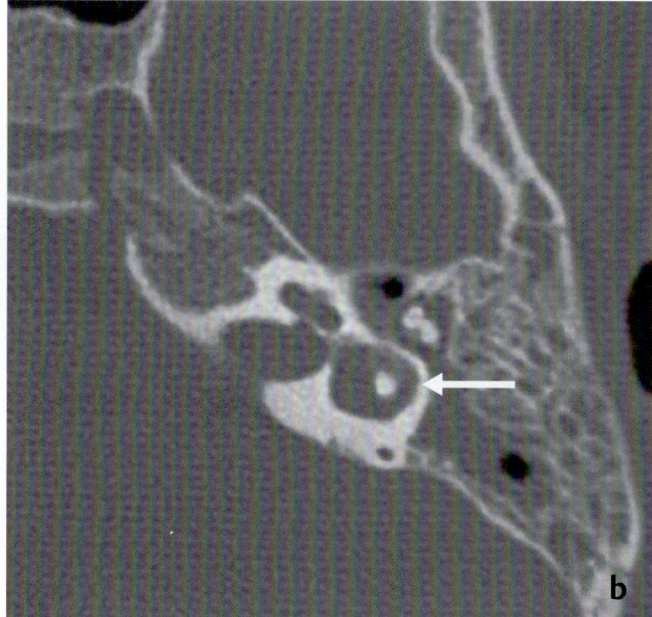

Fig. 6-3. CSL displásicos, encurtados e alargados, ilhota óssea com dimensões reduzidas. TC axial (**a**, **b**): CSL displásicos, ilhotas ósseas com dimensões reduzidas, inferior a 3 mm, vestíbulos alargados.

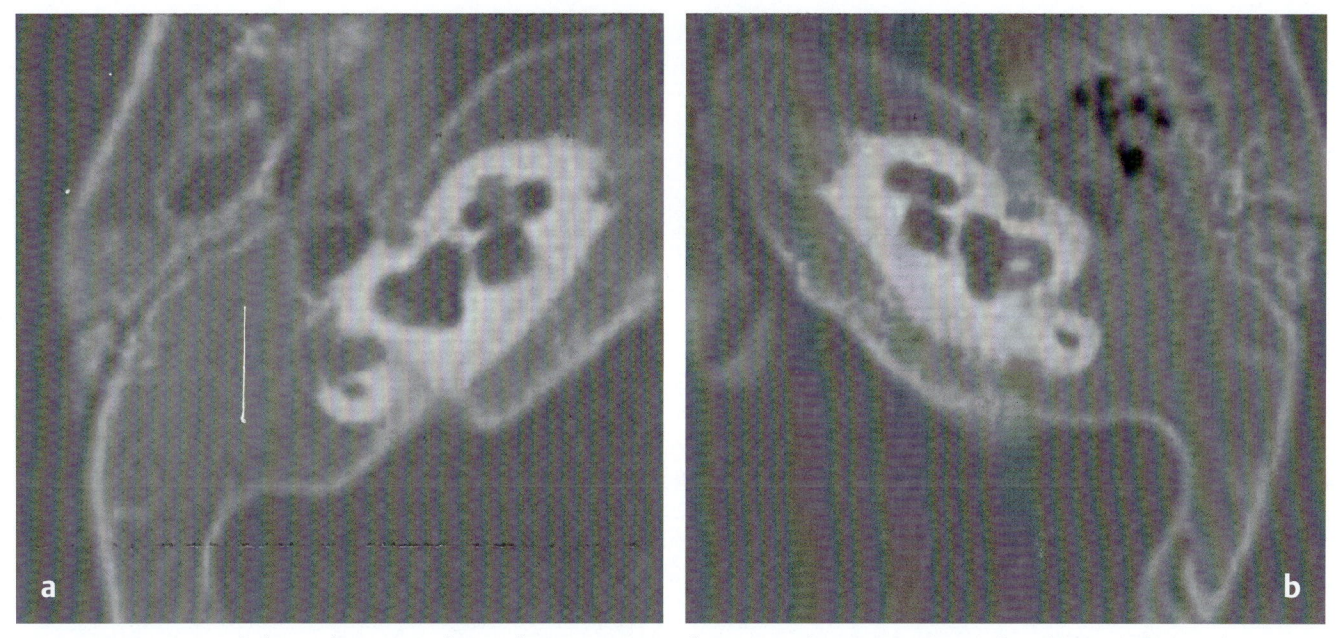

Fig. 6-4. **Paciente com síndrome disruptiva relacionada a uso materno de isotretinoína na gestação**. Displasia dos CSL (a, b) (setas).

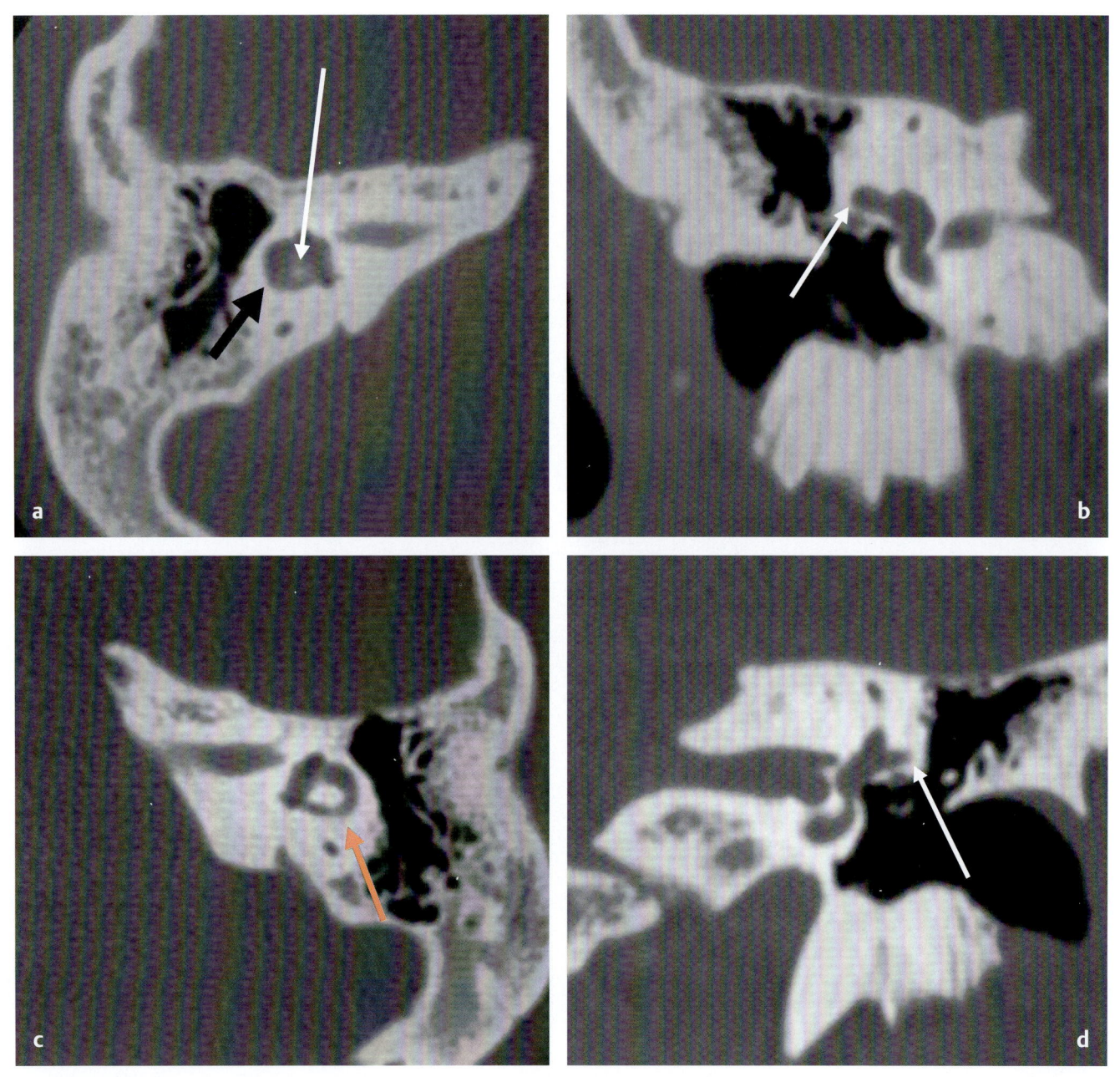

Fig. 6-5. Displasia dos CSL. TC axial e coronal: ilhota óssea com dimensões reduzidas (seta longa branca em **a**), CSL direito encurtado e alargado (seta preta curta em **a** e seta em **b**). TC axial e coronal (**c, d**): CSL esquerdo normal (setas).

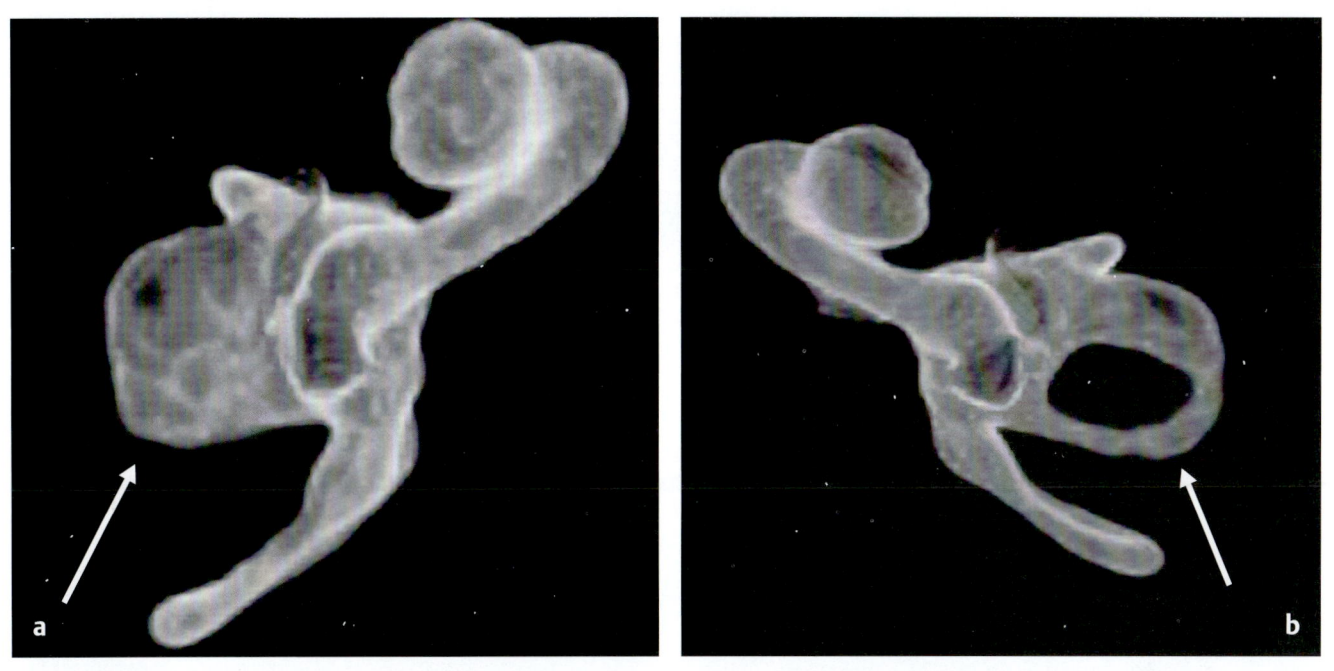

Fig. 6-6. Displasia dos canais semicirculares laterais (CSCL). TC reconstrução 3D: CSCL direito displásico (a) e normal à esquerda (b).

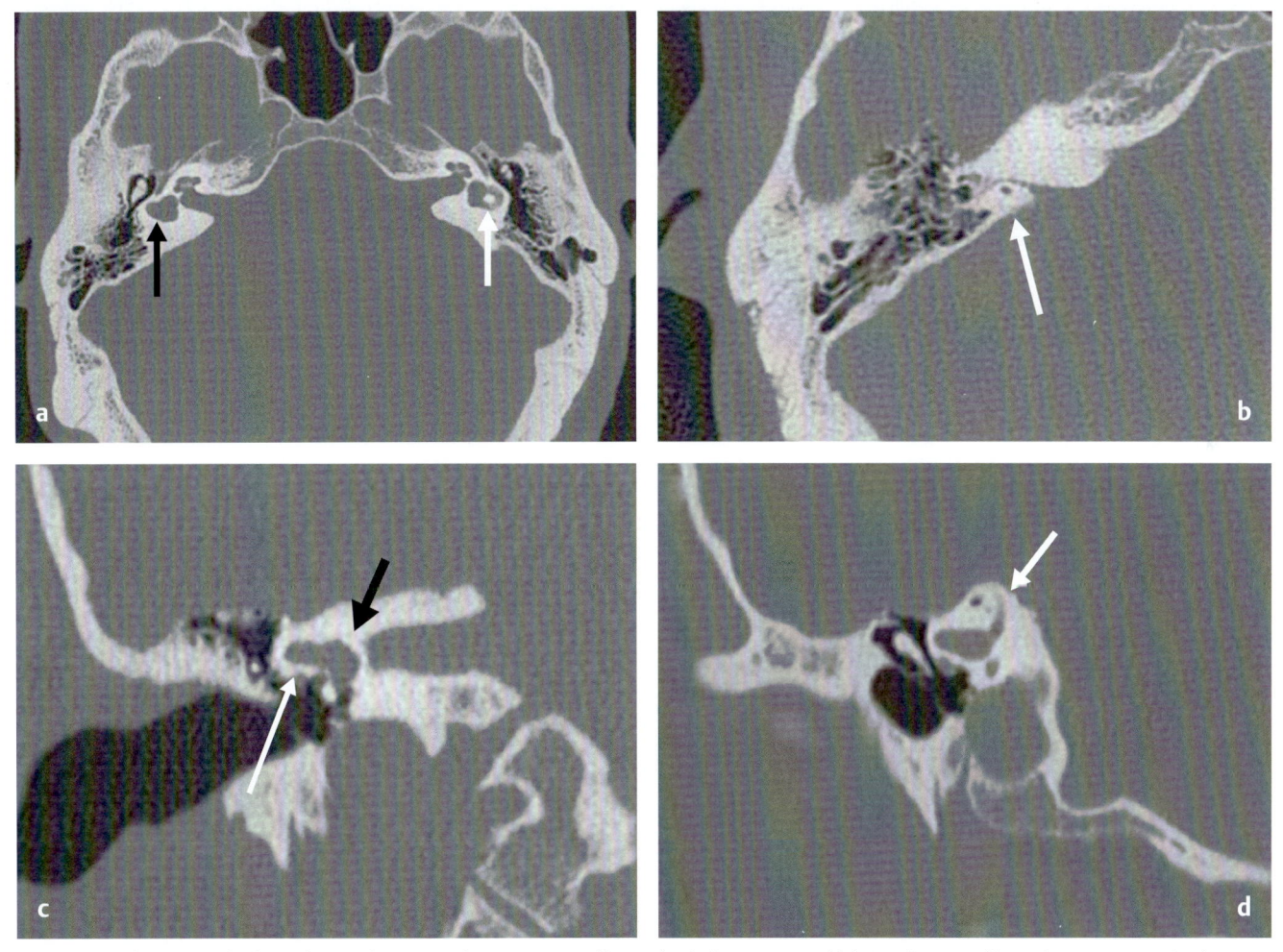

Fig. 6-7. Canal semicircular lateral e canal semicircular superior malformados à direita. TC axial (a): CSL direito malformado, sem separação do vestíbulo (seta preta), CSL esquerdo normal (seta branca). TC axial e coronal (b, d): CSS direito malformado, apenas apresenta a crura posterior (setas). TC coronal (c): CSL direito alargado e encurtado, sem separação do vestíbulo (seta longa); CSS direito malformado, apenas com a crura posterior (seta preta).

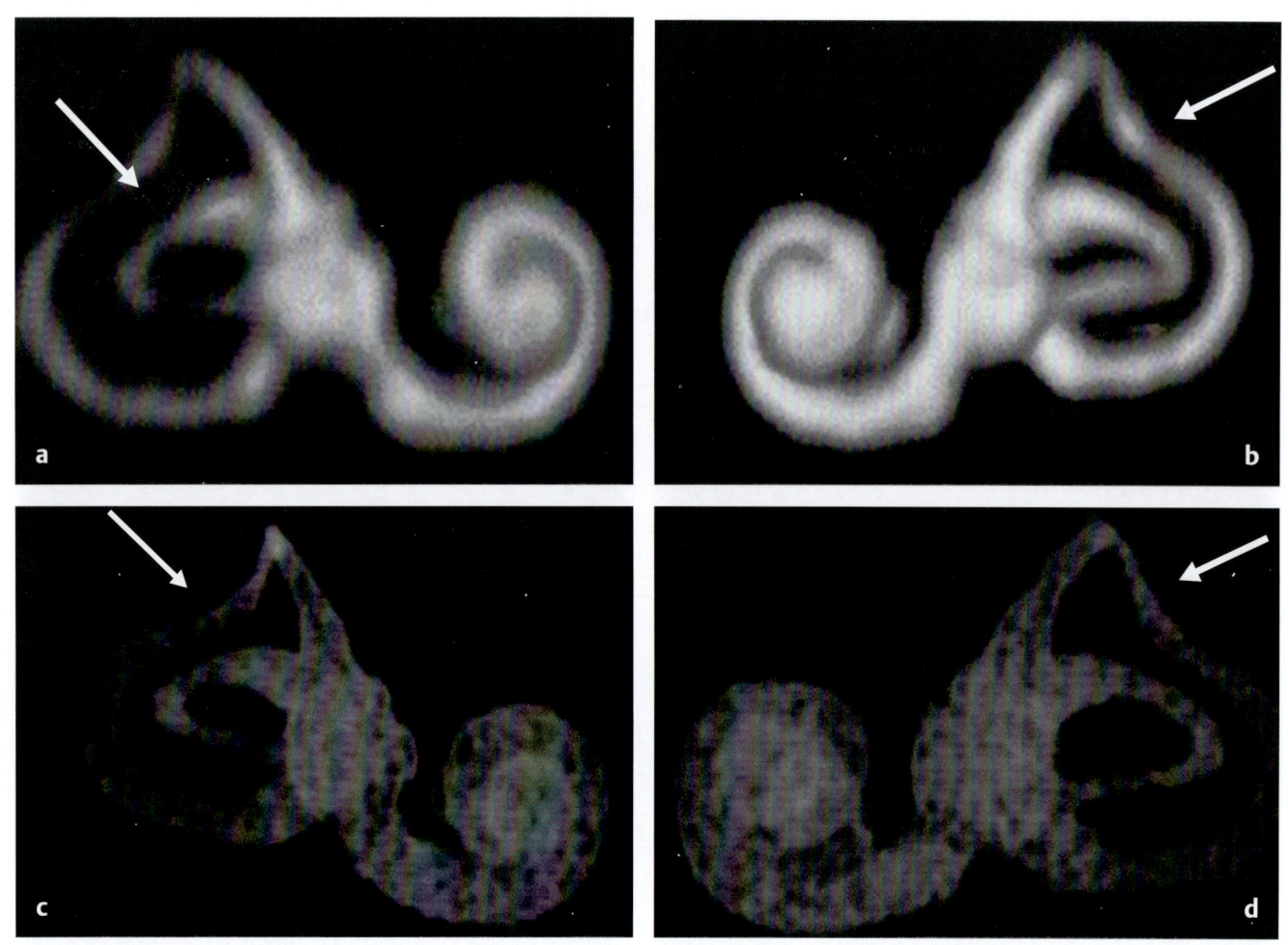

Fig. 6-8. Agenesia da crus comum. Reconstruções 3D (RNM = **a**, **b**; TC = **c, d**): Agenesia da crus comum bilateral (setas).

ANORMALIDADES DO LABIRINTO POSTERIOR

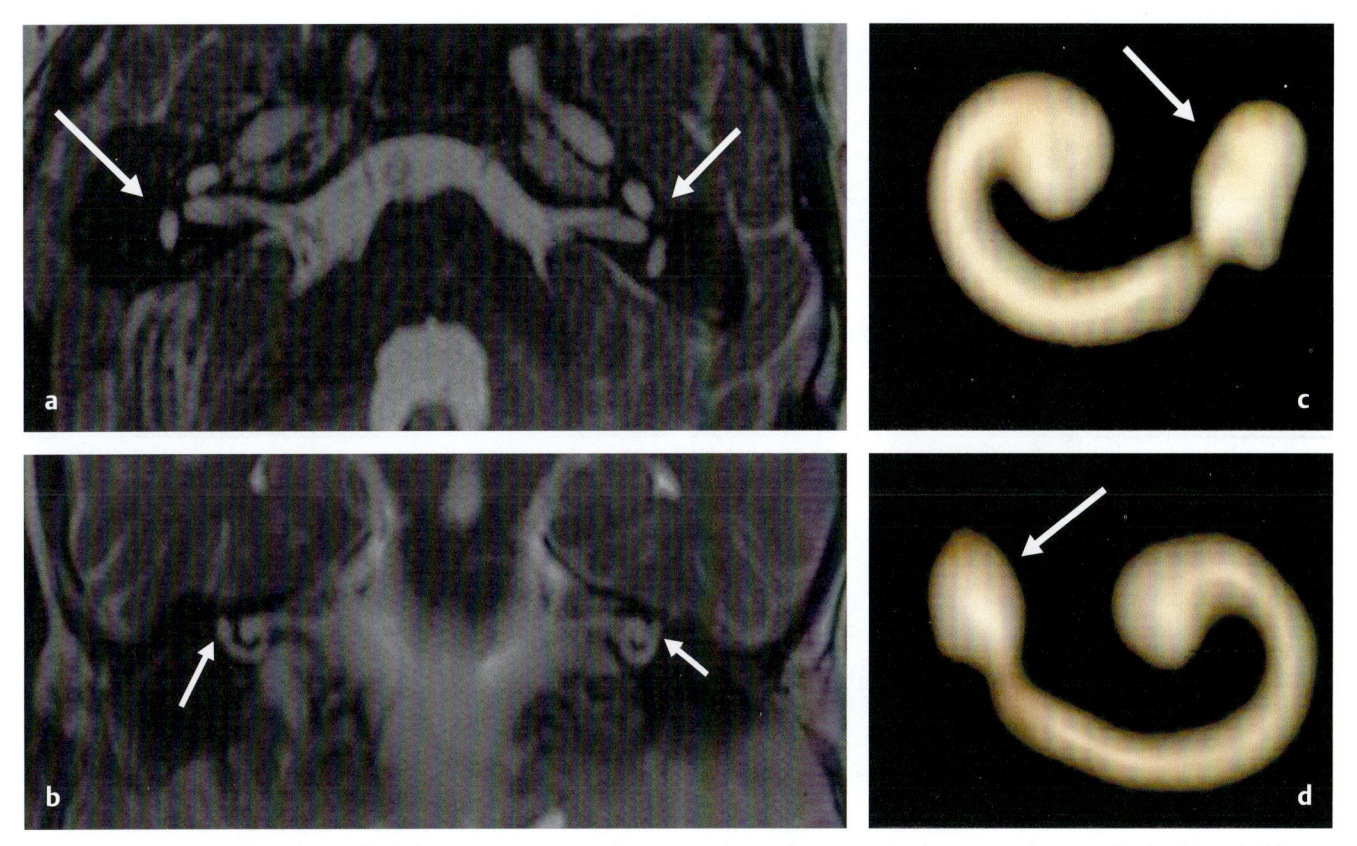

Fig. 6-9. Paciente com diagnóstico de síndrome CHARGE. Canais semicirculares não caracterizados. RM axial e coronal volumétrico (**a**, **b**): Apenas se individualizam os vestíbulos com dimensões reduzidas e as cócleas. RM reconstrução 3D: vestíbulos pequenos, ausência de canais semicirculares (**c**, **d**).

Deiscência do Canal Semicircular Posterior

A deiscência do canal semicircular posterior é um achado extremamente raro e parece estar associado à presença de um bulbo jugular alto. As suas manifestações clínicas se assemelham aos achados da DCSCS.

AQUEDUTO VESTIBULAR ALARGADO (AVA)

O aqueduto vestibular é um túnel ósseo que vai desde o vestíbulo até a fossa craniana posterior e contém no seu interior o ducto endolinfático que, por sua vez, se estende até o saco endolinfático (Figs. 6-10 a 6-15).

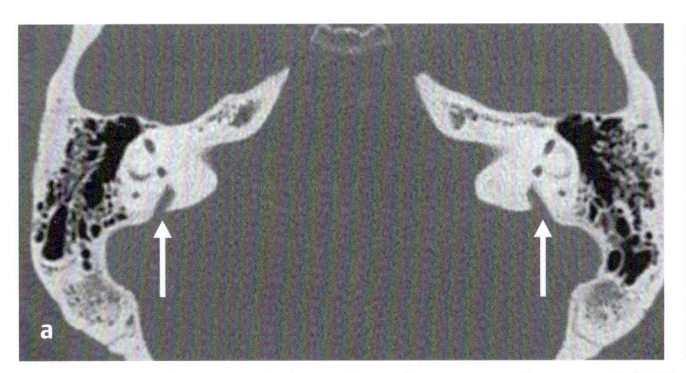

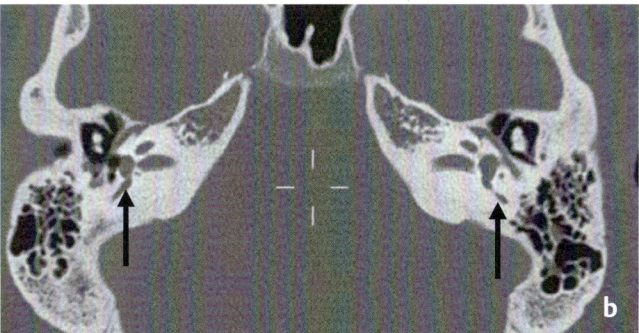

Fig. 6-10. Aquedutos vestibulares alargados, sacos e ductos endolinfáticos alargados. TC axial (**a**): aquedutos vestibulares alargados (setas), com diâmetro no ponto médio maior que os CSSs (B) (setas). TC axial (**b**): canais semicirculares posteriores (setas pretas).

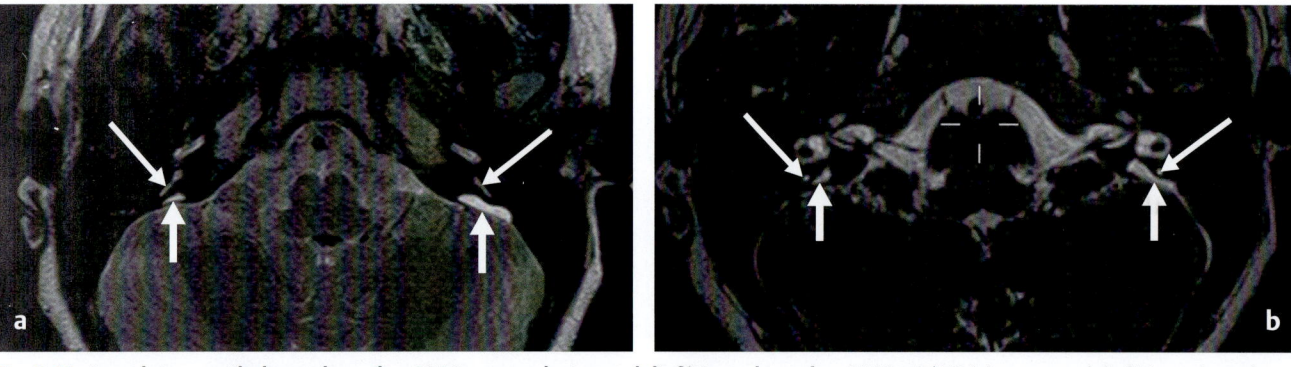

Fig. 6-11. Aquedutos vestibulares alargados. RNM sacos e ductos endolinfáticos alargados. RNM axial T2 (**a**): sacos endolinfáticos alargados (setas curtas e largas), com diâmetro no ponto médio maior que os CSP (setas longas). RNM axial volumétrico (**b**): sacos endolinfáticos alargados (setas curtas e largas), com diâmetro no ponto médio maior que os CSP (setas longas).

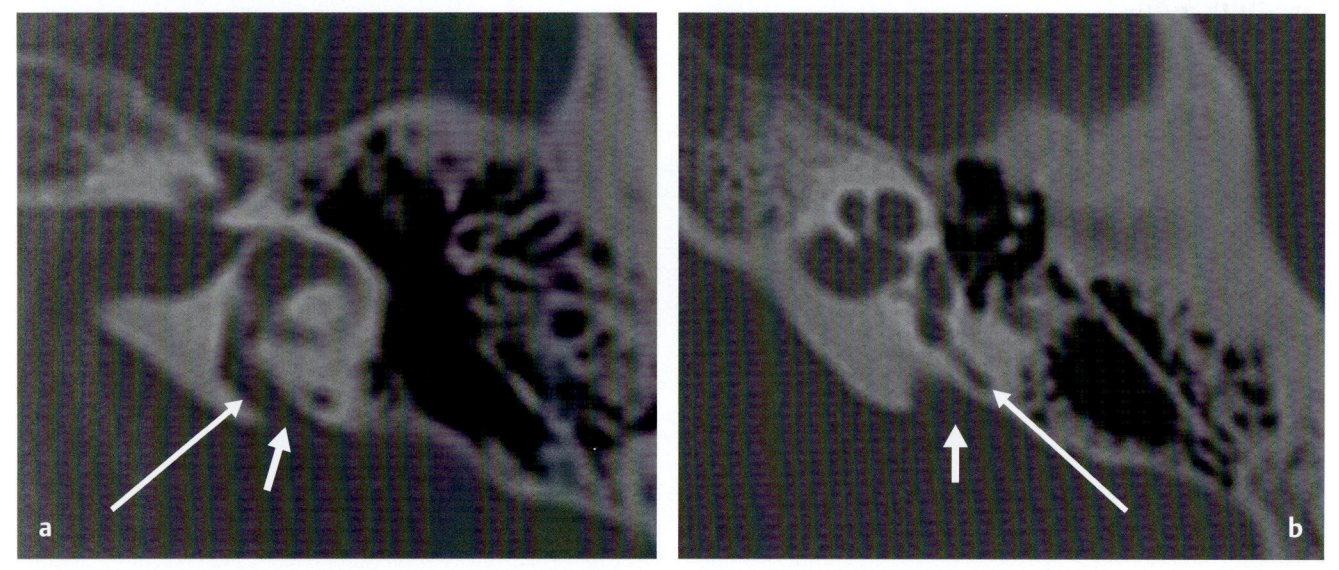

Fig. 6-12. Aqueduto vestibular alargado (opérculo, ponto médio). TC axial (**a**): aqueduto vestibular alargado do opérculo (setas curta e larga), ponto médio (seta longa). TC axial (**b**): aqueduto vestibular alargado (seta curta e larga); CSP (seta longa).

ANORMALIDADES DO LABIRINTO POSTERIOR

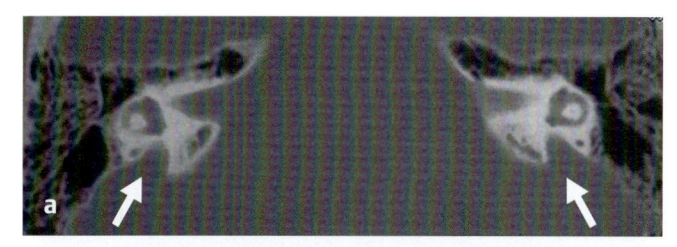

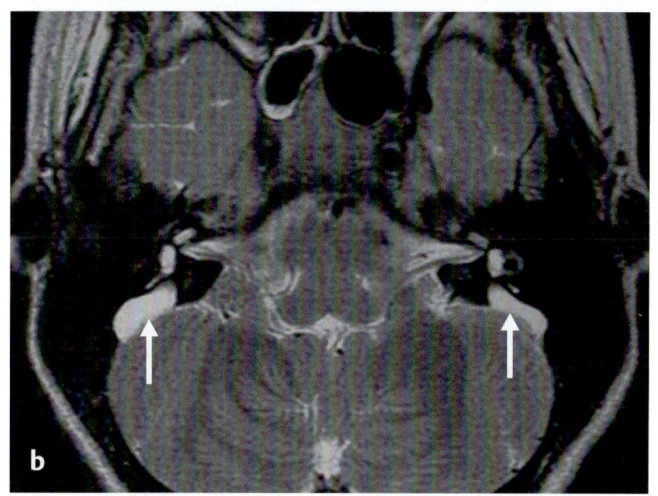

Fig. 6-13. Aqueduto vestibular alargado, saco e ducto endolinfáticos alargados. TC axial (**a**): aquedutos vestibulares alargados (setas curtas e largas). RNM axial T2 (**b**): sacos e ductos endolinfáticos alargados (setas).

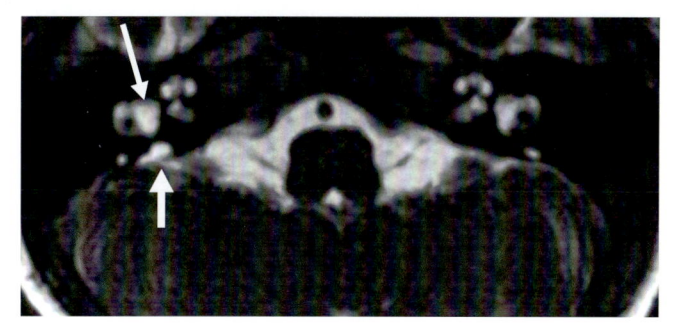

Fig. 6-14. Vestíbulo alargado, CSCL displásico, saco e ducto endolinfático alargados. RNM axial volumétrico: vestíbulo alargado (seta longa), saco endolinfático alargado (setas curta e larga).

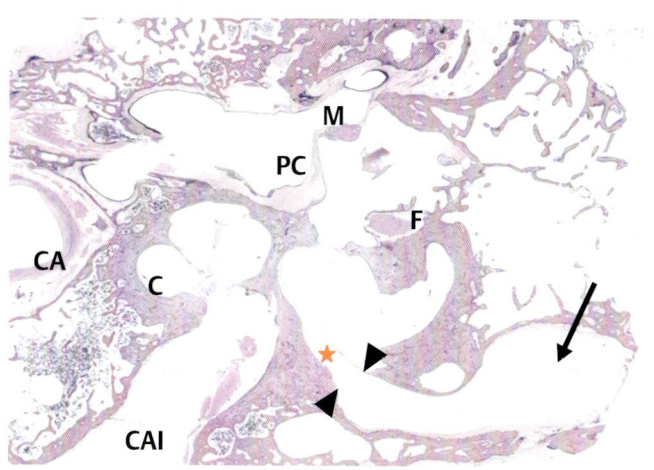

Fig. 6-15. Histologia de osso temporal direito. Distensão e alargamento da válvula utrículo-endolinfática. C: cóclea; CA: artéria carótida interna; CAI: conduto auditivo interno; F: nervo facial; M: martelo; PC: processo cocleariforme. Estrela: válvula utrículo-endolinfática; cabeça de seta: aqueduto vestibular; seta: saco endolinfático.

Principais características do aqueduto vestibular alargado:

- É comum a associação do AVA a outras malformações da orelha interna e a outras doenças e síndromes.
- Quando o AVA estiver presente juntamente com uma partição coclear incompleta do tipo II e com dilatação vestibular se classifica como Tríade da deformidade de Mondini.
- O AVA é geralmente associado à perda auditiva neurossensorial, podendo haver flutuação e progressão da perda de audição.
- Classicamente se define o aqueduto vestibular como sendo alargado quando apresenta uma medida superior a 1,5 mm no ponto médio, quando usado o critério de Valvassori e 1,0 mm no ponto médio ou de 2 mm no opérculo, quando utilizado o critério de Cincinnati.
- É considerada a anormalidade radiológica mais comum observada em crianças com perda auditiva.

Radiologia

A avaliação radiológica dos canais semicirculares e aquedutos cocleares deve ser realizada pela TC de alta resolução, com cortes de espessura submilimétrica, em torno de 0,5 a 0,625 mm que permitem a obtenção de reformações multiplanares precisas para demonstrar a cobertura óssea dos canais semicirculares e medidas acuradas do aqueduto vestibular.

As reformações paralela e perpendicular ao canal semicircular superior, conhecidas como incidências de Pöschl e Stenvers, respectivamente, são essenciais para confirmar ou excluir a presença de deiscência óssea ou demonstrar revestimento ósseo exíguo do CSS. Reformações oblíquas podem ser usadas na avaliação dos canais semicirculares laterais e posteriores.

Para avaliação das estruturas do labirinto membranoso são utilizadas as sequências volumétricas da ressonância magnética (cuja nomenclatura varia de acordo com o fabricante, como foi especificado no primeiro capítulo deste livro) que possibilitam a obtenção de reformações e reconstruções tridimensionais do labirinto membranoso.

As reconstruções tridimensionais realizadas pela TC e RNM, "imagens em 3D", auxiliam a demonstração de malformações labirínticas.

A semiologia radiológica é iniciada pela avaliação visual, qualitativa das imagens. Para evitar que pequenas alterações passem despercebidas na inspeção visual, medidas objetivas podem ser realizadas para confirmação da impressão inicial e diagnóstico definitivo.

Para avaliação de displasias dos canais semicirculares laterais, que podem ser encurtados e alargados, uma referência a ser usada é a medida da "ilhota óssea do canal semicircular lateral" entre a margem interna do vestíbulo e do canal semicircular lateral, cuja medida normal varia entre os autores de 2,6 mm a 4,8 mm, medidas inferiores a 3 mm devem ser destacadas nos relatórios radiológicos.

Os critérios tomográficos para o diagnóstico de aqueduto vestibular alargado são classicamente baseados na dimensão transversal do aqueduto vestibular (critério de Valvassori: medida de calibre no ponto médio de cerca de 1,5 mm; critérios de Cincinnati: medida no ponto médio de 1 mm ou no opérculo de 2 mm), embora o canal semicircular posterior adjacente frequentemente sirva como referência padrão (o aqueduto vestibular não deve ultrapassar o diâmetro transverso do canal semicircular posterior).

As medidas do aqueduto vestibular podem ser obtidas no plano oblíquo de 45º (incidência de Pöschl) que permitem com mais facilidade e acurácia a identificação do ponto médio do aqueduto vestibular, por ser um plano paralelo ao eixo longitudinal do aqueduto vestibular. Estudos mostraram que medidas do ducto endolinfático normal na RNM são semelhantes às demonstradas pela TC. Com a evolução e avanço na qualidade das imagens na RNM este método pode ser utilizado para o diagnóstico do ducto e saco endolinfáticos alargados (Fig. 6-16).

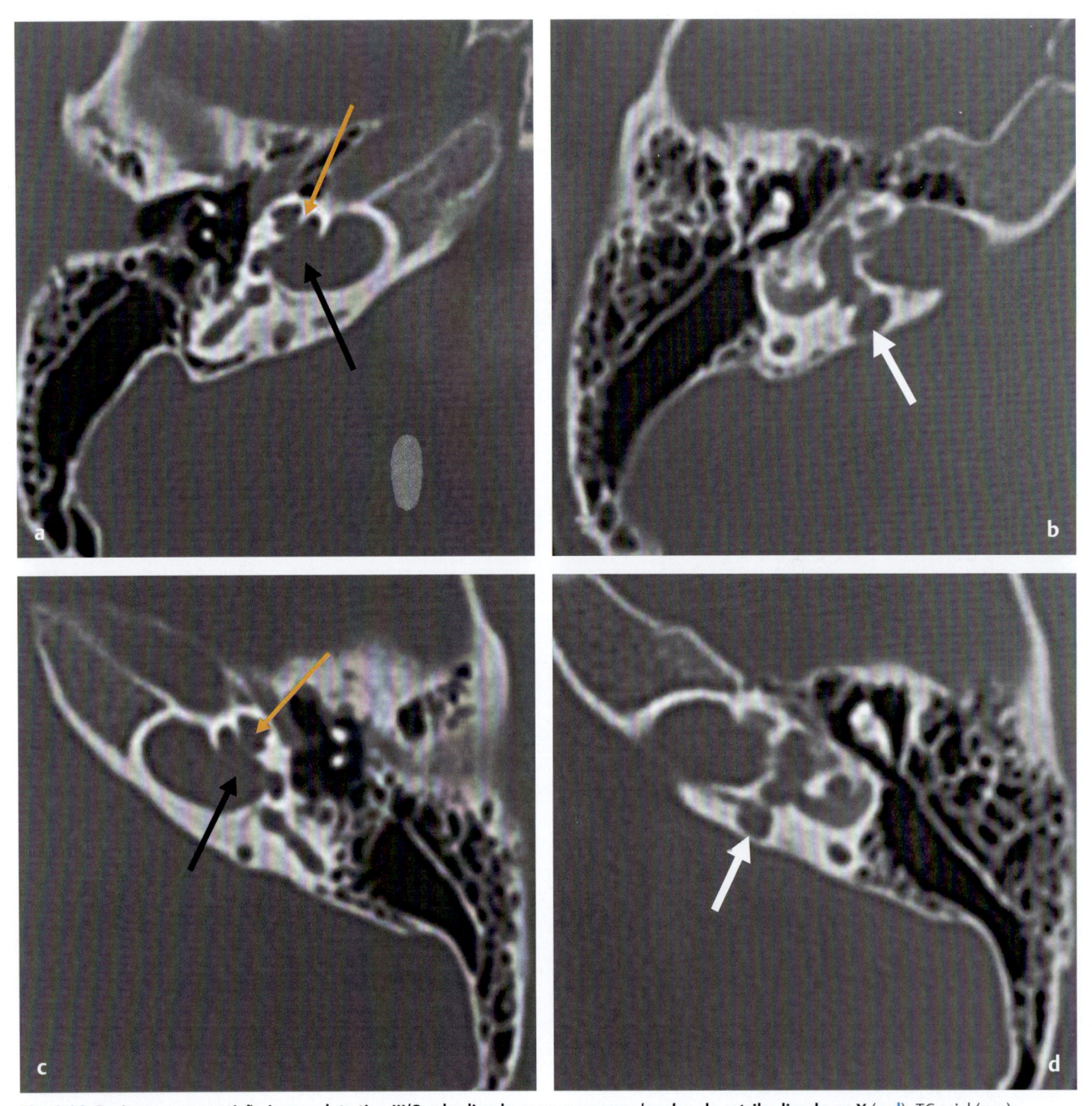

Fig. 6-16. Paciente com partição incompleta tipo III/Surdez ligada ao cromossomo/*gusher* de estribo ligado ao X (a-d). TC axial (a, c): partição incompleta tipo III. Cócleas com septos interescalares, sem modíolos (setas vermelhas), condutos auditivos internos (CAI) alargados; os CAIs se comunicam livremente com as cócleas (setas pretas). TC axial (b, d): aquedutos vestibulares alargados (setas brancas).

BIBLIOGRAFIA

Alam-Eldeen M, Hasana NA, Rashad U. Value of magnetic resonance imaging measurement of lateral semicircular canal bone island in sensorineural hearing loss patients. J Curr Med Res Pract. 2017;2:35. https://doi.org/10.4103/2357-0121.210306.

Alemi AS, Chan DK. Progressive hearing loss and head trauma in enlarged vestibular aqueduct: a systematic review and meta-analysis. Otolaryngol Head Neck Surg. 2015;153:512-7.

Anson BJ, Donaldson JA. Surgical Anatomy of the Temporal Bone. 3. ed. Philadelphia, PA: W.B. Saunders Co. 1981. p. 162-70.

Belden CJ, Weg N, Minor LB, Zinreich JS. CT evaluation of bone dehiscence of the superior semicircular canal as a cause of sound- and/or pressure-induced vertigo. Radiology. 2003;226:337-43.

Carey JP, Minor LB, Nager GT. Dehiscence or thinning of bone overlying the superior semicircular canal in a temporal bone survey. Arch Otolaryngol Head Neck Surg. 2000; 126:137-47.

Chien WW, Carey JP, Minor LB. Canal dehiscence. Curr Opin Neurol. 2011;24:25-31.

Clarke RL, Isaacson B, Kutz JW, Xi Y, Booth TN. MRI Evaluation of the Normal and Abnormal Endolymphatic Duct in the Pediatric Population: A Comparison with High-Resolution CT. AJNR Am J Neuroradiol. 2021;42(10):1865-9. doi:10.3174/ajnr.A7224.

Gopen Q, Zhou G, Whittemore K, Kenna M. Enlarged vestibular aqueduct: review of controversial aspects. Laryngoscope. 2011;121:1971-8.

Hakuba N, Hato N, Shinomori Y, Sato H, Gyo K. Labyrinthine fistula as a late complication of middle ear surgery using the canal wall down technique. Otol Neurotol. 2002;23:832-5.

Ho ML, Moonis G, Halpin CF, Curtin HD. Spectrum of Third Window Abnormalities: Semicircular Canal Dehiscence and Beyond. AJNR Am J Neuroradiol. 2017;38(1):2-9. doi:10.3174/ajnr.A4922.

Johnson J, Lalwani AK. Sensorineural and conductive hearing loss associated with lateral semicircular canal malformation. Laryngoscope. 2000;110:1673-9.

Juliano AF, Ting EY, Mingkwansook V, Hamberg LM, Curtin HD. Vestibular Aqueduct Measurements in the 45° Oblique (Pöschl) Plane. AJNR Am J Neuroradiol. 2016;37(7):1331-7. doi:10.3174/ajnr.A4735.

Kodama A, Sando I. Postnatal development of the vestibular aqueduct and endolymphatic sac. Ann Otol Rhinol Laryngol Suppl.1982;96:3-12.

Mikulec AA, Poe DS. Operative management of a posterior semicircular canal dehiscence. Laryngoscope. 2006;116:375-8.

Minor LB, Solomon D, Zinreich JS, Zee DS. Sound- and/or pressure-induced vertigo due to bone dehiscence of the superior semicircular canal. Arch Otolaryngol Head Neck Surg. 1998;124:246-58.

Mori T, Westerberg BD, Atashband S, Kozak FK. Natural history of hearing loss in children with enlarged vestibular aqueduct syndrome. J Otolaryngol Head Neck Surg. 2008;37:112-8.

Purcell DD, Fischbein NJ, Patel A, Johnson J, Lalwani AK. Two temporal bone computed tomography measurements increase recognition of malformations and predict sensorineural hearing loss. Laryngoscope. 2006;116(8):1439-46. doi:10.1097/01.mlg.0000229826.96593.13.

Sando I, Orita Y, Miura M, Balaban CD. Vestibular abnormalities in congenital disorders. Ann N Y Acad Sci. 2001;942:15-24.

Zalzal G, Sharon T, Vezina L, Bjornsti P, Grundfast K. Enlarged vestibular aqueduct and sensorineural hearing loss in childhood. Arch Otolaryngol Head Neck Surg. 1995;121:23-8.

ANOMALIAS DO CONDUTO AUDITIVO INTERNO

Vanessa Mazanek Santos ▪ Sílvia Marçal Benício de Mello

INTRODUÇÃO

O desenvolvimento embrionário da orelha interna se inicia ao redor dos 22 dias do desenvolvimento fetal, com início da maturação da formação entre 8 e 16 semanas e a partir daí até a 24ª semana, teremos a ossificação das estruturas. Falhas em quaisquer momentos do processo são passíveis de causar uma diversa gama de malformações em todas as estruturas da orelha interna. Ao longo da nona semana de gestação, a porção cartilaginosa do meato acústico interno (MAI) inicia seu desenvolvimento concomitante ao desenvolvimento do nervo vestibulococlear que já se iniciou na terceira semana embrionária. Não há um consenso se a ausência do nervo causaria a atresia do MAI ou se seriam eventos independentes, porém se acredita que a concomitância com malformações severas da orelha interna costuma acarretar maior grau de severidade das estenoses do MAI, sendo mais evidentes em quadros de aplasia coclear e cavidade comum que em pacientes com malformações menos severas, como a partição incompleta tipo II.

RADIOLOGIA

A investigação de malformações de orelha interna e do MAI por exames de imagem se dá tanto por tomografia computadorizada (TC) quanto por ressonância nuclear magnética (RNM) e, com frequência, os dois métodos são complementares e não excludentes. Cabe ressaltar, entretanto, que a TC apresenta vantagens quando as alterações forem associadas a malformações de orelha média ou externa, enquanto a RNM é mais vantajosa quando se deseja observar em mais detalhes também a porção membranosa do labirinto e/ou investigar anormalidades dos nervos do MAI.

Somente a RNM é capaz de demonstrar com precisão o trajeto anormal, hipoplasia ou aplasia dos nervos vestibulococlear e facial, enquanto a TC é essencial para avaliar as alterações do MAI propriamente dito, assim como do canal do nervo facial.

A avaliação dos condutos auditivos internos, bem como do sétimo e oitavo pares cranianos é mais bem detalhada pelas sequências volumétricas, com cortes finos, submilimétricos, de alta resolução.

As sequências volumétricas convencionais, FIESTA, CISS, BALANCE, dependendo do fabricante, são utilizadas na rotina das ressonâncias magnéticas para avalição das orelhas internas, podem apresentar artefatos de suscetibilidade magnética.

Mais recentemente surgiram as sequências 3D T2 Fast *spin echo*, isotrópicas, CUBE ou SPACE, de diferentes fabricantes, com parâmetros para avaliação das orelhas internas que apresentam menos artefatos de suscetibilidade magnética, com consequente melhor resolução espacial.

MALFORMAÇÕES DO MEATO ACÚSTICO INTERNO

Independente de malformações dos nervos vestibulococlear ou facial associadas, o próprio MAI pode apresentar anormalidades em sua formação, sendo caracterizado como normal dentro da variação de 2 a 8 mm de espessura, sendo definido como atrésico abaixo desse valor e alargado quando superior.

Os variados graus de estenose do MAI, presentes em cerca de 12% das malformações do osso temporal, são frequentemente associados à hipoplasia ou aplasia do nervo vestíbulo coclear e/ou do nervo facial, o que acarreta maior incidência de sintomas e, portanto, maior suspeição clínica, diferentemente dos MAI alargados, cuja identificação é pouco frequente uma vez que não se relacionam com grande gama de sintomas associados, passando, muitas vezes, despercebidos (Fig. 7-1).

A classificação de Casselman para estenose de MAI se baseia em imagens de alta definição de TC e de RNM e é uma das mais utilizadas para a descrição das alterações (Fig. 7-2). Segundo ela, podemos separar as estenoses em dois grupos:

- *Tipo 1:* associado à ausência do nervo vestibulococlear.
- *Tipo 2:* associado ao não desenvolvimento ou subdesenvolvimento do ramo coclear, distinguindo-se ainda em Tipo 2A, quando há malformação da orelha interna associada, e tipo 2B, quando as estruturas da orelha interna se apresentam anatomicamente normal.

Apesar de útil, cabe ressaltar que essa classificação não abrange os quadros relacionados a malformações do nervo facial e se restringe aos MAI atrésicos, não avaliando os MAI alargados.

A presença da atresia pode ser um grande desafio para a devida identificação do nervo facial e dos ramos do nervo vestibulococlear, porém todas essas estruturas podem ser mais facilmente identificadas na altura do ângulo pontocerebelar, em especial em cortes perpendiculares ao trajeto dos nervos e do MAI. A distinção dos nervos se faz importante em termos práticos quando se cogita a reabilitação auditiva por implante coclear, uma vez que a malformação tipo 1 do CAI seja uma contraindicação à cirurgia devido à ausência do nervo. Já os pacientes do tipo 2 costumam apresentar audição residual

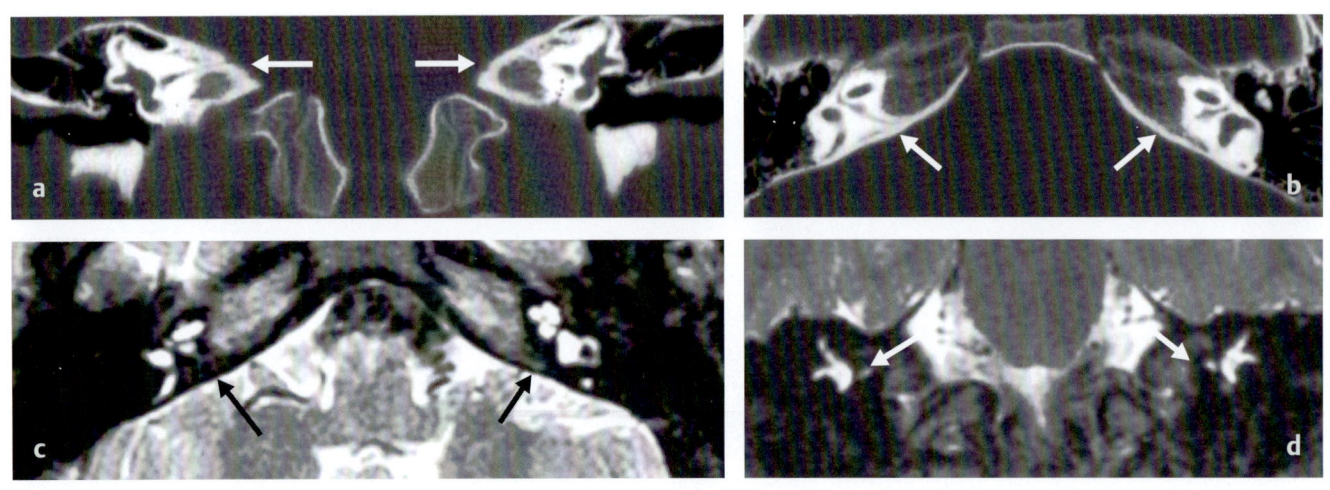

Fig. 7-1. Agenesia dos condutos auditivos internos. TC coronal e axial (**a**, **b**): CAI não identificados, apenas os canais dos nervos faciais são identificados. RNM axial e coronal T2 (**c**, **d**): CAI não identificados; estruturas dos labirintos membranosos sem alterações (setas).

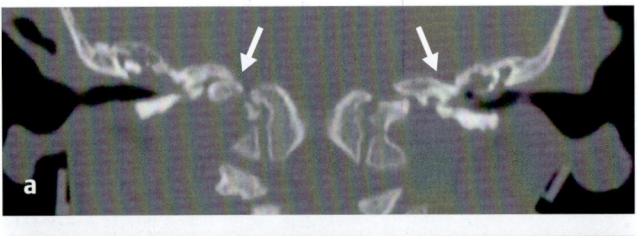

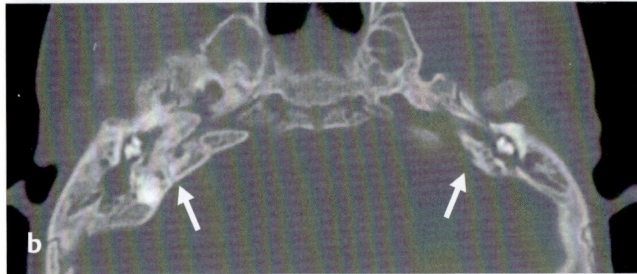

Fig. 7-2. Aplasia completa do labirinto (Michel). TC coronal (**a**): CAI não individualizados (setas). TC axial (**b**): CAI e labirintos ósseos ausentes, orelhas médias sem alterações (setas).

pelo nervo hipoplásico ou, ao menos, audição contralateral normal, o que exige avaliação criteriosa para a candidatura ao implante coclear. Quanto ao nervo facial, ele pode deixar o terço médio do MAI e seguir o trajeto cranialmente ao MAI estenótico ou normal, ou ainda dentro do ápice petroso, ou seja, acima do teto do osso temporal. Cabe ressaltar que tanto as malformações do VIII par quanto de trajetos aberrantes do VII na presença ou não de atresia do MAI são mais bem visualizadas pela RNM através de sequências volumétricas (Figs. 7-3 a 7-5).

Além dos condutos atrésicos, há relatos da rara ocorrência da duplicação do MAI unilateral ou bilateralmente, o que é ainda é mais raro. Ainda que sejam esporádicos, a ausência de nervo vestibulococlear nos casos reportados reforça a teoria de que a malformação do nervo antecede a formação do MAI atrésico ou aplásico. A grande importância da identificação dessas condições reside na reabilitação auditiva do paciente, já que a ausência do nervo contraindica a realização do implante coclear, e sua hipoplasia pode comprometer os resultados e ganhos auditivos pós-operatórios (Fig. 7-6).

ANOMALIAS DO CONDUTO AUDITIVO INTERNO 107

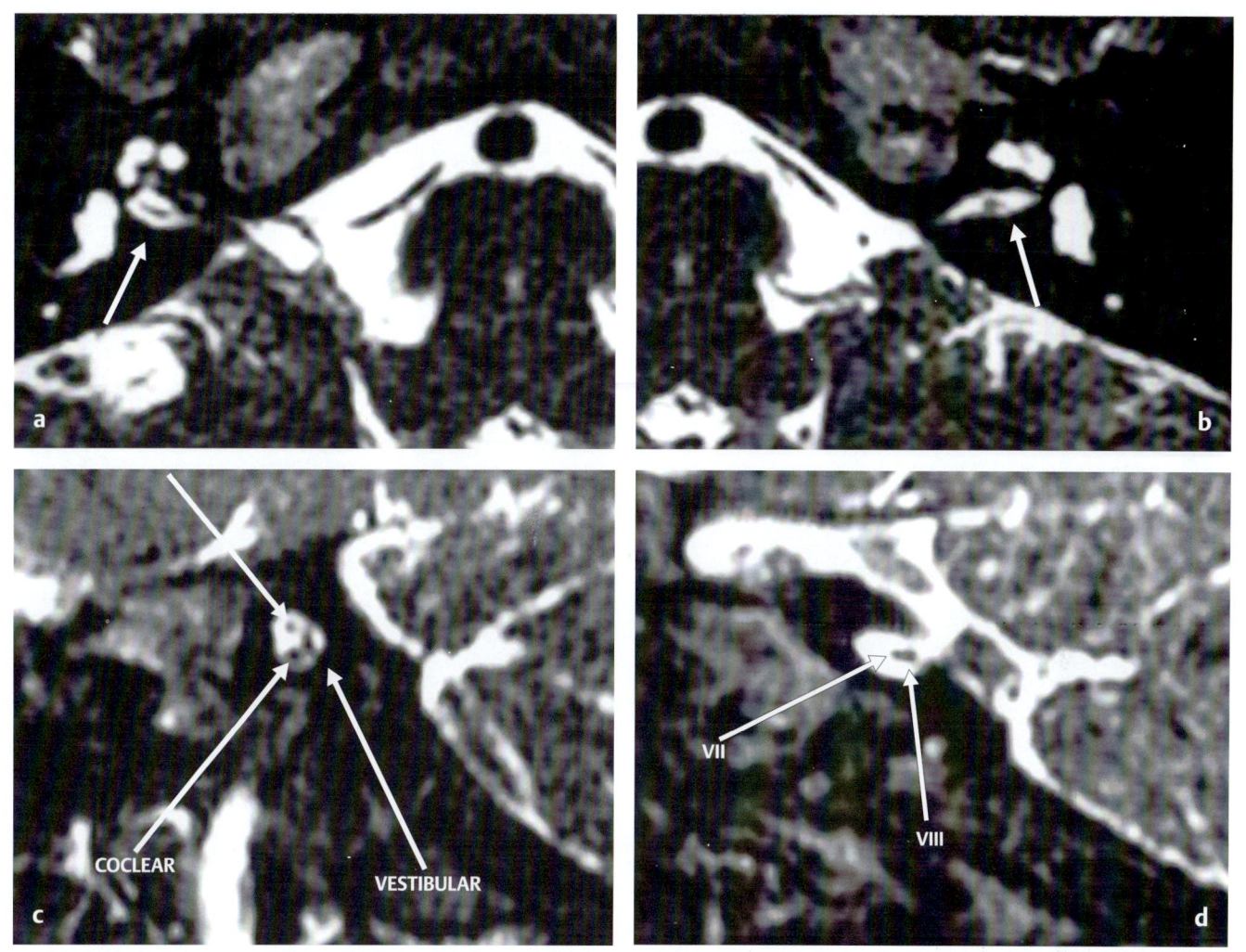

Fig. 7-3. Estenose do conduto auditivo interno e agenesia do nervo coclear esquerdo. RNM axial volumétrico (**a**, **b**): CAI com amplitude normal à direita (seta); estenose do CAI esquerdo (seta em **b**). RNM sagital oblíquo volumétrico (**c**): os nervos facial, coclear, vestibular superior e inferior são identificados normalmente à direita. RNM sagital oblíquo volumétrico (**d**): nervo coclear não individualizado; apenas o NF (VII) e o nervo vestibular, antes de sua bifurcação em vestibular superior e inferior (VIII) são identificados (seta).

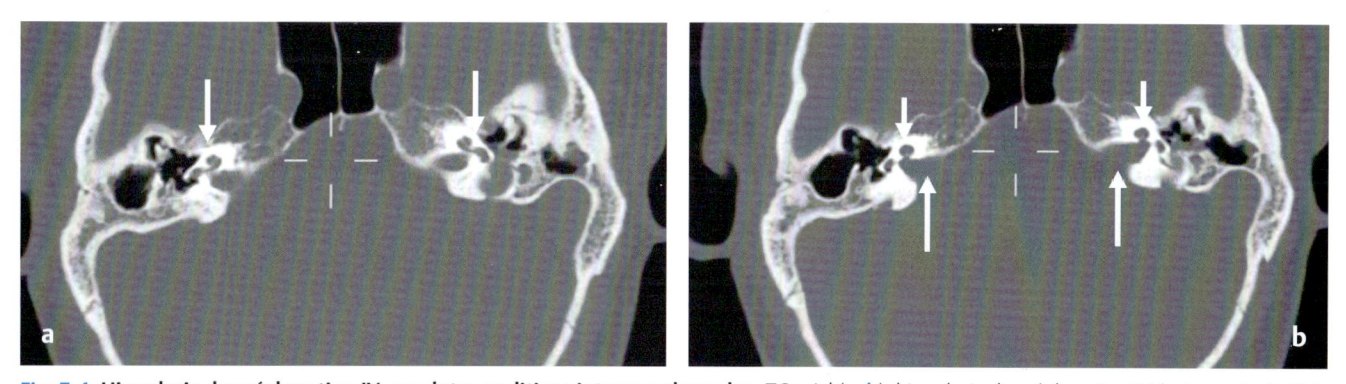

Fig. 7-4. Hipoplasia das cócleas tipo IV, condutos auditivos internos alargados. TC axial (**a**, **b**): hipoplasia das cócleas tipo IV (setas curtas), CAI alargados (setas longas).

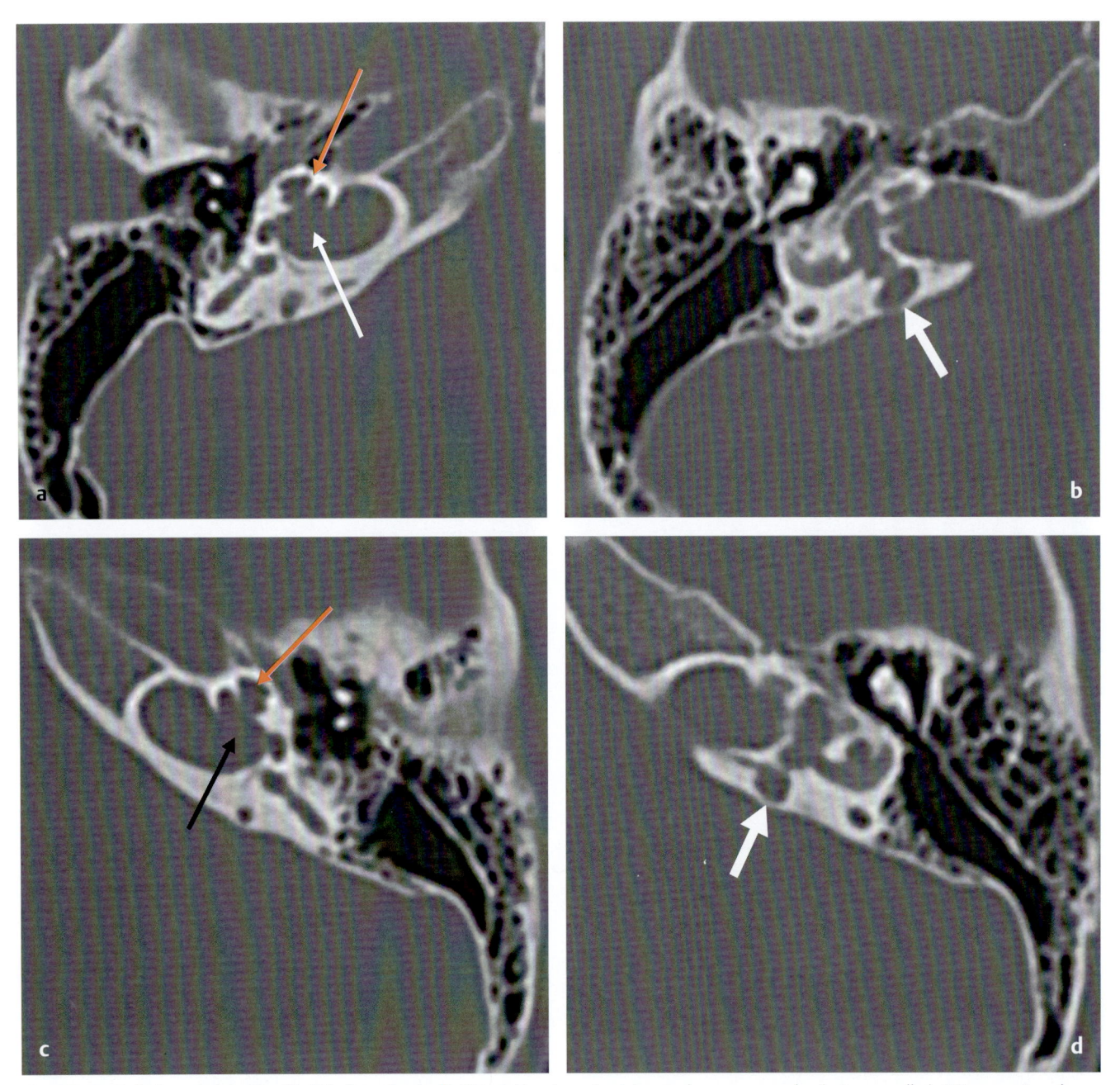

Fig. 7-5. Partição incompleta tipo III, CAI alargados (a-d). TC axial (**a**, **c**): septos interescalares preservados (seta vermelha), CAI comunicando-se livremente com as cócleas (setas pretas). TC axial (**b**, **d**): aquedutos vestibulares alargados (setas brancas).

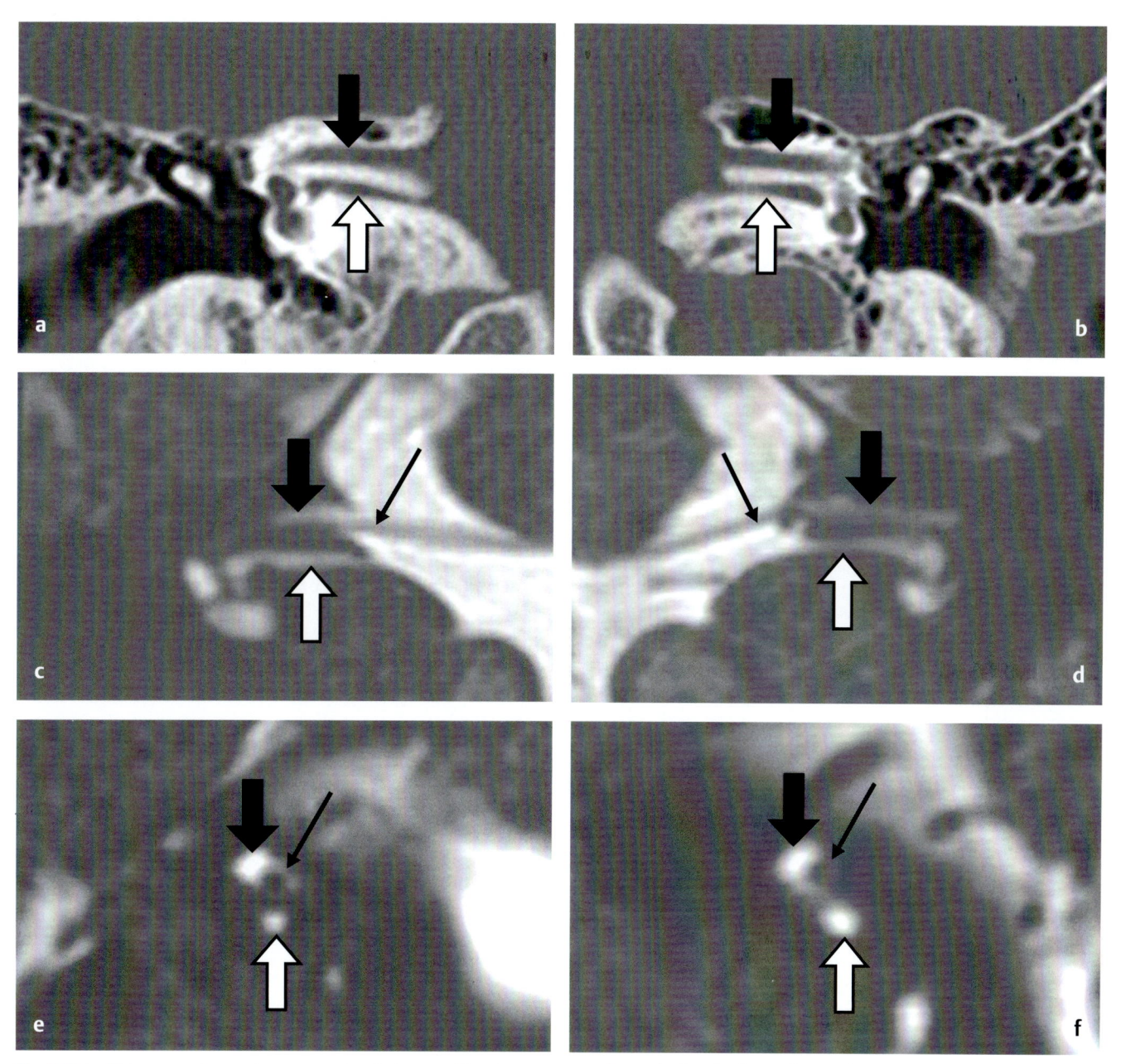

Fig. 7-6. (**a**, **b**) Imagens demonstram reconstrução tomográfica de corte coronal com duplicação do conduto auditivo interno. (**c**, **d**) Representam em imagem obtida por ressonância magnética, o nervo facial se insinuando por canais superiores. (**e**, **f**) são cortes sagitais de RM, que através de reconstruções multiplanares, demonstram o nervo facial, os canais superiores e os canais inferiores vazios. Representados pela seta preta grossa o canal superior, pela seta branca o canal inferior e, finalmente, o nervo facial pela seta preta estreita. (Fonte: Coelho, LOM, ONO SE, Carvalho Neto A, Polanski JF, Buschle M. Bilateral narrow duplication of the internal auditory canal. The Journal of Laryngology & Otology, 1 of 4. © JLO (1984) Limited, 2010.)

BIBLIOGRAFIA

Bhagat AC, Kumar J, Garg A, Prakash A, Meher R, Arya S. Imaging in congenital inner ear malformations-An algorithmic approach. Indian J Radiol Imaging. 2020 Apr-Jun;30(2):139-48. doi: 10.4103/ijri.IJRI_58_19. Epub 2020 Jul 13. PMID: 33100680; PMCID: PMC7546298.

Bonaldi LV, do Lago A, Crema LC, Fukuda Y, Smith RL (2004) Internal auditory canal: pre- and postnatal growth. J Otolaryngol. 33:243-7.

Casselman JW, Offeciers EF, De Foer B, Govaerts P, Kuhweide R, Somers T. CT and MR imaging of congenital abnormalities of the inner ear and internal auditory canal. Eur J Radiol. 2001;40(2):94-104.

Casselman JW, Offeciers FE, Govaerts PJ, Kuhweide R, Geldof H, Somers Th, D'Hont G. Aplasia and hypoplasia of the vestibulocochlear nerve: diagnosis with MR imaging. Radiology. 1997;202:773-81.

Cho YS, Na DG, Jung JY, Hong SH. Narrow internal auditory canal syndrome: parasaggital reconstruction. J Laryngol Otol. 2000 May;114(5):392-4.

Coelho, LOM, ONO SE, Carvalho Neto A, Polanski JF, Buschle M. Bilateral narrow duplication of the internal auditory canal. J Laryngol Otol. 1 of 4. © JLO (1984) Limited, 2010.

Eelkema E, Curtin HD. Congenital anomalies of the temporal bone. Semin Ultrasound CT MR. 1989;10:195-212.

Ferreira T, Shayestehfar B, Lufkin R. Narrow, duplicated internal auditory canal. Neuroradiology. 2003;45:308–10

Li Y, Yang J, Liu J, Wu H. Restudy of malformations of the internal auditory meatus, cochlear nerve canal and cochlear nerve. Eur Arch Otorhinolaryngol. 2015;272(7):1587-96. doi: 10.1007/s00405-014-2951-4. PMID: 24599597; PMCID: PMC4438203.

McClay JE, Tandy R, Grundfast K, Choi S, Vezina G, Zalzal G, et al. Major and minor temporal bone abnormalities in children with and without congenital sensorineural hearing loss. Arch Otolaryngol Head Neck Surg. 2002;128:664-71.

Ozeki M, Kato Z, Sasai H, Kubota K, Funato M, Orii K, et al. Congenital inner ear malformations without sensorineural hearing loss in children. Int J Pediatr Otorhinolaryngol. 2009;73:1484-7.

Sakashita T, Sando I. Postnatal development of the internal auditory canal studied by computer-aided three-dimensional reconstruction and measurement. Ann Otol Rhinol Laryngol. 1995;104:469-75.

Shelton C, Luxford WM, Tonokawa LL, Lo WW, House WF. The narrow internal auditory canal in children: a contraindication to cochlear implants. Otolaryngol Head Neck Surg. 1989;100:227-31.

Swartz JD, Harnsberger HR. The otic capsule and otodystrophies. In: Swartz JD, Harnsberger HR (Eds.). Imaging of the temporal bone. New York: Thieme. 1998. p. 240–66.

Vilain J, Pigeolet Y, Casselman JW. Narrow and vacant internal auditory canal. Acta Oto-Rhino-Laryngol Belg. 1999;53:67-71.

Ward BK, Mair A, Nagururu N, Bauer M, Büki B. Correlation between Histopathology and Signal Loss on Spin-Echo T2-Weighted MR Images of the Inner Ear: Distinguishing Artifacts from Anatomy. AJNR Am J Neuroradiol. 2022;43(10):1464-9.

ANOMALIAS VASCULARES DO OSSO TEMPORAL

CAPÍTULO 8

André Souza de Albuquerque Maranhão ▪ Isabela dos Santos Alves
Sílvia Marçal Benício de Mello

INTRODUÇÃO

As anomalias vasculares do osso temporal podem ser divididas em venosas e arteriais. As anomalias arteriais do osso temporal são infrequentes, porém sua correta identificação é imprescindível, uma vez que a falha em detectar essas alterações pré-operatórias pode resultar em hemorragia importante, com risco de morte.

ARTÉRIA CARÓTIDA INTERNA ABERRANTE

A artéria carótida interna (ACI) entra verticalmente na base do crânio, através do forame carotídeo do osso temporal, medialmente ao processo estiloide. Percorre o osso temporal através do canal carotídeo, sua parte proximal é segmento vertical, que passa inferior e anteriormente à cóclea e é separada da orelha média por uma delgada lâmina óssea (espessura média, 0,24 mm). A ACI então se curva anteriormente, formando o segmento horizontal, em uma posição inferior e posteromedial à tuba auditiva, atravessa o *forame lacerum* e entra na fossa craniana média (Fig. 8-1).

Um pequeno ramo da ACI chamado artéria carótico-timpânica entra na orelha média através de um canalículo de mesmo nome, localizado adjacente ao canal carotídeo. Essa artéria se anastomosa com a também pequena artéria timpânica inferior, ramo da artéria faríngea ascendente, a qual é ramo da artéria carótida externa (ACE). Essas pequenas artérias se anastomosam ao nível do promontório coclear e normalmente não são visíveis à TC de alta resolução.

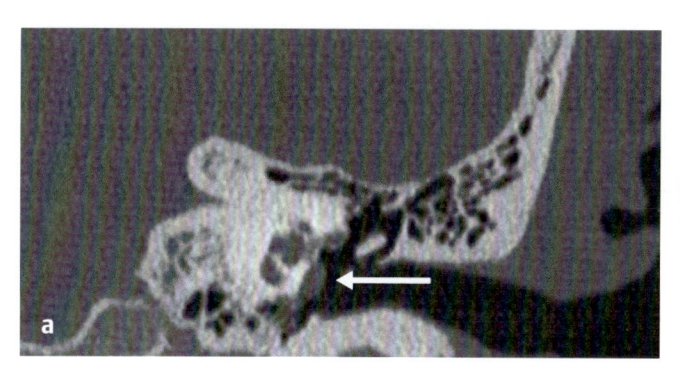

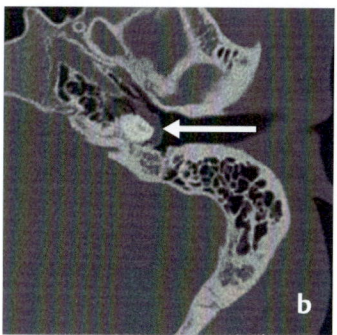

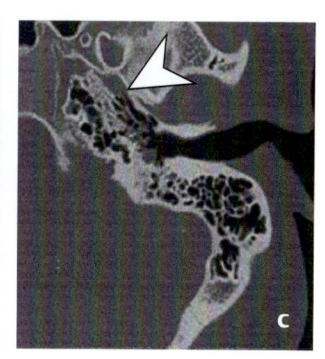

Fig. 8-1. Artéria carótida interna aberrante. TC coronal, janelamento ósseo (**a**) e TC axial Janela óssea (**b**, **c**). Ausência do canal carotídeo esquerdo (cabeça de seta em **c**) com artéria carótida aberrante circunscrevendo o promontório, adjacente ao contorno inferior do labirinto ósseo insinuando-se no hipotímpano (seta em **a** e **b**).

A artéria carótida interna aberrante ocorre quando a porção cervical da ACI está ausente (aplasia), devido a uma anormalidade na diferenciação do 3º arco branquial, o que induz a formação de uma circulação colateral. Nessas situações as usualmente diminutas artérias carótico-timpânicas (chamada de artéria hióidea, quando ectasiada) e artéria timpânica inferior, aumentam significativamente seu calibre e permanecem se unindo no mesmo sítio no promontório, porém nesses casos são claramente visíveis no exame de TC. Nessas situações a artéria faríngea ascendente – através do ramo timpânico inferior – substitui a ACI, penetrando na base do crânio através de um alargado canalículo timpânico, cursando ao nível do hipotímpano, fazendo anastomose com a artéria hióidea e então penetra na porção horizontal do canal carotídeo. Não há porção vertical do canal carotídeo e não há qualquer placa óssea separando a artéria da orelha média. O primeiro caso de artéria carótida interna aberrante foi descrito, em 1899, e desde então inúmeros casos têm sido descritos. É uma condição rara, e a real incidência é desconhecida (Figs. 8-2 e 8-3).

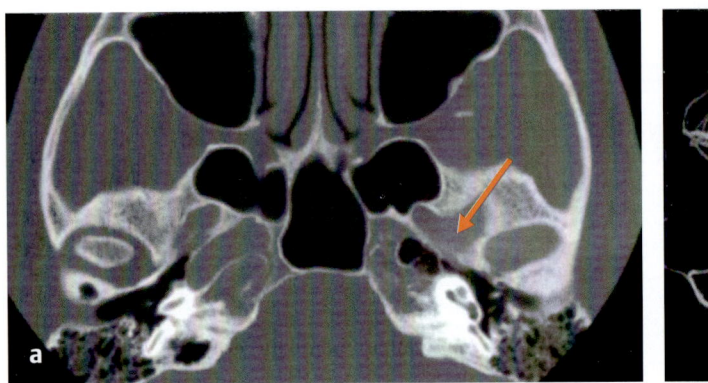

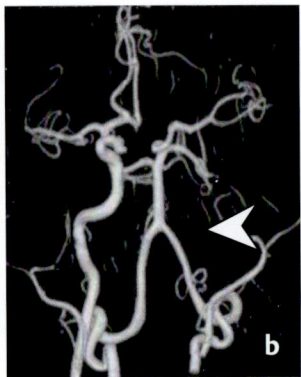

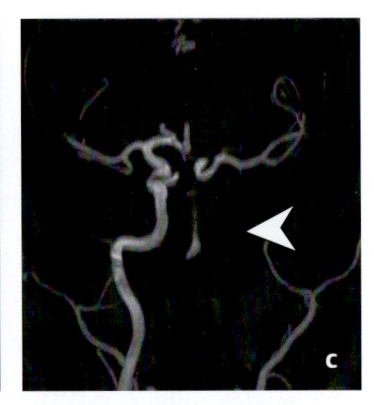

Fig. 8-2. Agenesia da artéria carótida interna esquerda. TC axial, janelamento ósseo (**a**), RNM reconstrução 3D em coronal (**b**) e RNM TOF coronal MIP (**c**). Ausência do canal carotídeo (seta) sem sinal de fluxo na topografia da artéria carótida interna esquerda (cabeça de seta). A circulação intracraniana é feita pelo polígono de Willis, com persistência do padrão fetal da artéria cerebral posterior esquerda.

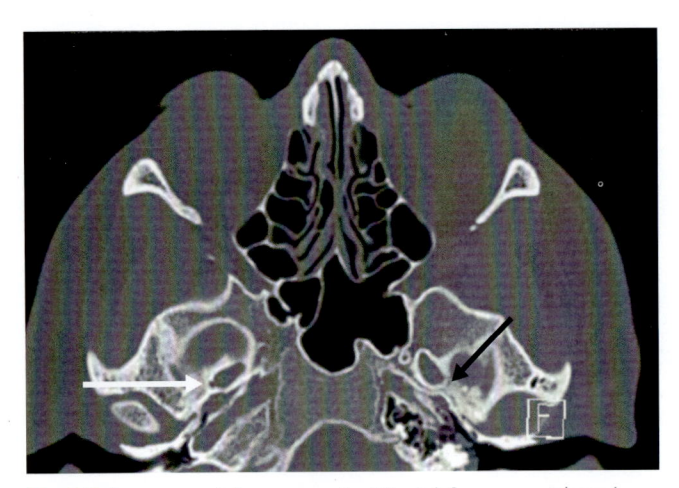

Fig. 8-3. Forame espinhoso ausente. TC axial: forame espinhoso à direita (seta branca longa); ausência do forame espinhoso à esquerda (seta preta).

Apresentação Clínica

Via de regra a carótida aberrante é uma malformação assintomática. O diagnóstico costuma ser incidental, como um achado na tomografia pré-operatória. Os sintomas quando presentes costumam ser: zumbido pulsátil, perda auditiva condutiva, plenitude aural, vertigem. Ao exame pode-se observar uma massa pulsante retrotimpânica, no mesotímpano posterior, esbranquiçada ou rosada.

Diagnóstico Diferencial

Podemos mencionar o paraganglioma timpânico e jugular, o bulbo da jugular deiscente e o aneurisma proveniente do segmento horizontal (petroso) da ACI.

Tratamento

Em casos de diagnóstico por exame de imagem, a conduta mais acertada é observar. Em casos de lesões inadvertidas no ato cirúrgico, deve-se tamponar a orelha média e canal auditivo externo e providenciar um procedimento de angiografia para correção endovascular da lesão.

PERSISTÊNCIA DA ARTÉRIA ESTAPEDIANA

Durante a embriogênese a artéria estapediana desempenha importante papel na vascularização do segmento cefálico do embrião. Após a 10ª semana de gestação a artéria carótida externa assume seu papel, e a artéria estapediana involui.

A artéria estapediana é ramo da artéria hióidea (portanto, originária do sistema da artéria carótida interna, conforme citado anteriormente), adentra a orelha média no quadrante anteroinferior, dirige-se pelo promontório até atravessar entre as cruras do estribo (forame obturador), moldando o estribo embrionário e, depois, penetra na porção horizontal do canal do nervo facial, através de uma deiscência óssea localizada posteriormente ao processo cocleariforme. Em seguida deixa o canal do facial superiormente e adentra a fossa craniana média, no espaço extradural, e termina na artéria meníngea média.

Portanto, a artéria estapediana atua interinamente como um vaso colateral entre os sistemas das carótidas interna e externa e, então, sofre regressão. Caso ocorra uma falha nesse processo de regressão da artéria estapediana, a artéria meníngea média surge a partir dela, e o forame espinhoso que usualmente dá passagem para a artéria meníngea média encontra-se ausente.

O primeiro caso descrito data de 1836, por Hrytl. A incidência de persistência da artéria estapediana (PAE) é de 0,48% (e um estudo com ossos temporais) ao passo que a incidência reportada durante o ato cirúrgico é significativamente menor, variando de 0,02% a 0,05%. A PAE pode ocorrer bilateralmente e pode estar associada à carótida interna aberrante.

A TC de alta resolução apresenta sinais característicos (apesar de não específicos) de persistência da artéria estapediana, a saber: ausência de forame espinhoso, alargamento da porção anterior do segmento timpânico do nervo facial, material com densidade de partes moles entre as cruras do estribo, tipicamente justaposto à crus anterior; estrutura tubular com densidade de partes moles cruzando o promontório (Fig. 8-4).

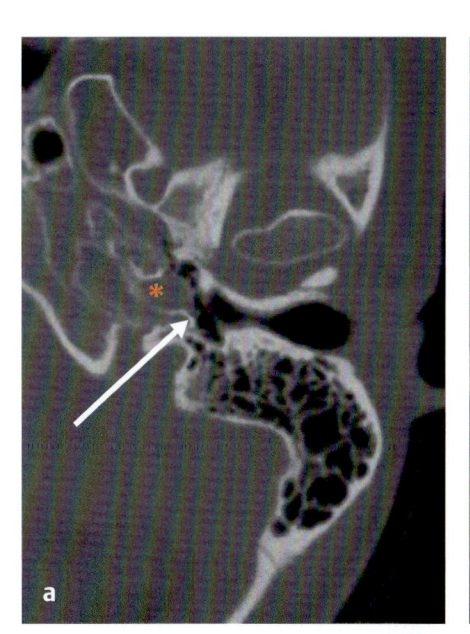

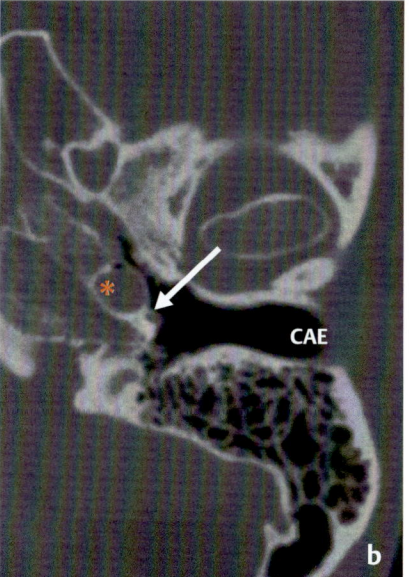

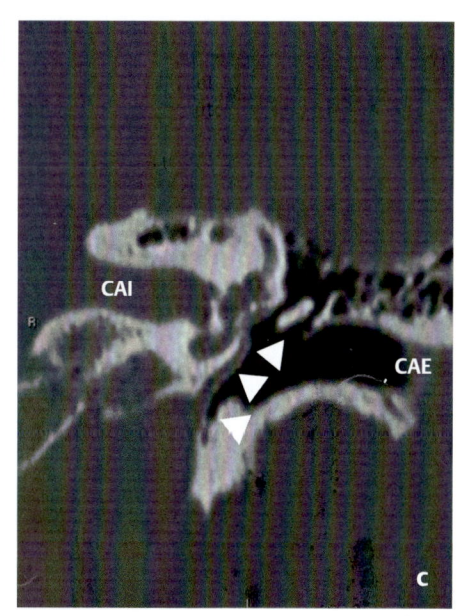

Fig. 8-4. Persistência da artéria estapediana em orelha esquerda. (a) TC axial demonstrando ponto de ramificação e saída da artéria estapediana (seta) originária do complexo da artéria da carótida interna (*). (b) TC, corte axial, com o posicionamento da artéria estapediana em topografia de promontório (seta). (c) TC, corte coronal, com o trajeto em promontório da artéria estapediana (cabeça de seta). CAE: Conduto auditivo externo; CAI: conduto auditivo interno.

Apresentação Clínica

A maioria dos casos de PAE é identificada incidentalmente durante o ato cirúrgico, e geralmente inexistem sintomas associados. Quando presentes, os sintomas mais relatados são zumbido pulsátil e perda auditiva condutiva por limitar a mobilidade do estribo.

Diagnóstico Diferencial

Os principais diagnósticos diferenciais são: paragangliomas timpânico e jugular, artéria carótida interna aberrante, bulbo da jugular alto e/ou deiscente e schwannoma do nervo facial (em casos de alargamento da porção timpânica do nervo facial à TC).

Tratamento

O tratamento para PAE não está bem estabelecido. A importância clínica da PAE está na possibilidade de uma lesão inadvertida ao vaso durante uma cirurgia de orelha média, particularmente na cirurgia de estapedotomia, gerando um sangramento importante e, hipoteticamente, com risco de infarto do nervo facial ou de partes do lobo temporal e do tronco encefálico, resultando em complicações pós-operatórias, como: paralisia facial, hemiplegia e déficits auditivo e vestibulares centrais.

Uma revisão sistemática da literatura concluiu que a cirurgia da orelha média é factível na presença da PAE. Quando houve lesão do vaso e hemorragia profusa, ela foi bem controlada durante a cirurgia sem qualquer tipo de sequela. Os casos de estapedotomia sugerem que a artéria pode ser coagulada com segurança, e a cirurgia ser concluída como de costume. A melhor conduta, certamente, é a correta identificação da anomalia – preferencialmente no período pré-operatório – e o cuidado durante o ato cirúrgico para não a violar.

DEISCÊNCIA DO CANAL CAROTÍDEO

As deiscências do canal carotídeo talvez sejam mais bem classificadas como variações anatômicas do que anomalias. Sua incidência relatada foi de 1,4% em um estudo de 700 ossos temporais analisados radiograficamente, ao passo que em outro estudo analisando histologicamente 1.000 ossos temporais, a incidência encontrada foi de 7,7%. A delgada placa óssea que costuma dividir a carótida da orelha média pode estar deiscente ou ausente, resultando dessa forma na exposição da ACI na orelha média. É prudente que o cirurgião de ouvido sempre escrutine a tomografia de uma forma sistemática para identificar tal alteração, evitando lesões inadvertidas (Fig. 8-5).

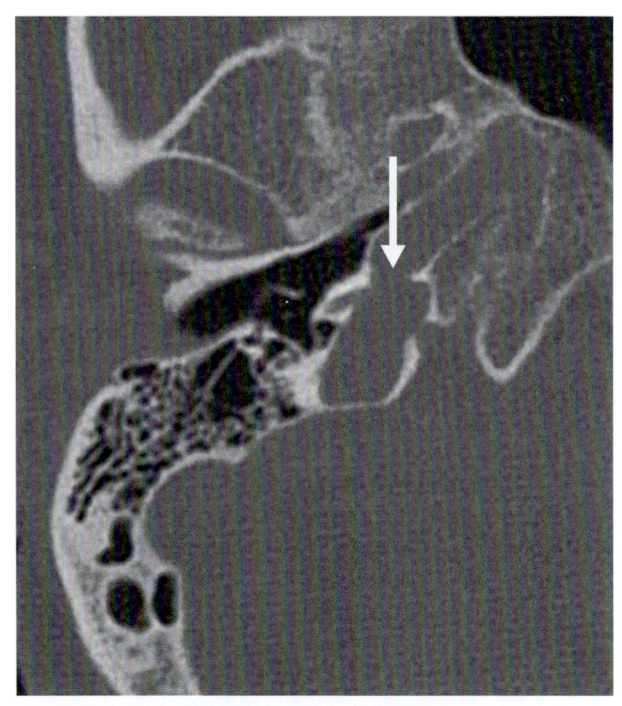

Fig. 8-5. Deiscência do canal carotídeo. TC axial. Janelamento ósseo. Solução de continuidade óssea na parede posterior do canal carotídeo, compatível com deiscência (seta).

ANOMALIAS VENOSAS

As condições relatadas nesse capítulo talvez sejam mais bem descritas como variantes anatômicas do que anomalias. O conhecimento pré-operatório das estruturas do osso temporal e suas adjacências são de primordial importância.

Se não detectadas no pré-operatório, variações nas localizações das estruturas venosas podem levar a consequências desastrosas durante a cirurgia.

- Bulbo da jugular alto.
- Bulbo da jugular deiscente.
- Divertículo jugular.
- Seio sigmoide anteriorizado.

O bulbo da jugular está localizado na região posterolateral do forame jugular, conhecida como *pars vascularis*. O seio sigmoide e o seio petroso inferior drenam para o bulbo da jugular, que por sua vez se torna a veia jugular interna na base do crânio.

O bulbo da jugular é denominado alto (BJA) quando ocorre ao menos uma dessas situações: o limite superior do bulbo se estende além do nível do ânulo timpânico inferiormente; o bulbo atinge o nível do giro basal da cóclea; o domo do bulbo está dentro de 2 mm de distância do assoalho do conduto auditivo interno.

Quando a delgada camada óssea está ausente, o bulbo pode invadir para a orelha média, sendo classificado como bulbo da jugular deiscente (BJD). Caso essa protrusão ocorra com formação sacular extraluminal no bulbo da jugular, classifica-se como divertículo jugular (DJ). Acredita-se que o DJ se forme devido a uma fragilidade na parede do bulbo jugular, a qual é desprovida de adventícia.

ANOMALIAS VASCULARES DO OSSO TEMPORAL

A altura do bulbo da jugular como também a localização do seio sigmoide são em parte determinadas pela pneumatização da mastoide. Em ossos temporais com pouca pneumatização, a distância do seio sigmoide para o canal auditivo externo é menor (seio sigmoide anteriorizado), e o bulbo da jugular tende a ser mais alto (superior).

A incidência do BJA é muito variável, oscilando de 6% a 25% a depender do reparo anatômico utilizado para classificá-lo. A primeira descrição de bulbo da jugular alto data de 1914, na qual durante o procedimento de timpanocentese cursou com hemorragia. Outra importância clínica seria durante a elevação do retalho timpanomeatal, ocasião na qual poderia ocorrer uma lesão inadvertida. Devido à conhecida predominância de drenagem dos seios durais no lado direito em 75% dos indivíduos, o BJA é predominante neste lado. Bilateralidade é relatada em 16% dos casos.

Apresentação Clínica

Normalmente os pacientes com as alterações descritas anteriormente não apresentam sintomas. Os sintomas, quando presentes, vão depender da estrutura acometida. Caso o bulbo da jugular esteja em contato com a membrana timpânica, cadeia ossicular ou por sobre a janela redonda, resultará em uma perda auditiva condutiva. Caso acometa o canal auditivo interno ou saco e/ou ducto endolinfático, podem ocorrer uma perda auditiva neurossensorial e sintomas vestibulares *Meniere-like*. À otoscopia observa-se uma massa azulada retrotimpânica, e à manobra de Valsalva ou compressão da veia jugular interna ipsilateral pode-se observar a protrusão da massa, caso haja deiscência do bulbo (Figs. 8-6 a 8-10).

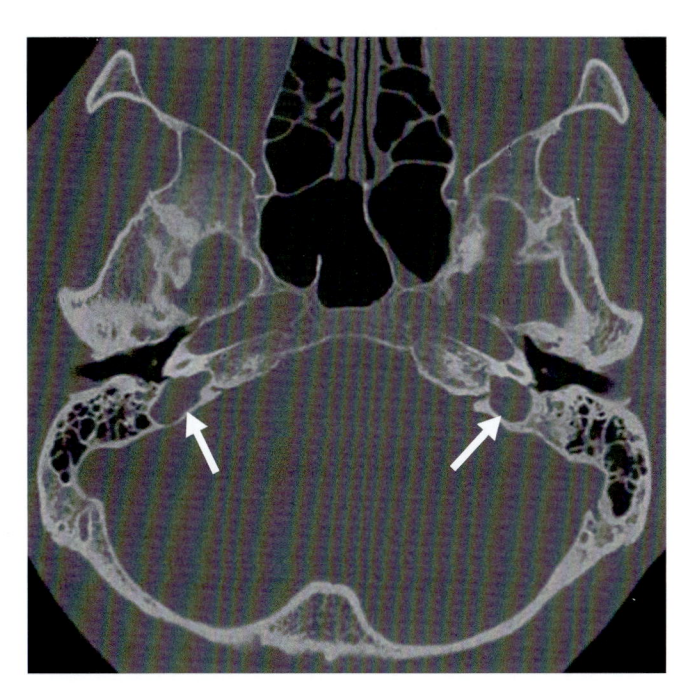

Fig. 8-6. Bulbo jugular alto. TC axial, janelamento ósseo. Bulbos jugulares altos e não deiscentes caracterizados, com divertículos no mesmo plano que a espiral basal, no corte axial (setas).

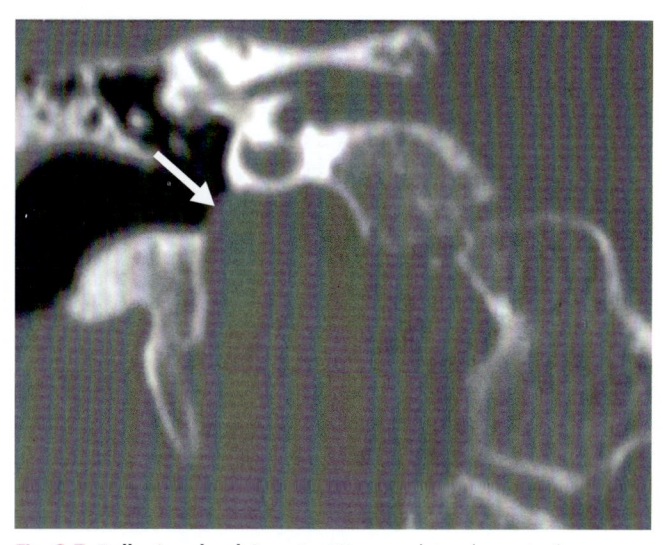

Fig. 8-7. Bulbo jugular deiscente. TC coronal, janelamento ósseo. Descontinuidade óssea no contorno superolateral do bulbo jugular direito, compatível com deiscência (seta).

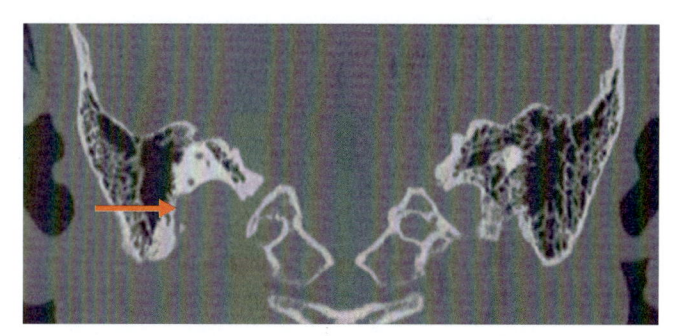

Fig. 8-8. Bulbo jugular deiscente. TC coronal, janelamento ósseo. Bulbo jugular proeminente e deiscente em seu contorno lateral, em contato com a porção mastoidea do nervo facial direito (seta).

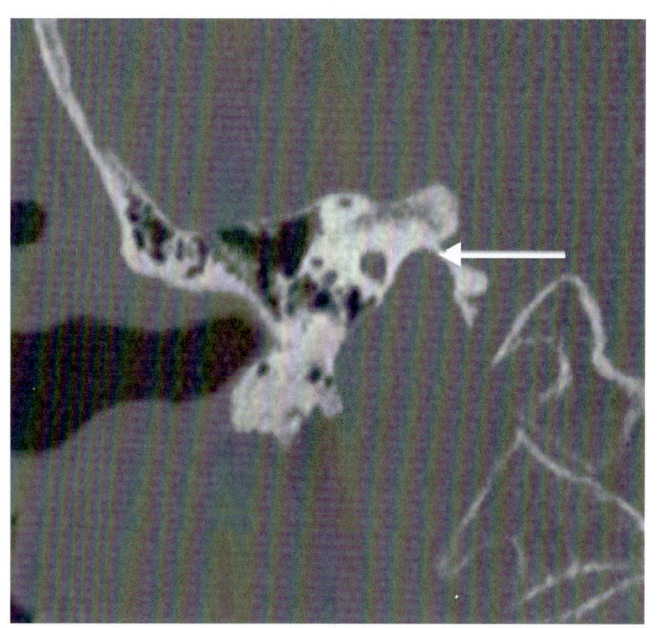

Fig. 8-9. Divertículo jugular. TC coronal, janelamento ósseo. Imagem em adição no contorno superomedial do bulbo jugular direito, compatível com divertículo (seta).

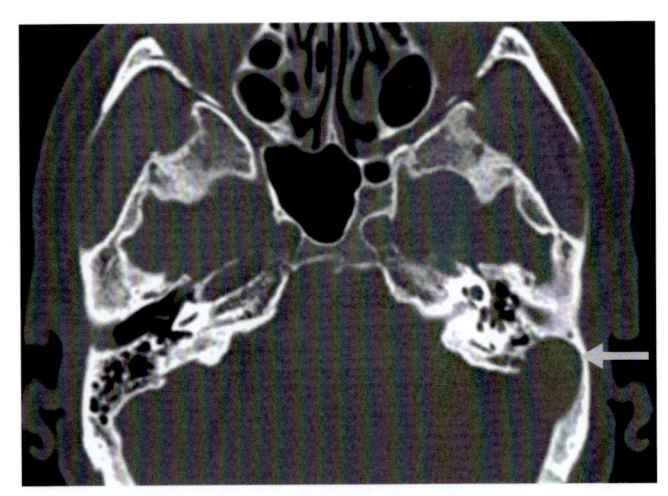

Fig. 8-10. Seio sigmoide anteriorizado. TC axial, janelamento ósseo. Proeminência e disposição anterolateral do seio sigmoide esquerdo, em direção à porção escamosa retromeatal do osso temporal esquerdo. (seta).

Diagnóstico Diferencial

Entre os diagnósticos diferenciais, podemos mencionar: paragangliomas jugular e timpânico, hemotímpano e granuloma de colesterol.

Tratamento

O tratamento pode ser considerado nos raros casos em que o BJA produz sintomas, como zumbido pulsátil, perda auditiva condutiva e sintomas vestibulares. As opções de tratamento incluem técnicas de reconstrução do assoalho da orelha média e técnicas endovasculares. Em situações de sangramento inadvertido durante o ato cirúrgico, deve-se incialmente aplicar pressão sobre o sítio de sangramento por alguns minutos e, depois, tamponar o local com tecidos hemostáticos (Gelfoam® ou Surgicel®).

BIBLIOGRAFIA

Goderie TPM, Alkhateeb WHF, Smit CF, Hensen EF. Surgical Management of a Persistent Stapedial Artery: A Review. Otol Neurotol. 2017;38(6):788-91.

Govaerts PJ, Marquet TF, Cremers WR, Offeciers FE. Persistent stapedial artery: does it prevent successful surgery? Ann Otol Rhinol Laryngol. 1993;102:724-8.

Haginomori SI, Sando I, Miura M, Orita U, Hirsch BE. Medial high jugular bulb. Otol Neurotol. 2001;22:423-5.

Hasebe S, Sando I, Orita Y. Proximity of carotid canal wall to the tympanic membrane: a human temporal bone study. Laryngoscope. 2003;113:802-7.

Hitier M, Zhang M, Labrousse M, et al. Persistent stapedial arteries in human: from phylogeny to surgical consequences. Surg Radiol Anat. 2013;35:883-91.

Hogg ID, Stephens CB, Arnold GE. Theoretical anomalies of the stapedial artery. Ann Otol Rhinol Laryngol. 1972;81: 860-70.

Hourani R, Carey J, Yousem DM. Dehiscence of the jugular bulb and vestibular aqueduct: findings on 200 consecutive temporal bone computed tomography scans. J Comput Assist Tomogr. 2005;29:657-62.

Hyrtl J. Neue beobachtungen aus dem gebiete der Menschlichen und Verleichenden Anatomie. Med Jahrb Oesterreich. 1836;10:457-66.

Kondoh K, Kitahara T, Okumura S, Mishiro Y, Kubo T. Management of hemorrhagic high jugular bulb with adhesive otitis media in an only hearing ear: transcatheter endovascular embolization using detachable coils. Ann Otol Rhinol Laryngol. 2004;113:975-9.

LoVerde ZJ, Shlapak DP, Benson JC, Carlson ML, Lane JI. The Many Faces of Persistent Stapedial Artery: CT Findings and Embryologic Explanations. AJNR Am J Neuroradiol. 2021;42(1):160-6.

Moore PJ. The high jugular bulb in ear surgery: three case reports and a review of the literature. J Laryngol Otol. 1994;108:772-5.

Moreano EH, Paparella MM, Zelterman D, Goycoolea MV. Prevalence of facial canal dehiscence and of persistent stapedial artery in the human middle ear: A report of 1000 temporal bones. Laryngoscope 1994;104:309-20.

Moreano EH, Paparella MM, Zelterman D, Goycoolea MV. Prevalence of carotid canal dehiscence in the human middle ear: a report of 1000 temporal bones. Laryngoscope. 1994;104:612-8.

Page JR. A case of probable injury to the jugular bulb following myringotomy in an infant ten months old. Ann Otol Rhinol Laryngol. 1914;23:161-3.

Park JJ, Shen A, Loberg C, Westhofen M. The relationship between jugular bulb position and jugular bulb related inner ear dehiscence: a retrospective analysis. Am J Otolaryngol. 2015;36:347-51.

Rausch SD, Xu WZ, Nadol JB Jr. High jugular bulb: implications for posterior fossa neurotologic and cranial base surgery. Ann Otol Rhinol Laryngol. 1993;102:100-7.

Roll JD, Urban MA, Larson TC 3rd, Gailloud P, Jacob P, Harnsberger HR. Bilateral aberrant internal carotid arteries with bilateral persistent stapedial arteries and bilateral duplicated internal carotid arteries. AJNR Am J Neuroradiol. 2003;24:762-5.

Sauvaget E, Paris J, Kici S, Kania R, Guichard JP, Chapot R, et al. Aberrant internal carotid artery in the temporal bone: imaging findings and management. Arch Otolaryngol Head Neck Surg. 2006;132(1):86-91.

Schatz A, Sade J. Correlation between mastoid pneumatization and position of the lateral sinus. Ann Otol Rhinol Laryngol. 1990;99:142-5.

Schmerber S, LeFournier V, LaVieille JP, Boubagra K. Endolymphatic duct obstruction related to a jugular bulb diverticulum: high resolution CT and MR imaging findings. Clin Radiol. 2001;57:424-8.

Silberglet R, Quint DJ, Mehta BA, Patel SC, Metes JJ, Noujaim SE. The persistent stapedial artery. AJNR Am J Neuroradiol. 2000;21:572-7.

Sullivan AM, Curtin HD, Moonis G. Arterial Anomalies of the Middle Ear: A Pictorial Review with Clinical-Embryologic and Imaging Correlation. Neuroimaging Clin N Am. 2019;29(1):93-102.

Wadin K, Thomander L, Wilbrand H. Effects of a high jugular fossa and jugular bulb diverticulum on the inner ear. Acta Radiol Diagn (Stockh). 1986;27:629-36.

Wadin K, Wilbrand H. The topographic relations of the high jugular fossa to the inner ear: a radionatomic investigation. Acta Radiol Diagn. 1986;27:315-24.

Weiss RL, Zahtz G, Goldofsky E, Parnes H, Shikowitz MJ. High jugular bulb and conductive hearing loss. Laryngoscope. 1997;107:321-7.

IMPLANTE COCLEAR

Arthur Menino Castilho ▪ Guilherme Corrêa Guimarães ▪ Sílvia Marçal Benício de Mello

INTRODUÇÃO

O implante coclear (IC) é um dispositivo de reabilitação auditiva, cirurgicamente implantado, composto por uma unidade interna e uma unidade externa. A unidade externa é composta por um conjunto de microfones e um processador de fala, usados em posição retroauricular, responsável por transformar o estímulo acústico em eletromagnético. O componente externo se mantém locado em posição ideal devido à presença de um ímã, transmitindo o sinal através da pele para o receptor situado na unidade interna. O receptor converte o sinal recebido em impulsos elétricos de alta frequência distribuídos por eletrodos implantados dentro da cóclea.

O pulso eletromagnético emitido pelos eletrodos estimula o gânglio espiral ao longo das espiras cocleares, levando o estímulo gerado via nervo coclear até o tronco encefálico e posteriormente ao lobo temporal e demais vias associativas, gerando a percepção sonora. Em relação ao feixe de eletrodos, atualmente existem diversas características específicas em relação ao número de eletrodos presentes no feixe, método de aterramento, comprimento, maleabilidade e curvatura, existindo modelos de parede lateral e perimodiolares pré-curvados, bem como a existência de uma dilatação na base do feixe de eletrodos a fim de promover o vedamento da orelha interna.

Parâmetros anatômicos, como proeminência do seio sigmoide, altura do *tegmen* timpânico, presença e localização do labirinto posterior, altura do bulbo da veia jugular e posição anatômica do nervo facial, são pontos de interesse na avaliação radiológica do osso temporal durante a preparação pré-operatória do paciente a ser implantado. Sabe-se também que cerca de 20% das perdas auditivas neurossensoriais congênitas se devem a malformações de orelha interna, impactando diretamente o planejamento pré-operatório.

Em relação às contraindicações anatômicas absolutas para a realização do implante coclear, incluem-se a aplasia labiríntica completa, aplasia coclear. Em relação às contraindicações relativas, incluem-se a aplasia e hipoplasia de nervo coclear, sendo este um tema controverso na literatura, visto que alguns estudos demonstram benefício menor quando comparados a pacientes sem tais características, mas superior à não reabilitação auditiva. Discute-se que a aplasia de nervo coclear muitas vezes é na realidade hipoplasia do nervo, não sendo capaz de individualizar o mesmo em razão das limitações inerentes aos métodos de imagem ao avaliar estruturas tão diminutas.

Alguns casos específicos podem necessitar de atenção especial, como pacientes com síndromes com fenótipo que abrangem malformações craniofaciais, alterações de crescimento, displasias ósseas e malformações de orelhas externa, média e interna. Quadros infecciosos, como otite média aguda, abscesso subperiosteal retroauricular, otite média crônica simples e otite média colesteatomatosa, devem ser avaliados e manejados previamente à cirurgia de IC. Em relação a alterações pós-infecciosas como sequelas cocleares de meningite aguda, impera-se a avaliação da patência coclear previamente ao procedimento cirúrgico.

AVALIAÇÃO PRÉ-OPERATÓRIA

A TC e a RNM se complementam na avaliação pré e pós-operatória do IC. Na maioria dos casos a realização da TC e RNM das orelhas em adultos é realizada sem assistência anestésica. Em crianças, os exames são programados sob anestesia; recém-nascidos ocasionalmente conseguem realizar a TC dormindo, após amamentação, uma vez que as imagens sejam adquiridas rapidamente. A RNM é realizada sob anestesia nestes pacientes, em virtude do maior tempo de exame, consequente à aquisição de várias sequências.

Na TC se obtém um volume de imagens, sem utilização de contraste iodado, e posteriormente são adquiridas reformações multiplanares para melhor demonstração das estruturas do labirinto ósseo, conduto auditivo interno (CAI) e nervo facial (NF). As reformações no plano sagital permitem a correção da angulação e obtenção de incidência de Stenvers com boa demonstração da lâmina espiral óssea, escalas vestibular e timpânica. Estas imagens possibilitam boa demonstração da permeabilidade do labirinto ósseo, em conjunto com RNM que visibiliza o labirinto membranoso, possibilitando a obtenção de imagens processadas com reformações e reconstruções tridimensionais (3D) do labirinto.

Na avaliação pré-implante a TC permite a obtenção de medidas da cóclea que podem ser utilizadas quando os *softwares* para tais mensurações não estiverem disponíveis. Habitualmente se realiza uma reformação paralela ao eixo da espira basal da cóclea, e, a partir desta, o comprimento da cóclea é obtido traçando uma linha entre a janela redonda e a margem oposta da cóclea, cursando pelo centro do modíolo e de largura através de uma linha perpendicular à primeira linha traçada. Para medida da altura da cóclea é obtida uma imagem axial, em que é traçada uma linha entre o ápice da cóclea e a projeção ortogonal até a base da cóclea. A altura também pode ser medida no plano coronal, do ponto médio da espira basal da cóclea ao ponto médio da espira apical (Figs. 9-1 e 9-2).

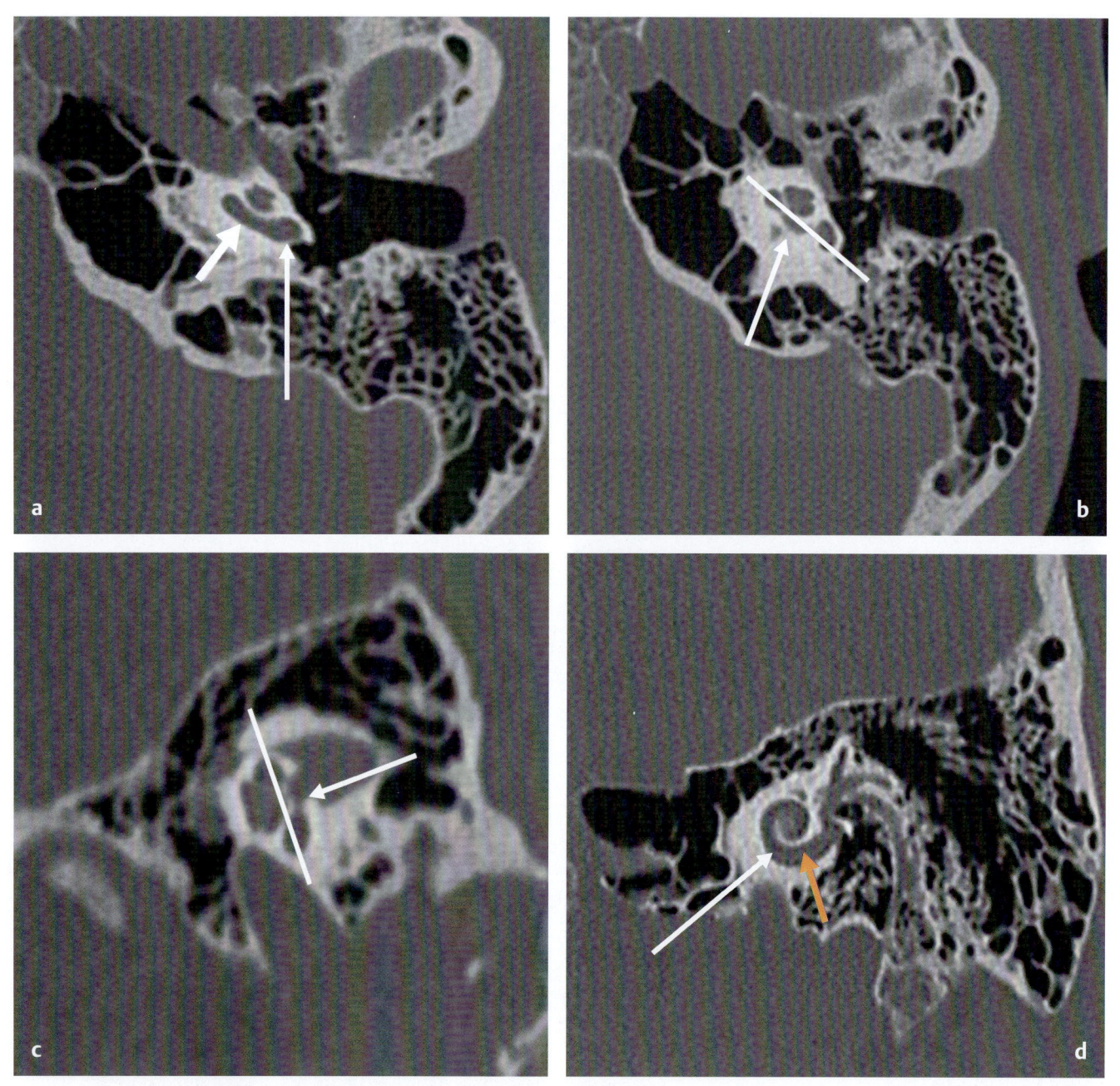

Fig. 9-1. Referências tomográficas para melhor demonstração da anatomia da cóclea e avaliação no pré e pós-implante coclear. (**a**) TC axial: espira basal da cóclea (setas curta e larga); janela redonda (seta longa); TC axial e reformação oblíqua (**b-d**): plano de referência para obtenção da incidência de Stenvers na espira basal da cóclea no axial (seta em **b**) e no sagital oblíquo (seta em **c**); incidência de Stenvers na rampa vestibular (seta vermelha curta); rampa timpânica (seta longa).

No controle pós-operatório as imagens tomográficas determinam artefatos na topografia do feixe de eletrodos, para minimizá-los o radiologista "trabalha as imagens com mudança da janela", o que possibilita a identificação do posicionamento dos eletrodos. O exame ideal para avaliação do posicionamento do feixe de eletrodos e complicações de sua inserção é a tomografia "*cone-beam*" que utiliza dose de radiação mais baixa que a TC convencional, sofre menor influência dos artefatos metálicos, apresenta alta resolução espacial, permitindo melhor visualização dos eletrodos do implante coclear.

A RNM das orelhas (fossa posterior) permite a demonstração das estruturas do labirinto membranoso, nervos facial e vestibulococlear. O protocolo de RNM é constituído de sequências axiais T1 pré e pós-gadolínio, T2, volumétricas (FIESTA, CISS, BALANCE, SPACE, de acordo com os fabricantes), coronal T1 com supressão de gordura pós-gadolínio. As sequências volumétricas permitem a demonstração das estruturas neurais no plano sagital oblíquo e possibilitam as reconstruções tridimensionais para avaliação da patência do labirinto membranoso. Para avaliação do compartimento supratentorial do encéfalo faz-se necessário estudo dirigido, com protocolo de encéfalo. Destacamos a seguir pontos críticos a serem checados antes da realização do implante coclear.

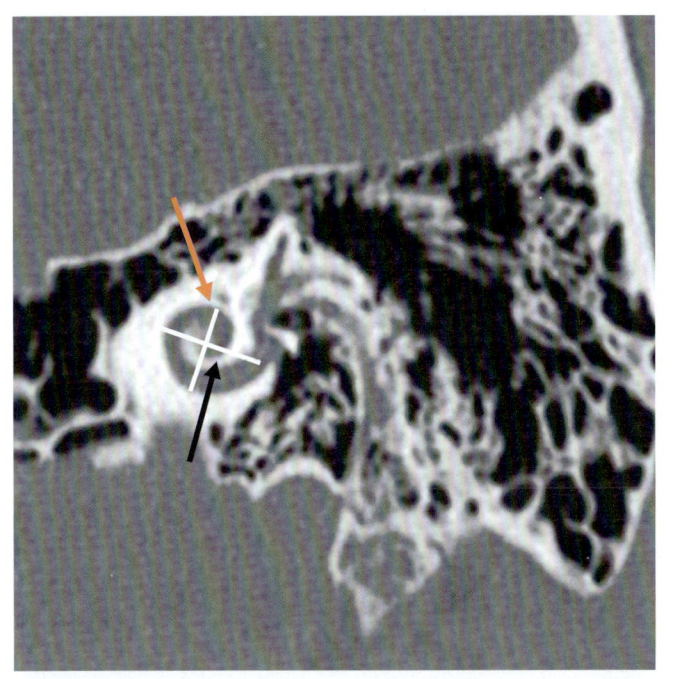

Fig. 9-2. **Comprimento e largura da cóclea:** TC reformação oblíqua, Stenvers: largura da cóclea (seta vermelha); comprimento da cóclea (seta preta).

AVALIAÇÃO RADIOLÓGICA PRÁTICA DA ORELHA INTERNA PRÉ-IMPLANTE COCLEAR (FIGS. 9-3 A 9-5)

- Conduto auditivo interno (CAI): diâmetro normal de 4 a 8 mm (TC e RNM); identificação dos quatro nervos (RM): nervo facial (NF) anterossuperior; coclear anteroinferior (1,2 mm; maior ou igual em espessura ao NF, maior em espessura que os nervos vestibulares, vestibular superior (posterossuperior), vestibular inferior (posteroinferior).
- Cóclea: presença de todas as espiras (apical, média e basal); largura da abertura coclear (2,5 ± 0,44 mm); modíolo, lâmina espiral óssea, simetria das escalas, septo interescalar; largura média da espira basal 2 mm; permeabilidade do labirinto ósseo (TC) e labirinto membranoso (RNM).
- Vestíbulo: tamanho e simetria do vestíbulo; ilhota óssea entre o vestíbulo e o CSL- 03 mm; o vestíbulo é menor que a ilhota óssea no plano axial.
- Canais semicirculares: tamanho e simetria; incidência de Pöschl e Stenvers.
- Aquedutos: tamanho do aqueduto vestibular (calibre semelhante ao CSP), 1 mm no segmento médio e 2 mm no opérculo; tamanho do aqueduto coclear.
- Malformação das orelhas internas.
- Condições adquiridas: labirintite ossificante, otospongiose, schwannomas dos nervos VIII.

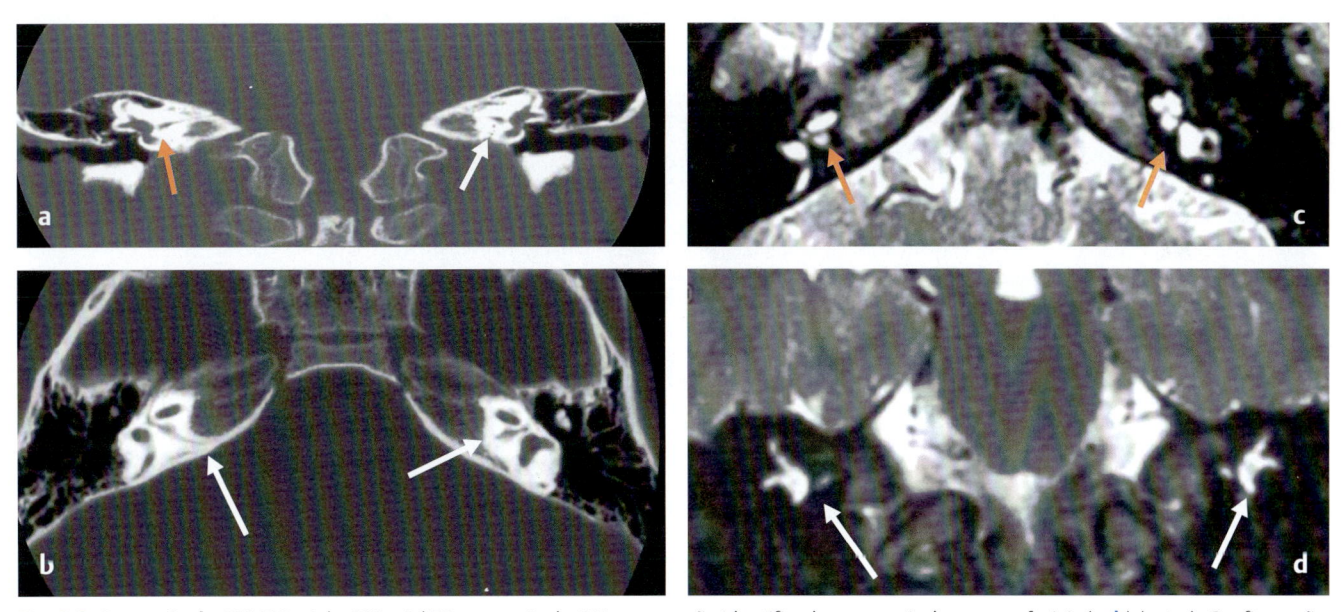

Fig. 9-3. **Agenesia do CAI**. TC axial e RM axial T2: agenesia do CAI, apenas são identificados os canais dos nervos faciais (**a, b**) (setas). Configuração normal das estruturas dos labirintos (**c, d**) (setas).

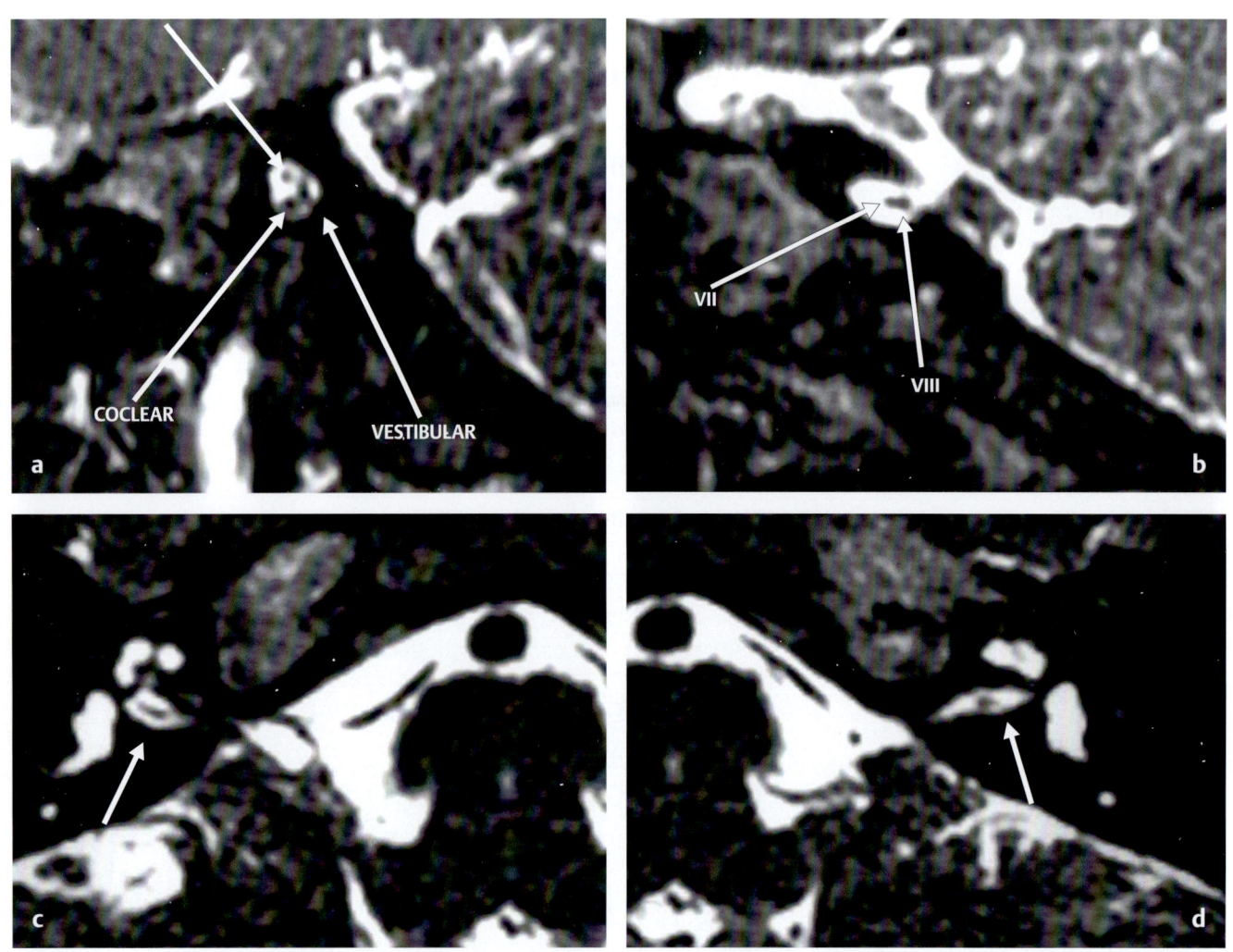

Fig. 9-4. Agenesia do nervo coclear esquerdo. RNM de imagens sagitais oblíquas volumétricas (**a**, **b**): nervos coclear, facial, vestibulares superior e inferior, com configuração normal à direita (**a**). Não se identifica o nervo coclear esquerdo (**b**). RNM de imagens axiais volumétricas. (**c**) Orelha direita com calibre normal (seta); (**d**) CAI esquerdo estenótico e nervo vestibulococlear com dimensões reduzidas (seta).

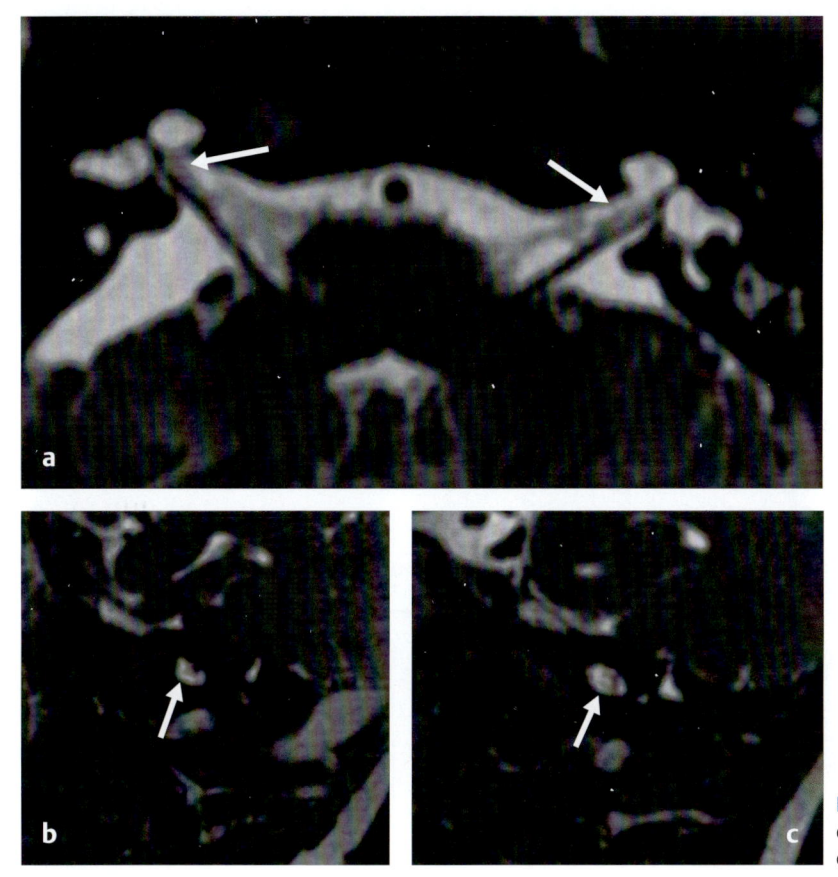

Fig. 9-5. **Nervos cocleares hipoplásicos.** Axial (a) e sagital volumétrico oblíquo FIESTA (b, c): nervos cocleares hipoplásicos (setas).

AVALIAÇÃO RADIOLÓGICA PRÁTICA DA ORELHA MÉDIA PRÉ-IMPLANTE COCLEAR (FIGS. 9-6 A 9-16)

- Pneumatização das mastoides: pneumatização acentuada, moderada ou reduzida;
- Condições adquiridas: otite média, timpanosclerose, colesteatoma;
- Altura do *tegmen*: altura entre o *tegmen* e o CSL; reduzida abaixo de 3,5 mm;
- Posição da dura-máter em relação ao CAE: entre o *tegmen* timpânico e o canal semicircular lateral (dificuldade para mastoidectomia, risco de fístula liquórica) se menor que 3,5 mm;
- Janela redonda: tamanho (acima de 1,5 mm), orientação, eixo da espira basal paralelo ao da parede posterior do CAE é normal; aumento da angulação posterior – dificuldade no acesso;
- Recesso do nervo facial: distância vertical entre o nervo facial e parede posterior do conduto auditivo externo (acesso difícil à janela redonda se menor que 3 mm); curso anormal, deiscência coclear facial, presença de células aeradas no recesso facial;

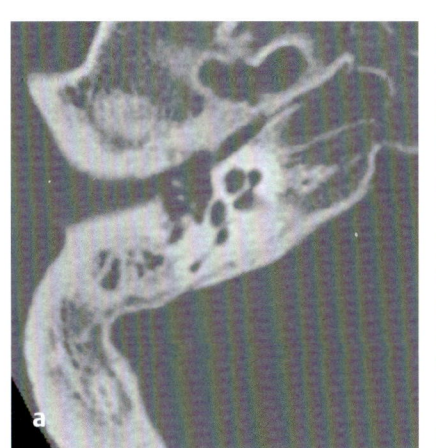

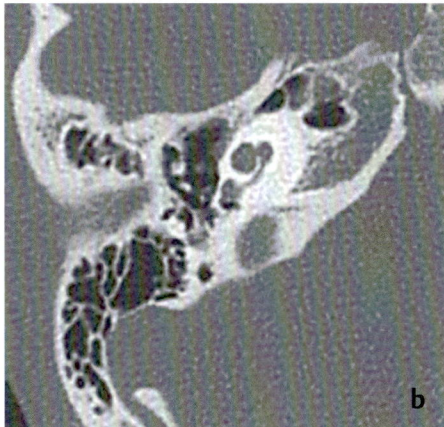

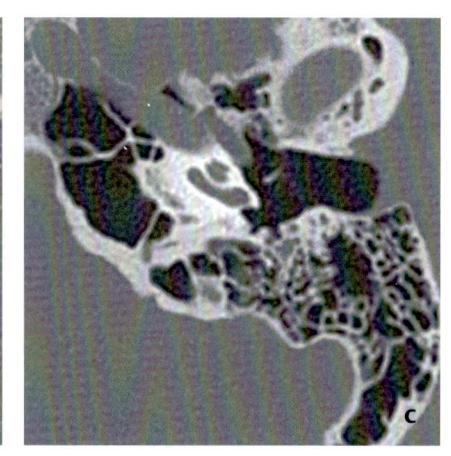

Fig. 9-6. **Grau de pneumatização da mastoide**. TC axial: mastoide pouco pneumatizada (a), mastoide normalmente pneumatizada (b), mastoide bem pneumatizada (c). A menor pneumatização da mastoide está associada à menor amplitude do recesso do facial e à posição mais baixa da dura-máter.

- Variações anatômicas arteriais e venosas: posição do seio sigmoide, carótida interna aberrante, bulbo jugular alto e proeminente, bulbo jugular deiscente, persistência da artéria estapediana, veia emissária proeminente ascendendo do seio sigmoide;
- Posição do seio sigmoide: posicionamento do seio sigmoide em relação a três linhas (ao longo do CSP, da porção timpânica do nervo facial, da articulação incudomaleolar). Tipo 1 medial ao CSP, tipo 2 medial ao segmento timpânico do NF, tipo 3 entre o NF e a articulação incudomaleolar, tipo 4 lateral à articulação incudomaleolar.

A avaliação pré-operatória de IC por exames de imagem baseia-se na realização de tomografia computadorizada de ossos temporais de alta resolução (HR-CT) e ressonância magnética de ossos temporais (RNM). A HR-CT proporciona uma melhor avaliação de estruturas ósseas das orelhas média e interna, ao passo que a RNM evidencia o labirinto membranoso e seu conteúdo, bem como possibilita a avaliação do conduto auditivo interno (CAI) e os respectivos nervos que acompanham seu trajeto, nervos coclear, facial, vestibular superior e vestibular inferior. A RNM de ossos temporais auxilia na definição terapêutica de pacientes com histórico de meningite, otite média crônica, síndrome de *Cogan*, trauma prévio e otosclerose, visto que tais patologias podem causar alterações nas espiras cocleares determinadas por fibrose e ossificação, podendo dificultar ou até impossibilitar implantação do feixe de eletrodos. Escleroses cocleares avançadas podem ser detectadas na HR-CT, no entanto alterações fibróticas iniciais podem ser visualizadas somente na RNM, tornando ambos os exames complementares em vez de substitutivos.

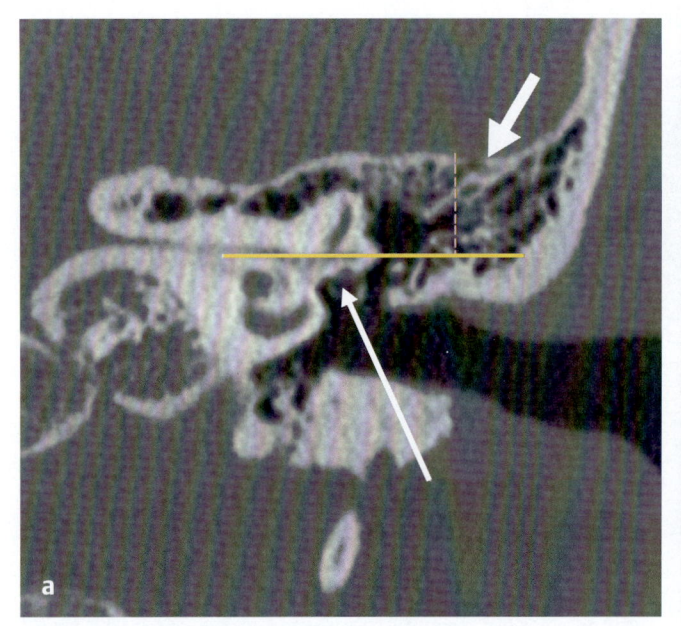

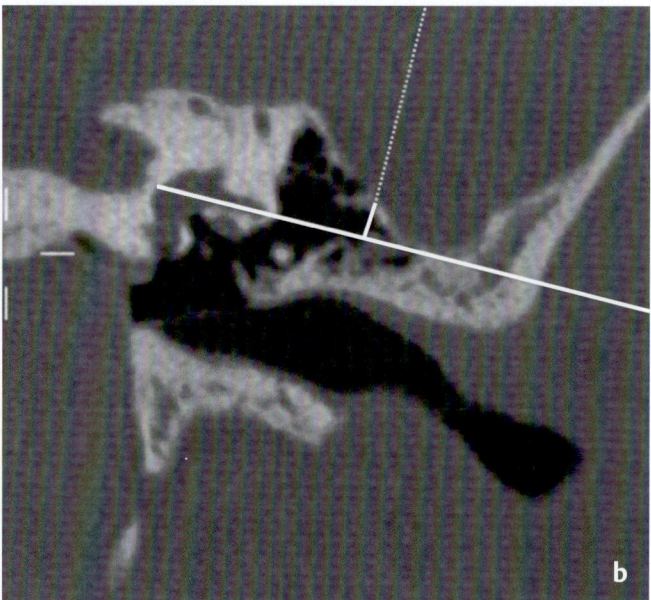

Fig. 9-7. Grau de pneumatização da mastoide e distância para dura-máter TC axial (**a**): linha traçada no plano do canal semicircular lateral (linha amarela); distância normal para o teto da mastoide/dura-máter (seta curta); TC axial (**b**): pneumatização reduzida da mastoide, distância curta para o teto da mastoide (dura-máter).

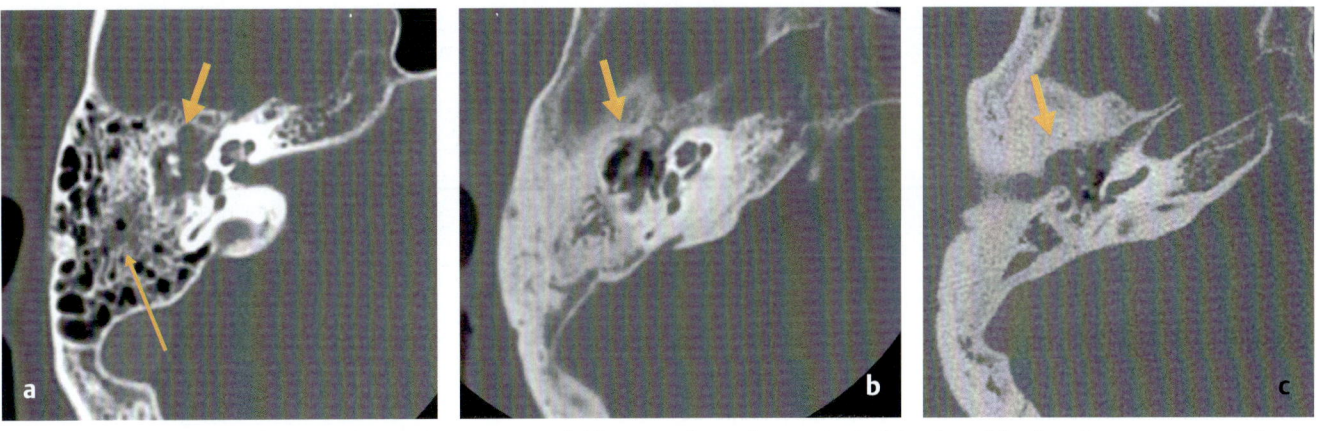

Fig. 9-8. Patologias associadas na orelha média a serem excluídas antes do implante. TC axial (**a**): otite média não colesteatomatosa. Acúmulo de secreção na cavidade timpânica e células das mastoides (setas). TC axial (**b**): timpanosclerose, com áreas de ossificação adjacentes à cadeia ossicular (seta). TC axial (**c**): colesteatoma da *pars flaccida* da membrana timpânica com expansão do epitímpano (seta).

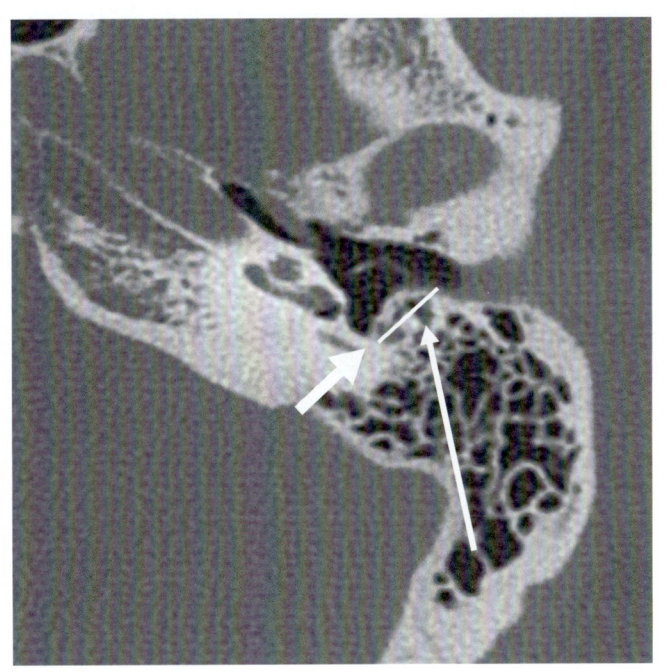

Fig. 9-9. Largura do recesso facial. TC axial: a distância entre o nervo facial (setas curta e larga), em seu recesso e a parede posterior do CAE (seta longa) é superior a 3,5 mm. Quando a largura é inferior a 3 mm o acesso à janela redonda é mais difícil.

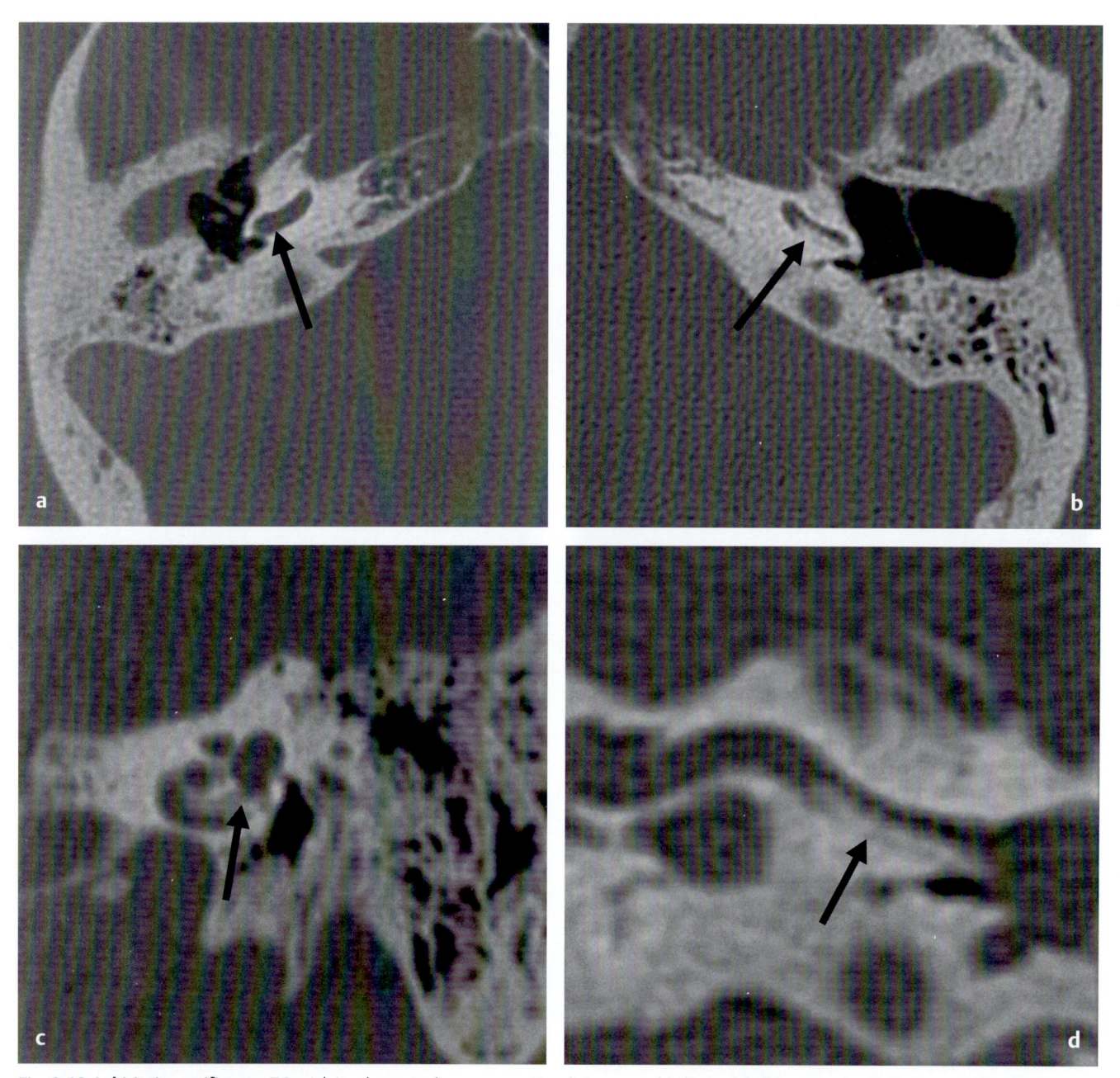

Fig. 9-10. Labirintite ossificante. TC axial, janelamento ósseo: rampa timpânica normal à direita (**a**); (**b**) rampa timpânica com ossificação à esquerda (setas pretas). TC Stenvers (**c**) e reformação curvilínea (**d**): rampa timpânica esquerda com ossificação (setas pretas).

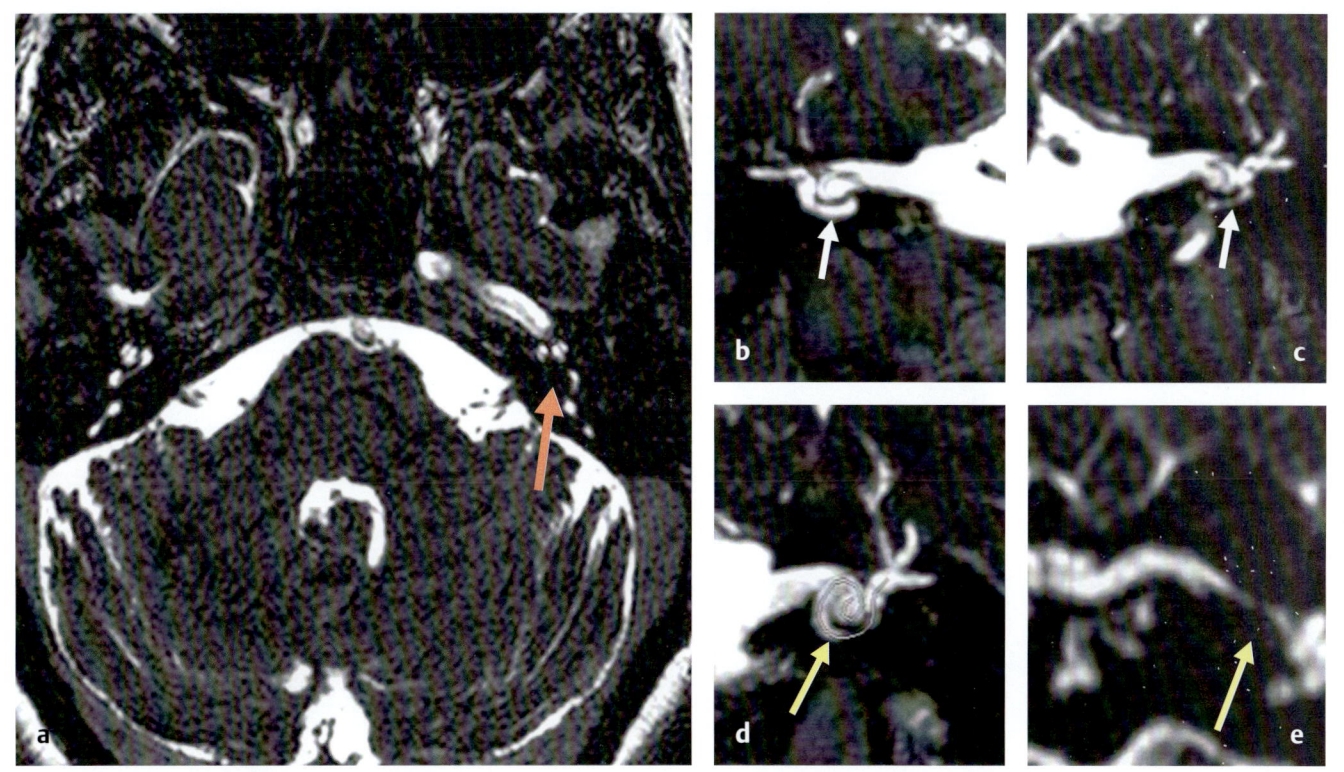

Fig. 9-11. Labirintite ossificante RNM. RNM axial volumétrica FIESTA (**a**): ausência de sinal em parte da espira basal da cóclea esquerda, coincidente com a área de ossificação na TC da figura anterior (seta). RNM coronal volumétrica FIESTA: espira basal da cóclea direita normal (**b**); ausência de sinal em parte da espira basal da cóclea esquerda (**c**) que corresponde à ossificação na TC do caso anterior; referência da reformação curvilínea (**d**); ausência de sinal em parte da espira basal da cóclea esquerda (**e**) (setas).

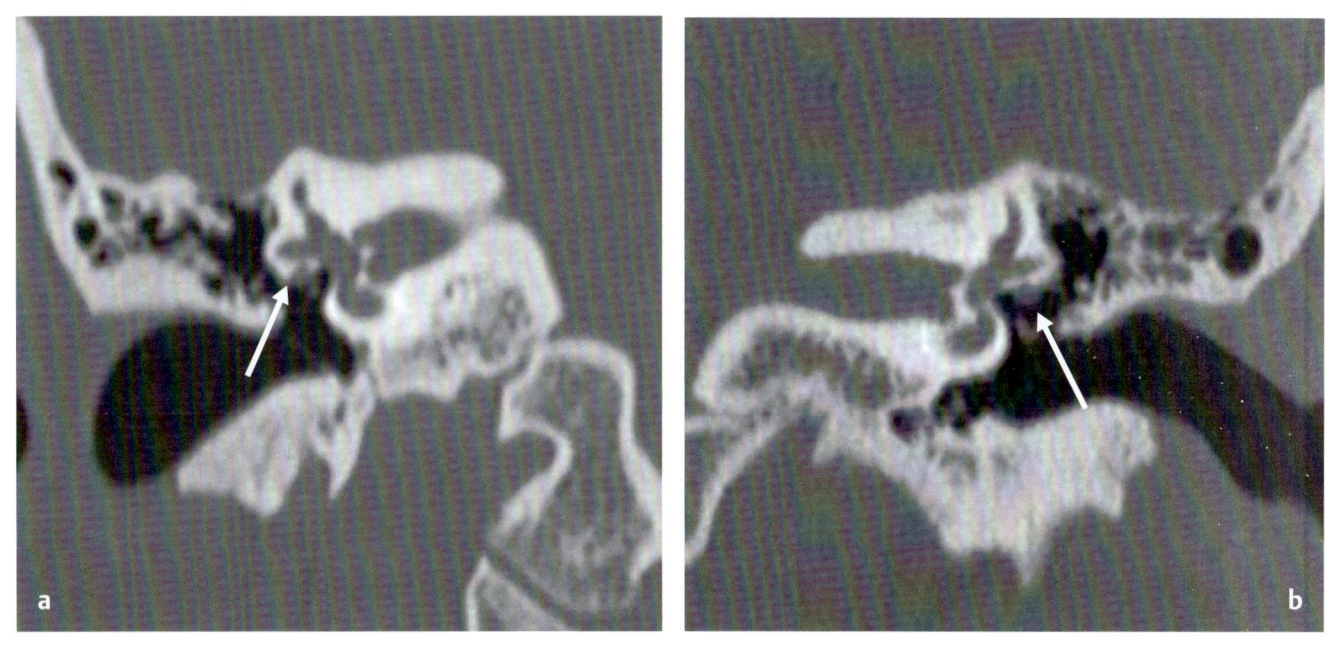

Fig. 9-12. Nervo facial deiscente. TC coronal. (**a**) Porção timpânica do nervo facial em topografia habitual, à direita (seta). Deiscência do revestimento ósseo da porção timpânica do nervo facial esquerdo (seta em **b**).

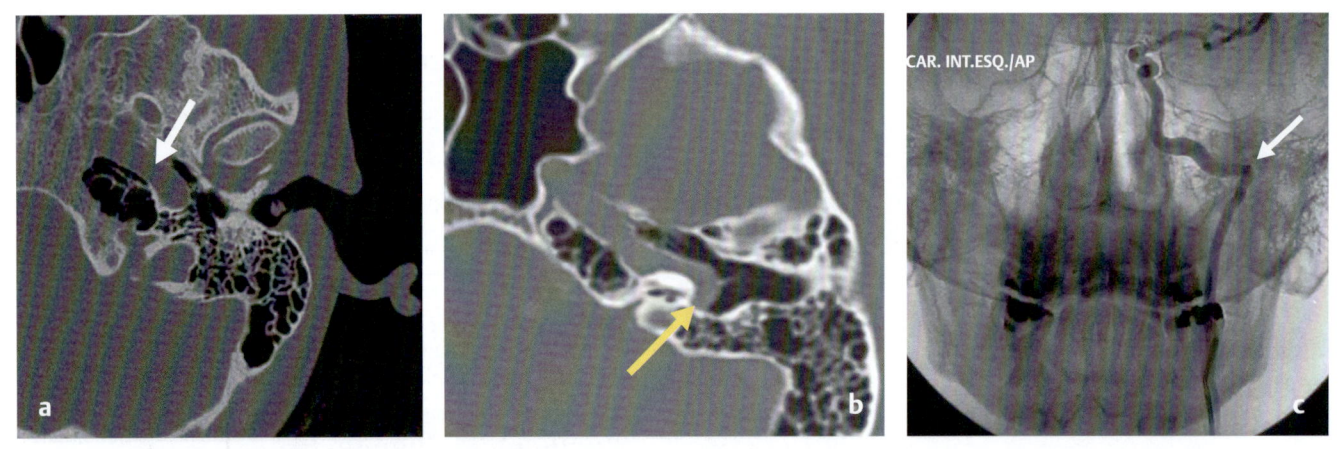

Fig. 9-13. Carótida interna aberrante à esquerda. TC axial: (**a**, **b**) artéria carótida interna normal (seta em A) e aberrante à esquerda se insinuando na cavidade timpânica (seta amarela em **b**). Angiografia digital (**c**): artéria carótida interna aberrante à esquerda (seta). (Cortesia da Dra. Christiane Siqueira Campos.)

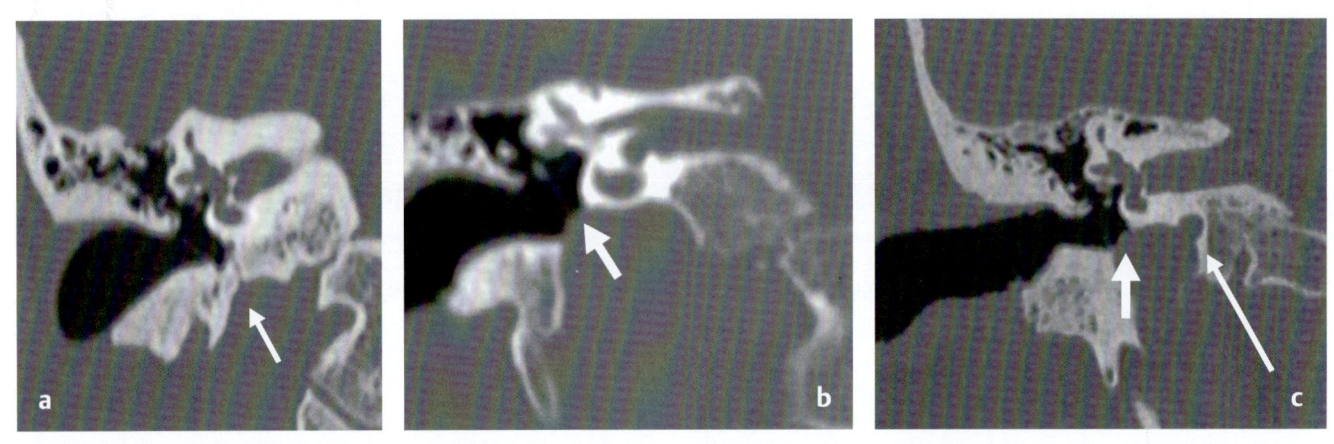

Fig. 9-14. Bulbo jugular alto e deiscente. TC coronal: bulbo jugular normal (seta em **a**); bulbo jugular alto, proeminente e com deiscência (seta em **b**); bulbo jugular alto, proeminente, deiscente (setas curta e larga e com divertículo à esquerda (seta longa) (**c**).

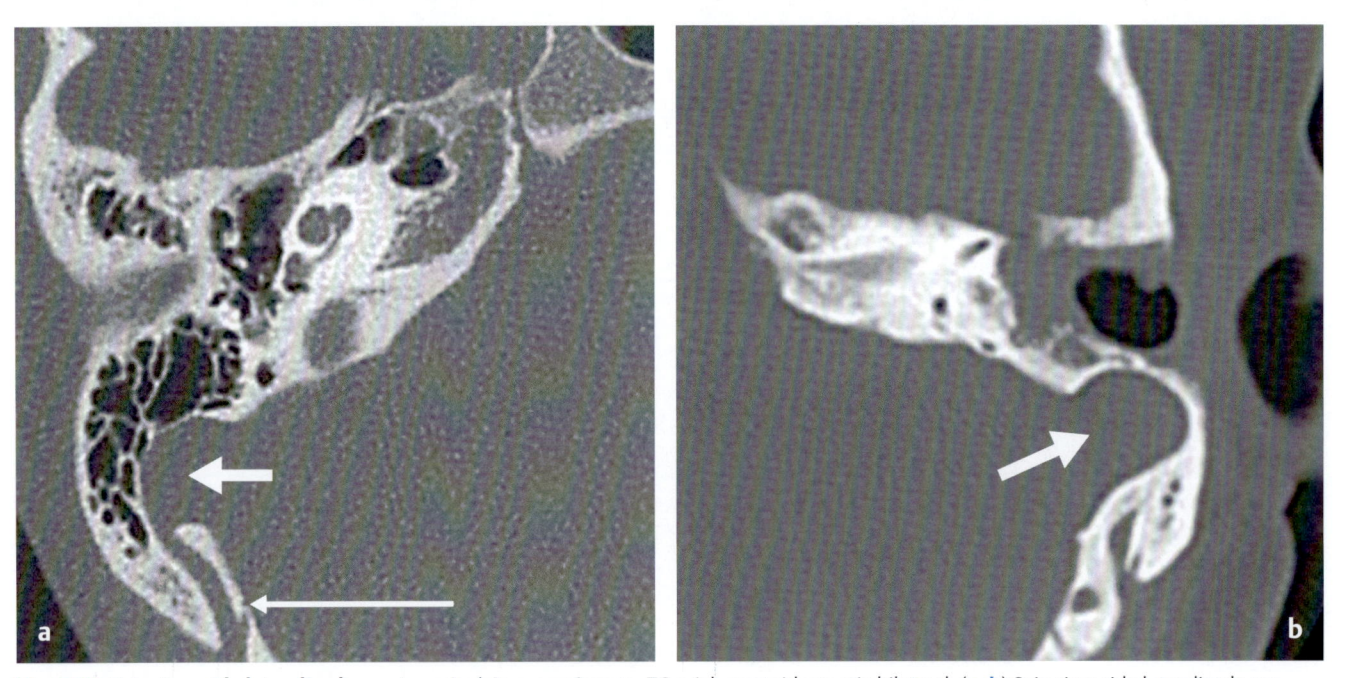

Fig. 9-15. Seio sigmoide lateralizado e veia emissária proeminente. TC axial: mastoidectomia bilateral. (**a**, **b**) Seio sigmoide lateralizado em ambos os lados à (setas curta e larga). Veia emissária proeminente (seta longa em **a**).

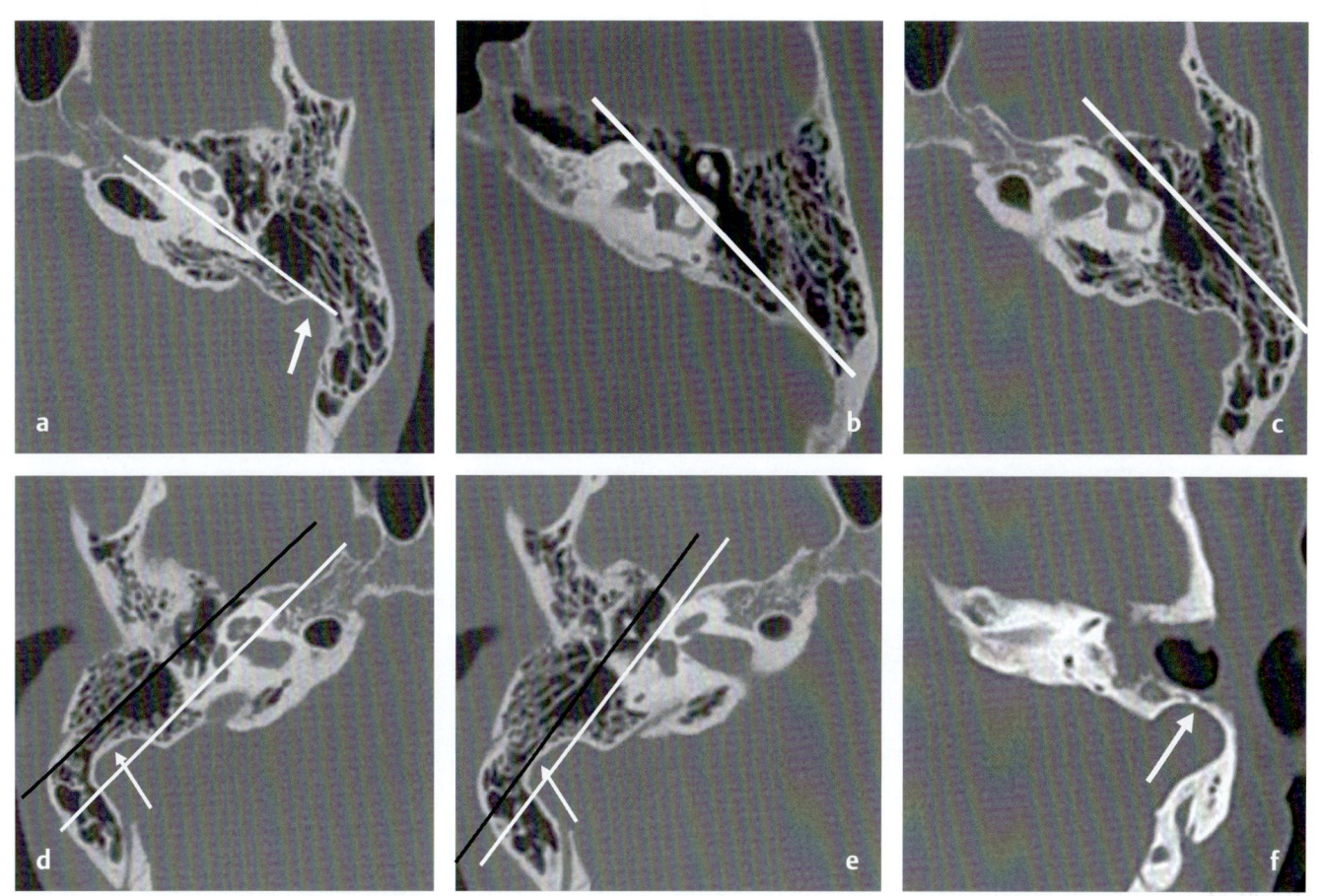

Fig. 9-16. Pontos de referência para avaliação da localização do seio sigmoide, em relação à mastoide. TC axial (**a-c**): linhas traçadas no eixo do canal semicircular posterior, da segunda porção do nervo facial e da articulação incudomaleolar. A margem lateral do seio sigmoide tangencia a linha que passa pelo canal semicircular posterior. TC axial (**d**): o seio sigmoide localiza-se entre as linhas do CSP e da porção labiríntica do nervo facial (seta). TC axial (**e**): o seio sigmoide localiza-se entre as linhas da porção timpânica do nervo facial e da articulação incudomaleolar (seta). TC axial (**f**): disposição lateralizada do seio sigmoide esquerdo que guarda distância milimétrica em relação à cavidade da mastoidectomia (seta).

Atualmente estão em desenvolvimento e aperfeiçoamento diversos *softwares* capazes de realizar medições cocleares a fim de viabilizar melhor avaliação da estrutura coclear, proporcionando uma escolha individualizada do feixe de eletrodos a ser implantado, ou mesmo possibilitando a confecção de um feixe de eletrodos de tamanho personalizado.

A implantação de um feixe de eletrodos compatível com o tamanho da cóclea a ser implantada reduz o trauma intraoperatório, aumentando a preservação de ruído auditivo. A aferição do tamanho da cóclea se faz especialmente útil na avaliação de hipoplasias cocleares e demais afecções que fogem à normalidade (Fig. 9-17).

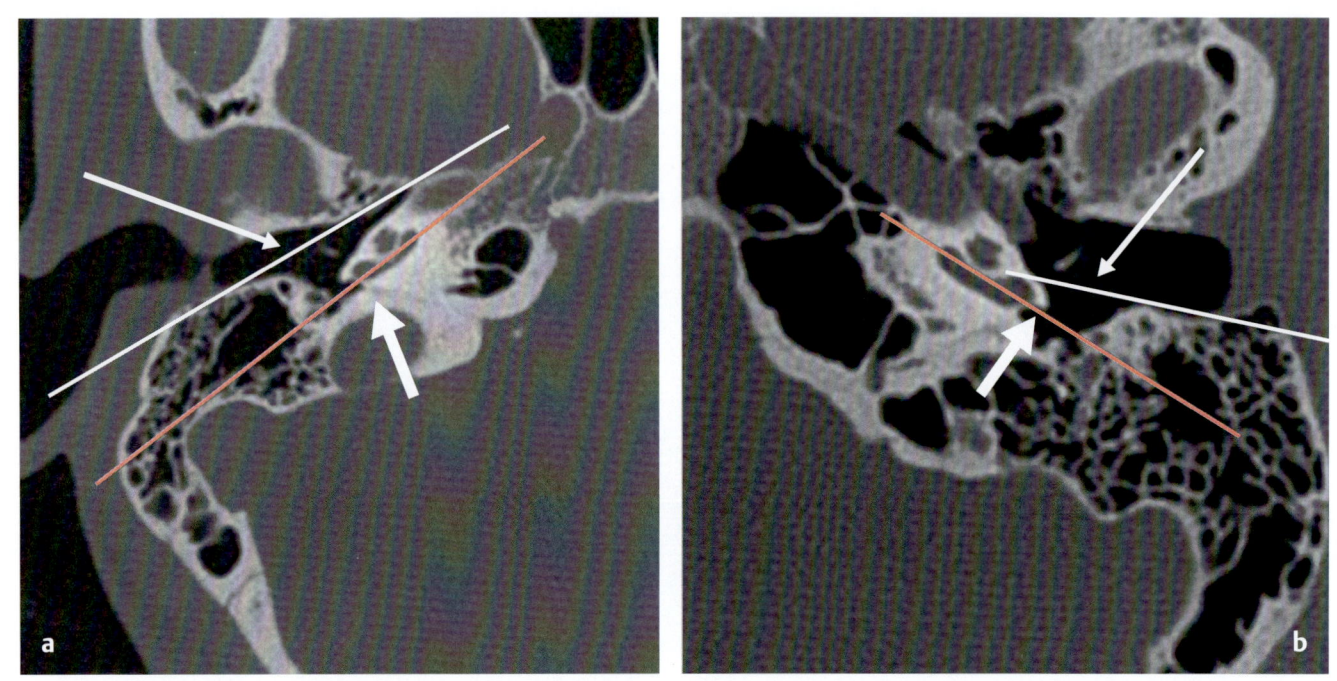

Fig. 9-17. Orientação da espira basal da cóclea e janela redonda em relação à parede posterior do conduto auditivo externo (CAE). TC axial (**a**): espira basal da cóclea e janela redonda (setas curta e larga); parede posterior do CAE (seta longa). Orientação quase paralela da janela redonda com a parede posterior do CAE. TC axial (**b**): angulação mais posterior da janela redonda (seta curta) em relação à parede posterior do CAE (seta longa), acesso mais difícil da janela redonda para inserção do feixe de eletrodos.

Aqueduto Vestibular Alargado

A síndrome do Aqueduto Vestibular Alargado (AVA) pode ser avaliada por ambos os métodos de imagem, sendo diagnosticado segundo critério de Cincinnati como ponto médio > 0,9 mm ou opérculo > 1,9 mm ou segundo critério de Valvassori quando ponto médio ≥ 1,5 mm. O AVA é resultado de uma comunicação anormal entre o espaço perilinfático e o espaço subaracnóideo, transmitindo uma alta pressão liquórica à cóclea, podendo resultar em saída excessiva de liquor ao se acessar a orelha interna, denominado *gusher* perilinfático.

Malformações Cocleares

O diagnóstico e características específicas das malformações cocleares serão abordados em capítulo específico neste livro, sendo compreendido neste capítulo as suas relações com o IC. Em relação à avaliação pré-operatória e planejamento cirúrgico, destaca-se que o diagnóstico de cavidade comum implica em garantir que o feixe de eletrodos implantado possua o contato mais íntimo possível com as fibras neurais do nervo coclear, frequentemente dando-se preferência a eletrodos de parede lateral para atingir tal finalidade.

As hipoplasias cocleares determinam a escolha de feixes de eletrodos menores e de diâmetro reduzido para se evitarem a inserção incompleta e trauma. Destaca-se que na hipoplasia coclear tipo II, também denominada cóclea hipoplásica cística, existe o risco de *gusher* perilinfático.

No que concerne às partições incompletas, semelhante ao que ocorre nas hipoplasias cocleares com formações císticas da cóclea, deve-se assegurar o melhor contato possível do feixe de eletrodos com as terminações neurais. Destaca-se que nas partições incompletas tipos I e III, em razão da alteração da base modiolar, há o risco de migração do feixe de eletrodos em direção ao CAI, fato que não ocorre na partição incompleta tipo II em razão de sua alteração compreender o ápice coclear, geralmente preservando a base modiolar. Os defeitos da base modiolar também elevam o risco de *gusher* perilinfático, podendo elevar o tempo de procedimento, dificultar a inserção do feixe de eletrodos e aumentar o risco de meningite bacteriana. De forma geral, malformações cocleares necessitam de eletrodos mais rígidos, de parede lateral, menores e com a capacidade de vedar a comunicação realizada com a orelha média como a fim de cessar a saída de perilinfa pela via de acesso à orelha interna.

Nervo Facial

A posição do nervo facial deve ser cuidadosamente avaliada previamente a toda cirurgia otológica, principalmente quando encontradas malformações da orelha interna visto sua associação a nervo facial em posição aberrante, constituindo um fator de risco para paralisia facial iatrogênica. Em relação à posição do nervo facial em malformações de orelha interna quando comparado à posição usual, o segmento labiríntico usualmente assume posição anterior e superiorizada, o segmento timpânico pode estar deslocado superior ou inferiormente à janela oval, enquanto o segmento mastóideo apresenta-se lateralizado, ocasionando estreitamento do recesso do nervo facial. Baseado na posição do nervo facial, determina-se o acesso cirúrgico mais seguro, tendo-se como opções o acesso tradicional via timpanotomia posterior, acesso retrofacial, acesso transatical associado à abordagem transcanal ou acesso via recesso facial combinado com acesso transcanal.

Alteração da Janela Redonda

No que concerne ao acesso à orelha interna para inserção do feixe de eletrodos, os exames de imagem podem contar com o auxílio de um neuronavegador para determinar o local próprio para se realizar a cocleostomia em pacientes com hipoplasia da janela redonda e/ou oval. Juntamente com a determinação do local de acesso à orelha interna, também se avalia a angulação da cocleostomia a ser realizada com a espira basal da cóclea, visto que o ângulo pode ser um fator de dificuldade de inserção do feixe de eletrodos.

AVALIAÇÃO PÓS-OPERATÓRIA E COMPLICAÇÕES

A avaliação por meio de exames de imagem no pós-operatório de pacientes submetidos ao IC se justifica frente à suspeita de complicações ou em casos em que o resultado pós-cirúrgico está aquém do esperado. A avaliação pós-operatória permite avaliar o posicionamento do feixe de eletrodos dentro da cóclea, auxiliando a programação do IC a fim de proporcionar melhor audibilidade, desativando eletrodos em posição extracoclear.

A avaliação de posicionamento pode ser realizada com HR-CT, em protocolo semelhante ao realizado no pré-operatório, ou com tomografia *cone-bean*, expondo o paciente a menor dose de radiação e reduzindo os artefatos metálicos gerados pelo componente interno. Em avaliações intraoperatórias ou na indisponibilidade da realização de HR-CT, pode-se lançar mão dos raios X em incidência anteroposterior transorbitária.

Posicionamento Normal do Feixe de Eletrodos

A depender da anatomia de cada paciente, o feixe de eletrodos pode ser inserido na cóclea de três maneiras: via janela redonda, sendo essa a via usual de inserção; via janela redonda estendida, em que a abertura da janela redonda é ampliada em sua margem anteroinferior a fim de se realizar uma inserção sem resistência; via cocleostomia, sendo esta uma abertura cirúrgica na cóclea, quando a janela redonda não pode ser individualizada.

O local de inserção preferencial é a escala timpânica com a finalidade de posicionar o feixe de eletrodos mais próximo ao órgão de Corti, promovendo melhor resultado audiométrico, maior índice de reconhecimento de fala e preservação do resíduo auditivo quando presente. A exata posição do feixe de eletrodos dentro da cóclea varia conforme o tipo de eletrodo utilizado, geralmente estando o primeiro eletrodo posicionado cerca de 3 mm a 4 mm da abertura realizada na janela redonda quando atingido inserção completa, assumindo nos eletrodos perimodiolares posição mais próxima ao modíolo em comparação a eletrodos de parede lateral. Posições subótimas do feixe de eletrodos podem resultar em percepções de fala abaixo do esperado.

Em pacientes com ossificação parcial da espira basal, pode-se lançar mão de dois feixes de eletrodos, um posicionado no remanescente pérvio da espira basal, outro posicionado via cocleostomia no segmento subsequente à obstrução. Em pacientes pós-meningite aguda com ossificação de grande parte da espira basal, pode-se realizar a colocação retrógrada do feixe de eletrodos, realizando-se a cocleostomia em local próximo ao ápice coclear (Figs. 9-18 a 9-22).

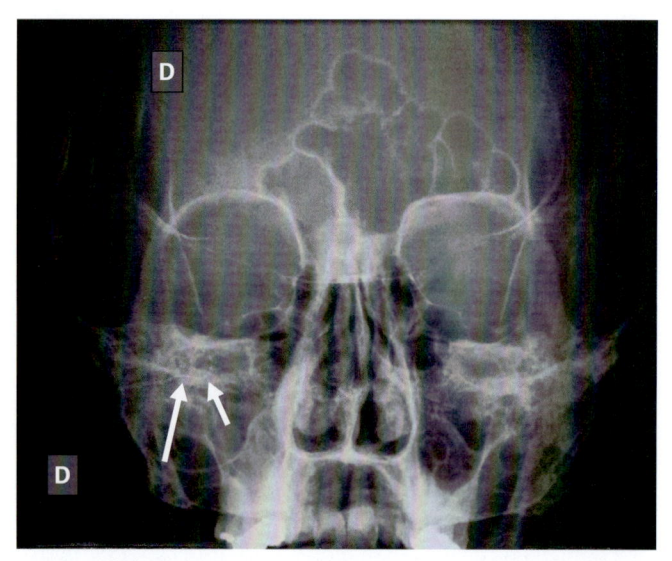

Fig. 9-18. Raios X na incidência de Stenvers demonstrando implante coclear à direita com inserção parcial. Projeção da janela redonda (seta longa); inserção parcial dos eletrodos do implante coclear nas espiras basal e média (seta curta).

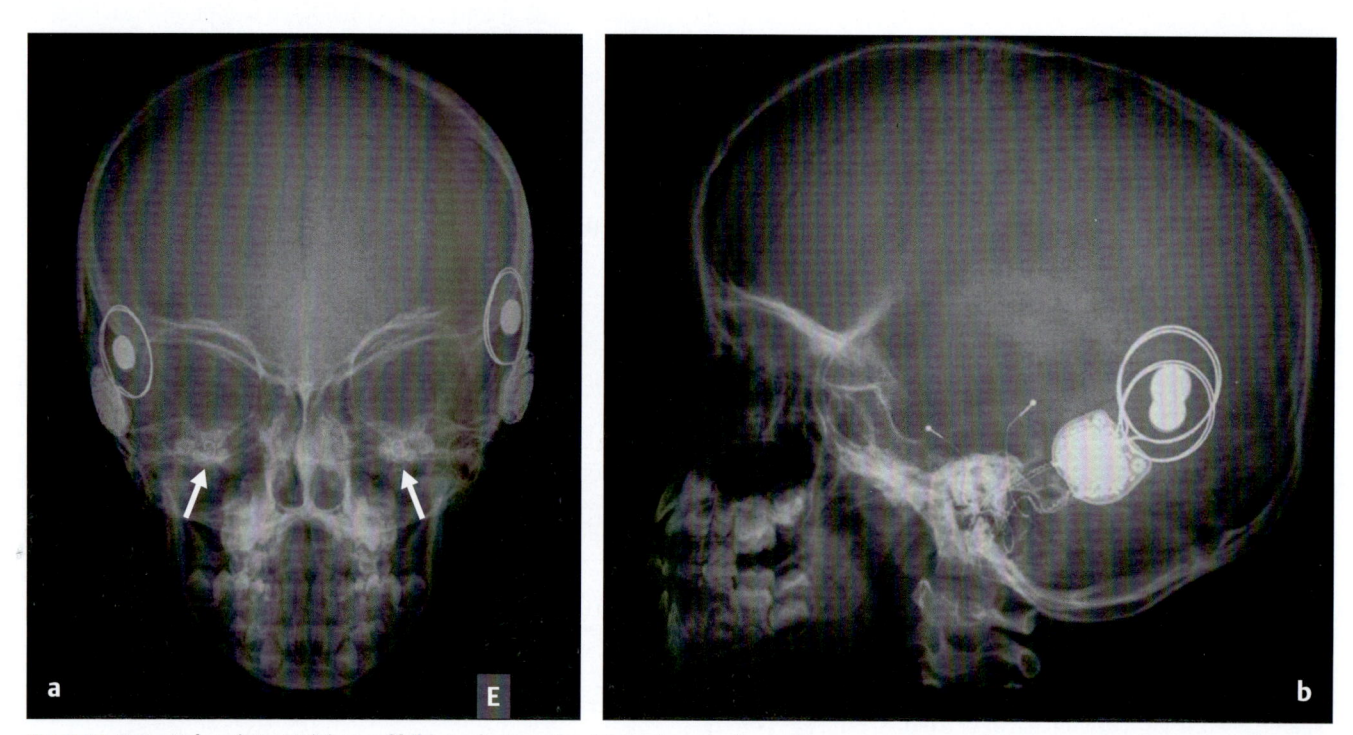

Fig. 9-19. Raios X do crânio AP (a) e perfil (b). Implante coclear bilateral. Implantes cocleares em ambas as cócleas, com completa inserção (setas).

IMPLANTE COCLEAR

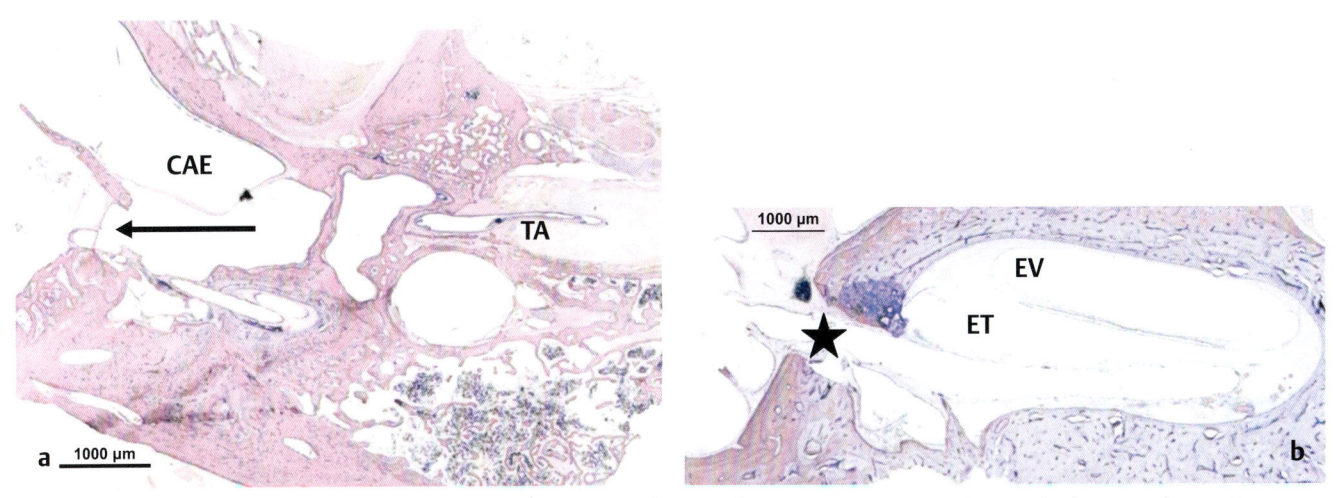

Fig. 9-20. Imagem histológica de osso temporal esquerdo após implante coclear. Notar a timpanotomia posterior (seta em **a**) e o trajeto para inserção do eletrodo por janela redonda (estrela em **b**), causando reação fibrosa ao redor do trajeto do feixe de eletrodos (**b**). CAE: Conduto auditivo externo; ET: escala timpânica; EV: escala vestibular; TA: porção cartilaginosa da tuba auditiva.

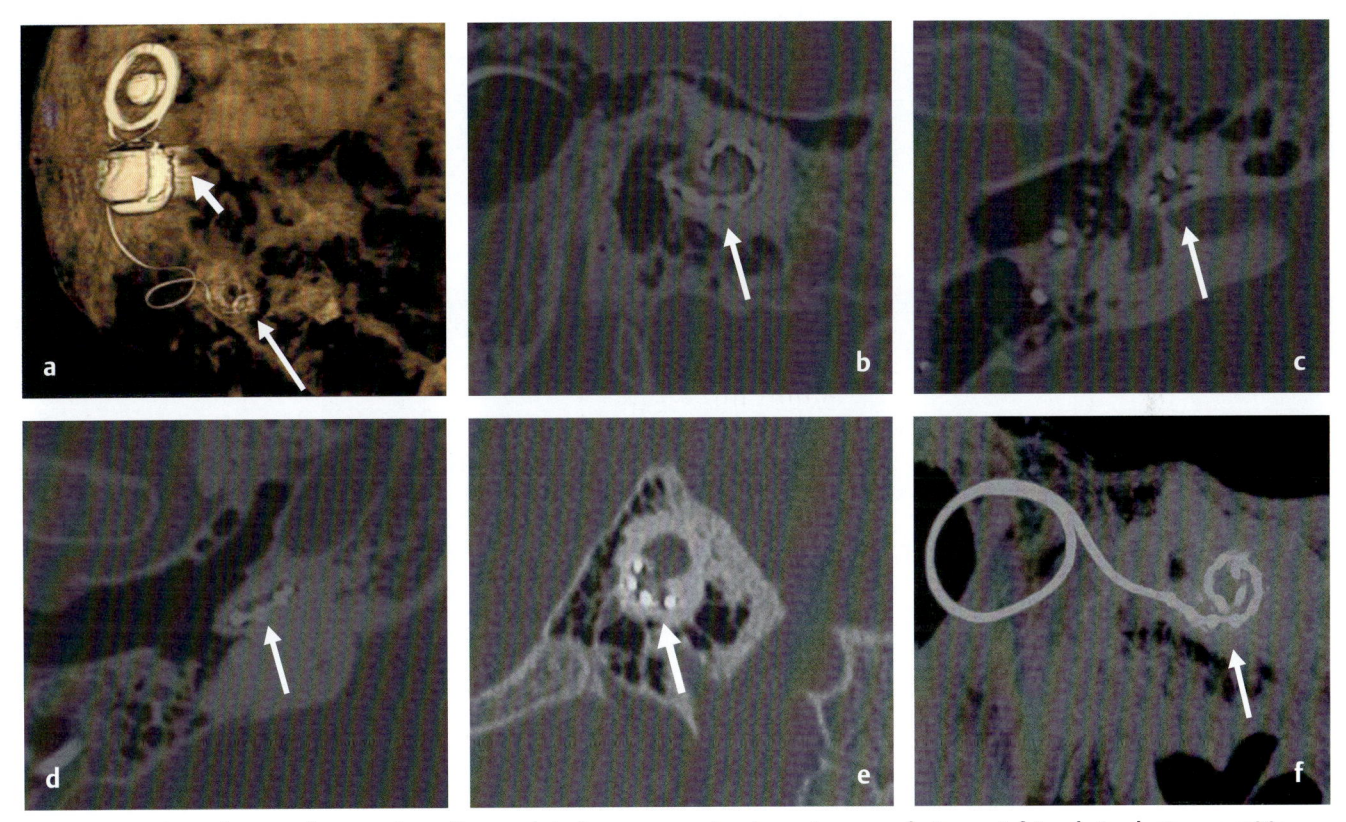

Fig. 9-21. TC pós-implante coclear com inserção completa. Imagens com janelamento para reduzir os artefatos do implante e permitir identificar sua localização. (**a**) TC 3D: ímã e receptor-processador do implante (setas curta e larga); implante coclear (seta longa). (**b**) TC Stenvers: inserção completa dos eletrodos nas espiras média e apical. (**c**) TC axial: eletrodos do implante coclear nas espiras apical e média. (**d**) TC axial: eletrodos na rampa timpânica da espira basal da cóclea. (**e**) TC axial: plano sagital oblíquo para demonstração do feixe de eletrodos no interior da cóclea. (**f**) TC sagital oblíquo (MIP): demonstra a integridade do feixe de eletrodos.

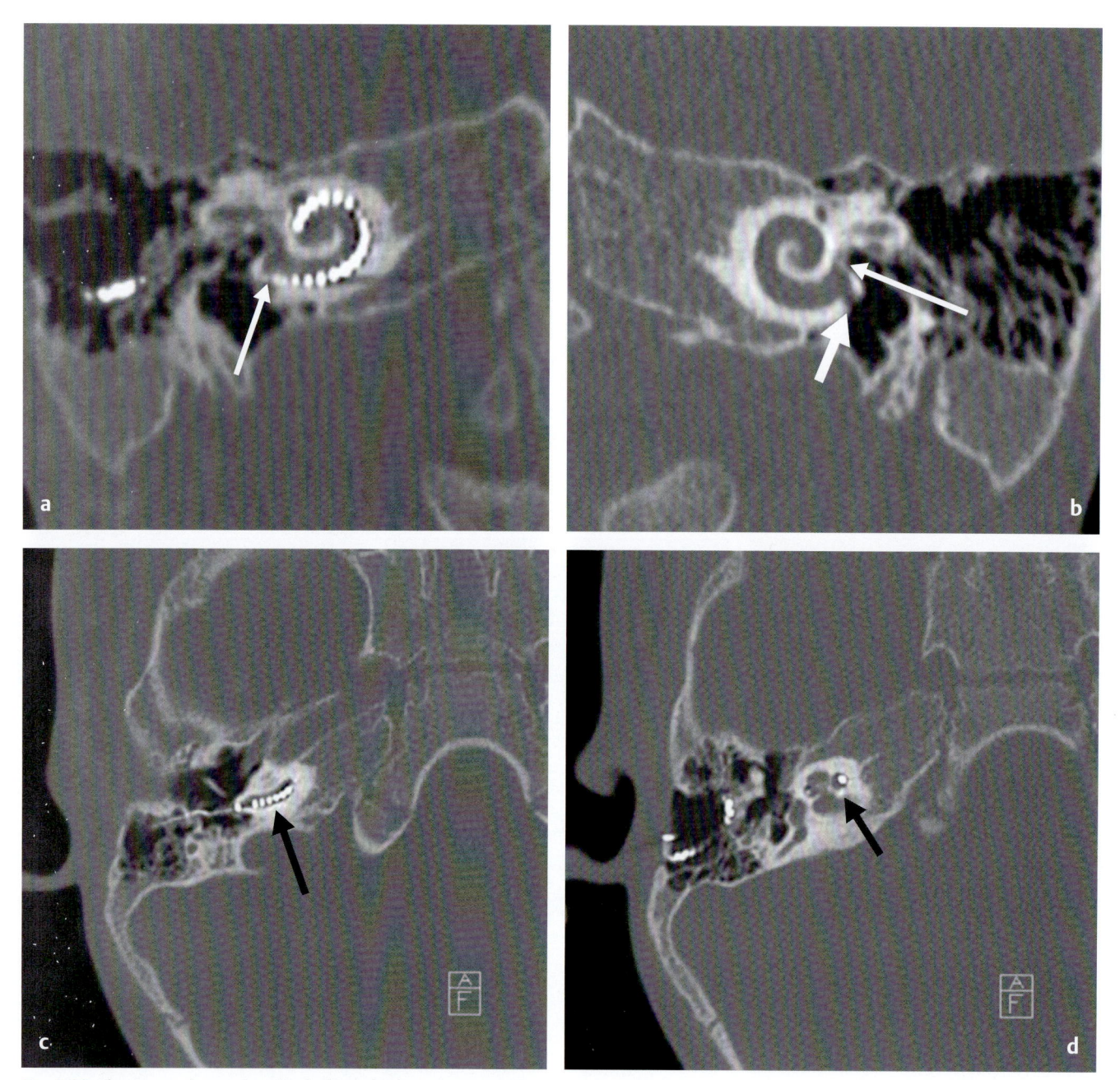

Fig. 9-22. Plano para demonstração do feixe de eletrodos na cóclea. TC Stenvers (**a**): feixe de eletrodos inserido pela janela redonda (seta). TC Stenvers (**b**): janela redonda (setas curta e larga); janela oval (seta longa). TC axial (**c**): feixe de eletrodos na espira basal da cóclea (seta). TC axial (**d**): feixe de eletrodos na espira média da cóclea (seta).

Posicionamentos Desfavoráveis do Feixe de Eletrodos

As complicações da inserção do feixe de eletrodos relacionam-se ao grau de dano ao órgão de Corti. Baseado em avaliações histológicas, divide-se em quatro graus o trauma ao órgão de Corti decorrente da implantação, sendo estes: elevação da membrana basilar (grau I), dano ao ligamento espiral (grau II), translocação do feixe de eletrodos da escala timpânica para a escala vestibular (grau III) e fratura da lâmina espiral óssea ou do modíolo (grau IV).

Na elevação da membrana basilar o feixe de eletrodos deforma o ligamento espiral, sendo mais frequente nos eletrodos de parede lateral. O dano causado tanto à parede lateral, quanto à lâmina espiral óssea, tende a resultar em fibrose e ossificação subsequente, podendo levar à redução da *performance* auditiva.

O posicionamento do feixe de eletrodos na escala vestibular é mais comumente observado na inserção por cocleostomia, aumentando o risco de dano das estruturas neurossensoriais da cóclea e do gânglio espiral, podendo impactar negativamente o resultado audiológico. A translocação da escala timpânica para a escala vestibular pode acontecer em cerca de 20% dos casos, sendo mais frequentemente observada em eletrodos perimodiolares. A translocação geralmente ocorre entre 45⁰ e 180⁰ de profundidade de inserção, lesionando a membrana basilar, podendo causar perda do resíduo auditivo.

A inserção excessiva do feixe de eletrodos é dita quando o eletrodo proximal dista mais de 3 mm a 4 mm da via de acesso, seja essa a janela redonda ou a cocleostomia. Geralmente ocorre quando a abertura para acesso da orelha interna é maior do que o necessário, possibilitando que o feixe de eletrodos seja inserido além do seu limite usual. Inserções excessivas podem reduzir a capacidade de estimulação do nervo coclear, principalmente em altas frequências, reduzindo a capacidade de compreensão de fala.

A inserção incompleta é definida como a exposição de eletrodos fora da cóclea. Dentre as causas de inserção incompleta destacam-se eletrodos excessivamente longos para a anatomia do paciente ou alterações anatômicas cocleares que impedem a progressão da inserção, como otosclerose, meningite, fibroses secundárias à otite média crônica e traumas temporais, em especial quando há acometimento da cápsula ótica. A inserção incompleta pode reduzir a qualidade auditiva no pós-operatório devido à necessidade de desativação dos eletrodos extracocleares, reduzindo a capacidade de estimulação do gânglio espiral. Destaca-se que cirurgias revisionais idealmente devem ser realizadas de forma precoce a fim de evitar o processo de cicatrização e fibrose capazes de dificultar a reabordagem (Fig. 9-23).

O pinçamento do feixe de eletrodos ocorre quando há excessiva força de inserção, geralmente associado à maior resistência no trajeto intracoclear. O segmento entre dois eletrodos dobra-se, sendo o grau de dobra proporcional ao risco de dano mecânico ao feixe de eletrodos. Em situações em que dois eletrodos entram em contato, ambos devem ser desativados.

A situação denominada *tip fold-over* ocorre em cerca de 1,5% dos casos, sendo mais comum em eletrodos flexíveis e perimodiolares. A dobra do segmento inicial do feixe de eletrodos pode causar ruptura da membrana basilar, devendo-se atentar-se à possibilidade de contato entre dois eletrodos,

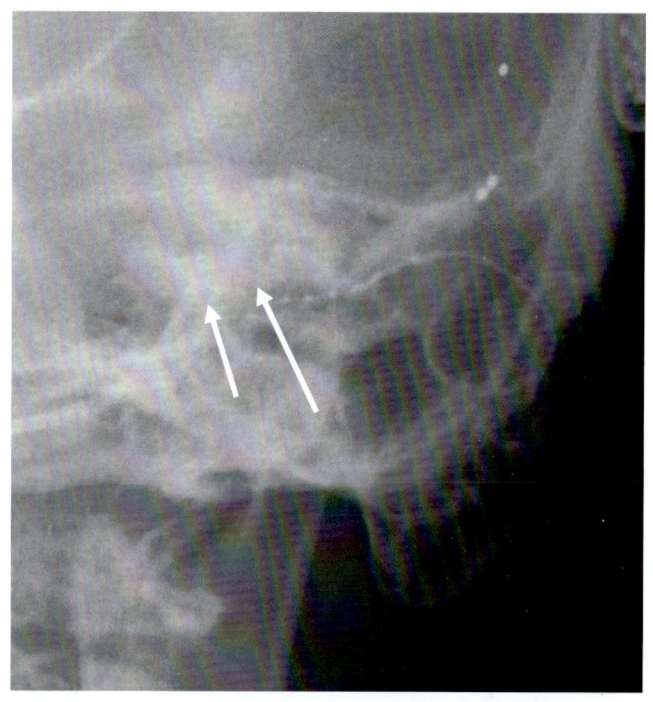

Fig. 9-23. Raios X na incidência de Stenvers demonstrando implante coclear à esquerda com inserção parcial. Projeção da janela redonda (seta longa); inserção parcial dos eletrodos do implante coclear na espira basal da cóclea (seta curta).

devendo-se, como dito anteriormente, realizar a desativação de ambos os eletrodos em contato. A *basal fold-over* acontece quando não há capacidade de inserção completa do feixe de eletrodos e prossegue-se com força elevada de inserção, geralmente rompendo a membrana basilar.

No que concerne aos maus posicionamentos do feixe de eletrodos, destaca-se que em alterações de posicionamento da janela redonda, como ocorre em pacientes com síndrome CHARGE, a dificuldade de localização e angulação pode levar à dificuldade de implantação adequada, levando ao posicionamento do feixe de eletrodos na cavidade timpânica. Em pacientes com alterações da separação óssea entre a orelha interna e o CAI, como ocorre nas partições incompletas do tipo III, há o risco de migração do feixe de eletrodos em direção ao CAI. Em pacientes pediátricos com janela redonda estreita, ou em casos de nervo facial em posição anterior, ocasionando ângulo de inserção não usual, há o risco de migração do feixe de eletrodos para o vestíbulo e canais semicirculares. Ressalta-se que cirurgias de revisão devem ser realizadas por cirurgiões experientes.

Migrações tardias do feixe de eletrodos podem ocorrer devido à ausência de suporte adequado, movimentações do tecido subcutâneo que cobre o feixe de eletrodos em pacientes submetidos à mastoidectomia radical prévia, ou quando submetidos a qualquer tipo de tensão que tracione o feixe de eletrodos. Eletrodos perimodiolares são menos propensos a deslocamentos quando comparados a eletrodos de parede lateral. Migrações menores podem ser assintomáticas ou apresentar aumento gradativo dos valores basais de impedância. Extrusões maiores geralmente levam à perda completa da capacidade audiológica (Figs. 9-24 a 9-28).

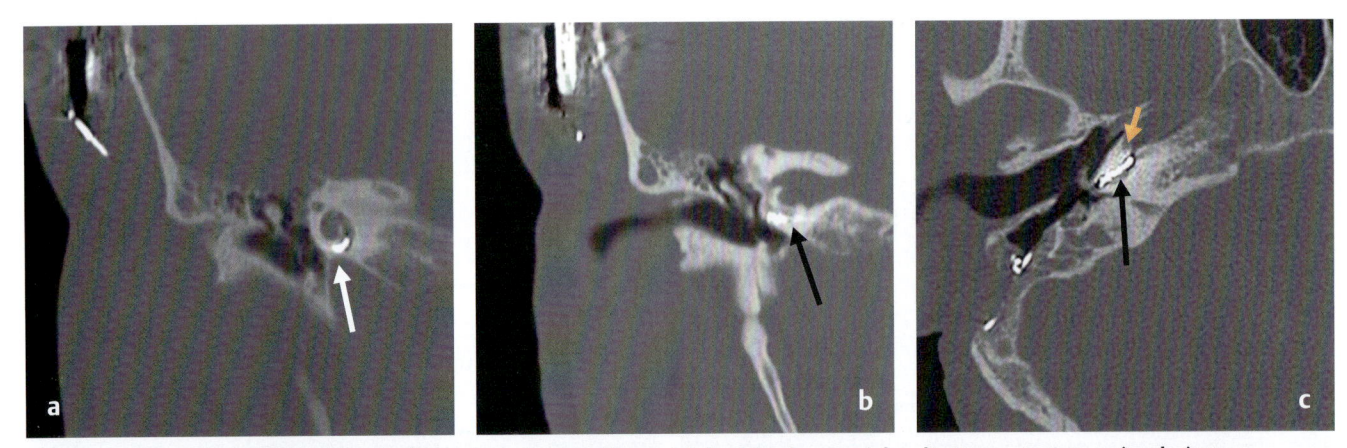

Fig. 9-24. Tomografia computadorizada demonstrando inserção parcial de eletrodos na cóclea direita, em trajeto anômalo (rampa vestibular, a rampa timpânica apresenta ossificação parcial). TC coronal (**a**, **b**) e axial (**c**): inserção parcial de eletrodos do implante coclear, apenas na espira basal da cóclea (seta), na rampa vestibular (seta vermelha), rampa timpânica parcialmente ossificada (seta longa em **c**).

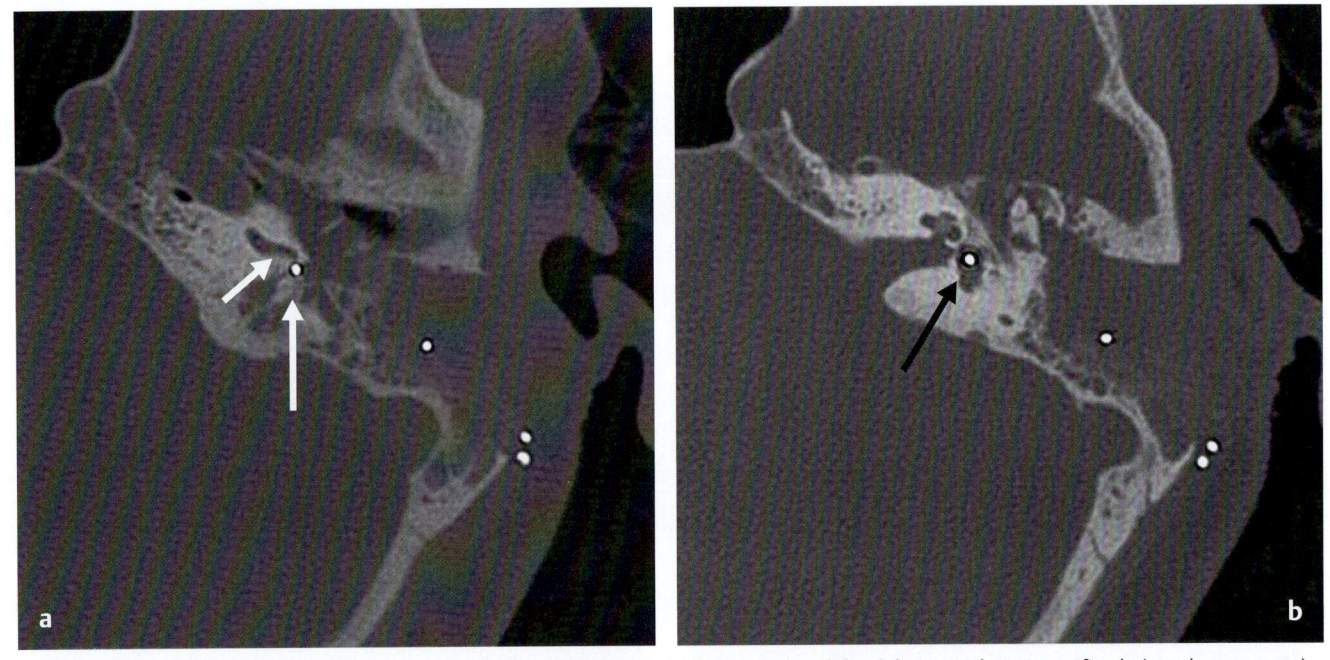

Fig. 9-25. Inserção de eletrodos em trajeto anômalo (vestíbulo): TC axial (**a**): espira basal da cóclea parcialmente ossificada (seta branca curta). Feixe de eletrodos junto à janela redonda (seta branca longa); (**b**) eletrodo em trajeto anômalo no vestíbulo (seta preta).

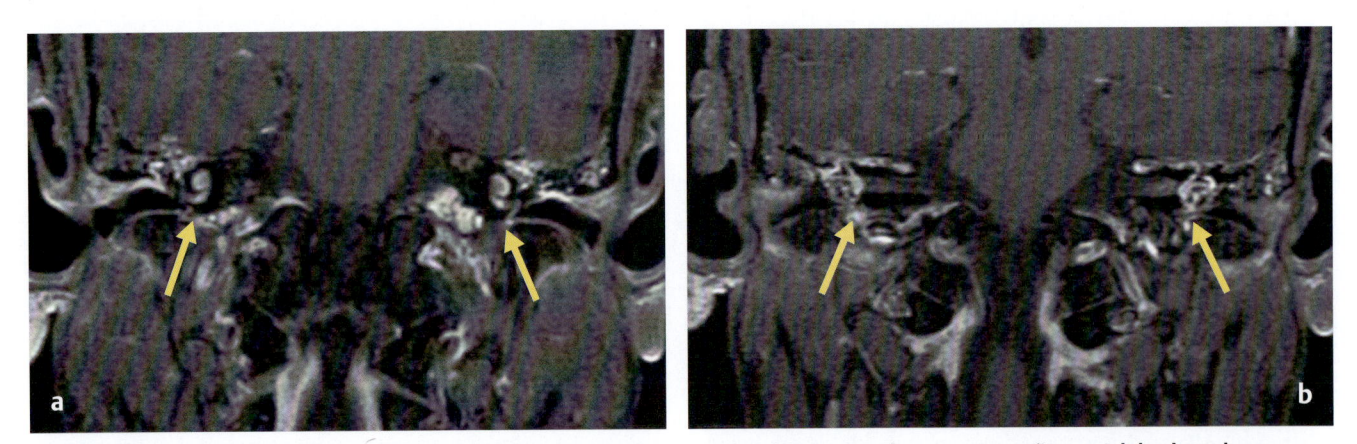

Fig. 9-26. Processo inflamatório de natureza indeterminada envolvendo todo labirinto membranoso. Inserção parcial de eletrodos na espira apical da cóclea. RNM T1 com supressão de gordura pós-gadolínio (**a**, **b**): impregnação difusa pelo gadolínio das estruturas dos labirintos membranosos (setas).

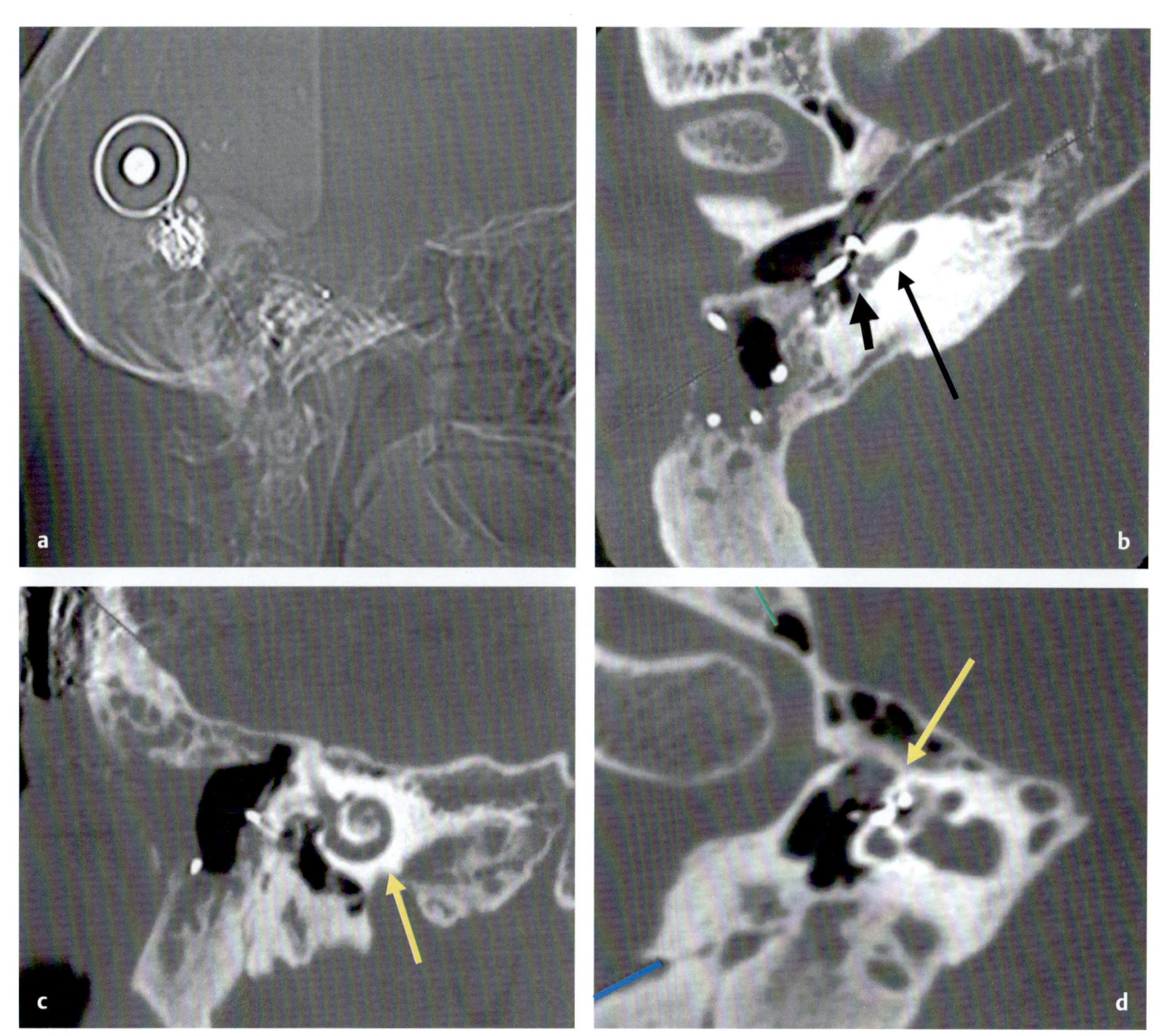

Fig. 9-27. Processo inflamatório de natureza indeterminada envolvendo todo labirinto membranoso. Inserção parcial de eletrodos na espira apical da cóclea Scout *view* (a): implante coclear; TC axial (b): janela redonda (setas curta e larga) e espira basal da cóclea sem eletrodos (seta longa); TC sagital (c): reformação sagital oblíqua, Stenvers da imagem em a: espiras basal e média sem eletrodos; TC axial oblíqua (d): eletrodos na espira apical da cóclea.

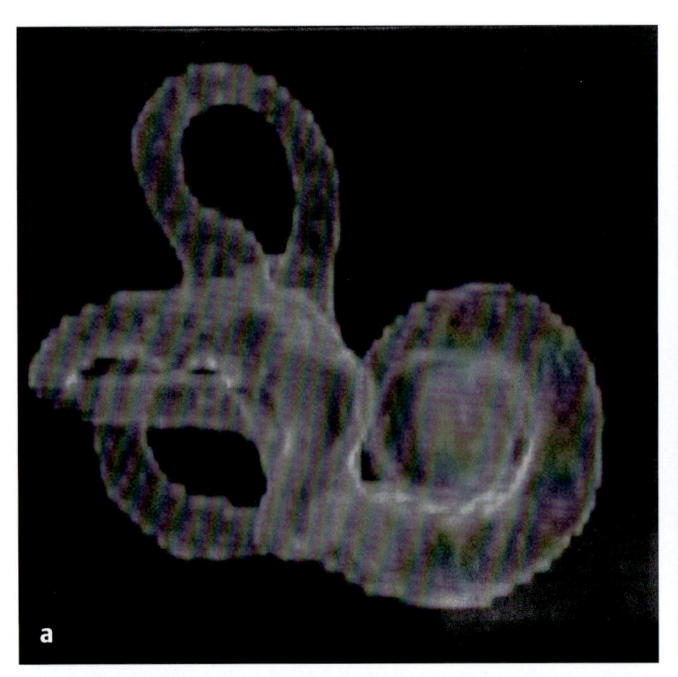

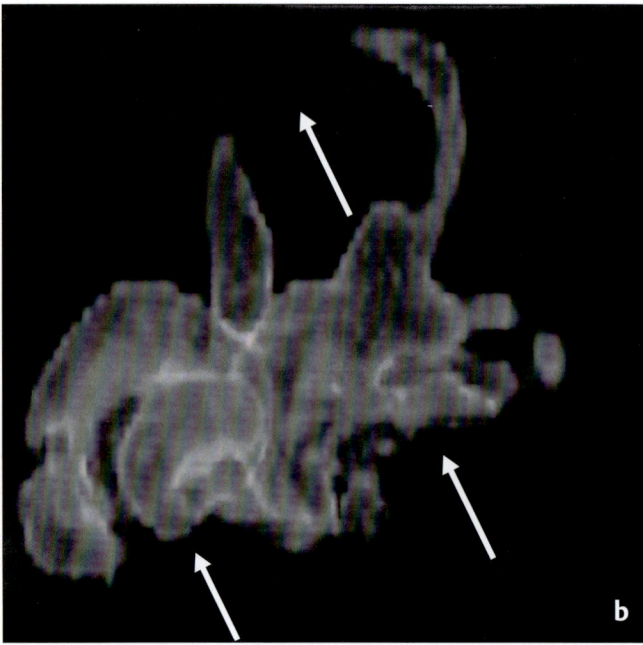

Fig. 9-28. Labirintite ossificante. Trajeto anômalo do feixe de eletrodos, no vestíbulo. TC 3D do labirinto ósseo (**a, b**): labirinto normal à direita. Falhas no labirinto ósseo esquerdo que correspondem a áreas de ossificação (setas).

Complicações Imediatas

As complicações, como ulceração de pele, infecção de ferida operatória e deiscência de sutura, podem ocorrer tanto no local de incisão quanto na pele sobre o ímã do componente interno. Traumas na região onde o componente interno está locado podem resultar em hematoma e migração tanto do feixe de eletrodos, quanto do ímã, necessitando revisão cirúrgica.

Infecções, como labirintite bacteriana, otite média aguda e otite média crônica colesteatomatosa com infecção secundária, causam preocupação acerca da possibilidade de biofilme no componente interno. A labirintite bacteriana origina-se pela migração de bactérias patogênicas da orelha média em direção ao ambiente intracoclear, causando infecção. Otite média aguda ocorre com maior frequência na população pediátrica, ao passo que otite média crônica colesteatomatosa possui maior incidência na população adulta.

Todo processo de trauma, seja secundário a evento externo ou mesmo secundário ao processo de implantação do feixe de eletrodos, pode ocasionar fibrose e lesão do ligamento espiral e da membrana basilar. Lesões das estruturas intracocleares podem levar à ativação de vias apoptóticas neurais, causando decréscimo do ganho auditivo ao longo do seguimento pós-implantação.

HR-CT e RNM Pós-Implantação

A realização de exames de imagem no paciente pós-implante coclear também deve ser individualizada devido a particularidades inerentes ao componente interno. O campo magnético originário da RNM pode causar desconforto, dor local, aumento de temperatura das estruturas metálicas do componente interno, deslocamento e perda de magnetismo do ímã, migração e extrusão do feixe de eletrodos, culminando em mau funcionamento do IC. Atualmente tem-se investido em pesquisa de materiais compatíveis com ressonância magnética, devendo-se sempre checar as recomendações do fabricante acerca da possibilidade de realização e cuidados previamente ao exame. A remoção cirúrgica do ímã previamente ao exame é uma opção, no entanto ressaltam-se o risco de infecção, deiscência de sutura, danos à unidade interna e perda do componente interno. Ressalta-se também a ocorrência de uma área de sombra, artefato de imagem secundário aos componentes metálicos do componente interno, podendo dificultar a análise de estruturas próximas no seguimento pós-operatório (Figs. 9-29 a 9-33).

IMPLANTE COCLEAR

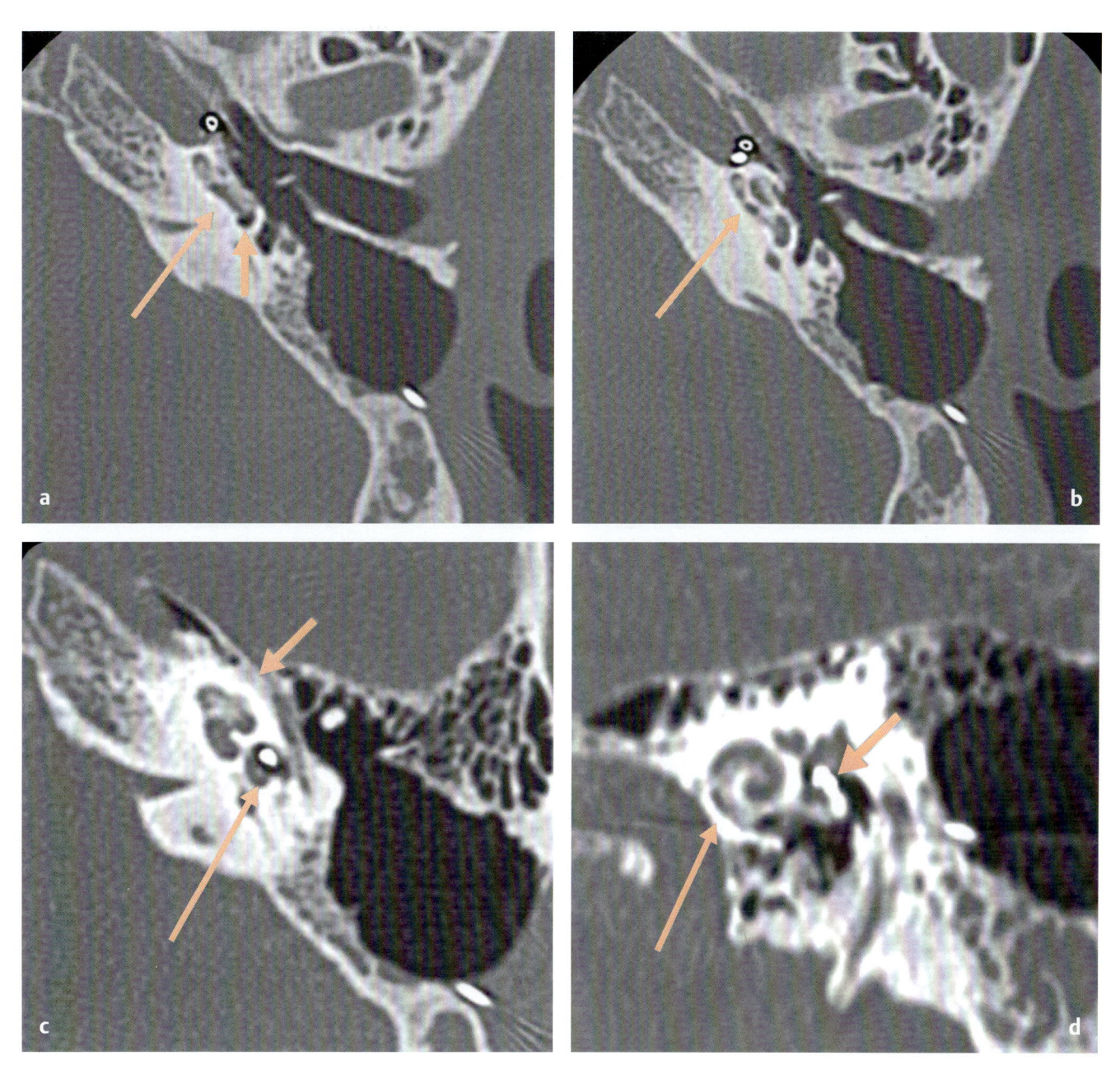

Fig. 9-29. Labirintite ossificante. Trajeto anômalo do feixe de eletrodos, no vestíbulo. TC axial (**a**): espira basal da cóclea com ossificação (seta longa), janela redonda livre (setas curta e larga); (**b**) extensa ossificação nas espiras basal e média da cóclea esquerda; (**c**) espira apical da cóclea esquerda ossificada (setas curta e larga), eletrodos do implante coclear no vestíbulo (seta longa); (**d**) TC sagital oblíquo, Stenvers: eletrodos do implante coclear no vestíbulo (setas curta e larga); ossificação extensa na cóclea (seta longa), labirintite ossificante.

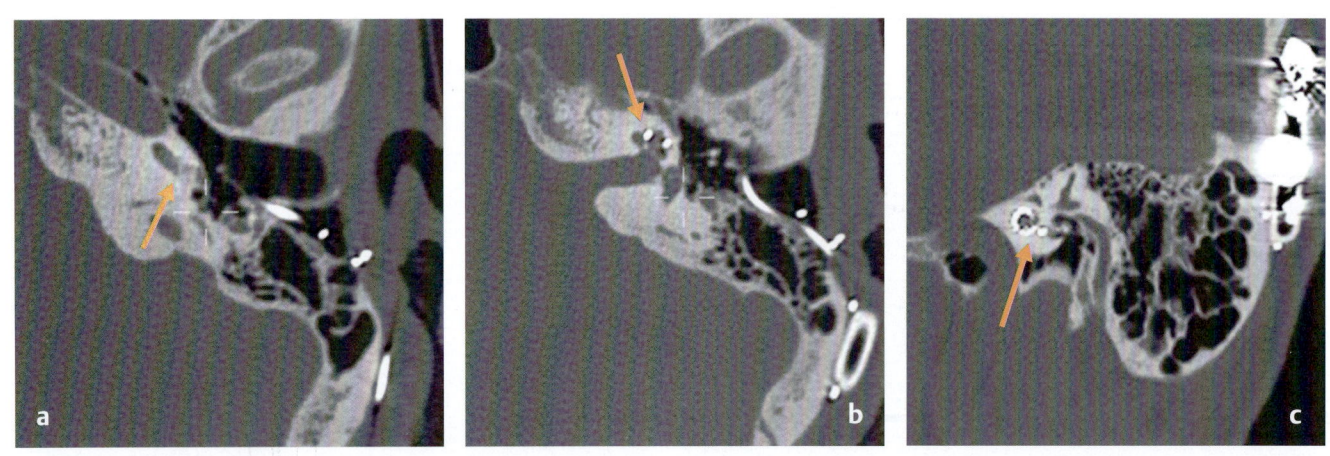

Fig. 9-30. Labirintite ossificante envolvendo a espira basal da cóclea. Inserção do feixe de eletrodos na espira apical. TC axial (**a**): ossificação da espira basal da cóclea (labirintite ossificante) (seta). TC axial (**b**): inserção parcial do feixe de eletrodos na espira apical da cóclea (seta). TC plano de Stenvers (**c**): feixe de eletrodos na espira apical da cóclea (seta).

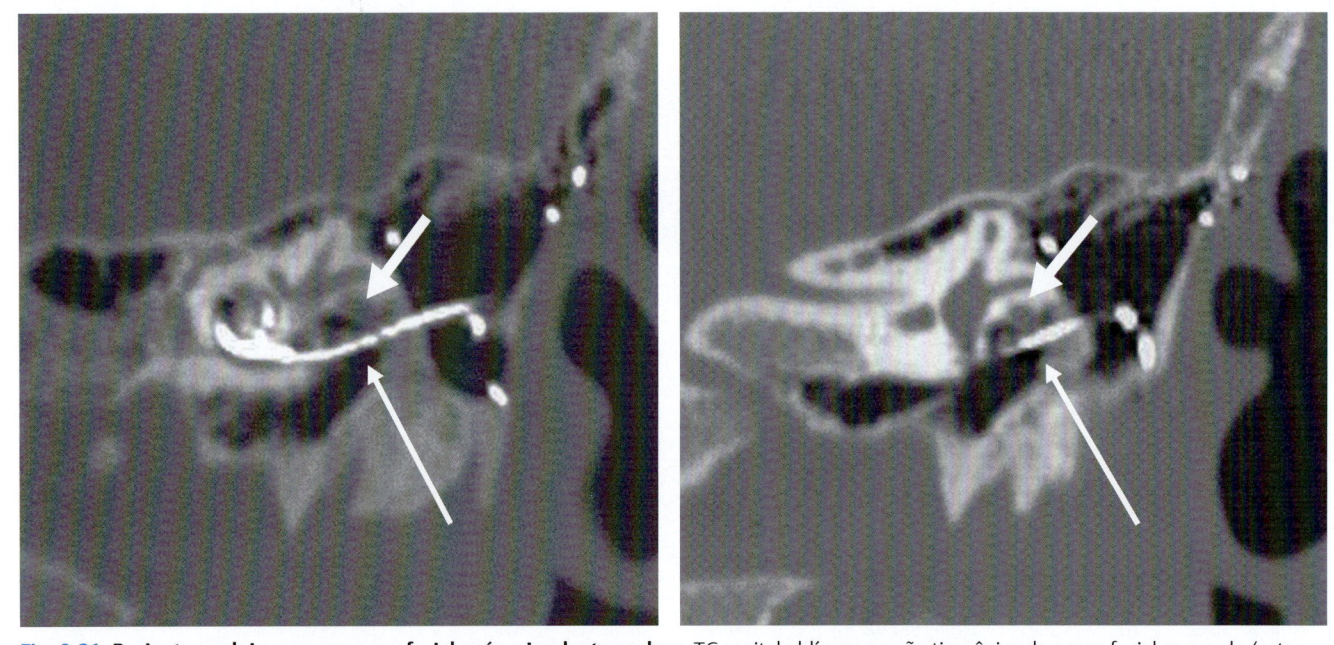

Fig. 9-31. Paciente evoluiu com espasmo facial após o implante coclear. TC sagital oblíquo: porção timpânica do nervo facial esquerdo (seta curta); feixe de eletrodos (seta longa) em contato com o nervo facial.

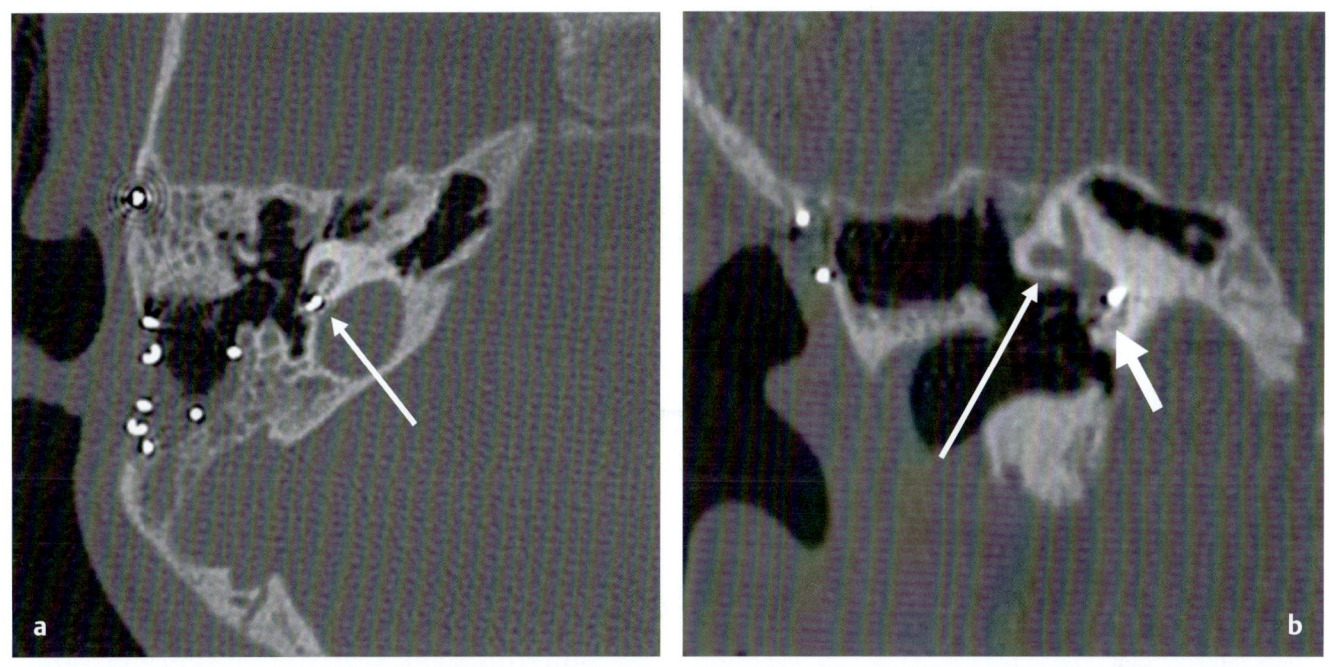

Fig. 9-32. Malformação da orelha interna: hipoplasia coclear, cóclea parcialmente ossificada, inserção incompleta do feixe de eletrodos na espira basal da cóclea; displasia do canal semicircular lateral. TC axial (**a**): cóclea hipoplásica parcialmente ossificada, com feixe de eletrodos na espira basal (seta). TC coronal (**b**): cóclea hipoplásica parcialmente ossificada, com feixe de eletrodos na espira basal (setas curta e larga); displasia do canal semicircular lateral direito, alargado e encurtado (seta longa).

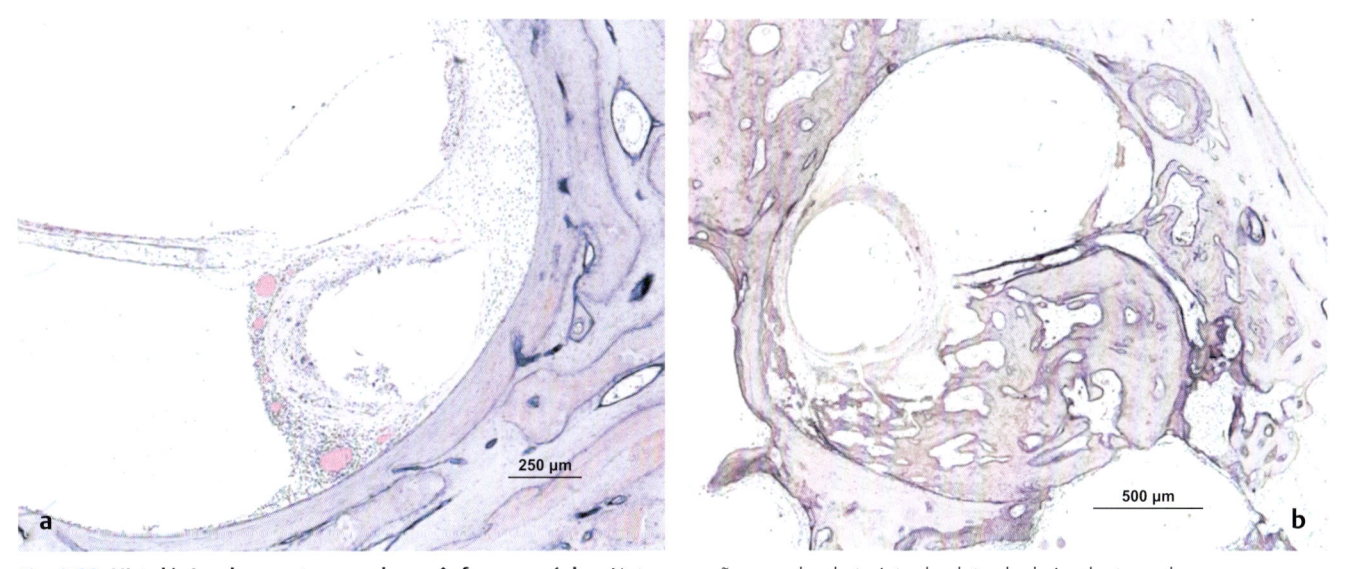

Fig. 9-33. Histológica de osso temporal com ênfase em cóclea. Notar a reação ao redor do trajeto do eletrodo do implante coclear, notadamente com células macrofágicas, linfócitos e plasmócitos (**a**). Em algumas lâminas é possível observar reação tecidual intensa levando à labirintite ossificante, com neoformação óssea, notadamente na escala timpânica (**b**).

CONCLUSÃO

A avaliação pré-operatória do paciente a ser submetido à cirurgia de implante coclear é complexa, multidisciplinar e multimodal. No que concerne aos exames de imagem, a HR-CT e a RNM agregam informações complementares. O posicionamento das estruturas anatômicas e suas possíveis variações entre indivíduos, diagnósticos de malformações de orelha interna e outras anormalidades do osso temporal devem ser estudados a fim de estimar as dificuldades intraoperatórias. A avaliação pós-operatória permite confirmar e documentar o posicionamento do feixe de eletrodos, avaliar a migração interescalar, confirmar o deslocamento do feixe de eletrodos para fora da cóclea, diagnosticar possíveis dobras do feixe de eletrodos dentro da cóclea secundário à manobra de inserção, bem como outras alterações responsáveis pelo mau funcionamento do IC.

É de suma importância que o cirurgião habilitado à realização do implante coclear possua o domínio da anatomia radiológica do osso temporal e sinta-se confortável na avaliação dos exames de imagem tanto no pré-operatório, quanto no pós-operatório. Identificar alterações secundárias à cirurgia e definir as condutas apropriadas em conjunto com o seguimento fonoaudiológico do paciente implantado é essencial para o melhor ganho auditivo possível.

BIBLIOGRAFIA

Alam-Eldeen MH, Rashad NM, Ali AH. Radiological requirements for surgical planning in cochlear implant candidates. Indian J Radiol Imaging. 2017;27:274-81.

Bestourous DE, Davidson L, Reilly BK. A Review of Reported Adverse Events in MRI-Safe and MRI-Conditional Cochlear Implants. Otol Neurotol. 2022;43(1):42-7.

Cheung LL, Kong J, Chu PY, Sanli H, Walton J, Birman CS. Misplaced Cochlear Implant Electrodes Outside the Cochlea: A Literature Review and Presentation of Radiological and Electrophysiological Findings. Otol Neurotol. 2022;43(5):567-79.

Cooper T, Hildrew D, McAfee JS, Piatt BK, Branstetter B 4th, McCall AA, et al. Optimization of Intraoperative Imaging Protocol to Confirm Placement of Cochlear Implant Electrodes. Otol Neurotol. 2019;40(5):625-629.

Dhanasingh A, Jolly C. An overview of cochlear implant electrode array designs. Hear Res. 2017 Dec;356:93-103. doi: 10.1016/j.heares.2017.10.005. Epub 2017 Oct 18. PMID: 29102129.

Dhanasingh A, Jolly C. Review on cochlear implant electrode array tip fold-over and scalar deviation. J Otol. 2019 Sep;14(3):94-100.

Fischer N, Pinggera L, Weichbold V, Dejaco D, Schmutzhard J, Widmann G. Radiologic and functional evaluation of electrode dislocation from the scala tympani to the scala vestibuli in patients with cochlear implants. Am J Neuroradiol. 2015;36:372-7.

Gomes ND, Couto CLB, Gaiotti JO, Costa AMD, Ribeiro MA, Diniz RLFC. Cochlear implant: what the radiologist should know. Radiol Bras. 2013;46(3):163-7.

Hiremath SB, Biswas A, Mndebele G, Schramm D, Ertl-Wagner BB, Blaser SI, et al. Cochlear Implantation: Systematic Approach to Preoperative Radiologic Evaluation. Radiographics. 2023;43:e220102.

Hodge SE, Thompson NJ, Park LR, Brown KD. Enlarged Vestibular Aqueduct: Hearing Progression and Cochlear Implant Candidacy in Pediatric Patients. Otol Neurotol. 2021;42(1):203-6.

Högerle C, Englhard A, Simon F, Grüninger I, Mlynski R, Hempel JM, et al. Cochlear Implant Electrode Tip Fold-Over: Our Experience With Long and Flexible Electrode. Otol Neurotol. 2022;43(1):64-71.

Ishiyama A, Risi F, Boyd P. Potential insertion complications with cochlear implant electrodes. Cochlear Implants Int. 2020;21(4):206-19.

Kanona H, Stephenson K, D'Arco F, Rajput K, Cochrane L, Jephson C. Computed tomography versus magnetic resonance imaging in paediatric cochlear implant assessment: a pilot study and our experience at Great Ormond Street Hospital. J Laryngol Otol. 2018;132(6):529-33.

Liebscher T, Mewes A, Hoppe U, Hornung J, Brademann G, Hey M. Electrode Translocations in Perimodiolar Cochlear Implant Electrodes: Audiological and Electrophysiological Outcome. Z Med Phys. 2021;31(3):265-75.

Lima Júnior LR, Rocha MD, Walsh PV, Antunes CA, Dias Ferreira Calhau CM. Evaluation by imaging methods of cochlear implant candidates: radiological and surgical correlation. Braz J Otorhinolaryngol. 2008;74(3):395-400.

Mehanna AM, Gamaleldin OA, Fathalla MF. The misplaced cochlear implant electrode array. Int J Pediatr Otorhinolaryngol. 2019;117:96-104.

Mori MC, Chang KW. CT analysis demonstrates that cochlear height does not change with age. Am J Neuroradiol. 2012;33:119-23.

Pamuk G, Pamuk AE, Akgöz A, Bajin MD, Özgen B, Sennaroğlu L. Radiological measurement of cochlear dimensions in cochlear hypoplasia and its effect on cochlear implant selection. J Laryngol Otol. 2021;135(6):501-7.

Park E, Amoodi H, Kuthubutheen J, Chen JM, Nedzelski JM, Lin VYW. Predictors of round window accessibility for adult cochlear implantation based on pre-operative CT scan: A prospective observational study. J Otolaryngol - Head Neck Surg. 2015;44:1-7.

Shin TJ, Totten DJ, Tucker BJ, Nelson RF. Cochlear Implant Electrode Misplacement: A Case Series and Contemporary Review. Otol Neurotol. 2022;43(5):547-58.

Tam YC, Lee JWY, Gair J, Jackson C, Donnelly NP, Tysome JR, et al. Performing MRI Scans on Cochlear Implant and Auditory Brainstem Implant Recipients: Review of 14.5 Years Experience. Otol Neurotol. 2020;41(5):e556-e562.

Walker B, Norton S, Phillips G, Christianson E, Horn D, Ou H. Comparison of MRI in pediatric cochlear implant recipients with and without retained magnet. Int J Pediatr Otorhinolaryngol. 2018;109:44-9.

Widmann G, Dejaco D, Luger A, Schmutzhard J. Pre- and post-operative imaging of cochlear implants: a pictorial review. Insights Imaging. 2020;11(1):93.

Yigit O, Kalaycik Ertugay C, Yasak AG, Araz Server E. Which imaging modality in cochlear implant candidates? Eur Arch Otorhinolaryngol. 2019;276(5):1307-11.

Zahara D, Dewi RD, Aboet A, Putranto FM, Lubis ND, Ashar T. Variations in cochlear size of cochlear implant candidates. Int Arch Otorhinolaryngol. 2019;23:184-90.

TRAUMA DO OSSO TEMPORAL

Renata M. Knoll ▪ Elliott D. Kozin ▪ Fernanda Boldrini Assunção
Sílvia Marçal Benício de Mello

INTRODUÇÃO

Fraturas do osso temporal são lesões comuns da base do crânio associadas a traumatismo craniano. Estima-se que fraturas cranianas ocorram em cerca de 30% das vítimas de traumatismo craniano, e que fraturas do osso temporal correspondam a mais de 22% desses casos. Fraturas do osso temporal são na maioria das vezes unilaterais, mais prevalentes no sexo masculino, e as causas mais comuns deste tipo de lesão são acidentes automobilísticos, agressões e quedas.

HISTÓRIA E EXAME FÍSICO

Pacientes com fraturas do osso temporal geralmente apresentam várias outras lesões traumáticas, e a aplicação de protocolos de Suporte Avançado de Vida no Trauma (ATLS) é imperativa na avaliação inicial e tratamento destes pacientes. Pacientes podem apresentar alteração do nível de consciência secundária à lesão cerebral concomitante. No paciente consciente, indivíduos podem apresentar perda de audição, zumbido, paralisia facial ou tontura. O exame físico deve incluir um exame neurológico e otológico completo, bem como um exame completo do nariz e da garganta. Os achados podem incluir otorreia ou otorragia, hemotímpano, nistagmo, paralisia facial, laceração do canal auditivo externo ou sinal de Battle.

RADIOLOGIA

Existem vários tipos de mecanismos de trauma que podem resultar em fraturas do osso temporal. Os mecanismos incluem: trauma penetrante (por exemplo, por arma de fogo), trauma fechado (por acidente automobilístico), barotrauma (por mudança súbita de pressão), lesão térmica e por avulsão.

As fraturas do osso temporal são comuns em pacientes com traumatismo craniano, com incidência relatada em cerca de 18% a 22%. Os sinais e sintomas clínicos das fraturas do osso temporal incluem otorreia hemorrágica, hemotímpano, perfuração da membrana timpânica, vertigem, perda auditiva, paralisia do nervo facial e nistagmo. O sinal de Battle refere-se à equimose retroauricular por ruptura traumática da veia emissária mastóidea.

A tomografia computadorizada do osso temporal de alta resolução é a modalidade de escolha para avaliação do trauma do osso temporal, particularmente na avaliação de fraturas. Angiotomografia ou angiorressonâncias arterial e venosa podem ser úteis na avaliação de complicações.

O exame de imagem é crucial na avaliação e tratamento das fraturas do osso temporal. Estas fraturas podem ser inicialmente identificadas em tomografia computadorizada (TC) de crânio, realizada na avaliação inicial do paciente na emergência. Entretanto, recomenda-se a realização de TC do osso temporal de alta resolução, cortes finos e sem contraste para melhor caracterizar a fratura, incluindo o tipo e a direção, bem como a região envolvida do osso temporal e presença ou ausência de envolvimento da cápsula ótica. A angiotomografia computadorizada (angio-TC) deve ser obtida nos casos de fratura envolvendo a porção petrosa da artéria carótida interna ou o forame jugular. A ressonância nuclear magnética (RNM) de crânio pode ser considerada na avaliação das estruturas intracranianas, paralisia de nervos cranianos não explicada pela TC ou hemorragia intralanbiríntica.

Classificação

As fraturas do osso temporal são geralmente classificadas de acordo com a orientação da linha de fratura e/ou envolvimento da cápsula ótica.

A classificação sistemática tradicional das fraturas do osso temporal é feita de acordo com a orientação dela em relação ao maior eixo relativo da pirâmide petrosa. A fratura longitudinal é o tipo mais comum (80% a 90%) e geralmente resulta de um impacto temporopariteal. A linha de fratura é paralela ao eixo longitudinal da porção petrosa do osso temporal. A fratura começa na porção escamosa do osso temporal, estende-se ao longo da margem óssea posterossuperior do conduto auditivo externo, cruza o *tegmen* e alcança a fossa craniana média, anterior ao labirinto. Este tipo de fratura resulta em lesão da cadeia ossicular e da membrana timpânica.

Quando se considera a orientação da linha de fratura, as fraturas do osso temporal podem ser classificadas em dois tipos em relação ao longo eixo da pirâmide petrosa: fraturas que passam paralelamente são consideradas "longitudinais", e as fraturas que passam perpendicularmente são consideradas "transversais". A maioria (70% a 80%) das fraturas do osso temporal são longitudinais, enquanto as fraturas transversais ocorrem em 10% a 20% dos casos. Entretanto, a ocorrência de um subtipo misto ou oblíquo é reportada em cerca de 10% a 75% dos casos.

A limitação do sistema tradicional de classificação é que ele não inclui as fraturas mistas ou oblíquas, que, de acordo com muitos estudos, representam a maior parte das fraturas do osso temporal. Além disso, o sistema de classificação tradicional não se correlaciona bem com desfecho clínico e potenciais complicações.

Uma nova classificação baseada especificamente no comprometimento ou não da cápsula ótica tem sido proposta como sendo mais relevante clinicamente e capaz de prever complicações, sendo dividida em fraturas que poupam a cápsula ótica *versus* fraturas que envolvem a cápsula ótica.

Ishman & Friedland propuseram então uma nova classificação que divide as fraturas do osso temporal em petrosas e não petrosas. As fraturas petrosas envolvem o ápice petroso e capsula ótica, e as não petrosas envolvem a mastoide e a orelha média. A maioria das complicações (lesão do nervo facial, fístula liquórica e perda auditiva neurossensorial) ocorre no grupo petroso, exceto a perda auditiva condutiva que ocorre mais no grupo não petroso por envolvimento da cadeia ossicular.

Outra classificação mais nova proposta por Kelly & Tami estratifica as fraturas, dependendo do comprometimento ou não da capsula ótica. As fraturas que poupam a cápsula ótica são mais comuns (94% a 97%), resultam de trauma temporoparietal e possuem uma incidência aumentada de perda auditiva condutiva. As fraturas que comprometem a cápsula ótica (3% a 6%) resultam de trauma occipital e têm maior incidência de paralisia do nervo facial (30% a 50%), perda auditiva neurossensorial e fístula liquórica. Esta última classificação tem melhor correlação com desfechos clínicos e complicações. Nas imagens de tomografia computadorizada, as fraturas que comprometem a cápsula ótica podem envolver o vestíbulo, os canais semicirculares, a cóclea e/ou o nervo facial.

Importante ressaltar que, embora as classificações das fraturas sejam úteis na compreensão das complicações e do planejamento terapêutico, na análise individual de cada caso, é mais importante descrever as estruturas vitais comprometidas (cadeia ossicular, cápsula ótica, nervo facial, *tegmen*, conduto auditivo externo e canal carotídeo) do que tentar encaixar os achados em um sistema de classificação rígido (Fig. 10-1).

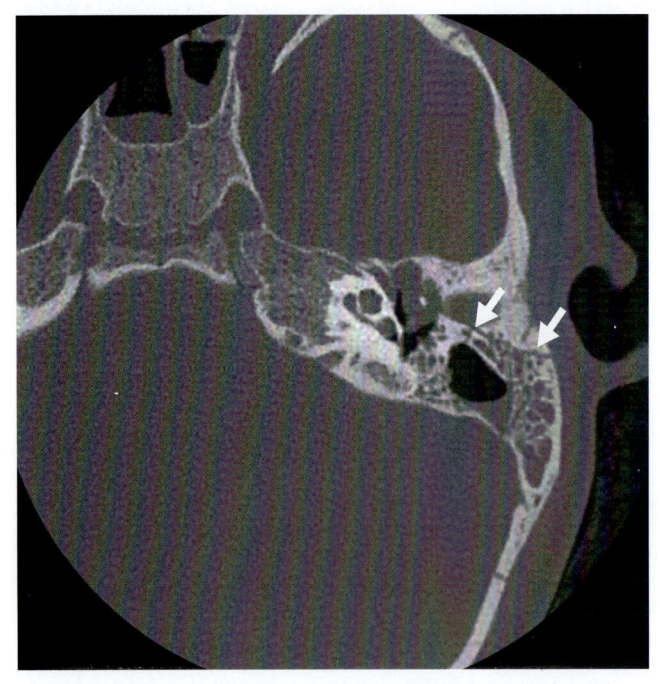

Fig. 10-1. Fratura do osso temporal. Tomografia computadorizada em corte axial demonstra fratura longitudinal do osso temporal esquerdo passando pelo canal auditivo externo.

Complicações e Achados Radiológicos
Perda Auditiva

A perda auditiva é a complicação mais comum das fraturas do osso temporal, podendo ser condutiva, neurossensorial ou mista.

A perda auditiva condutiva é mais frequente nas fraturas longitudinais e pode ser devida a hemotímpano, perfuração da membrana timpânica, descontinuidade ou fratura ossicular. O hemotímpano na TC pode-se apresentar com níveis hidroaéreos e elevada atenuação na mastoide e orelha média. O local mais comum de luxação ossicular é a articulação incudoestapedial, seguida da junção incudomaleolar. O complexo incudomaleolar assemelha-se a uma "casquinha de sorvete" no corte axial da tomografia computadorizada de alta resolução, e a perda dessa configuração normal sugere descontinuidade da cadeia ossicular. O local mais frequente de fratura ossicular é a bigorna, especialmente no processo longo devido à sua fragilidade e falta de sustentação, seguido pela crura do estribo. As fraturas do processo lenticular da bigorna e da crura do estribo são difíceis de identificar na TC, a não ser que estejam deslocadas.

Geralmente a lesão à cadeia ossicular é observada nas fraturas longitudinais ou nas fraturas que poupam a cápsula ótica. A perda auditiva condutiva após trauma temporal é geralmente relacionada à presença de hemotímpano ou de ruptura da membrana timpânica, entretanto, se a perda condutiva persiste além do primeiro mês após o trauma (quando se espera que o hemotímpano tenha se resolvido), deve-se suspeitar de lesão da cadeia ossicular.

A bigorna é o osso mais comumente envolvido na lesão da cadeia ossicular, uma vez que seja o mais pesado e possua menor fixação de suportes muscular e ligamentar. As luxações da cadeia ossicular são mais comuns que as fraturas. Os achados tomográficos de lesão da cadeia ossicular podem ser difíceis de serem caracterizados agudamente no trauma devido à presença de hemotímpano. A comparação ao lado normal e reformações suplementares nos planos paralelo (Poschl) e perpendicular (Stenvers) ao plano do canal semicircular superior podem ser úteis.

Existem basicamente cinco tipos de luxações: luxação incudoestapedial (mais comum), incudomaleolar, luxação da bigorna, luxação incudomaleolar complexa e luxação estapediovestibular.

A articulação incudoestapedial é uma frágil articulação diartrodial que se encontra entre dois eixos de rotação. A contração simultânea do tendão do tensor do tímpano e do estapédio tem sido implicada no mecanismo de luxação. O trauma do osso temporal pode resultar em retração súbita da bigorna medialmente e do estapédio posteriormente com separação da articulação incudoestapedial. A caracterização da luxação da articulação incudoestapedial pode ser sutil nas imagens de tomografia computadorizada. Nos cortes axiais tomográficos, pode ser caracterizada como um espaço maior que o habitual ("*gap*") entre o processo lenticular da bigorna e a cabeça do estribo.

A separação da articulação incudomaleolar é mais fácil de ser visualizada e pode ser identificada como um "*gap*" entre a cabeça do martelo (bola de sorvete) e o corpo e processo curto da bigorna (cone do sorvete) no epitímpano. A luxação da bigorna é também possível quando a separação das articulações incudomaleolar e incudoestapedial ocorre concomitantemente. A bigorna luxada pode permanecer no recesso epitimpânico, irromper no hipotímpano, sofrer extrusão através do conduto auditivo externo e pode não ser caracterizada *in situ*. Se a articulação incudomaleolar resistir à separação como resultado do trauma, o complexo incudomaleolar pode-se deslocar como uma unidade para o mesotímpano ou hipotímpano (luxação incudomaleolar complexa). Pode haver separação incudoestapedial concomitante neste caso.

A luxação estapediovestibular é muito rara e ocorre quando há ruptura do ligamento anular que fixa a platina do estribo à janela oval. O estribo pode-se deslocar para o interior do vestíbulo (luxação interna) ou para dentro da cavidade timpânica (luxação externa). A luxação estapediovestibular cria uma fístula labiríntica que é uma comunicação anormal entre as orelhas média e interna. Fístulas labirínticas manifestam-se clinicamente, como vertigem e perda auditiva neurossensorial flutuante. Pneumolabirinto (ar no interior de estruturas da orelha interna) e opacificação da janela redonda são achados característicos de fístula labiríntica nos estudos de tomografia computadorizada.

A fratura isolada do manúbrio do martelo é uma rara condição que se apresenta como perda auditiva súbita após manipulação digital do conduto auditivo externo presumivelmente relacionado a um mecanismo de sucção. Este achado pode ser mais bem caracterizado no plano coronal ou na reformação Poschl do estudo tomográfico do osso temporal.

Fraturas das cruras do estribo tipicamente resultam de lesão de torção. A crura posterior é mais frequentemente envolvida do que a crura anterior. A platina do estribo pode também implodir para dentro do vestíbulo, a partir de um trauma penetrante e resultar em fístula labiríntica. No estudo tomográfico computadorizado do ouvido, a platina do estribo não é caracterizada no local esperado na janela oval e pode ser caracterizada no mesotímpano ou hipotímpano. Fratura isolada da bigorna é extremamente rara.

Por fim, a concussão coclear resulta de uma lesão ao labirinto membranoso com perda auditiva neurossensorial pós-traumática. Os achados são ocultos na tomografia computadorizada do ouvido, uma vez que a arquitetura óssea está preservada. A ressonância magnética dos ouvidos pode demonstrar hemorragia labiríntica que se manifesta nas imagens caracteristicamente com alto sinal nas sequências T1 no interior do labirinto (Figs. 10-2 a 10-4).

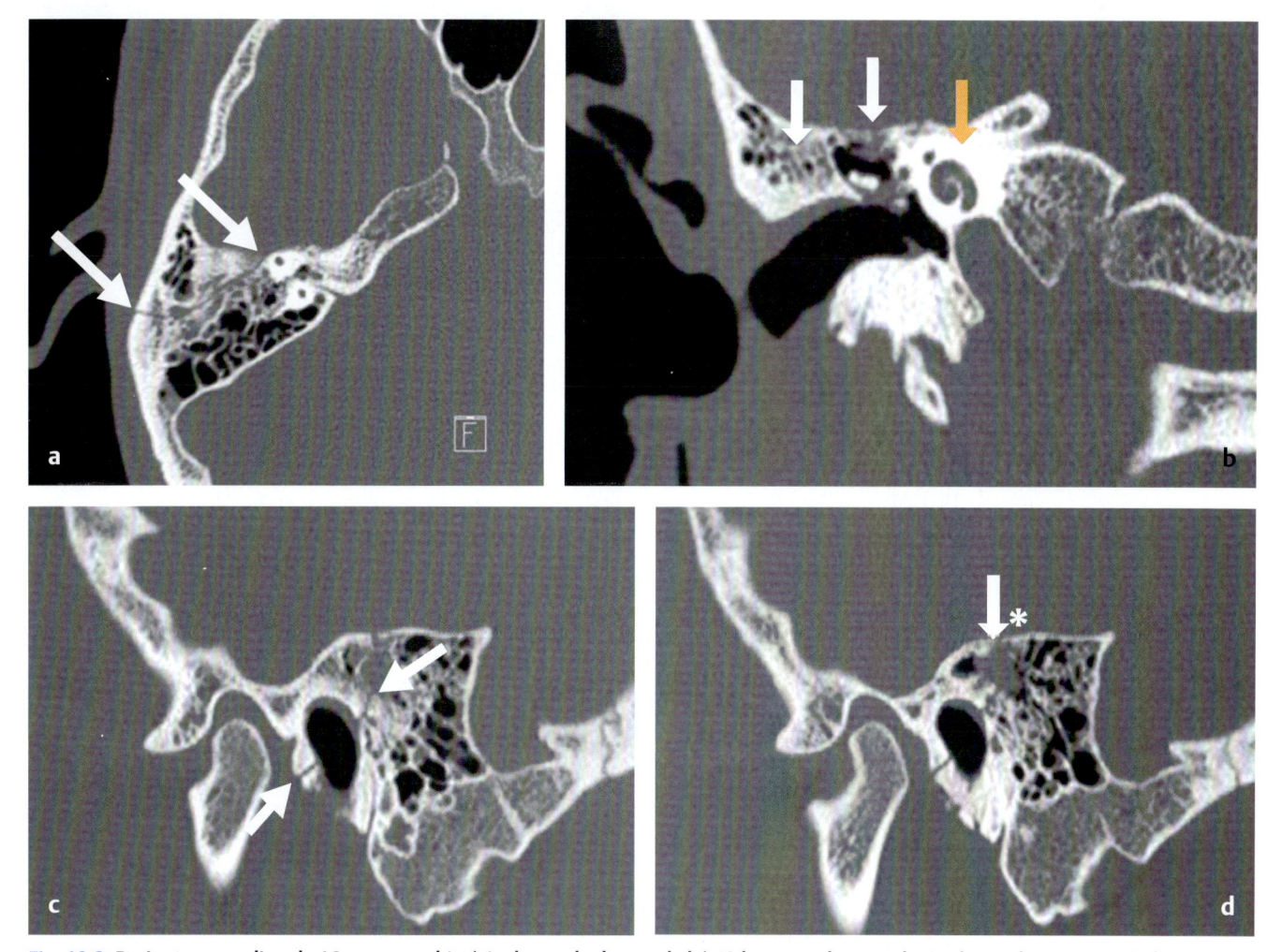

Fig. 10-2. Paciente masculino de 16 anos com história de queda da escada há 48 h, cursando com plenitude aural e otorragia à direita. Imagens tomográficas do osso temporal no plano axial (**a**), coronal (**b**) e sagital (**c, d**), demonstrando traço de fratura longitudinal comprometendo células mastóideas (setas brancas), as paredes do conduto auditivo externo e cavidade mandibular (setas curtas em **c**) e ao *tegmen* mastoide (asterisco) incorrendo em maior risco de fístula liquórica. Note também que houve preservação da cápsula ótica (seta laranja) e sinais de hemotímpano (seta branca em **d**).

A perda auditiva neurossensorial é mais comum em fraturas transversais e pode ocorrer tanto em fraturas que poupam, quanto em fraturas que envolvem a cápsula ótica, bem como em casos de traumatismo craniano não associado à fratura do osso temporal. Diferentes mecanismos podem causar a perda auditiva neurossensorial, incluindo concussão labiríntica, lesão do labirinto membranoso, interrupção do suprimento sanguíneo coclear, fístula perilinfática, lesão do nervo coclear ou do tronco encefálico.[16] As imagens axiais de TC são ótimas para identificar fraturas que envolvem a cápsula ótica, manifestadas por linhas de fratura que se estendem pela cóclea, vestíbulo ou pelos canais semicirculares. Em casos de fístula perilinfática, a TC pode apresentar pneumolabirinto na cóclea, no vestíbulo ou em ambos. A ressonância magnética pode ser útil para detectar hemorragia na cóclea ou no vestíbulo, aparecendo como alta intensidade de sinal em imagens ponderadas em T1 ou em sequência FLAIR (*Fluid-Attenuated Inversion Recovery*).

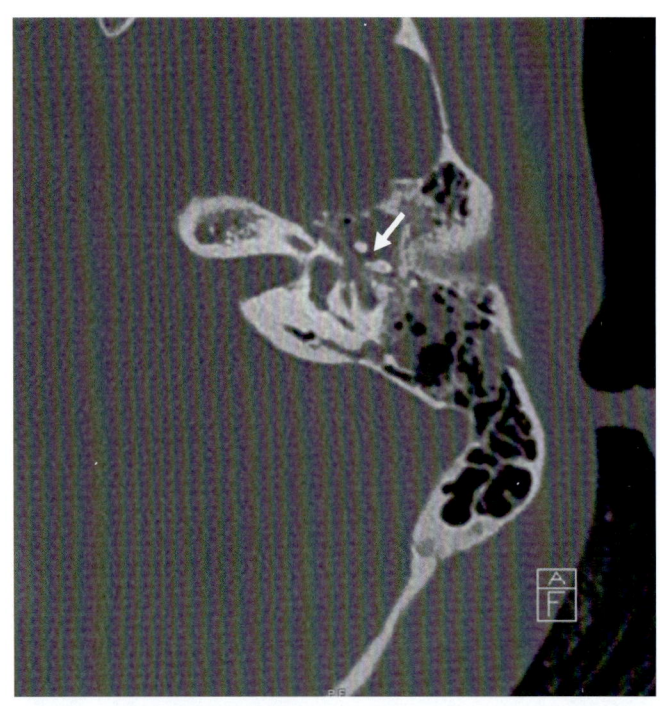

Fig. 10-3. Fratura do osso temporal. Tomografia computadorizada em corte axial demonstra fratura longitudinal do osso temporal esquerdo, com desarticulação incudomaleolar.

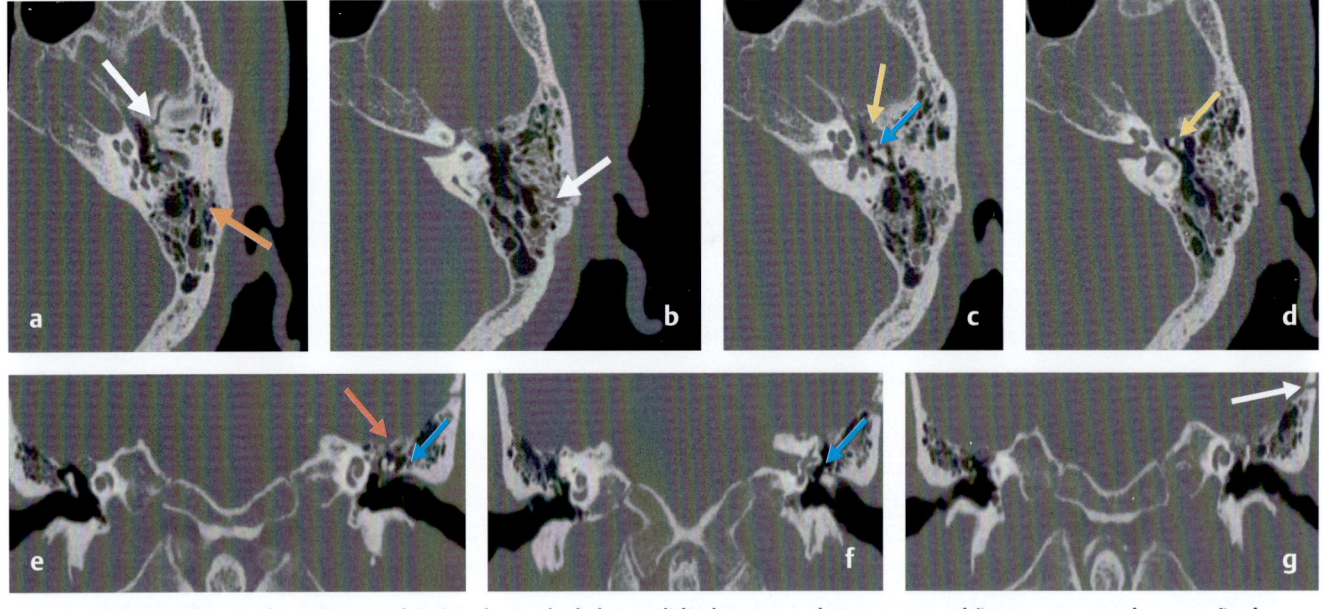

Fig. 10-4. Paciente do sexo feminino com história de queda da laje, colidindo com a cabeça contra o chão e apresentando sensação de plenitude aural e déficit auditivo à esquerda. Cortes tomográficos dos ossos temporais nos planos axial (**a-d**) e coronal (**e-g**) evidenciam fratura mista do osso temporal à esquerda (setas brancas) comprometendo o *tegmen* timpânico (seta vermelha) e determinando sinais de disjunção da cadeia ossicular (seta azul) com hemotímpano associado (seta amarela). Não houve comprometimento da cápsula ótica.

Vertigem

Semelhante à perda auditiva neurossensorial, a vertigem pode resultar de uma fratura que envolva o vestíbulo, os canais semicirculares, o aqueduto vestibular ou o nervo vestibular. Na ausência de fratura, os pacientes podem ter tontura devido à concussão labiríntica, deslocamento dos otólitos ou fístula perilinfática. As localizações comuns das fístulas perilinfáticas incluem as janelas redonda e oval, sendo que esta pode ser secundária à subluxação da platina do estribo. Portanto, fraturas através da platina do estribo ou da janela redonda identificadas na TC devem sempre levantar a suspeita de fístula perilinfática. As reconstruções de Stenvers e Pöschl podem ser vistas adicionais benéficas, uma vez que tracem o perfil dos canais semicirculares posterior e superior, respectivamente (Figs. 10-5 a 10-7).

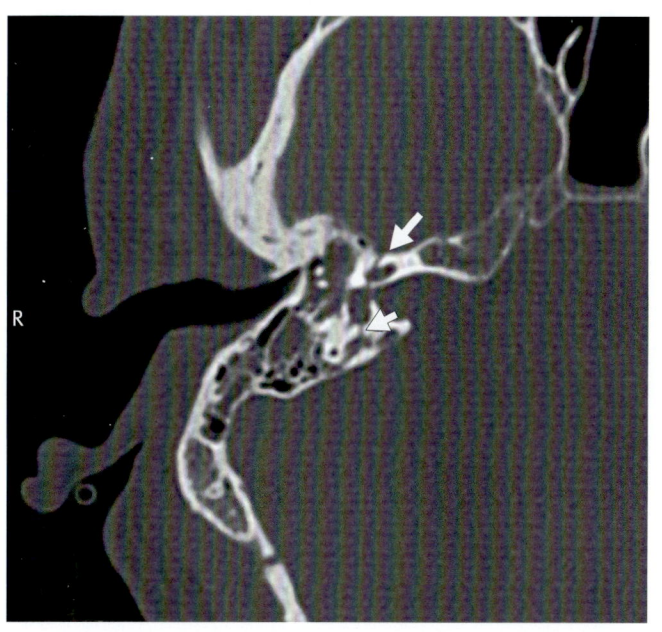

Fig. 10-5. Fratura do osso temporal. Tomografia computadorizada em corte axial demonstra fratura transversa do osso temporal direito passando pela cóclea e vestíbulo.

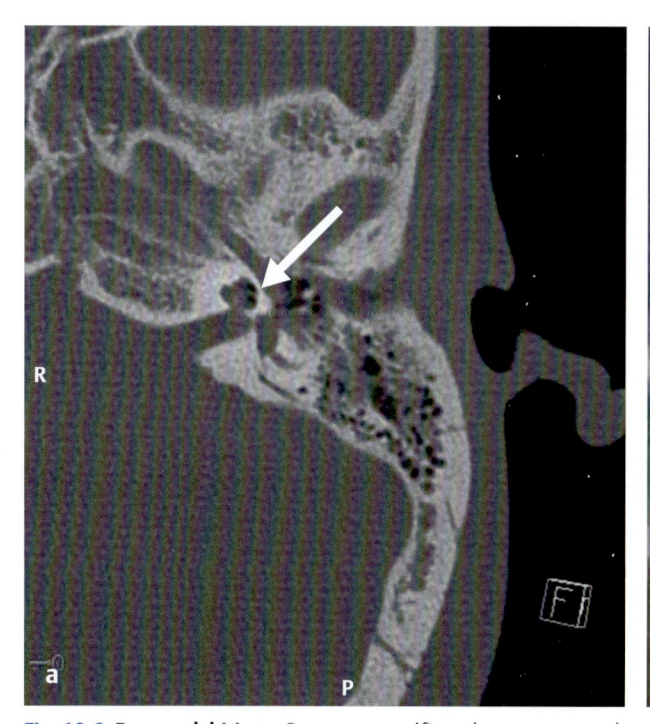

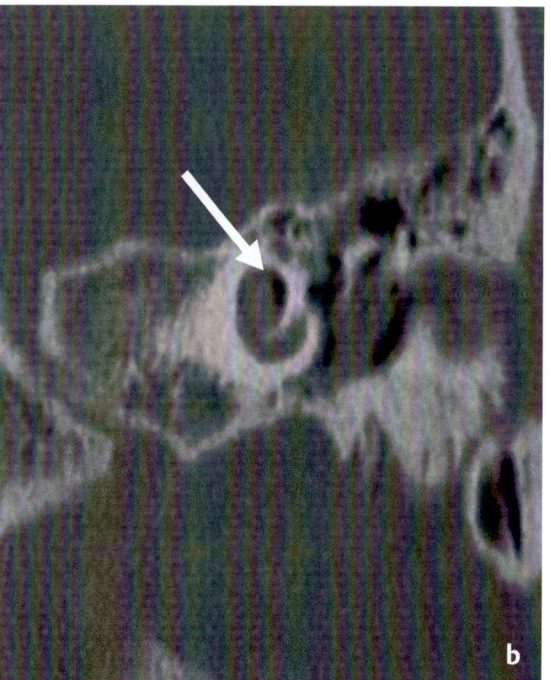

Fig. 10-6. Pneumolabirinto. Cortes tomográficos do osso temporal nos planos axial (**a**) e coronal (**b**) demonstrando fratura do osso temporal com envolvimento da cápsula ótica/translabiríntica com sinais de pneumolabirinto (seta branca) e fístula perilinfática.

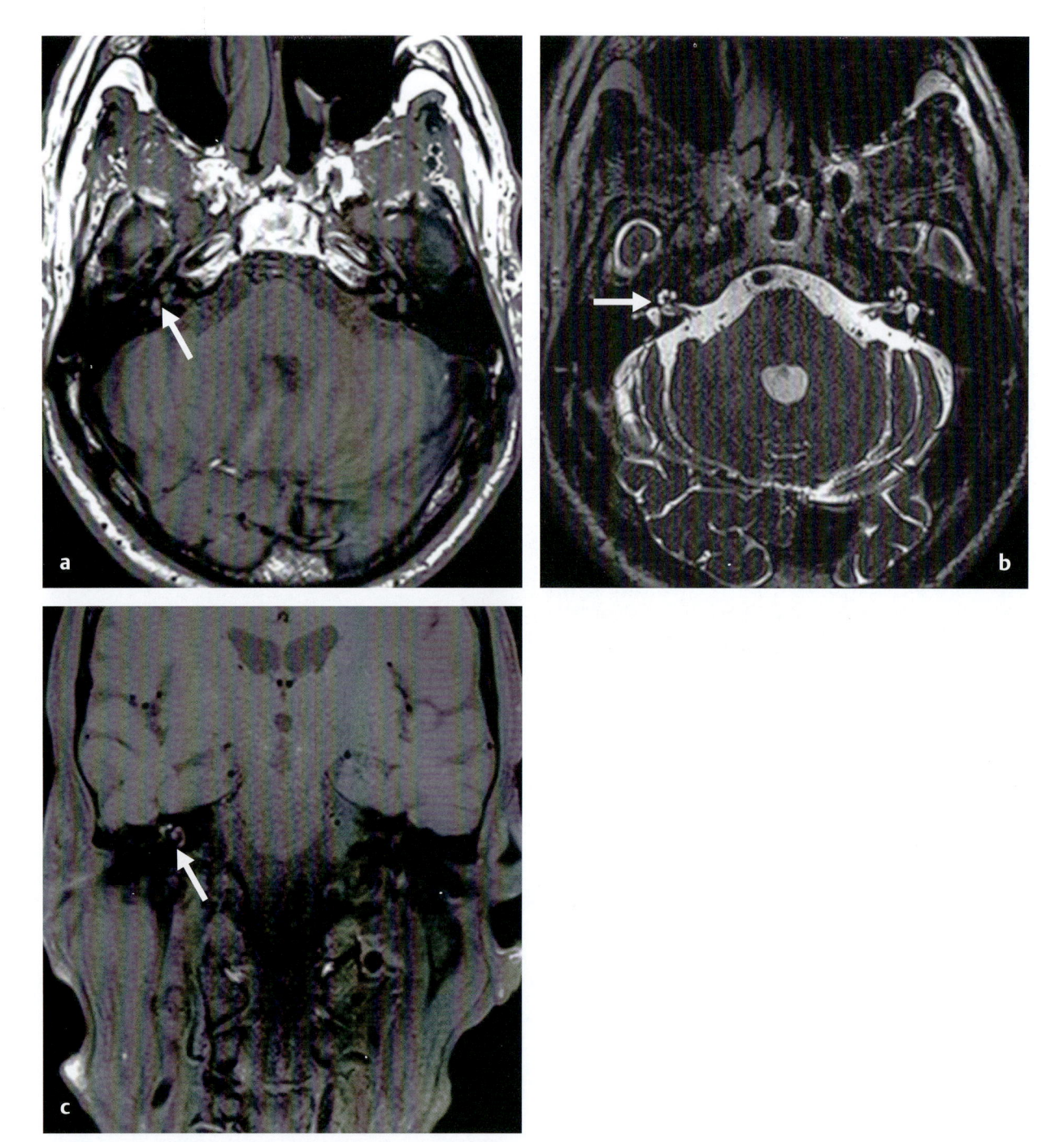

Fig. 10-7. Hemolabirinto no labirinto membranoso direito, em paciente com história de trauma recente (a-c). RNM axial T1, T2 com cortes finos e coronal T1 CUBE demonstrando alteração de sinal no labirinto membranoso à direita, caracterizada por tênue hiperintensidade nas sequências T1 (setas) sem e com supressão de gordura, nas espiras apical, média e basal da cóclea, além do vestíbulo.

Lesão do Nervo Facial

Estima-se que a incidência de paralisia do nervo facial seja de 6% a 14%, podendo se apresentar de forma imediata ou tardia. Paralisias faciais são muito mais comuns em fraturas transversais que envolvem a cápsula ótica do que em fraturas longitudinais que poupam a cápsula ótica. A lesão do nervo facial pode ser causada por compressão, contusão, estiramento, hematoma, edema neural e/ou transecção do nervo. O gânglio geniculado é frequentemente relatado como o local mais comum de lesão do nervo facial, seguido pelo segundo joelho.

A avaliação minuciosa do canal do nervo facial na TC é crucial. Em pacientes com paralisia imediata e completa, a TC deve ser cuidadosamente revisada para detectar qualquer violação do canal do nervo facial ou espículas ósseas ao longo do curso esperado do nervo facial, o que pode indicar a necessidade de descompressão ou reparo cirúrgico. A RNM do osso temporal pode evidenciar hematoma neural no quadro agudo, e tardiamente demonstrar realce anormal ao contraste em segmentos afetados por cicatrização ou fibrose (Fig. 10-8).

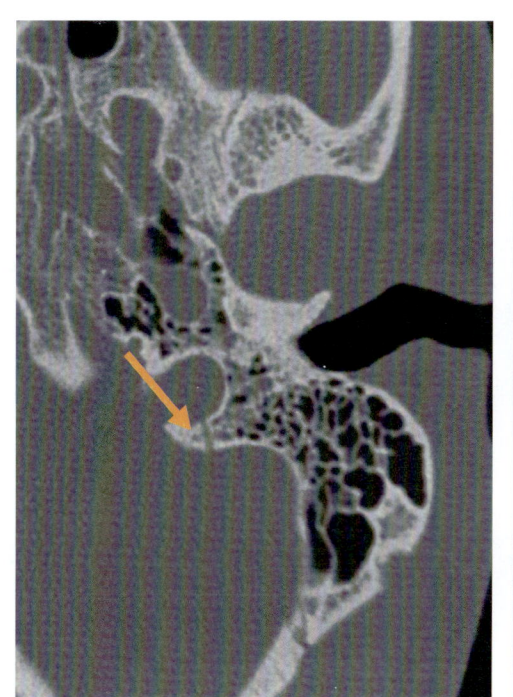

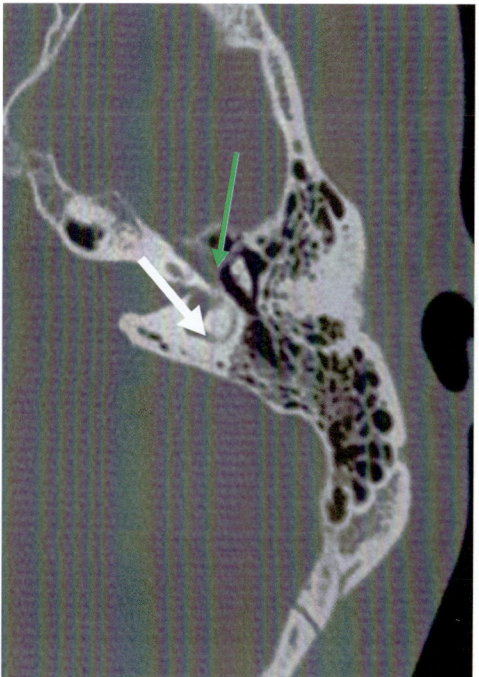

Fig. 10-8. Fratura do osso temporal. Cortes axiais tomográficos do osso temporal demonstrando fratura transversa com envolvimento da cápsula ótica e translabiríntica (seta branca), comprometendo também o forame jugular (seta vermelha) e o canal do nervo facial (seta verde).

Fístula Liquórica

As fraturas do osso temporal podem gerar uma fístula liquórica em 11% a 45% dos casos, manifestando-se como otorreia clara, rinorreia e/ou meningite. Os pacientes com fraturas que envolvem a cápsula ótica têm uma chance de 2 a 4 vezes maior de apresentar fístula liquórica do que aqueles com fraturas que poupam a cápsula ótica.

Durante o exame de imagem, qualquer coleção de fluido na cavidade timpânica e/ou nas células da mastoide deve ser avaliada com cautela. A TC de alta resolução sem contraste é capaz de identificar defeitos ósseos em 70% dos pacientes com fístula liquórica. Quando o local exato não é identificado, a realização de TC com cisternografia com contraste intratecal pode ser utilizada. A RNM pode ser complementar à TC na avaliação de uma potencial herniação do conteúdo intracraniano para dentro da mastoide/orelha média.

Lesão Vascular

Lesões vasculares em fraturas do osso temporal podem envolver artérias ou veias. As fraturas que atravessam o canal carotídeo devem ser avaliadas com angio-TC ou angio-RNM para avaliar complicações vasculares associadas, incluindo dissecção, transecção, formação de pseudoaneurisma, oclusão e fístula arteriovenosa.

Os sinais radiológicos de lesão vascular traumática na angio-TC ou angio-RNM podem incluir irregularidade na parede do vaso, descolamento da camada íntima, alterações no calibre do vaso, protuberância anormal, oclusão de um vaso ou extravasamento de contraste. Na RNM, achado de hiperintensidade em T1 ao redor da parede de um vaso em imagens de RNM com supressão de gordura é sugestivo de hematoma mural em casos de dissecção vascular.

O forame jugular, o bulbo jugular, os seios transverso distal e sigmoide também podem ser lesionados nas fraturas do osso temporal. As melhores modalidades de diagnóstico são a angio-TC e angio-RNM. Estes exames de imagem podem ser utilizados para avaliar a presença de oclusão trombótica ou estenose do sistema venoso, assim como extravasamento em hemorragia intracraniana. A trombose venosa pode se apresentar como defeitos de enchimento nos seios venosos na angio-TC ou angio-RNM. Os achados secundários de trombose venosa na angio-RNM incluem congestão de veias corticais, realce tentorial ou giral, edema da substância branca e enfartes venosos (Fig. 10-9).

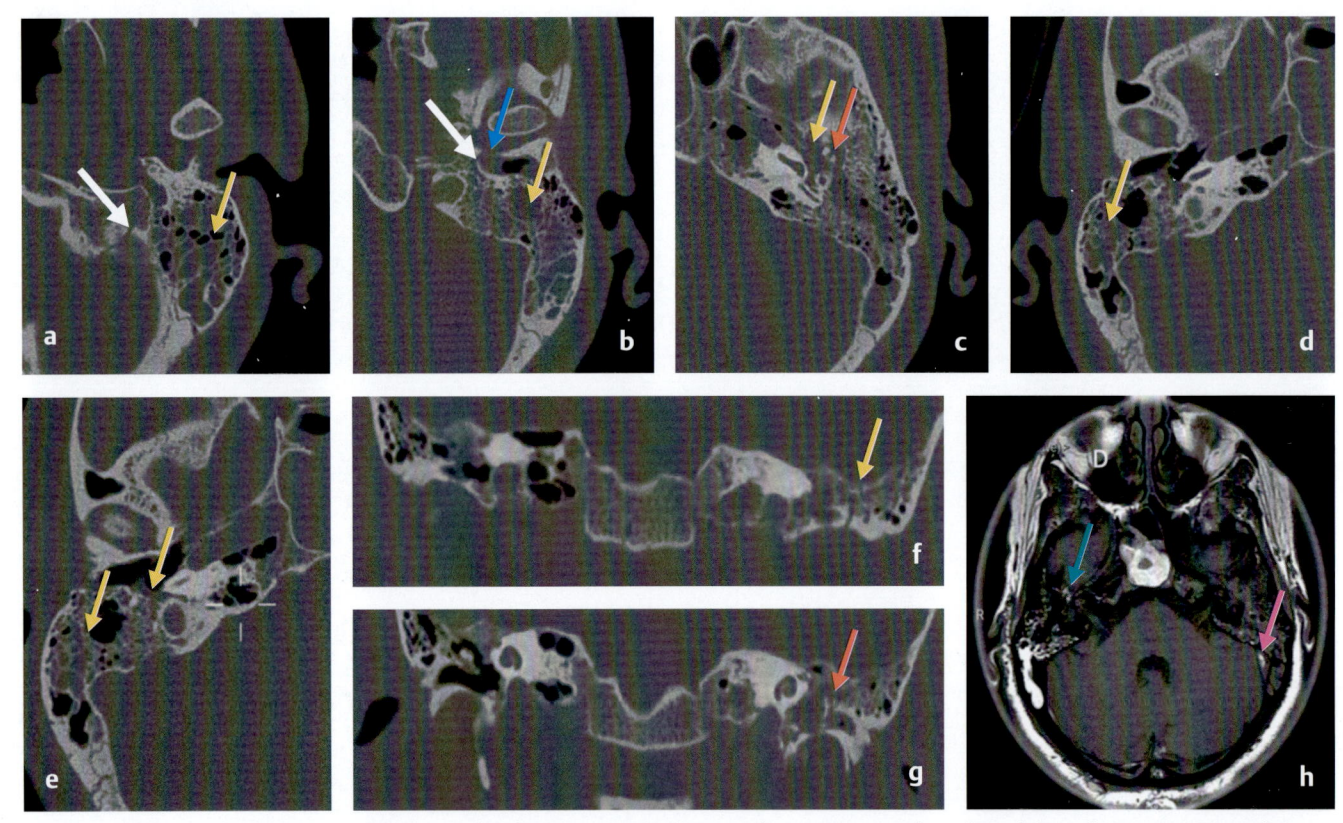

Fig. 10-9. Vítima de acidente automobilístico evoluindo com otorragia à esquerda, tontura e perda auditiva bilateral. Apresentou paralisia facial à direita no segundo dia após o trauma. Cortes tomográficos no plano axial do osso temporal (**a-e**) e no plano coronal (**f**, **g**) e imagem de ressonância magnética ponderada em T1 demonstrando fraturas mistas bilaterais (setas brancas) com extensão ao conduto auditivo externo esquerdo (seta azul). Notam-se também sinais de luxação da cadeia ossicular esquerda (seta vermelha) e hemotímpano (seta amarela). (**h**) Observam-se também sinais de trombose venosa do seio sigmoide esquerdo (seta rosa) e sinais de comprometimento do nervo facial direito (seta verde).

HISTOPATOLOGIA

Os relatos histopatológicos das fraturas do osso temporal baseiam-se em estudos experimentais em animais e em estudos *post-mortem* em humanos. Os ossos temporais são removidos, fixados em formol, descalcificados, preparados pelo método de celoidina, cortados num plano axial e corados com hematoxilina e eosina (H&E).

As fraturas longitudinais geralmente passam pela orelha média, resultando em lesão da cadeia ossicular ou da membrana timpânica, e a avaliação histopatológica pode revelar extravasamento de sangue na orelha média ou no canal auditivo externo, perfuração da membrana timpânica, luxação, subluxação e microfraturas da cadeia ossicular (Fig. 10-10).

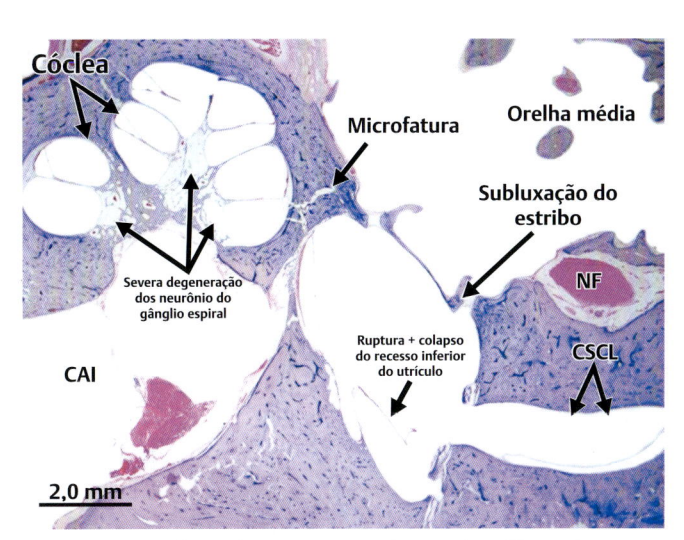

Fig. 10-10. Histologia do osso temporal. Corte histológico do osso temporal esquerdo demonstra microfratura da cápsula ótica, subluxação da crura posterior do estribo, severa degeneração das células ganglionares da cóclea e ruptura e colapso do recesso inferior do utrículo.

As fraturas transversais geralmente atravessam a cápsula labiríntica, podendo lesionar o nervo facial, os sistemas coclear e vestibular. Os achados cocleares descritos relacionados a fraturas do osso temporal incluem sangue na cóclea, deslocamento da lâmina espiral óssea, perda de células ciliadas, células de suporte e neurônios do gânglio espiral, atrofia da estria vascular e do ligamento espiral. Também pode ocorrer hidropisia coclear, representada histologicamente pela distensão da membrana de Reissner (Figs. 10-11 e 10-12).

A análise histopatológica do sistema vestibular após fraturas do osso temporal pode revelar tecido fibroso e/ou neoformação óssea nos órgãos vestibulares, degeneração das máculas saculares e utriculares e das cristas dos canais semicirculares, perda dos neurônios do gânglio de Scarpa e hidropisia vestibular. Traços de fratura atravessando o aqueduto vestibular e bloqueio do ducto endolinfático também já foram relatados anteriormente em casos histopatológicos de fratura transversal.

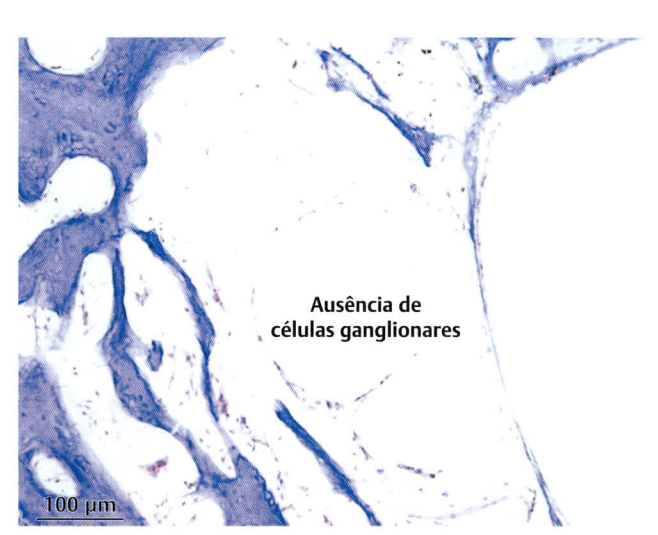

Fig. 10-11. Histologia do osso temporal. Aumento com foco no gânglio espiral da cóclea demonstra severa degeneração das células ganglionares.

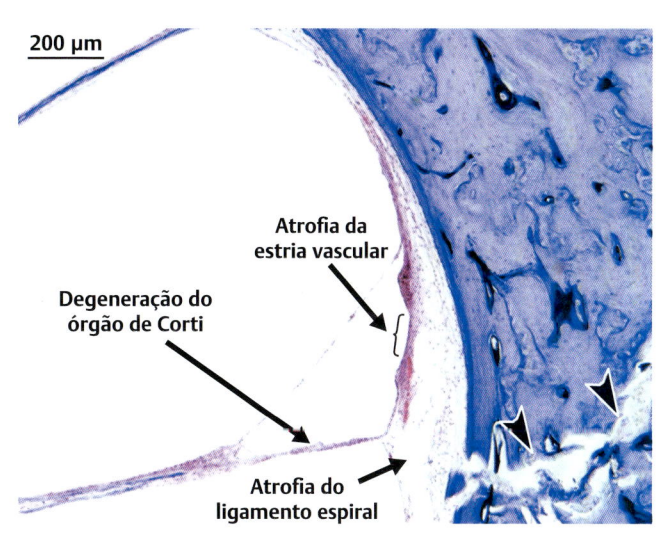

Fig. 10-12. Histologia do osso temporal. Aumento com foco no canal coclear demonstra degeneração do órgão de Corti, estria vascular e ligamento espiral.

Os traços de fratura passando ao longo do curso do nervo facial também podem ser identificados em cortes histológicos. Pode haver fibrose e neoformação óssea dentro de qualquer porção afetada do canal do nervo facial, podendo resultar em atrofia das fibras nervosas. O gânglio geniculado pode apresentar perda de células ganglionares, desmielização e fibrose do perineuro e endoneuro (Figs. 10-13 a 10-17).

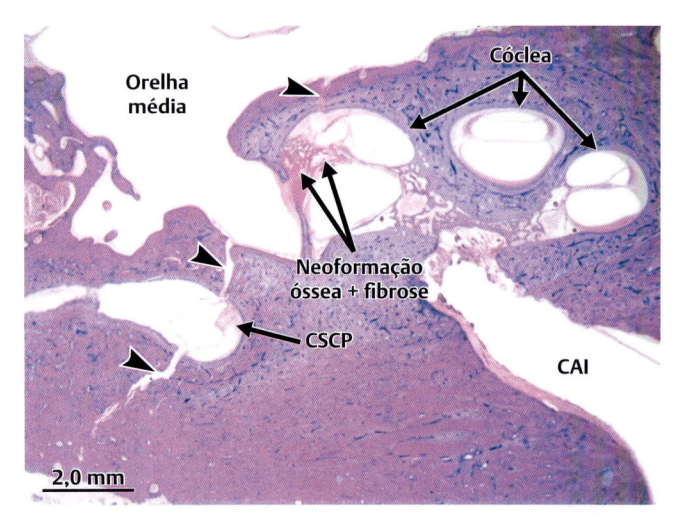

Fig. 10-13. Histologia do osso temporal. Corte histológico do osso temporal direito demonstra fratura com violação da cápsula ótica, envolvendo o giro basal da cóclea e ampola do canal semicircular posterior.

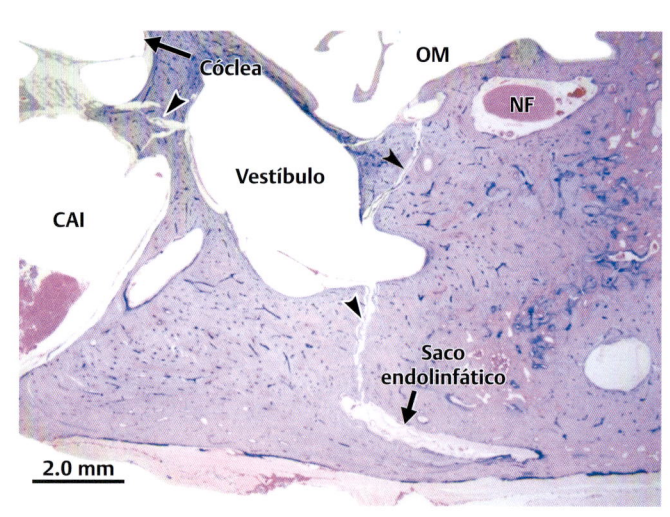

Fig. 10-16. Corte histológico demonstra fratura envolvendo o vestíbulo e saco endolinfático.

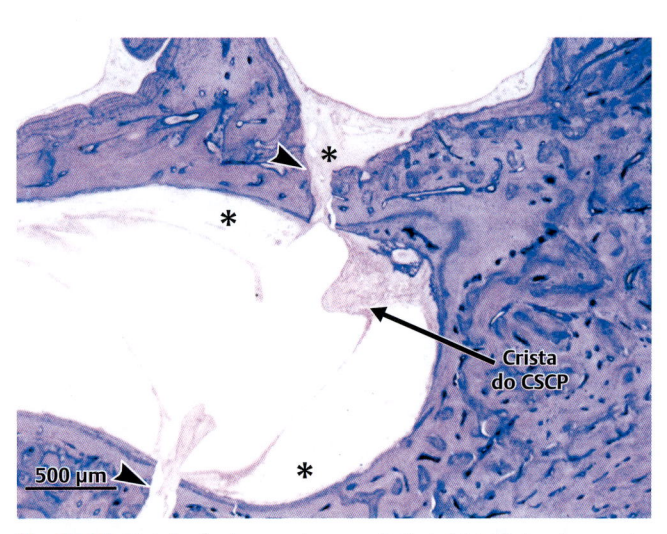

Fig. 10-14. Histologia do osso temporal. Corte histológico demonstra fratura envolvendo o canal semicircular posterior.

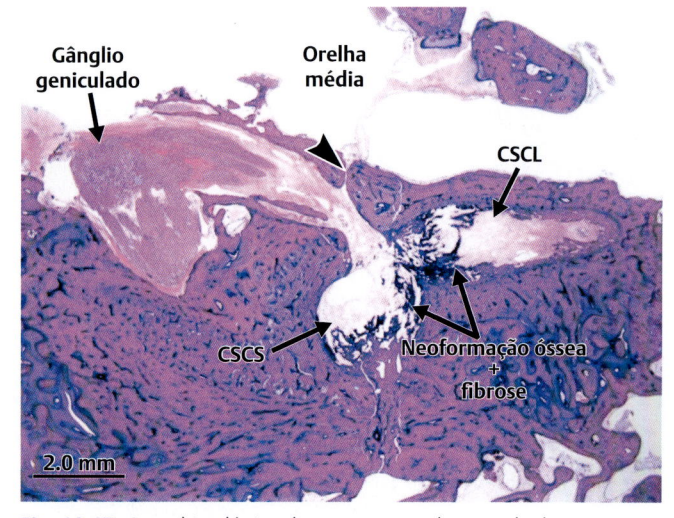

Fig. 10-17. Corte histológico do osso temporal esquerdo demonstra fratura da cápsula ótica envolvendo o canal do nervo facial, canais semicircular superior e lateral.

Além de lesão do labirinto, as fraturas transversais podem ser acompanhadas de trauma do nervo vestibulococlear e/ou do nervo facial no canal auditivo interno (CAI), seja por forças diretas ou de cisalhamento. Nestes casos, os cortes histológicos podem demonstrar extravasamento de sangue no CAI e transecção de fibras nervosas.

Mesmo as fraturas que não envolvem a cápsula ótica podem demonstrar achados degenerativos semelhantes no sistema vestibulococlear, como degeneração do epitélio neurossensorial, perda de neurónios ganglionares e hidropisia endolinfática. O termo "concussão labiríntica" é usado para explicar estas alterações, embora a fisiopatologia precisa continue pouco compreendida (Fig. 10-18).

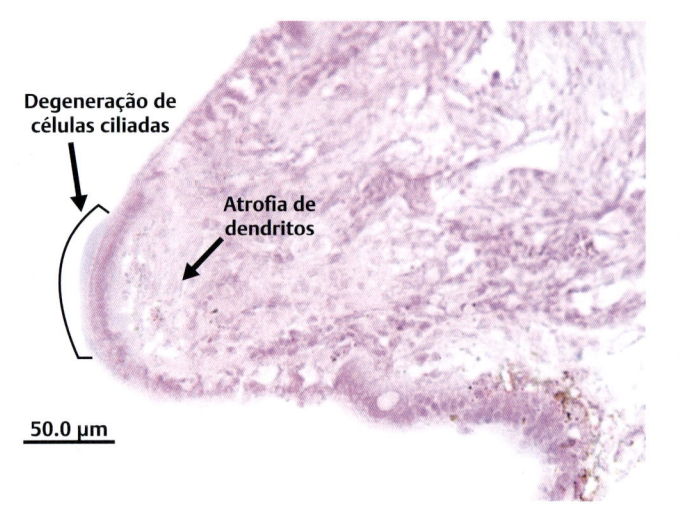

Fig. 10-15. Aumento com foco na crista ampular do canal semicircular posterior demonstra degeneração das células neurossensoriais.

TRAUMA DO OSSO TEMPORAL

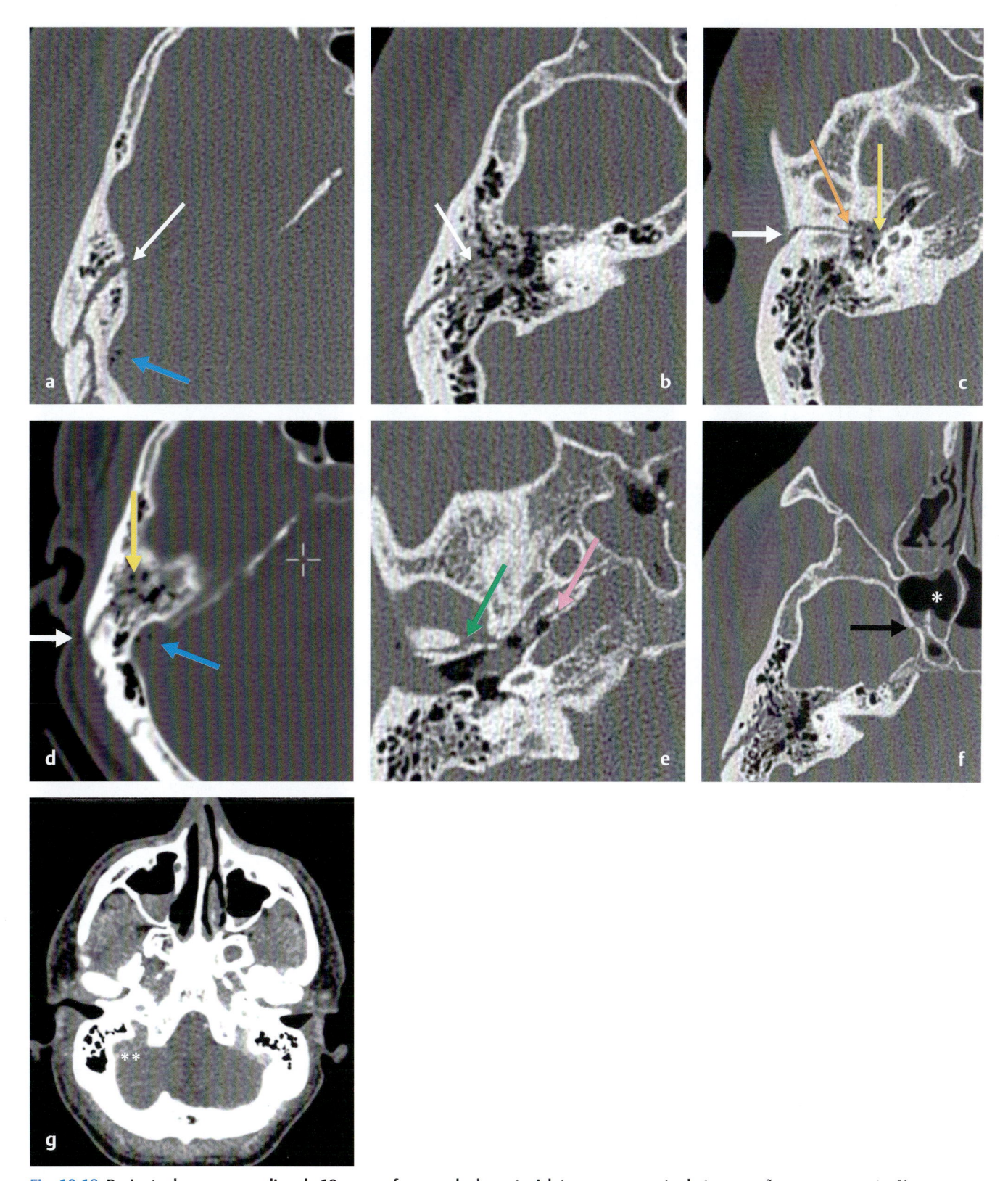

Fig. 10-18. Paciente do sexo masculino de 19 anos sofreu queda da motocicleta e no momento do trauma não usava capacete. No terceiro dia de internação, apresentou vômitos, confusão mental e cefaleia. Cortes tomográficos axiais do osso temporal (**a-f**) e do encéfalo (**g**) demonstrando traço de fratura no osso temporal direito (setas brancas) com sinais de hemotímpano (setas amarelas) e pequenos focos de pneumoencéfalo junto ao seio transverso e sigmoide ipsilaterais (seta azul). O traço de fratura se estende à parede lateral da cavidade timpânica (seta vermelha), à cavidade mandibular e paredes do conduto auditivo externo (seta verde) bem como à asa maior do esfenoide, junto ao canal carotídeo no seu segmento petroso (seta rosa) e a parede lateral do seio esfenoidal direito (seta preta). Note também sinais de *hemossinus* esfenoidal (asterisco) e trombose do seio sigmoide direito (dois asteriscos).

TRATAMENTO
Paralisia Facial

A seleção dos pacientes para os quais a cirurgia pode ser indicada, juntamente com o momento de intervenção, tem sido objeto de controvérsia na literatura. Em geral, são considerados candidatos à cirurgia aqueles com paralisia de início imediato e laceração grave do nervo identificada na TC de alta resolução, ou em casos com piora da função eletroneurográfica para menos de 10% do lado não afetado, ou casos de paralisia imediata e sem recuperação da função do nervo facial dentro de uma semana. Em pacientes com paralisia facial tardia ou incompleta, doses elevadas de corticosteroides podem ser utilizadas seguidas de retirada escalonada. A descompressão tardia do nervo facial pode ser tentada vários meses após a lesão inicial, e já foi relatada recuperação de pacientes para graus I ou II na escala de House-Brackmann. Em casos de paralisia facial persistente e severa, procedimentos de reinervação e reanimação facial podem ser considerados.

Perda Auditiva

Geralmente, a perda auditiva condutiva relacionada ao hemotímpano resolve-se sem intervenção, enquanto as perdas condutivas residuais devidas à lesão da cadeia ossicular ou à persistência de perfuração da membrana timpânica podem ser reparadas de forma eletiva.

Existem várias opções terapêuticas para o tratamento da perda auditiva neurossensorial persistente após uma fratura do osso temporal. Os pacientes que apresentam perda auditiva neurossensorial leve à moderada são normalmente tratados com aparelhos de amplificação sonora. Os aparelhos auditivos com sistema CROS e as próteses auditivas ancoradas no osso temporal são ótimas opções para a reabilitação auditiva em pacientes com perda auditiva neurossensorial profunda unilateral, permitindo uma melhor discriminação direcional e a eliminação do efeito de sombra. Atualmente, existem cada vez mais evidências sugerindo que os implantes cocleares também proporcionam benefícios a estes indivíduos, permitindo a restauração da audição binaural.

Fístula Liquórica

As fístulas liquóricas são geralmente tratadas de forma conservadora e resolvem-se espontaneamente no prazo de uma semana. Os pacientes devem limitar-se a repouso no leito, elevação da cabeça, evitar tossir, assoar o nariz ou fazer esforço com evacuação. A intervenção cirúrgica depende da persistência e da localização das fístulas, assim como da presença de complicações, como a herniação cerebral. Quando uma fístula persiste por mais de 7 a 10 dias, deve também ser considerada a intervenção cirúrgica dado o maior risco de meningite.

O papel da antibioticoterapia no contexto da fístula liquórica permanece controverso. Embora os estudos isolados demonstrem pouca eficácia na utilização de antibióticos profiláticos para a prevenção da meningite, uma grande metanálise demonstrou um aumento estatisticamente significativo da meningite em pacientes com fístula liquórica que não receberam antibióticos profiláticos.

Vertigem

A vertigem é geralmente autolimitada e resolve-se em 6 a 12 meses após a adaptação central. A vertigem posicional paroxística benigna pode ocorrer depois de traumatismo craniano após um período de dias a semanas, mas também se resolve espontaneamente na maioria dos casos. Os medicamentos supressores vestibulares prejudicam a compensação vestibular e, portanto, devem ser evitados ou, se necessário, utilizados durante o menor período possível. A reabilitação vestibular é eficaz e deve ser indicada precocemente.

Em casos de fístula perilinfática persistente, a reparação cirúrgica é necessária. O desenvolvimento tardio de hidropisia endolinfática pós-traumática pode ocorrer, e os pacientes são geralmente tratados de forma semelhante aos que têm doença de Ménière, incluindo dieta restrita em sal, corticosteroides e diuréticos.

Lesão Vascular

Lesões da porção intratemporal da artéria carótida podem ser fatais, e o tratamento pode incluir abordagens endovasculares, utilizando oclusão por balão e embolização. O tratamento da trombose venosa inclui anticoagulação, terapia trombolítica intravascular, remoção cirúrgica do coágulo ou reparação do seio para evitar novos coágulos.

BIBLIOGRAFIA

Amin Z, Sayuti R, Kahairi A, Islah W, Ahmad R. Head injury with temporal bone fracture: one year review of case incidence, causes, clinical features and outcome. Med J Malaysia. 2008;63(5):373-6.

Baguley DM, Bird J, Humphriss RL, Prevost AT. The evidence base for the application of contralateral bone anchored hearing aids in acquired unilateral sensorineural hearing loss in adults. Clin Otolaryngol. 2006;31(1):6-14.

Bartholomew RA, Lubner RJ, Knoll RM, Ghanad I, Jung D, Nadol JB Jr, et al. Labyrinthine concussion: Historic otopathologic antecedents of a challenging diagnosis. Laryngoscope Investig Otolaryngol. 2020;5(2):267-77.

Benitez JT, Bouchard KR, Lane-Szopo D. Pathology of deafness and disequilibrium in head injury:a human temporal bone study. Am J Otol. 1980;1(3):163-7.

Brodie HA. Prophylactic antibiotics for posttraumatic cerebrospinal fluid fistulae. A meta-analysis. Arch Otolaryngol Head Neck Surg. 1997;123(7):749-52.

Brodie HA, Thompson TC. Management of complications from 820 temporal bone fractures. Am J Otol. 1997;18(2):188-97.

Cannon CR, Jahrsdoerfer RA. Temporal bone fractures. Review of 90 cases. Arch Otolaryngol. 1983;109(5):285-8.

Chen JX, Lindeborg M, Herman SD, Ishai R, Knoll RM, Remenschneider A, et al. Systematic review of hearing loss after traumatic brain injury without associated temporal bone fracture. Am J Otolaryngol. 2018;39(3):338-44.

Coker NJ, Kendall KA, Jenkins HA, Alford BR. Traumatic intratemporal facial nerve injury: management rationale for preservation of function. Otolaryngol Head Neck Surg. 1987;97(3):262-9.

Dahiya R, Keller JD, Litofsky NS, Bankey PE, Bonassar LJ, Megerian CA. Temporal bone fractures: otic capsule sparing versus otic capsule violating clinical and radiographic considerations. J Trauma. 1999;47(6):1079-83.

Darrouzet V, Duclos JY, Liguoro D, Truilhe Y, De Bonfils C, Bebear JP. Management of facial paralysis resulting from temporal bone fractures: Our experience in 115 cases. Otolaryngol Head Neck Surg. 2001;125(1):77-84.

Diaz RC, Cervenka B, Brodie HA. Treatment of Temporal Bone Fractures. J Neurol Surg B Skull Base. 2016;77(5):419-29.

Eby TL, Pollak A, Fisch U. Histopathology of the facial nerve after longitudinal temporal bone fracture. Laryngoscope. 1988;98(7):717-20.

Ederies A, Yuen HW, Chen JM, Aviv RI, Symons SP. Traumatic stapes fracture with rotation and subluxation into the vestibule and pneumolabyrinth. Laryngoscope. 2009;119(6):1195-7.

Exadaktylos AK, Sclabas GM, Nuyens M, Schröder D, Gallitz B, Henning P, et al. The clinical correlation of temporal bone fractures and spiral computed tomographic scan: a prospective and consecutive study at a level I trauma center. J Trauma. 2003;55(4):704-6.

Fitzgerald DC. Head trauma: hearing loss and dizziness. J Trauma. 1996;40(3):488-96.

Gaskill-Shipley MF, Tomsick TA. Angiography in the evaluation of head and neck trauma. Neuroimaging Clin N Am. 1996;6(3):607-24.

Ghorayeb BY, Yeakley JW. Temporal bone fractures: longitudinal or oblique? The case for oblique temporal bone fractures. Laryngoscope. 1992;102(2):129-34.

Herdman SJ. Vestibular rehabilitation. Curr Opin Neurol. 2013;26(1):96-101.

Ishai R, Knoll RM, Chen JX, Wong K, Reinshagen KL, Nadol JB Jr, et al. Otopathologic Changes in the Cochlea following Head Injury without Temporal Bone Fracture. Otolaryngol Head Neck Surg. 2018;159(3):526-34.

Ishman SL, Friedland DR. Temporal bone fractures: traditional classification and clinical relevance. Laryngoscope. 2004;114(10):1734-41.

Johnson F, Semaan MT, Megerian CA. Temporal bone fracture: evaluation and management in the modern era. Otolaryngol Clin North Am. 2008;41(3):597-618, x.

Jones RM, Rothman MI, Gray WC, Zoarski GH, Mattox DE. Temporal lobe injury in temporal bone fractures. Arch Otolaryngol Head Neck Surg. 2000;126(2):131-5.

Juliano AF, Ginat DT, Moonis G. Imaging Review of the Temporal Bone: Part II. Traumatic, Postoperative, and Noninflammatory Nonneoplastic Conditions. Radiology. 2015;276(3):655-72.

Kang HM, Kim MG, Boo SH, Kim KH, Yeo EK, Lee SK, et al. Comparison of the clinical relevance of traditional and new classification systems of temporal bone fractures. Eur Arch Otorhinolaryngol. 2012;269(8):1893-9.

Kennedy TA, Avey GD, Gentry LR. Imaging of temporal bone trauma. Neuroimaging Clin N Am. 2014;24(3):467-86, viii.

Khan AA, Marion M, Hinojosa R. Temporal bone fractures: a histopathologic study. Otolaryngol Head Neck Surg. 1985;93(2):177-86.

Kelly K, Tami T. Temporal bone and skull base trauma. In: Jackler R, Brackmann D(Eds.).. Neurotology. St Louis, Mo: Mosby. 1994. p. 1127.

Kita AE, Kim I, Ishiyama G, Ishiyama A. Perilymphatic Fistula After Penetrating Ear Trauma. Clin Pract Cases Emerg Med. 2019;3(2):115-18.

Knoll RM, Ishai R, Lubner RJ, Trakimas DR, Brodsky JR, Jung DH, et al. Peripheral Vestibular Organ Degeneration After Temporal Bone Fracture: A Human Otopathology Study. Laryngoscope. 2020;130(3):752-60.

Knoll RM, Ishai R, Trakimas DR, Chen JX, Nadol JB Jr, Rauch SD, et al. Peripheral Vestibular System Histopathologic Changes following Head Injury without Temporal Bone Fracture. Otolaryngol Head Neck Surg. 2019;160(1):122-30.

Kurihara YY, Fujikawa A, Tachizawa N, Takaya M, Ikeda H, Starkey J. Temporal Bone Trauma: Typical CT and MRI Appearances and Important Points for Evaluation. Radiographics. 2020;40(4):1148-62.

Lacour M. Restoration of vestibular function: basic aspects and practical advances for rehabilitation. Curr Med Res Opin. 2006;22(9):1651-9.

Little SC, Kesser BW. Radiographic classification of temporal bone fractures: clinical predictability using a new system. Arch Otolaryngol Head Neck Surg. 2006;132(12):1300-4.

Lubner RJ, Knoll RM, Trakimas DR, Bartholomew RA, Lee DJ, Walters B, et al. Long-term cochlear implantation outcomes in patients following head injury. Laryngoscope Investig Otolaryngol. 2020;5(3):485-96.

Lyos AT, Marsh MA, Jenkins HA, Coker NJ. Progressive hearing loss after transverse temporal bone fracture. Arch Otolaryngol Head Neck Surg. 1995;121(7):795-9.

Maillot O, Attye A, Boyer E, et al. Post traumatic deafness: a pictorial review of CT and MRI findings. Insights Imaging. 2016;7(3):341-50.

Mark AS, Seltzer S, Harnsberger HR. Sensorineural hearing loss: more than meets the eye? AJNR Am J Neuroradiol. 1993;14(1):37-45.

McGuirt WF, Jr., Stool SE. Cerebrospinal fluid fistula: the identification and management in pediatric temporal bone fractures. Laryngoscope. 1995;105(4 Pt 1):359-64.

McKinney A, Ott F, Short J, McKinney Z, Truwit C. Angiographic frequency of blunt cerebrovascular injury in patients with carotid canal or vertebral foramen fractures on multidetector CT. Eur J Radiol. 2007;62(3):385-93.

Miller PR, Fabian TC, Croce MA, Cagiannos C, Williams JS, Vang M, et al. Prospective screening for blunt cerebrovascular injuries: analysis of diagnostic modalities and outcomes. Ann Surg. 2002;236(3):386-95.

Morgan WE, Coker NJ, Jenkins HA. Histopathology of temporal bone fractures: implications for cochlear implantation. Laryngoscope. 1994;104(4):426-32.

Murakami M, Ohtani I, Aikawa T, Anzai T. Temporal bone findings in two cases of head injury. J Laryngol Otol. 1990;104(12):986-9.

Nageris B, Hansen MC, Lavelle WG, Van Pelt FA. Temporal bone fractures. Am J Emerg Med. 1995;13(2):211-14.

Nishiike S, Miyao Y, Gouda S, Shimada N, Nagai M, Nakagawa A, et al. Brain herniation into the middle ear following temporal bone fracture. Acta Otolaryngol. 2005;125(8):902-5.

Nosan DK, Benecke JE, Jr., Murr AH. Current perspective on temporal bone trauma. Otolaryngol Head Neck Surg. 1997;117(1):67-71.

Oh JW, Kim SH, Whang K. Traumatic Cerebrospinal Fluid Leak: Diagnosis and Management. Korean J Neurotrauma. 2017;13(2):63-7.

Paparella MM, Mancini F. Trauma and Meniere's syndrome. Laryngoscope. 1983;93(8):1004-12.

Patel A, Groppo E. Management of temporal bone trauma. Craniomaxillofac Trauma Reconstr. 2010;3(2):105-13.

Petrovic BD, Futterer SF, Hijaz T, Russell EJ, Karagianis AG. Frequency and diagnostic utility of intralabyrinthine FLAIR hyperintensity in the evaluation of internal auditory canal and inner ear pathology. Acad Radiol. 2010;17(8):992-1000.

Quaranta A, Campobasso G, Piazza F, Quaranta N, Salonna I. Facial nerve paralysis in temporal bone fractures: outcomes after late decompression surgery. Acta Otolaryngol. 2001;121(5):652-5.

Rizvi SS, Gibbin KP. Effect of transverse temporal bone fracture on the fluid compartment of the inner ear. Ann Otol Rhinol Laryngol. 1979;88(Pt 1):741-8.

Santos SF, Rodrigues F, Dias A, Costa JA, Correia A, Oliveira G. [Post-traumatic meningitis in children: eleven years' analysis]. Acta Med Port. 2011;24(3):391-8.

Saraiya PV, Aygun N. Temporal bone fractures. Emerg Radiol. 2009;16(4):255-65.

Sartoretti-Schefer S, Scherler M, Wichmann W, Valavanis A. Contrast-enhanced MR of the facial nerve in patients with posttraumatic peripheral facial nerve palsy. AJNR Am J Neuroradiol. 1997;18(6):1115-25.

Schubl SD, Klein TR, Robitsek RJ, Trepeta S, Fretwell K, Seidman D, et al. Temporal bone fracture: Evaluation in the era of modern computed tomography. Injury. 2016;47(9):1893-7.

Schuknecht HF. Pathology of the ear. 2. ed. Philadelphia: Lea & Febiger. 1993.

Stallmeyer MJ, Morales RE, Flanders AE. Imaging of traumatic neurovascular injury. Radiol Clin North Am. 2006;44(1):13-39, vii.

Stone JA, Castillo M, Neelon B, Mukherji SK. Evaluation of CSF leaks: high-resolution CT compared with contrast-enhanced CT and radionuclide cisternography. AJNR Am J Neuroradiol. 1999;20(4):706-12.

Swartz JD, Mandell DM, Faerber EN, Popky GL, Ardito JM, Steinberg SB, et al. Labyrinthine ossification: etiologies and CT findings. Radiology. 1985;157(2):395-8.

Tos M. Course of and sequelae to 248 petrosal fractures. Acta Otolaryngol. 1973;75(4):353-4.

Ulug T, Arif Ulubil S. Management of facial paralysis in temporal bone fractures: a prospective study analyzing 11 operated fractures. Am J Otolaryngol. 2005;26(4):230-8.

Villalobos T, Arango C, Kubilis P, Rathore M. Antibiotic prophylaxis after basilar skull fractures: a meta-analysis. Clin Infect Dis. 1998;27(2):364-9.

Yeakley JW. Temporal bone fractures. Curr Probl Diagn Radiol. 1999;28(3):65-98.

Zayas JO, Feliciano YZ, Hadley CR, Gomez AA, Vidal JA. Temporal bone trauma and the role of multidetector CT in the emergency department. Radiographics. 2011;31(6):1741-55.

OTITE MÉDIA

Nicolau Moreira Abrahão ■ Jonas Belchior Tamanini ■ Vagner Antonio Rodrigues da Silva
Giovanna Santos Piedade ■ Isabela dos Santos Alves

OTITE MÉDIA AGUDA

A otite média aguda (OMA) é uma infecção prevalente na infância e uma das principais causas de prescrição de antibiótico nos EUA. Sua incidência anual em países desenvolvidos é de 10,8 casos novos a cada 100 indivíduos, sendo 51% destes ocorrendo na infância. A OMA é caracterizada pela presença de fluido na orelha média associado a sinais e sintomas de infecção.

Apresentação Clínica

Usualmente, a dor é o principal sintoma relacionado à OMA. Em crianças pré-verbais, este sintoma pode ser manifestado pelo choro, irritabilidade ou pelo ato de segurar, puxar ou friccionar a orelha. A febre também pode estar associada ao quadro de dor.

O exame físico, associado às queixas ou ao relato dos pais, é fundamental para a acurácia do diagnóstico. Este consiste em uma boa otoscopia pneumática, que associa a visualização da membrana timpânica à avaliação de sua mobilidade. A alteração da coloração (hiperemia), da transluminescência (opacidade), da mobilidade e, principalmente, a presença de abaulamentos da MT sugerem fortemente o quadro de OMA.

Fisiopatologia

A tuba auditiva tem influência central na maior suscetibilidade em crianças à OMA. Esta estrutura tem como funções a proteção da orelha média contra os influxos bacterianos e virais do trato respiratórios superior, a drenagem de secreções da orelha média e, também, a equalização pressórica da cavidade timpânica. Nas crianças, esta estrutura é imatura e horizontalizada, levando a uma disfunção fisiológica.

Fatores ambientais, como tabagismo passivo, baixo nível socioeconômico, uso de chupeta e frequentar creches, aumentam o risco para desenvolvimento de OMA. Fatores relativos ao indivíduo, como a idade, sexo masculino, atopia, imunodeficiências, hipertrofia de adenoide, infecções do trato respiratório e anomalias craniofaciais, também contribuem para o aumento da incidência da doença.

Os principais agentes bacterianos relacionados ao quadro são: *Streptococcus pneumoniae* (pneumococo), *Haemophilus influenzae* e *Moraxella catarrhalis*.

Histopatologia

A otite média é caracterizada pela inflamação da orelha média. As alterações patológicas tendem a ser progressivas a partir das fases aguda e subaguda até danos irreversíveis na otite crônica. As alterações morfológicas mais precoces na otite média aguda são características da resposta inflamatória clássica – dilatação e aumento de permeabilidade dos vasos, edema na lâmina própria da mucosa da orelha média e infiltração leucocitária por polimorfonucleares. Hemorragia pode ocorrer devido à congestão e desencadear a formação de granuloma de colesterol.

A otite média aguda ainda induz uma transição na mucosa da orelha média para um estado mais secretivo, com maior número de glândulas e células caliciformes. O epitélio colunar da orelha média sofre invaginação para produção de glândulas na presença de estímulo inflamatório, produzindo secreção para o lúmen e contribuindo para o acúmulo de exsudato na otite com efusão. Necrose pode ser caracterizada quando houver perfuração da membrana timpânica devido à isquemia por pressão, ou osteíte na cadeia ossicular devido à produção de colagenase pelo tecido inflamatório na superfície do ossículo (Fig. 11-1).

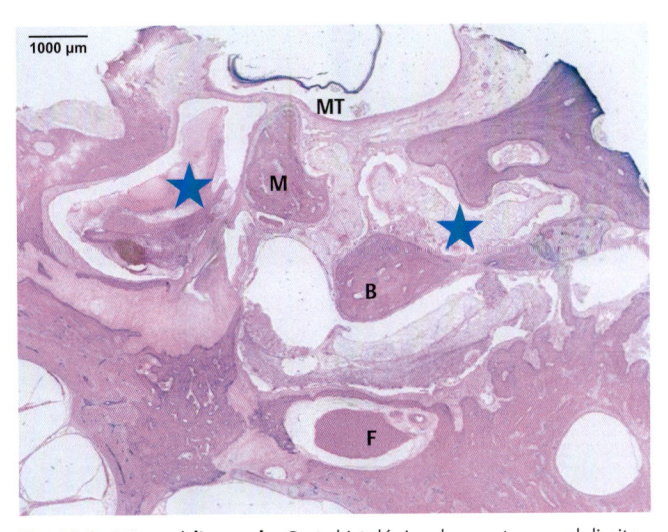

Fig. 11-1. Otite média aguda. Corte histológico de osso temporal direito, demonstrando massiva infiltração leucocitária por polimorfonucleares, bem como edema importante da mucosa de revestimento da orelha média e presença de grande quantidade de efusão (estrela). B: bigorna; F: nervo facial; M: martelo; MT: membrana timpânica.

Com a progressão da doença, há aumento importante do número de células ciliadas e epiteliais, fenômeno conhecido como metaplasia mucosa e que ocorre tanto na orelha média como ao redor da tuba auditiva, promontório e epitímpano. A mucosa das células mastóideas também se torna congesta e edemaciada, com aumento de neutrófilos. A secreção purulenta no interior da mastoide causa destruição óssea por osteoclastos dando lugar a neoformação óssea.

Uma das hipóteses sugeridas por Paparella et al. (1990) é a teoria da continuidade, em que a otite média desencadeia uma série de eventos progressiva e na ausência de mecanismos que barrem a agressão, a otite se torna crônica. Conforme, então, a inflamação persiste, a proliferação de tecido fibroso ou de granulação também pode ser evidenciada, levando à formação de fibroblastos e aumento de células mononucleares e colágeno, mais bem especificados na otite média crônica.

Radiologia

Embora o diagnóstico de OMA seja clínico, os exames de imagem possuem papel fundamental na avaliação complementar, sobretudo em pacientes imunossuprimidos, com exame otológico limitado e na investigação de complicações.

A TC é o exame inicial indicado para a avaliação e na imagem usualmente observam-se material hipoatenuante no interior da cavidade timpânica e células das mastoides, espessamento e abaulamento da membrana timpânica. Na RNM nota-se conteúdo fluido com hipersinal nas sequências ponderadas em T2 e FLAIR, hipossinal em T1 no interior das células das mastoides e cavidades timpânicas, com impregnação periférica pelo meio de contraste (Fig. 11-2).

Na investigação de complicações relacionadas à otite média aguda, o uso do contraste intravenoso é fundamental, tanto para caracterizar coleções, abscessos intracranianos e trombose venosa. A TC deve ser avaliada criteriosamente para investigação de erosões ósseas bem como a extensão do processo inflamatório para o compartimento intracraniano e/ou partes moles adjacentes.

O abscesso de Bezold desenvolve-se quando há um defeito ósseo na ponta da mastoide, na inserção do ventre posterior do músculo digástrico (incisura digástrica) com extensão do processo inflamatório inferiormente para o interior da fáscia cervical profunda, envolvendo os músculos esternocleidomastóideo e trapézio. Apresenta-se na TC como falha óssea na ponta mastoide, com coleção em partes moles adjacentes, com extensão inferior ao pescoço que costuma ter realce periférico e conteúdo hipoatenuante central, na RM pode apresentar restrição à difusão e sinal heterogêneo em T2.

O abscesso de Bezold é uma complicação usualmente relatada em adultos, tendo em vista que em crianças a ponta da mastoide ainda não é aerada. Pode haver associação com trombose da veia jugular interna, demonstrada na TC com contraste ou angio-RNM, como falha de enchimento intravascular (Fig. 11-3).

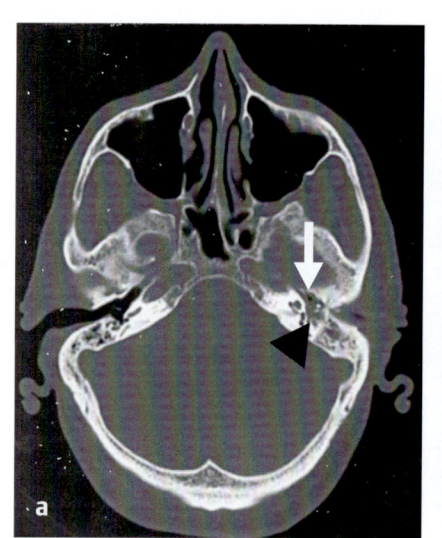

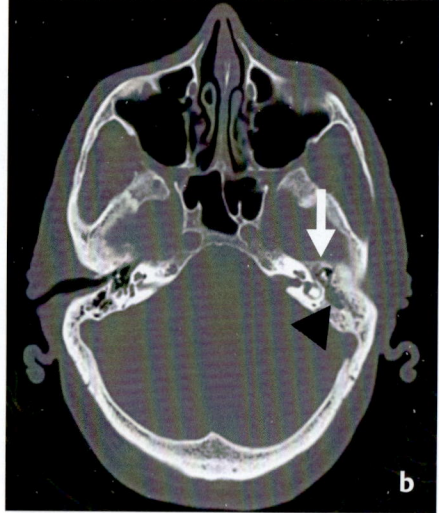

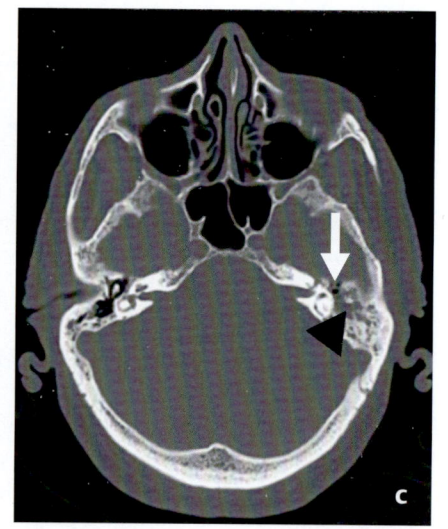

Fig. 11-2. Otite média aguda sem complicações. TC axial Janela óssea (**a-c**): material hipoatenuante no interior da orelha média obliterando as células da mastoide à esquerda (cabeça de seta) e cavidade timpânica ipsilateral, sobretudo epitímpano e mesotímpano (seta).

OTITE MÉDIA

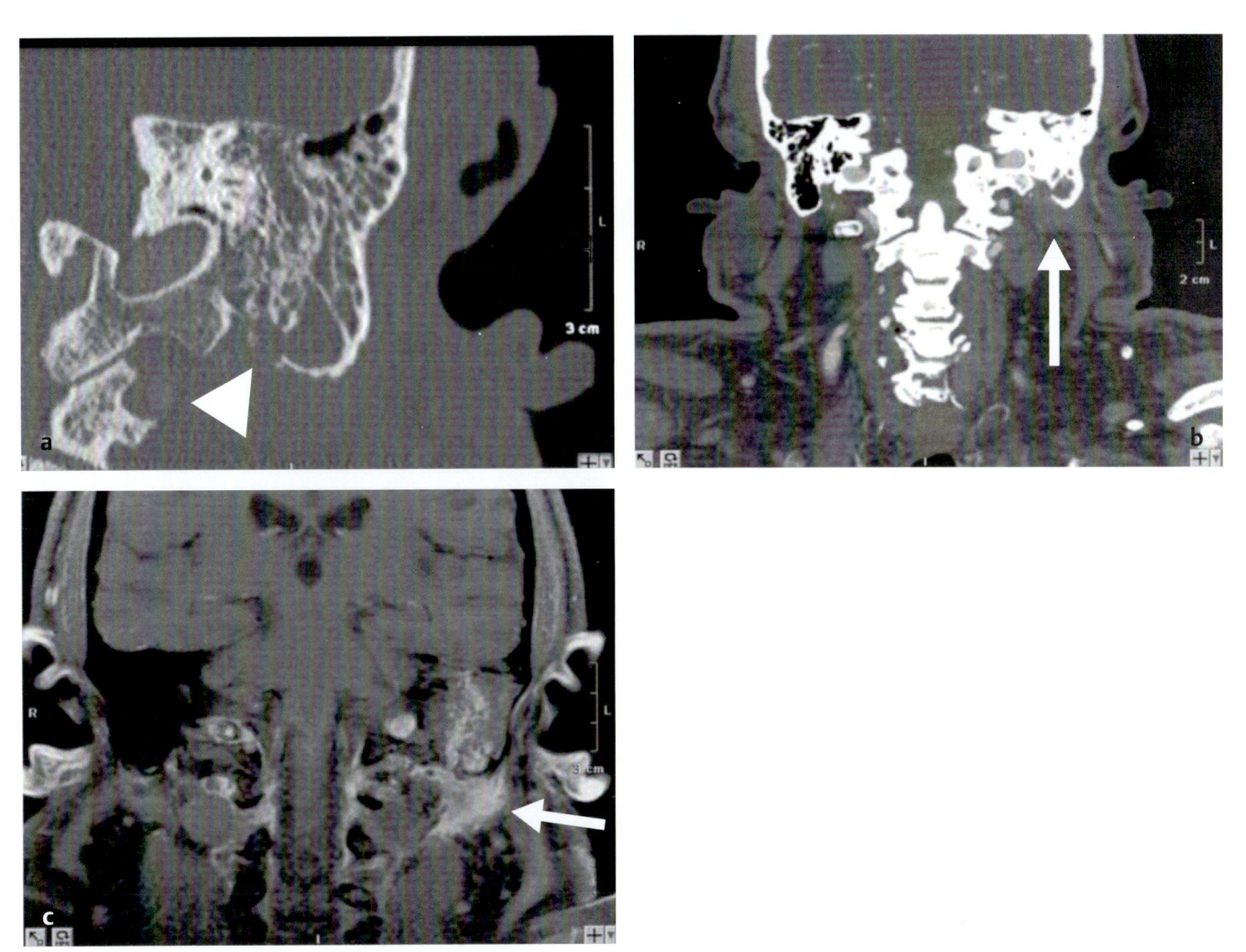

Fig. 11-3. Abscesso de Bezold. TC coronal, janelamento ósseo (**a**), TC coronal, janela de partes moles (**b**) e RNM coronal, T1 pós-contraste (**c**). Obliteração das células da mastoide esquerda por conteúdo hipoatenuante, destacando-se erosão óssea na superfície medial da ponta da mastoide esquerda (cabeça de seta) com extensão do processo inflamatório e coleção das partes moles adjacentes (setas).

Quando o ápice petroso é aerado e apresenta comunicação com as células da mastoide através de canais supra e infralabirínticos a OMA pode evoluir para apicite petrosa, sobretudo quando os agentes bacterianos forem S. pneumoniae, H. influenzae e S. aureus. Por imagem notam-se destruições septal e cortical, ostéite e realce/impregnação meníngea adjacente, esta última geralmente mais bem caracterizada pela RM. Devido à proximidade do quinto e sexto nervos com o ápice petroso, os pacientes podem desenvolver paralisia do sexto nervo e dor retro-orbitária profunda na distribuição V1 em associação à otomastoidite e apicite petrosa, caracterizando a síndrome de Gradenigo (Fig. 11-4).

Outras complicações relacionadas à OMA é a osteomielite, pode ser encontrada em pacientes que não possuem o ápice petroso aerado e é caracterizada por erosão e destruição da cortical óssea, sequestro ósseo, reação periosteal, degeneração gasosa intraóssea e alterações inflamatórias das partes moles adjacentes. Na RNM nota-se intenso baixo sinal em T1 no osso com restrição à difusão, com impregnação pelo meio de contraste.

Dentre as complicações intracranianas destacam-se trombose dos seios venosos durais, mais comumente dos seios sigmoide e transverso, abscesso epidural, empiema subdural, meningite e abscesso intraparenquimatoso (Fig. 11-5).

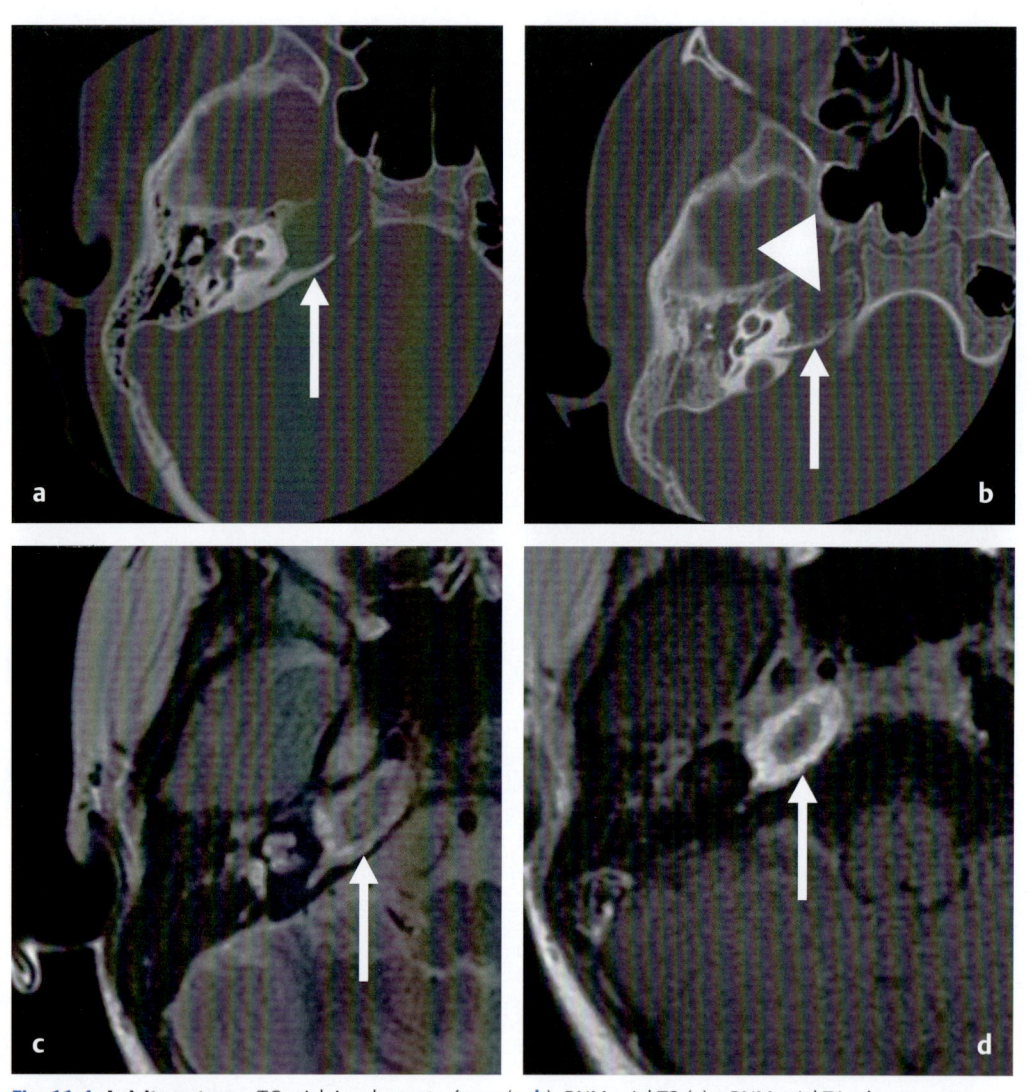

Fig. 11-4. Apicite petrosa. TC axial, janelamento ósseo (**a**, **b**), RNM axial T2 (**c**) e RNM axial T1 pós-contraste (**d**): obliteração e erosão óssea no ápice petroso à direita (**a**, **b**) destacando-se deiscência na parede posterior do canal carotídeo direito (cabeça de seta). Obliteração por material hidratado e conteúdo hiperproteico/purulento nas células do ápice petroso (**c**, **d**).

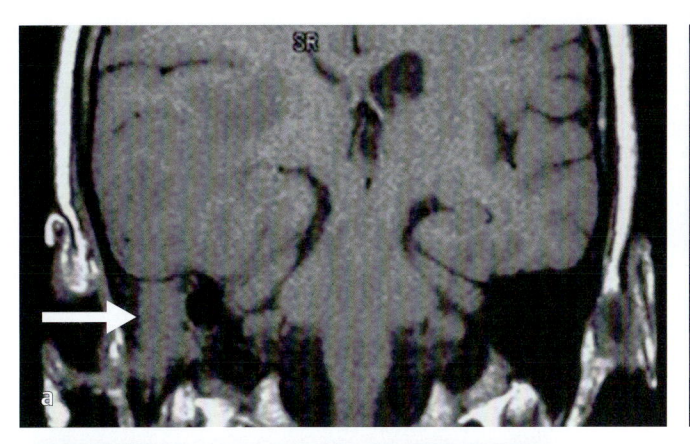

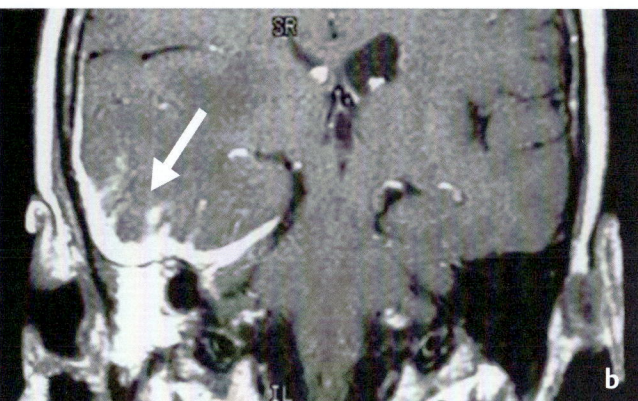

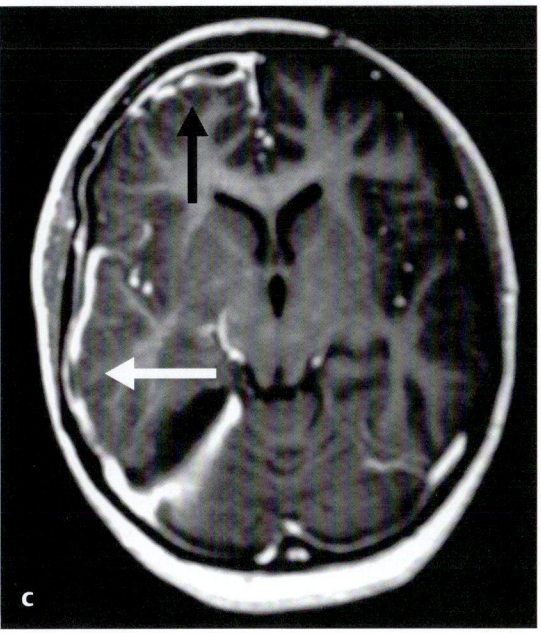

Fig. 11-5. OMA complicada para o SNC. RNM coronal T1 sem contraste (**a**), RNM coronal T1 pós-contraste (**b**) e RNM axial T1 pós-contraste. Obliteração e erosão óssea de células da mastoide à direita (seta em **a**, **b**) com extensão intracraniana. Espessamento e impregnação paquimeníngea e leptomeníngea frontotemporal direita (seta branca em **b**) com focos de impregnação pelo meio de contraste no lobo temporal direito, inferindo meningoencefalite. Note coleção extra-axial frontal à direita (seta preta em **c**).

Diagnósticos Diferenciais

Os principais diagnósticos diferenciais da OMA são a otite média aguda de repetição (OMAr), a otite média com efusão (OME) e as otites médias crônicas (OMC).

A OMAr é definida quando presente três episódios confirmados de OMA em um período de 3 meses ou quatro episódios em um período de um ano. É importante realizar a distinção entre as duas condições, pois na OMAr os possíveis fatores desencadeantes necessitam ser investigados.

A OME consiste na presença de fluido retrotimpânico na ausência de sinais de sintomas de infecção. Esta condição pode, diferente da OMA, estender-se por um período superior a três meses e gerar prejuízos auditivos para seus portadores. Diferente da OMA, não há necessidade do emprego de antibióticos, e no tratamento deve-se considerar a realização de meringotomia com inserção de tubo de ventilação associado ou não à adenoidectomia.

As otites médias crônicas podem ser divididas em supurativas e colesteatomatosas. Não é o objetivo deste tópico discorrer sobre ambas, mas usualmente haverá perfuração na membrana do tímpano associada a sintomas, como otorreia e dor, por um período superior a três meses.

Tratamento

O tratamento é baseado na severidade dos sintomas e na idade do paciente. Os pacientes menores de dois anos de idade, com sinais de gravidade (otalgia a mais de 48 horas, presença de febre maior ou igual a 39ºC e queda do estado geral) e com presença de otorreia devem ser tratados com antibioticoterapia. Crianças com idade superior a dois anos, sem sinais de gravidade e sem otorreia podem ser observadas por um período de 48 a 72 horas. O antibiótico de escolha são os beta-lactâmicos, como a amoxicilina associada ou não ao ácido clavulânico, quando presente o uso recente (nos últimos 30 dias) de amoxicilina, associação à conjuntivite purulenta e falha recente da amoxicilina isolada em casos de OMA de repetição. A associação a analgésicos é bem-vinda para o controle da dor nestes pacientes. Não é recomendado o uso de anti-histamínicos, descongestionantes e corticosteroides tópicos ou orais. O uso de antibiótico profilático também não é recomendado. A timpanocentese ou a meringotomia são indicadas apenas para coleta de material para análise de cultura.

> A otite média aguda (OMA) é uma das principais causas de prescrição de antibiótico nos EUA com incidência anual em países desenvolvidos de 10,8 casos novos a cada 100 indivíduos, sendo 51% destes ocorrendo na infância.
>
> A OMA é caracterizada pela presença de fluido na orelha média (OM) associado a sinais e sintomas de infecção.
>
> Os principais agentes bacterianos relacionados ao quadro são: Streptococcus pneumoniae (pneumococo), Haemophilus influenzae e Moraxella catarrhalis.
>
> A dor é o principal sintoma relacionado à OMA. A febre, o choro e a irritabilidade também podem estar associadas.
>
> O exame físico através da otoscopia pneumática é fundamental para o diagnóstico. A hiperemia, opacidade e abaulamento da MT sugerem o quadro de OMA.
>
> O tratamento é baseado na severidade dos sintomas e na idade do paciente. Quando optado por antibioticoterapia, devem-se utilizar os beta-lactâmicos associados ou não ao ácido clavulânico. Na presença de falha terapêutica, a timpanocentese para cultura está indicada.

OTITE MÉDIA CRÔNICA SUPURATIVA

A otite média crônica supurativa (OMCS) é caracterizada pela inflamação persistente da orelha média ou da cavidade mastóidea, sem a presença de tecido epitelial escamoso. A prevalência mundial da doença varia de 65 a 330 milhões de pessoas (Fig. 11-6).

Apresentação Clínica

A OMCS é caracterizada pela otorreia recorrente e persistente por uma perfuração da membrana timpânica por um período superior a três semanas. Tipicamente, a doença inicia após um episódio de OMA ou de otite média serosa (OMS) mal resolvidas. À otoscopia, além da perfuração timpânica, outros sinais de inflamação tecidual local podem ser observados como a presença de pólipos, espessamento da mucosa da orelha média e tecidos de granulação. Perdas auditivas leves a moderadas, e de caráter irreversível, são frequentes nos portadores.

Etiologia

A OMCS usualmente evolui como uma complicação da OMA. Esta pode levar às alterações epiteliais e subepiteliais irreversíveis na mucosa da orelha média. Alterações funcionais da tuba auditiva também contribuem para o desarranjo pressórico na orelha média e cavidade mastóidea com o consequente acúmulo de exsudato seroso não infectado. Este quadro é conhecido como OMS, que pode evoluir para a OMCS. Fatores genéticos, socioeconômicos e ambientais também estão relacionados com o desenvolvimento da OMCS.

Histopatologia

Conforme o processo inflamatório da otite atinge a fase crônica, são observadas mudanças nas características histopatológicas que resultam em alterações estruturais permanentes na orelha média. Evidencia-se o aumento de células mononucleares, como macrófagos, linfócitos e plasmócitos, desencadeando a liberação de substâncias responsáveis por destruição tecidual e fibrose características da inflamação crônica.

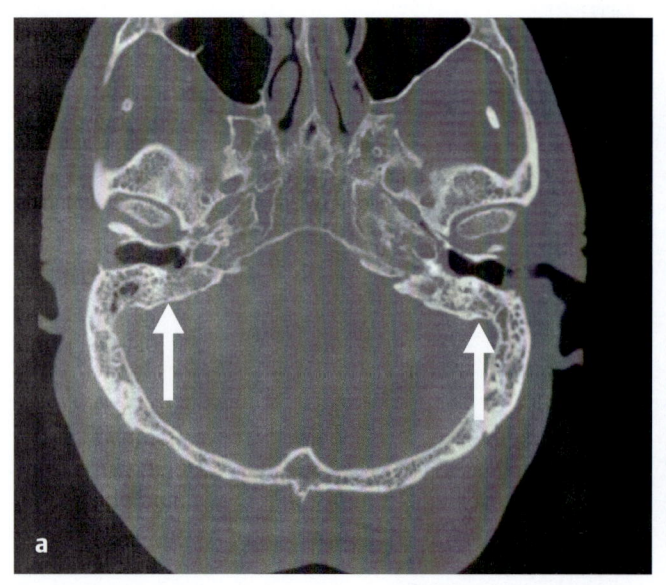

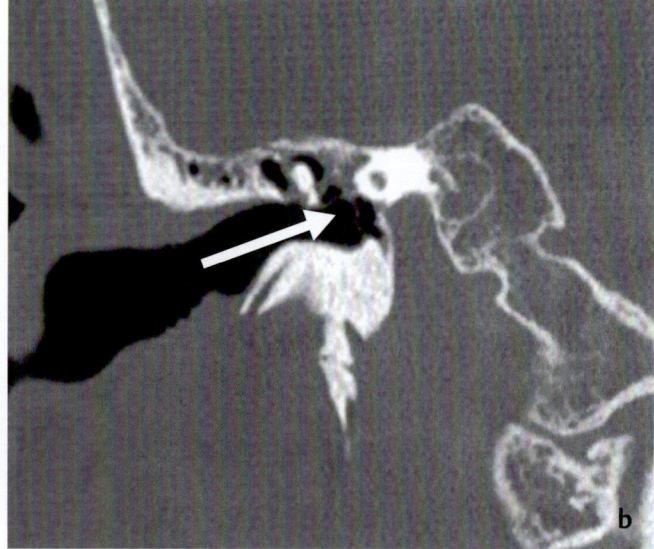

Fig. 11-6. Otite média crônica. TC axial, janelamento ósseo (**a**) e TC coronal, janelamento ósseo (**b**). Obliteração e esclerose das células das mastoides (seta branca); retração da membrana timpânica (seta em **b**).

São achados importantes o edema e ulceração da mucosa, formação de pólipo e tecido de granulação, rarefação óssea dos ossículos, cápsula ótica e mastoide, além de esclerose fibrocística. A metaplasia para epitélio cilíndrico ciliado com células caliciformes ocorre precocemente e não é limitado somente à otite crônica.

Mediadores inflamatórios produzidos por células mononucleares promovem a proliferação do tecido de granulação - um tecido altamente vascularizado com infiltrado de células inflamatórias. Em áreas em que há contato direto do tecido de granulação com o osso, é frequentemente observada a reabsorção óssea pelos osteoclastos.

Conforme o tecido de granulação se desenvolve, ele se torna mais denso e fibroso e favorece a fibrose permanente do periósteo da orelha média e formação de adesões entre a membrana timpânica, parede óssea da orelha média e cadeia ossicular. Estas alterações permanentes resultam em comprometimento da função da orelha média e reduzem a efetividade do tratamento médico e da ventilação das células.

Alterações ósseas podem ocorrer como sequela da otite crônica, como osteíte, necrose, reabsorção óssea e neoformação. Os osteoclastos são responsáveis pela desmineralização óssea e estão envolvidos na absorção da matriz orgânica do osso. Pode estar associada à ativação osteoblástica que desencadeia a neoformação óssea na orelha média e principalmente na mastoide.

Durante a fase de cicatrização da otite crônica, o tecido fibrótico presente na lâmina própria pode sofrer degeneração hialina com a formação de placas ou nódulos esbranquiçados na submucosa ou membrana timpânica. Esta condição é conhecida como timpanosclerose e é formada a partir do espessamento e fusão das fibras de colágeno com depósito de cristais de cálcio e fosfato.

Radiologia

Por imagem, nota-se além da obliteração das células mastóideas e cavidade timpânica, hipopneumatização das células da mastoide, podendo-se observar a presença de tecido de granulação que é uma sequela do processo inflamatório que possui atenuação de partes moles na TC, e na RNM intensa impregnação pelo meio de contraste sem restrição à difusão. Este tecido não apresenta efeito de massa, nem determina erosão ou deslocamento das estruturas ósseas (Figs. 11-7 a 11-10).

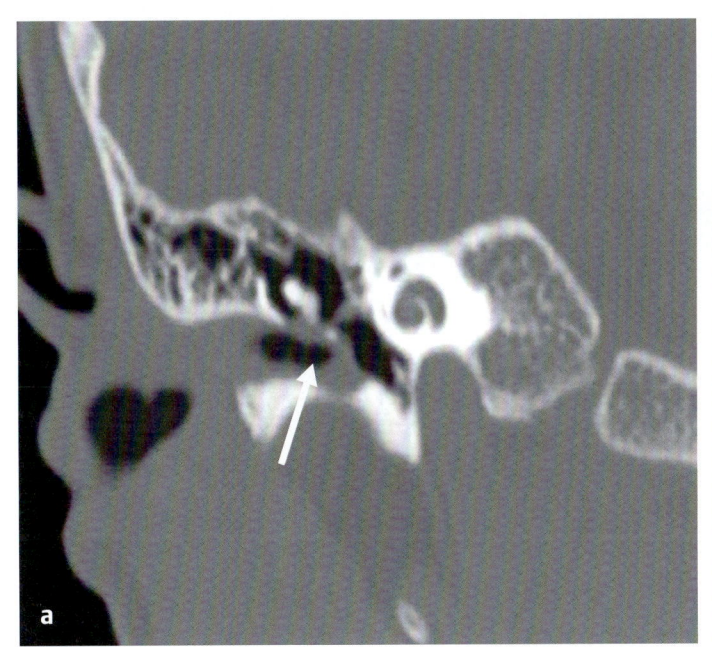

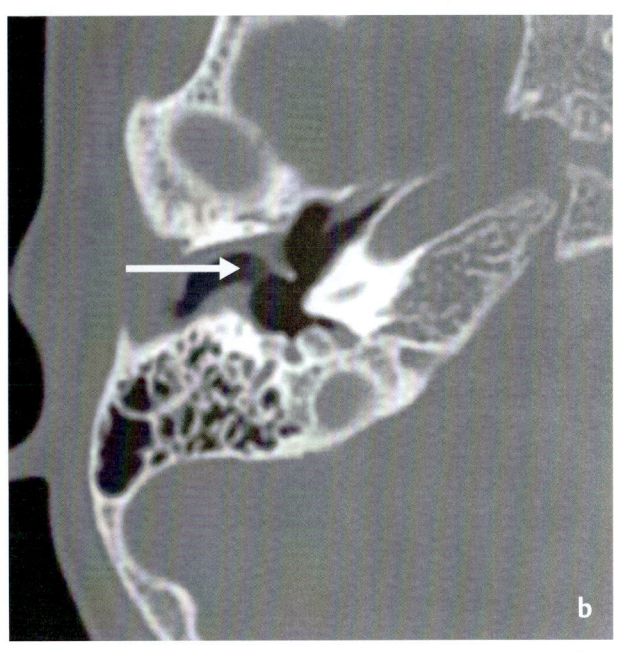

Fig. 11-7. Otite média crônica com membrana timpânica perfurada. TC coronal e axial. Janela óssea. MT espessada (**a**) (seta) e perfurada (seta em **b**).

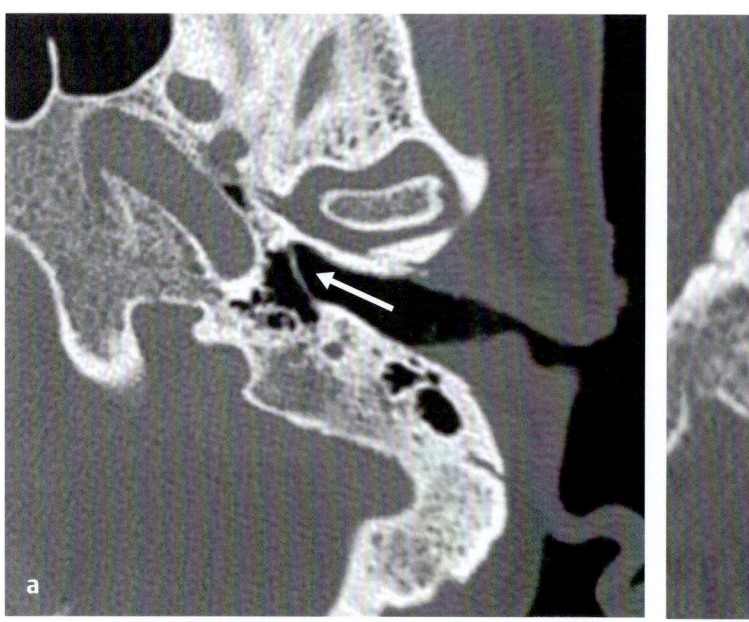

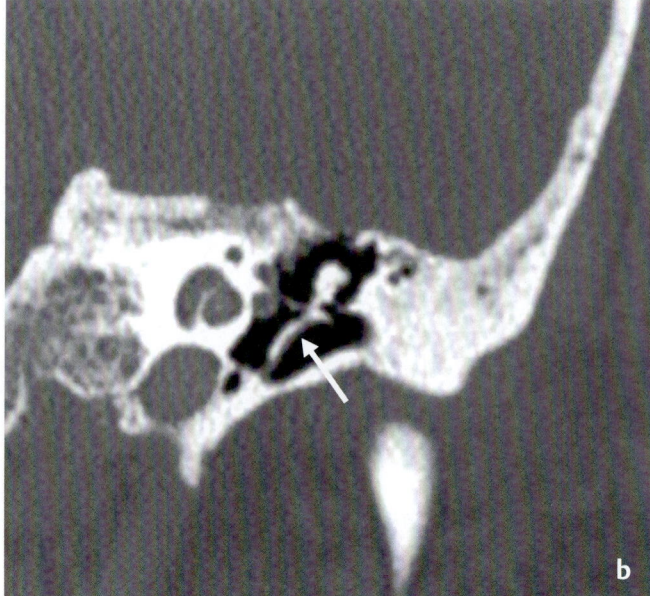

Fig. 11-8. Otite média crônica com timpanosclerose. TC axial (**a**) e coronal (**b**). Janelamento ósseo. Mastoide pouco pneumatizada, com esclerose óssea. Membrana timpânica calcificada (meringoesclerose), configurando timpanosclerose (seta).

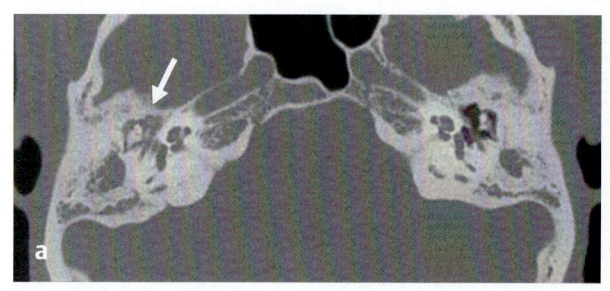

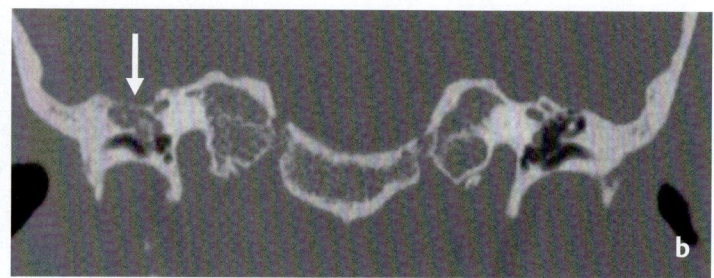

Fig. 11-9. Otite média crônica com timpanosclerose. TC axial (**a**) e coronal (**b**). Janelamento ósseo. Redução da pneumatização das mastoides. Material ossificado de permeio à secreção na cavidade timpânica, medialmente à cadeia ossicular (setas).

Diagnósticos Diferenciais

Os diagnósticos diferenciais da OMCS são com a OMA e a OMS (já descritas neste capítulo) e com a otite média crônica colesteatomatosa (OMCC), que será descrita a seguir.

Tratamento

A primeira linha de tratamento é baseada no controle da otorreia e deve ser feita com a toalete aural, que inclui a remoção da secreção e dos *debris*, realizada em consultório, a proteção auricular e o uso de antibióticos tópicos, dando preferência às quinolonas. A timpanomastoidectomia é a cirurgia clássica para esta condição. A mesma deve ser reservada quando há falha do tratamento clínico ou alguma complicação da doença.

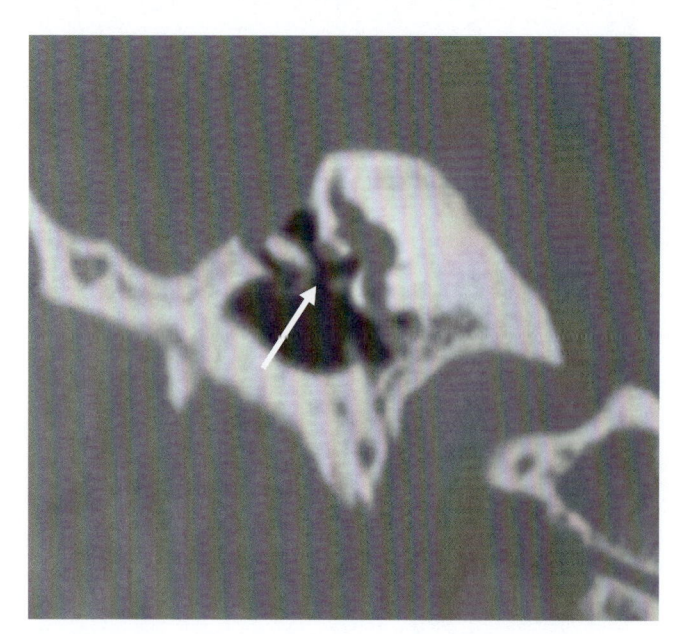

Fig. 11-10. Dry ear. TC coronal janela óssea. Reabsorção parcial do ramo longo da bigorna (seta), configurando *dry ear*, dissolução enzimática da cadeia ossicular, secundária ao processo inflamatório.

A otite média crônica supurativa (OMCS) é caracterizada pela inflamação persistente da orelha média ou da cavidade mastóidea, sem a presença de tecido epitelial escamoso.

Tipicamente, a doença inicia-se após um episódio de OMA ou de otite média serosa (OMS) mal resolvidas, que podem levar às alterações epiteliais e subepiteliais irreversíveis na mucosa da orelha média.

Fatores genéticos, socioeconômicos e ambientais também estão relacionados com o desenvolvimento da OMCS.

A OMCS é caracterizada pela otorreia recorrente e persistente por uma perfuração da membrana timpânica por um período superior a 3 semanas.

O exame físico é caracterizado pela perfuração timpânica e sinais de inflamação tecidual local, como a presença de pólipos, espessamento da mucosa da orelha média e tecidos de granulação.

O tratamento baseia-se no controle da otorreia e deve ser feito com a toalete aural, a proteção auricular e o uso de antibióticos tópicos à base de quinolona. Quando não resolutivo, a timpanomastoidectomia é a cirurgia clássica para esta condição.

OTITE MÉDIA CRÔNICA COLESTEATOMATOSA

A otite média crônica colesteatomatosa (OMCC) é uma lesão não neoplásica do osso temporal, de crescimento lento, oriunda de um crescimento anormal do epitélio escamoso queratinizado. Estas lesões podem ser divididas em congênitas e adquiridas.

Etiologia

A hipótese etiológica mais aceita para o colesteatoma congênito é a teoria do resto epitelial, descrita, em 1936, por Teed. Este pesquisador identificou a presença de restos epiteliais na orelha média de ossos temporais de fetos. Estes restos podem ser encontrados até a trigésima terceira semana de gestação, quando são, então, reabsorvidos.

Apesar de numerosos estudos a respeito da etiopatogenia do colesteatoma adquirido, não existe uma teoria única para defini-lo. Quatro hipóteses dominam o debate até os dias atuais. A teoria da invaginação (retração) baseia-se na retração da *pars flaccida* da membrana timpânica, oriunda da pressão negativa da cavidade mastóidea, resultante de uma disfunção tubária. Quanto maior a invaginação, maior a chance de acúmulo do tecido queratinizado e consequente formação da doença. A teoria da migração epitelial baseia-se na hipótese que o epitélio escamoso queratinizado do tímpano migra para a orelha média a partir de defeitos traumáticos ou iatrogênicos da membrana timpânica. A teoria da metaplasia escamosa sugere que o tecido mucoso da orelha média se transformaria, através do processo de metaplasia, em epitélio queratinizado. A teoria da hiperplasia celular levanta a hipótese de uma invasão sofrida pelo tecido da orelha média por microcistos de colesteatoma através da *pars* flácida da membrana timpânica.

Apresentação Clínica

A primeira manifestação clínica que pode surgir no colesteatoma congênito é a hipoacusia de padrão condutivo. A maior parte dos portadores manifesta esta condição entre os dois e três anos de idade. Associado à disfunção auditiva, a apresentação clínica do colesteatoma congênito classicamente é:

1. A presença de uma massa de coloração perolácea medial à membrana timpânica.
2. Uma membrana timpânica intacta.
3. Ausência de história prévia de otorreia e perfuração timpânica.

O colesteatoma adquirido em sua fase inicial pode manifestar-se com perfuração da membrana timpânica, otorreia fétida, hipoacusia e dor. Estes sintomas são persistentes e podem permanecer ao longo de anos. Nos estágios mais avançados da doença, decorrente de sua natureza destrutiva, a perda auditiva pode ser profunda, ocasionada pela destruição dos ossículos da audição ou dos órgãos sensoriais, como o vestíbulo. A vertigem e a paralisia facial também são complicações descritas. Complicações mais dramáticas da doença, como mastoidite, meningite e abscessos intracranianos, apesar de menos frequentes, também são possíveis.

Histopatologia

O colesteatoma é uma lesão erosiva e expansiva definida como o confinamento de epiderme hiperqueratótica na orelha média ou áreas pneumatizadas do osso temporal.

Possui uma matriz composta por epitélio escamoso estratificado queratinizado, morfologicamente idêntico à epiderme normal, porém com células de Langerhans em maior quantidade. A matriz é composta pelas camadas basal, espinhosa, granulosa e córnea. Há um tecido subepitelial conjuntivo frouxo com fibras colágenas, fibrócitos e células inflamatórias denominado perimatriz. Cristais de colesterol não são frequentemente parte do colesteatoma, porém podem estar presentes no tecido de granulação.

Todas as variantes de colesteatomas apresentam o mesmo aspecto morfológico independente do mecanismo de formação, mas há maior espessura da matriz na variante adquirida se comparada ao colesteatoma congênito. O colesteatoma pode-se desenvolver atrás da membrana timpânica íntegra ou pela formação de uma pequena perfuração na *pars* flácida.

Além da presença do colesteatoma, outras alterações são encontradas frequentemente na orelha média. O aparecimento de tecido de granulação por inflamação crônica provavelmente é responsável por grande parte dos danos teciduais atribuídos à otite crônica colesteatomatosa. Podem ser encontrados ainda granulomas de colesterol associados a áreas hemorrágicas e células gigantes de corpo estranho, além de timpanosclerose e aumento do tecido glandular no epitélio da orelha média. Os espaços ósseos contêm infiltrado perivascular com linfócitos e plasmócitos, podendo estar acompanhados por necrose e trombose.

A erosão óssea que frequentemente acompanha a otite crônica é exacerbada na variante colesteatomatosa. Alguns fatores envolvidos são os efeitos de pressão causados pela massa em expansão, liberação de agentes osteolíticos pelo tecido e exacerbação da inflamação por reação tecidual a corpo estranho. A erosão envolve a cadeia oscular e pode criar fístulas no labirinto ósseo, erodir o canal do nervo facial ou do *tegmen* timpânico (Fig. 11-11).

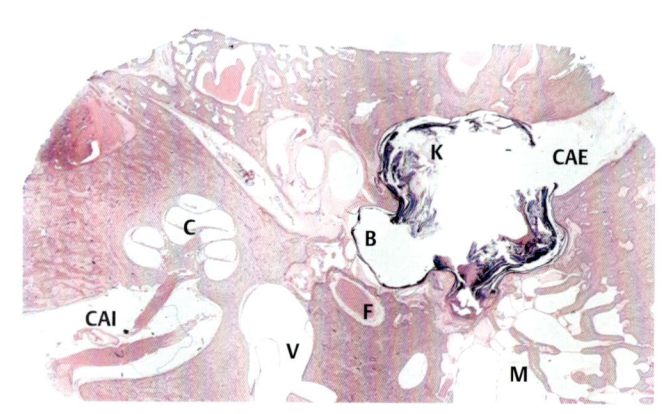

Fig. 11-11. Otite média crônica colesteatomatosa. Corte histológico demonstrando bolsa de retração (B) na transição entre conduto auditivo externo (CAE) e orelha média. Observe a destruição óssea na região do espaço de Prussak, sem ser possível a caracterização da membrana timpânica e da cadeia ossicular. C: cóclea; CAI: conduto auditivo interno; F: nervo facial; K: material descamativo rico em queratina; M: células mastóideas; V: vestíbulo.

Radiologia

O colesteatoma pode ser dividido de acordo com sua origem em congênito ou adquirido e pela localização na *pars tensa* e *pars flaccida*. Como achados de imagem gerais na TC apresenta-se como uma lesão com efeito expansivo e atenuação de partes moles, determinando remodelamento e deslocamento ósseo, e na RNM possui marcada restrição à difusão, com sinal discretamente hiperintenso até baixo sinal em T1, hipersinal em T2 e sem impregnação pelo meio de contraste endovenoso.

Difusão refere-se ao movimento randômico das moléculas de água no meio. O sinal hiperintenso na sequência de difusão pode decorrer da restrição à difusão ou do aumento do tempo de relaxação T2 do tecido (efeito T2), questão que pode ser esclarecida com a medida do coeficiente de difusão aparente, conhecido como "mapa da difusão". De forma simplista, quando a lesão restringe a difusão, o coeficiente de difusão aparente exibe hipossinal. A sequência de difusão deve ser não ecoplanar para reduzir os artefatos entre o osso e o ar das células das mastoides e cavidades timpânicas, conferindo maior sensibilidade para demonstração de pequenos colesteatomas.

O colesteatoma congênito é comumente localizado no quadrante anterior superior da cavidade da orelha média, logo acima da abertura da tuba auditiva e pode apresentar hipersinal espontâneo na sequência ponderada em T1.

O colesteatoma da *pars flaccida* é mais frequente, representando cerca de 80%, envolve o espaço de Prussak e determina erosão do esporão ósseo e cabeça do martelo, já o da *pars tensa* é menos frequente, envolve o recesso timpânico posterior e costuma deslocar o martelo e a bigorna (Figs. 11-12 a 11-16).

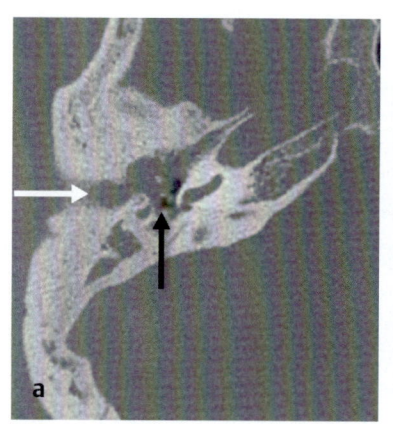

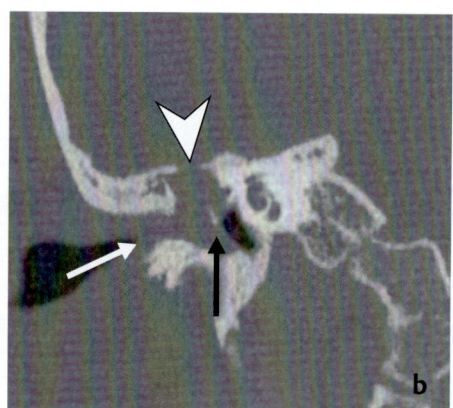

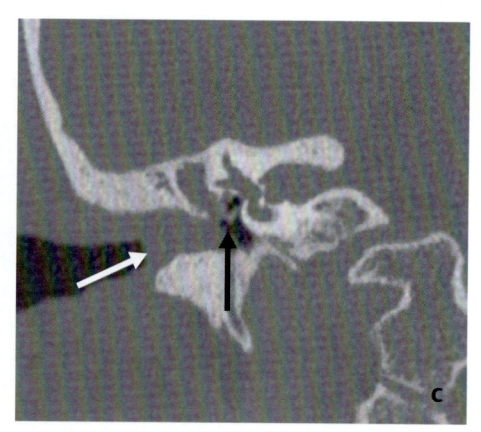

Fig. 11-12. Colesteatoma da *pars flaccida* da membrana timpânica. TC axial, janelamento ósseo (a) e TC coronal, janelamento ósseo (b, c). Material obliterando a cavidade timpânica, conduto auditivo externo (seta branca) com deslocamento medial e erosão óssea da cadeia ossicular no interior da cavidade timpânica (seta preta) e do esporão ósseo de Chaussé, bem como do *tegmen* timpânico (cabeça de seta). Observe esclerose óssea nas células da mastoide direita.

OTITE MÉDIA

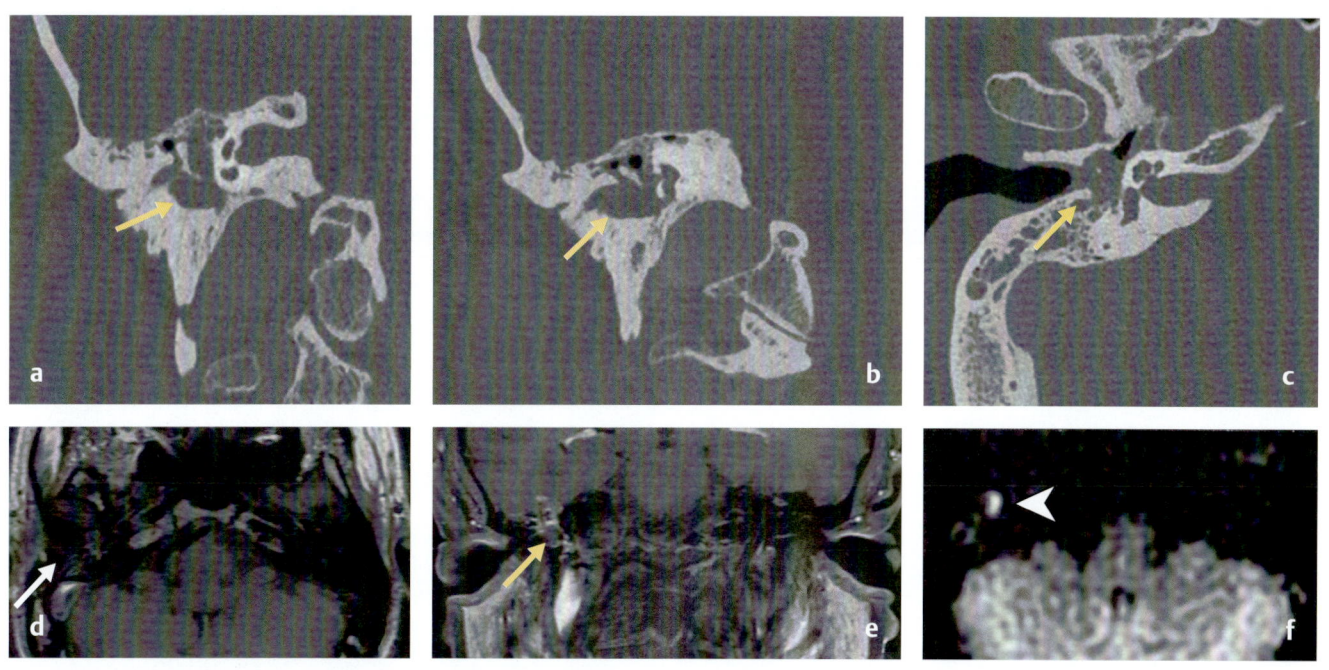

Fig. 11-13. Colesteatoma da *pars flaccida* da membrana timpânica. TC coronal, janela óssea (**a**, **b**) e TC axial, janela óssea (**c**). RNM axial T1 sem contraste (**d**), RNM coronal T1 pós-contraste (**e**), RNM axial de difusão (**f**). Material obliterando a cavidade timpânica (seta) com erosão óssea da cadeia ossicular e de algumas células do *tegmen* timpânico, que apresenta baixo sinal em T1, sem impregnação pelo meio de contraste (seta na RNM), com intensa restrição à difusão (cabeça de seta em **f**).

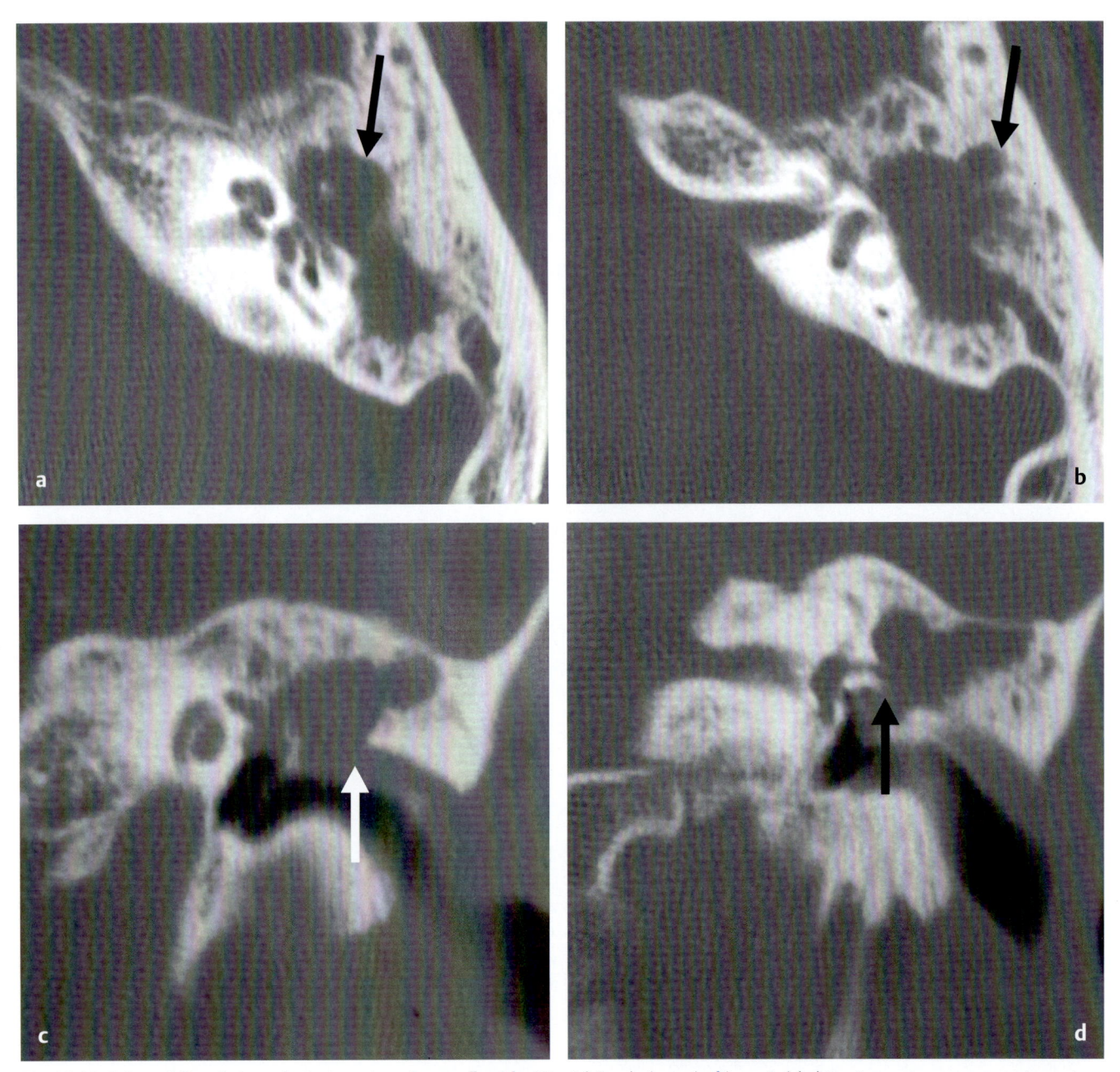

Fig. 11-14. Otite média crônica colesteatomatosa da *pars flaccida*. TC axial, janela óssea (**a**, **b**): conteúdo hipoatenuante com comportamento insuflante no epitímpano e *aditus ad antrum* promovendo reabsorção parcial da cadeia ossicular (seta). Colesteatoma no trajeto do segmento timpânico do nervo facial. TC coronal Janela óssea (**c**, **d**): colesteatoma, promovendo reabsorção do muro lateral do ático, desloca medialmente o martelo que apresenta reabsorção óssea (seta). Fístula labiríntica. Colesteatoma sem plano de clivagem com o canal semicircular lateral (seta).

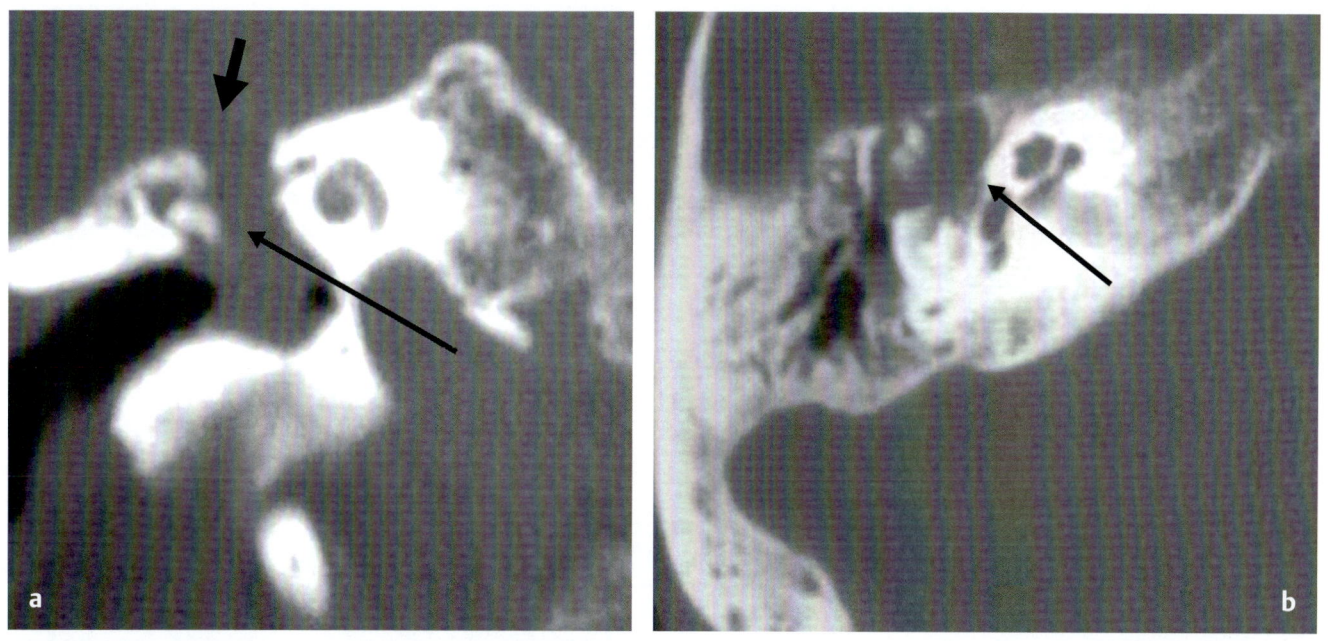

Fig. 11-15. Colesteatoma da *pars tensa* da membrana timpânica. TC coronal (**a**) e axial (**b**). O colesteatoma da *pars tensa* da membrana timpânica rechaça lateralmente a cadeia ossicular (seta longa em **a**). Deiscência da *tegmen* timpânico (seta curta em **a**). Colesteatoma da *pars tensa* da membrana desloca lateralmente a cadeia ossicular (seta em **b**).

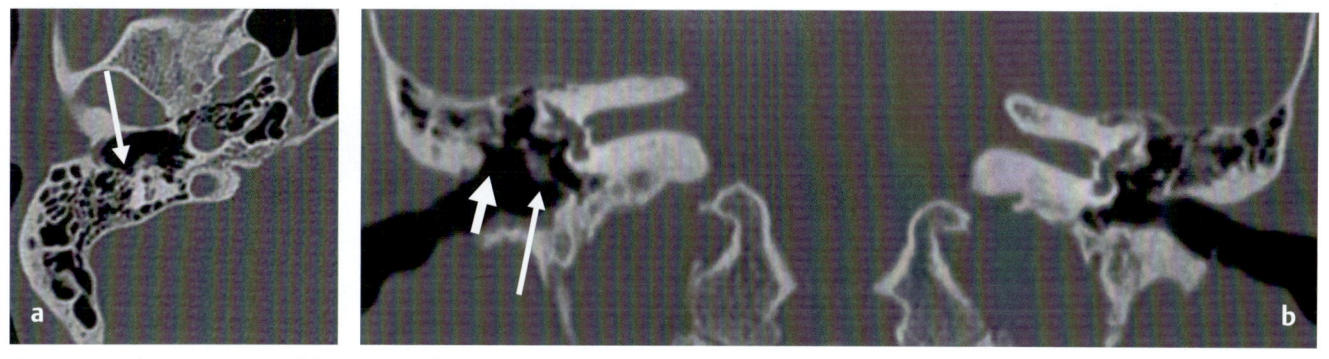

Fig. 11-16. Colesteatoma mural (automastoidectomia). TC axial, janelamento ósseo (**a**). Reabsorção parcial da mastoide (seta). TC coronal, janelamento ósseo (**b**). Reabsorção parcial da mastoide e da parede lateral do ático (seta curta), *debris* inflamatórios circunscrevendo parcialmente a cadeia ossicular (seta longa).

Dentre as complicações relacionadas ao colesteatoma nota-se erosão do teto da orelha média (*tegmen* timpânico), podendo formar meningoencefaloceles, erosão do canal do nervo facial e erosão da superfície óssea do canal semicircular lateral, podendo resultar em fístula labiríntica ou perilinfática.

Os colesteatomas murais drenam seu conteúdo cístico através da membrana timpânica para o CAE, evoluindo para um aspecto de "automastoidectomia", com extensa destruição óssea na orelha média e mastoide, similar a uma cavidade cirúrgica de mastoidectomia.

A RNM com sequência de difusão e utilização do gadolínio é o método de escolha na avaliação pós-operatória das mastoidectomias por colesteatomas, quando a cavidade cirúrgica não está aerada, permitindo o diagnóstico diferencial entre colesteatomas residuais ou recidivados e tecido inflamatório pós-cirúrgico. O colesteatoma restringe a difusão e não se impregna; o tecido reparativo fibrocicatricial não restringe a difusão e se impregna pelo agente paramagnético (Figs. 11-17 e 11-18).

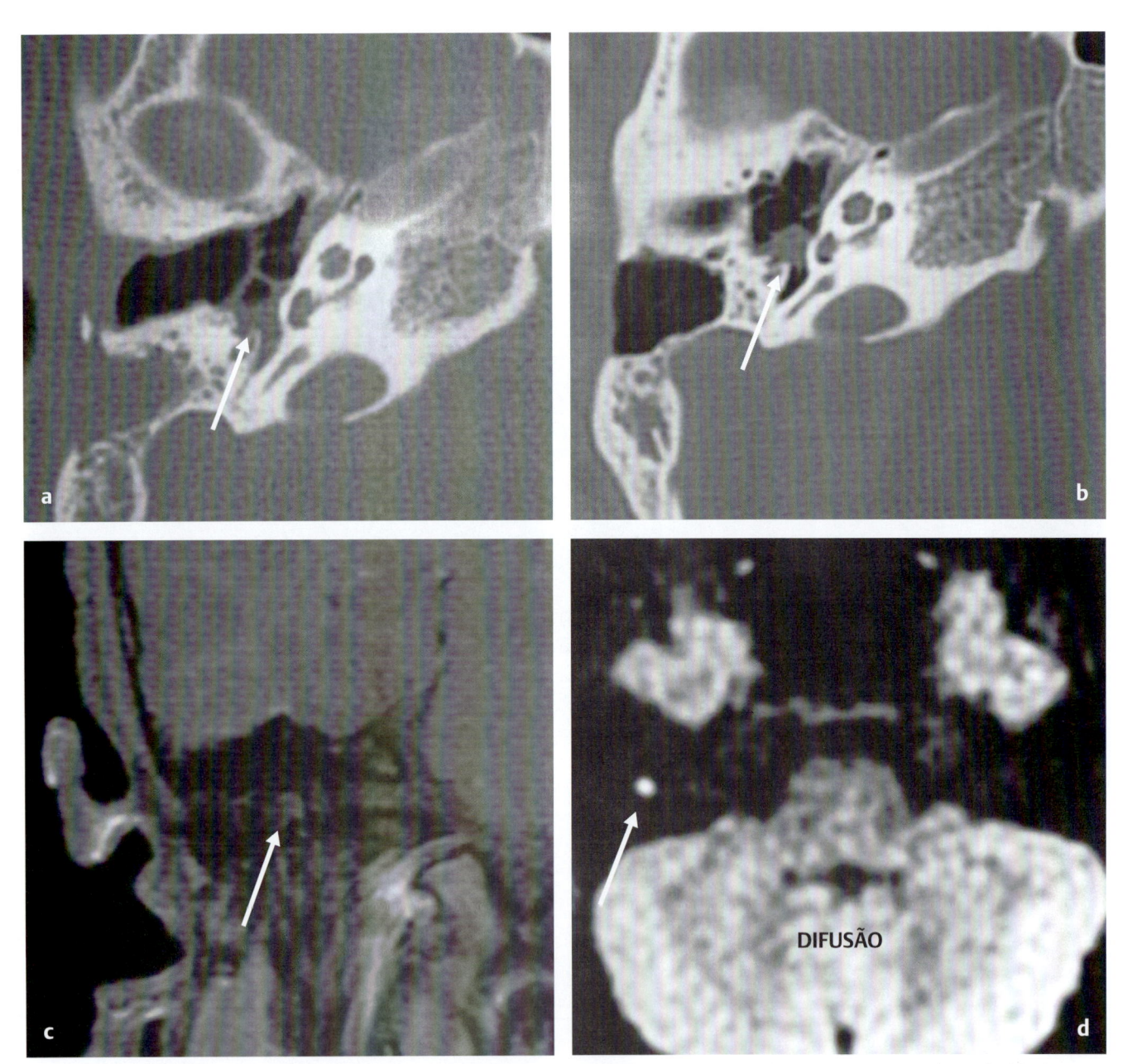

Fig. 11-17. Colesteatoma residual e/ou recidivado. Pós-operatório recente (TC) e tardio (RNM), demonstrado na sequência de difusão.
TC axial (**a**, **b**). Mastoidectomia com cavidade fechada. Conteúdo de partes moles na parede posterior da cavidade timpânica (setas). RNM coronal T1 com supressão de gordura pós-gadolínio (**c**) e axial de difusão (**d**). Conteúdo com sinal intermediário sem realce pelo gadolínio e com restrição à difusão respectivamente (setas).

OTITE MÉDIA 169

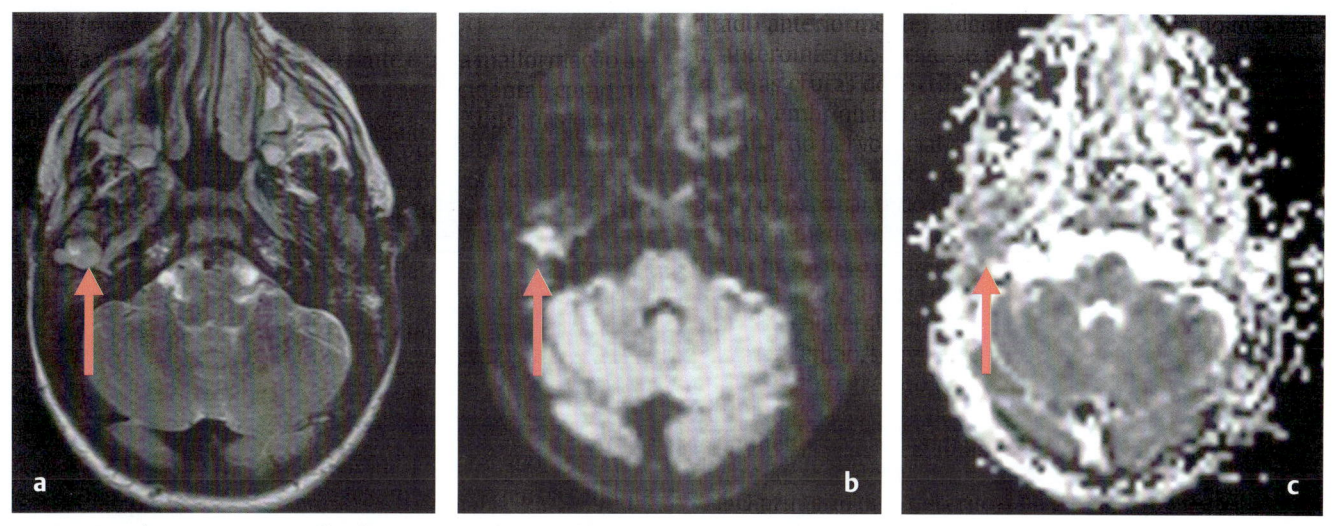

Fig. 11-18. Colesteatoma em orelha direita. RM axial T2 (**a**), difusão (**b**) e ADC (**c**): colesteatoma com sinal heterogeneamente hiperintenso em T2 (**a**) (seta), com restrição à difusão (**b**) (seta), comprovada no mapa de ADC (**c**).

Diagnósticos Diferenciais

Pelo seu tempo de duração, o principal diagnóstico diferencial da OMCS é a otite média crônica supurativa. Outras doenças crônicas da orelha média, como doenças granulomatosas e tumores, entram nos diagnósticos diferenciais.

Tratamento

O tratamento da OMCC é cirúrgico pela mastoidectomia com remoção da doença. Não é o foco deste capítulo discutir as variadas técnicas utilizadas para o tratamento (Figs. 11-19 e 11-20).

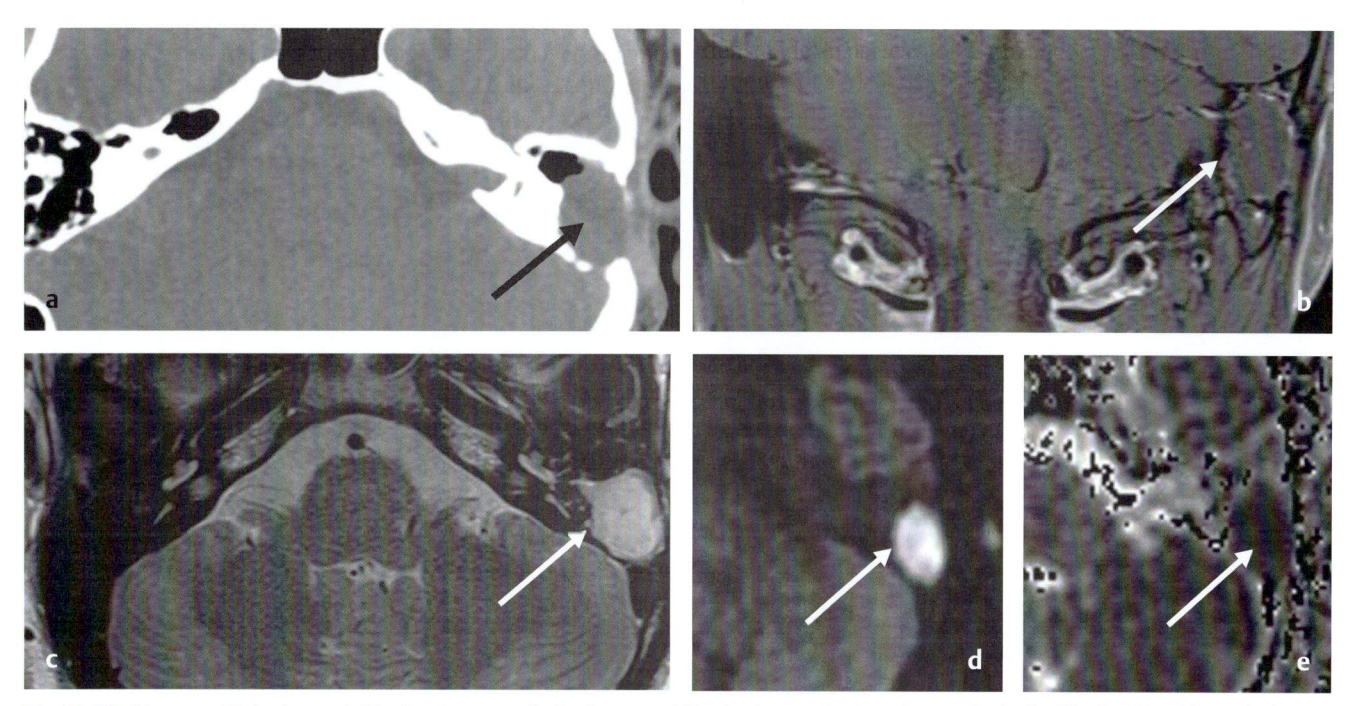

Fig. 11-19. Pós-operatório de mastoidectomia com colesteatoma recidivado demonstrado pela sequência de difusão. TC axial, janela de partes moles (**a**): a mastoidectomia com cavidade aberta preenchida por conteúdo hipoatenuante de natureza indeterminada (seta). RNM coronal T1 com supressão de gordura pós-Gd (**b**), axial T2 (**c**), difusão (**d**) e mapa de difusão (ADC) (**e**): conteúdo com sinal intermediário com realce tênue e apenas periférico pelo Gd (seta em **b**), conteúdo com sinal hiperintenso e algo heterogêneo em T2 (seta em **c**), conteúdo restringe a difusão (alto sinal na sequência de difusão (**d**) e baixo sinal no mapa de ADC em **e** (setas).

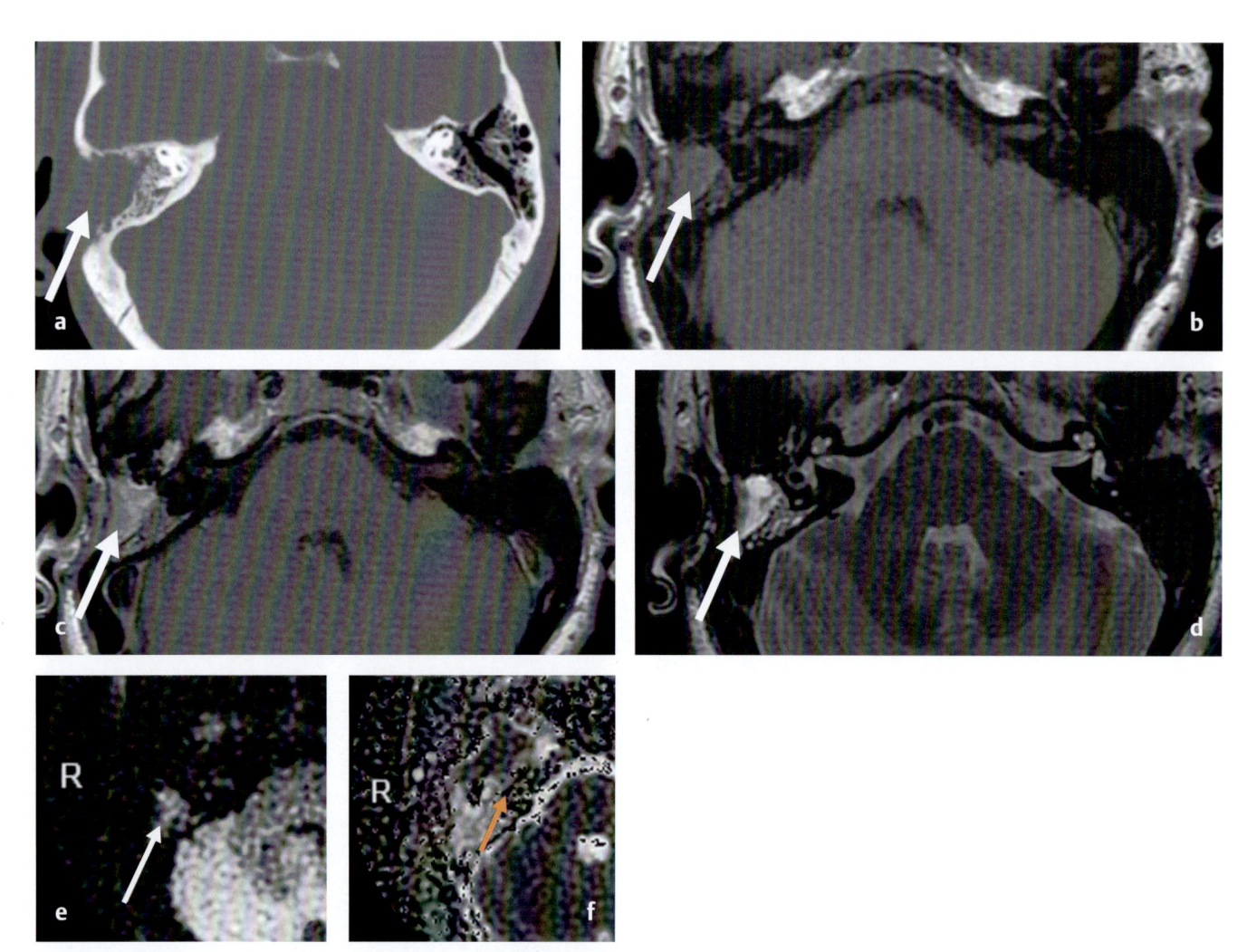

Fig. 11-20. Pós-operatório de ressecção de colesteatoma sem recidiva. Tecido reparativo fibrocicatricial. Mastoidectomia com cavidade aberta preenchida por conteúdo hipoatenuante de natureza indeterminada (seta em **a**). RNM axial T1 pré-Gd (**b**). Conteúdo com sinal intermediário (seta). RNM T1 pós-Gd com impregnação pelo Gd (seta em **c**). RNM com sinal hiperintenso em T2 (seta em **d**). RNM com sinal hiperintenso na difusão (efeito T2 em **e**) e mapa de ADC (sem restrição à difusão em **f**).

A otite média crônica colesteatomatosa (OMCC) é uma lesão não neoplásica do osso temporal, de crescimento lento, oriunda de um crescimento anormal do epitélio escamoso queratinizado.

Estas lesões podem ser divididas em congênitas e adquiridas.

A hipótese etiológica mais aceita para o colesteatoma congênito é a teoria do resto epitelial. A hipótese etiológica para o colesteatoma adquirido ainda gera divergências, sendo classificadas quatro como tal:

1. A teoria da invaginação (retração)
2. A teoria da migração epitelial
3. A teoria da metaplasia escamosa e
4. A teoria da hiperplasia celular

A manifestação clínica do colesteatoma congênito é a hipoacusia de padrão condutivo associado a: 1. presença de uma massa de coloração perolácea medial à membrana timpânica, 2. uma membrana timpânica intacta e 3. ausência de história prévia de otorreia e perfuração timpânica. O colesteatoma adquirido em sua fase inicial manifesta-se com a perfuração da membrana timpânica, otorreia fétida, hipoacusia e dor. Nos estágios mais avançados da doença a perda auditiva pode ser profunda associada ou não à vertigem e à paralisia facial. Complicações mais dramáticas da doença, como mastoidite, meningite e abscessos intracranianos, apesar de menos frequentes, também são possíveis.

O tratamento da OMCC é cirúrgico através da mastoidectomia com remoção da doença.

MASTOIDITE

As complicações da OMA podem ser classificadas em extracranianas (ou intratemporais) e intracranianas, apresentam altas taxas de mortalidade e morbidade e consistem em um desafio ao otorrinolaringologista. A mastoidite aguda é considerada a complicação intratemporal mais comum, sendo caracterizada pela disseminação do processo infeccioso da orelha média para as células mastóideas através do *aditus ad antrum*, causando periostite, erosão óssea e formação de abscesso subperiosteal. Este processo infeccioso pode progredir em direção a diversas estruturas subjacentes, estando associadas a complicações intracranianas em 17% dos casos.

Fisiopatologia

Nos Estados Unidos, a incidência estimada desta condição é de 1,62 a 1,88 a cada 100.000 crianças anualmente. Em estudos envolvendo outras populações, a incidência geral de mastoidite aguda pode atingir até 7,78 casos a cada 100.000 crianças anualmente, como no caso do estudo apresentado por Samuel *et al.*, podendo refletir a influência de fatores socioeconômicos e acesso da população aos serviços de saúde no desenvolvimento de complicações de OMA.

Um estudo envolvendo 1.189 casos de mastoidite aguda, foi evidenciado que em 61,3% dos casos, os pacientes apresentavam idade inferior a 2 anos, resultando em uma incidência muito superior nesta população, de cerca de 38,31 casos a cada 100.000 crianças, quando comparada à incidência em crianças com idade superior a 2 anos (3,42 casos a cada 100.000 crianças). Em adultos, de forma semelhante, a principal causa consiste em quadros de OMA, porém entre 10% e 15% dos casos, os pacientes são precedidos por quadros de otite média crônica associada ou não a colesteatoma.

Etiologia

Os principais agentes envolvidos são o *Streptococcus pneumoniae* (responsável por 32% dos casos) e a *Pseudomonas aeruginosa* (29,4% dos casos). Ainda, outros patógenos também desempenham papel nesta condição, como: *S. viridans*, *S. aureus*, *Haemophilus influenzae*, *Branhamella catarrhalis*, *Proteus* spp. e bactérias anaeróbias. Em 17,6% dos casos, foram identificados múltiplos agentes como causadores da complicação.

Histopatologia

A inflamação na otite média aguda pode-se estender para a mastoide antes mesmo de haver alteração clínica. Evidências histológicas de inflamação crônica além dos sinais agudos indicam que muitas vezes o processo inflamatório pode já se encontrar na fase subaguda ou crônica no início dos sinais clínicos.

Mais precocemente, a alteração na região infectada é o aumento da pressão sanguínea, causando dilatação dos vasos nos canais de Havers e hiperemia do endósteo. Devido ao sistema ósseo rígido sem capacidade para expansão, os osteoclastos começam a erodir as paredes ósseas. Os vasos do endósteo, congestos, transudam fluido, gerando edema, e o tecido passa a ser infiltrado por células mononucleares. O lúmen das células é preenchido com secreção purulenta e posteriormente por tecido de granulação fibroso.

Em seguida é observada a rarefação óssea por osteoclastos e vasos perfurantes, e preenchimento das células com exsudato. O tecido destruído é então regenerado por meio de neoformação óssea.

Frequentemente podem estar presentes granulações em fragmentos ósseos ou células, que consistem em tecido de granulação inflamatório infiltrado por plasmócitos e linfócitos (Fig. 11-21).

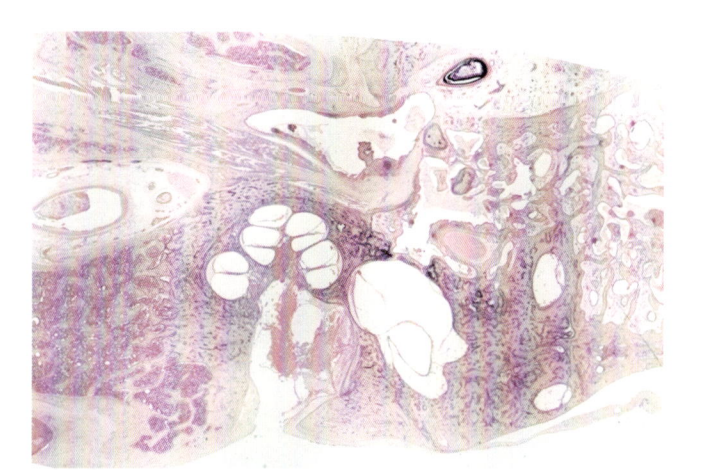

Fig. 11-21. Histologia do osso temporal com intenso infiltrado linfoplasmocitário e macrofágico, bem como exsudato em orelha média e células mastóideas à direita, sugestivo de mastoidite.

Quadro Clínico

Clinicamente, os pacientes com quadro de mastoidite aguda se apresentam com episódios febris, otalgia, otorreia, edema e eritema retroauricular, associados a um deslocamento anterior do pavilhão auricular e desaparecimento do sulco retroauricular, com média de duração dos sintomas de 3,8 a 9,8 dias. O Quadro 11-1 demonstra a prevalência dos principais sinais e sintomas apresentados pelos pacientes com mastoidite aguda.

Quadro 11-1. Prevalência de Sinais e Sintomas de Mastoidite Aguda

Otalgia	80%
Edema retroauricular	75%
Febre	50%
Inapetência	40%
Flutuação retroauricular	25%
Otorreia	15%
Náuseas/vômitos	15%

Embora o diagnóstico de mastoidite aguda seja essencialmente clínico, exames complementares de imagem são essenciais para melhor avaliação do quadro. A TC contrastada de ossos temporais é o exame de escolha para avaliação inicial dos casos suspeitos de complicações extracranianas, com a capacidade de detectar processos inflamatórios e erosões ósseas, além de apresentar maior disponibilidade e menor custo em relação à RNM. Por outro lado, a ressonância magnética apresenta uma baixa especificidade para identificação de destruição óssea, porém é mais precisa ao avaliar partes moles e detecção de complicações intracranianas (Fig. 11-22).

Tratamento

O tratamento cirúrgico, através da mastoidectomia simples, associado ao emprego dos antibióticos, ainda é considerado a primeira linha de tratamento para pacientes com mastoidite aguda. No entanto, publicações mais recentes consideram tratamentos conservadores – antibioticoterapia isolada, antibioticoterapia associada à miringotomia com inserção de tubo de ventilação – como possibilidades terapêuticas para mastoidite aguda.

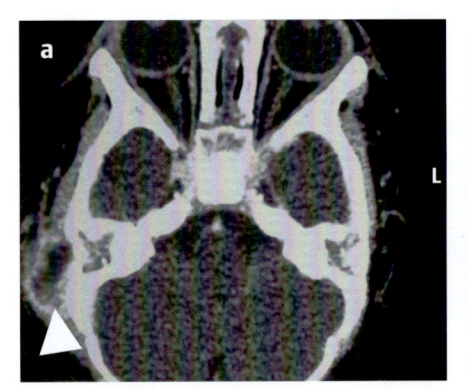

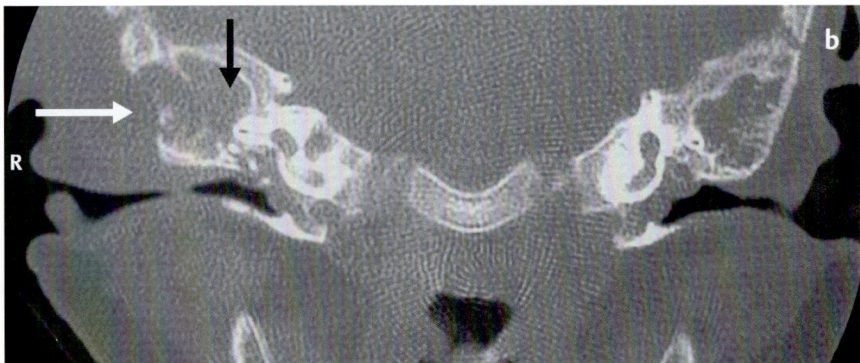

Fig. 11-22. Otomastoidite coalescente. TC axial T1 pós-contraste, janelamento de partes moles (**a**) e TC coronal, janelamento ósseo (**b**). Sinais de otomastoidopatia bilateral com conteúdo hipoatenuante obliterando as células das mastoides e cavidades timpânicas. Destacam-se à direita erosão óssea e coalescência da mastoide direita (seta branca), com descontinuidade óssea da parede lateral (seta branca em **b**) e coleção subperiosteal retroauricular, nas partes moles adjacentes (cabeça de seta em **a**).

LABIRINTITE

A labirintite consiste em uma complicação intratemporal rara de um quadro de otite média, caracterizada pelo envolvimento do espaço perilinfático pelo processo inflamatório.

A incidência anual de labirintite consistiu em 0,1% dos casos de otite média, estando frequentemente associado a outras complicações intratemporais e intracranianas. Outros estudos demonstram que quadros de labirintite consistem em 12,8% das complicações extracranianas de otite média.

> A mastoidite aguda é a complicação intratemporal mais comum da OMA, sendo caracterizada pela disseminação do processo infeccioso da orelha média para as células mastóideas através do *aditus ad antrum*, causando periostite, erosão óssea e formação de abscesso subperiosteal.
>
> A incidência estimada, em países desenvolvidos, é de 1,62 a 1,88 a cada 100.000 crianças anualmente. Em estudos envolvendo outras populações, a incidência geral de mastoidite aguda pode atingir até 7,78 casos a cada 100.000 crianças anualmente.
>
> Em adultos, aproximadamente 10%-15% dos casos são decorrentes de quadros de otite média crônica associada ou não a colesteatoma.
>
> Os principais agentes envolvidos são o *Streptococcus pneumoniae* (responsável por 32% dos casos) e a *Pseudomonas aeruginosa* (29,4% dos casos).
>
> O quadro clínico é caracterizado por febre, otalgia, otorreia, edema e eritema retroauricular, associados a um deslocamento anterior do pavilhão auricular e desaparecimento do sulco retroauricular, com média de duração dos sintomas de 3,8 a 9,8 dias.
>
> A mastoidectomia simples associada ao emprego dos antibióticos, ainda é considerada a primeira linha de tratamento para pacientes com mastoidite aguda.

Fisiopatologia

Classicamente, pode ser dividida entre labirintite serosa e labirintite supurativa.

Os quadros de labirintite serosa estão relacionados a uma inflamação do labirinto na ausência de agentes infecciosos, ocorrendo quando subprodutos e toxinas de agentes virais ou bacterianos e mediadores inflamatórios atingem a orelha interna. A membrana da janela redonda consiste na principal via de disseminação de substâncias nocivas provenientes da orelha média para a orelha interna, embora outras vias, como hematogênica e linfática, também possam estar relacionadas.

A labirintite supurativa é causada pela invasão bacteriana na cóclea e vestíbulo, sendo caracterizada por acúmulo de leucócitos polimorfonucleares no espaço perilinfático, ocasionando alterações em orelha interna, como estase de conteúdo ácido no labirinto, hidropisia endolinfática e necrose da membrana do labirinto.

Histologicamente, o processo de labirintite supurativa pode ser subdividido em três fases:

1. *Fase aguda:* invasão bacteriana e de leucócitos polimorfonucleares em espaço perilinfático.
2. *Fase fibrosa:* presença de tecido de granulação consistindo em fibroblastos associados à neovascularização, resultando em processo de fibrose.
3. *Fase de ossificação:* caracterizada pela neoformação óssea.

Etiologia

Os agentes bacterianos podem ter origem em infecções do osso temporal (origem otogênica) ou de infecções em região meníngea, que podem ter acesso à orelha média através de janela redonda, janela oval, fístula perilinfática patogênica ou através do conduto auditivo interno.

Histopatologia

A causa mais comum de labirintite são as infecções, virais ou bacterianas, da orelha interna. Outros processos inflamatórios podem resultar em labirintite, além de trauma temporal e tumores. Independente da etiologia, a patogênese da labirintite envolve inflamação aguda em seu estágio inicial com presença de leucócitos, seguido por proliferação de fibroblastos caracterizando estágio de fibrose. O processo pode levar meses a anos. Em casos infecciosos, bactérias ou vírus podem estar presentes nos espaços perilinfáticos.

É comum ainda encontrar proliferação de tecido conjuntivo nos espaços perilabirínticos com degeneração de elementos nervosos, além de dilatação dos espaços endolinfáticos. Na labirintite supurativa difusa há rápida invasão do labirinto membranoso e destruição do epitélio sensorial.

A ossificação do labirinto membranoso (labirintite ossificante) pode ocorrer após invasão por células polimorfonucleares, proliferação de fibroblastos e neoformação óssea nos espaços perilinfáticos. A proliferação anormal ocorre nas células mesenquimais indiferenciadas no endósteo, modíolo e membrana basilar - diferenciando-se em fibroblastos e, posteriormente, em osteoblastos (Fig. 11-23).

Quadro Clínico

O diagnóstico de labirintite secundário à otite média é predominantemente clínico, com pacientes apresentando zumbido (100% dos casos), hipoacusia (100%), tontura (71%) e nistagmo (36%) associados a um processo infeccioso de orelha média. A labirintite serosa se apresenta como uma hipoacusia neurossensorial associada à tontura, geralmente em um paciente que não se encontra toxemiado. O achado clínico de nistagmo em qualquer paciente com diagnóstico de otite média deve levantar suspeição de labirintite. Por outro lado, pacientes com formas supurativas se apresentam com vertigens intensas, náuseas, vômitos, palidez, diaforese e hipoacusia neurossensorial que podem ser de grau severo a profundo. Os pacientes podem se apresentar toxemiados, com episódios febris. A presença de nistagmo com componente rápido para o lado contralateral ao acometido é frequentemente presente nos pacientes.

Em casos de labirintite serosa, a tontura geralmente apresenta resolução em curto período, sendo comum a melhora do componente sensorial de hipoacusia, muito embora algum grau de perda auditiva possa persistir. Por outro lado, a hipoacusia neurossensorial severa ou profunda resultante de labirintite supurativa geralmente é permanente, e a tontura pode persistir por semanas a meses. Nesses casos, a resolução da tontura não representa uma recuperação completa da função labiríntica, mas uma compensação realizada pelo cerebelo e o sistema vestibular contralateral.

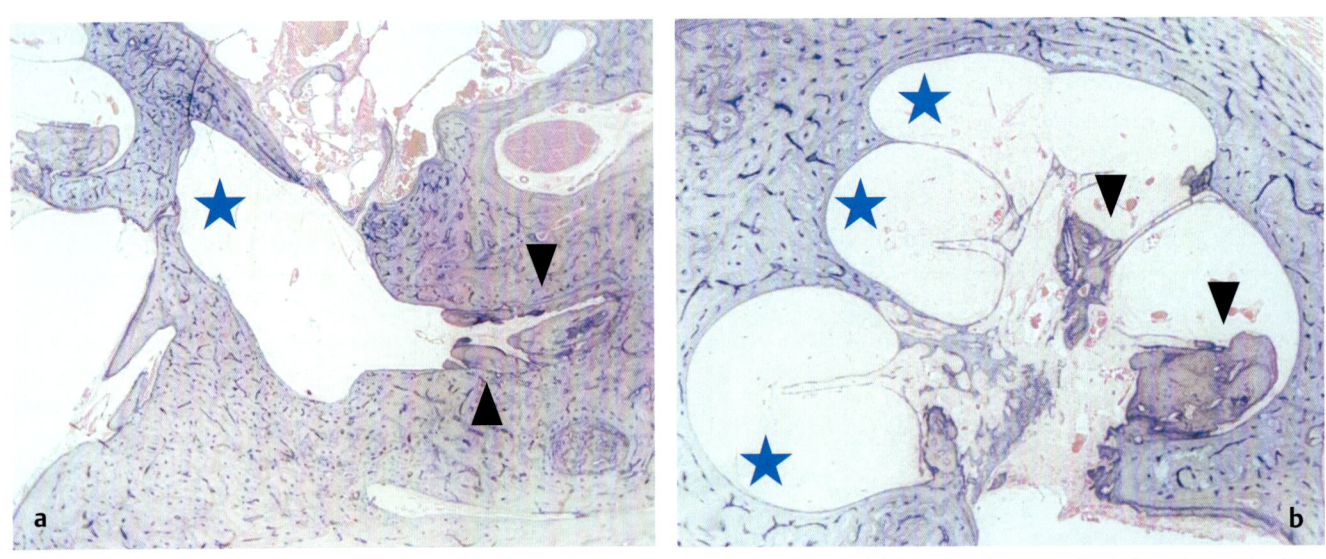

Fig. 11-23. **Labirintite infecciosa.** Histologia do osso temporal com presença de material linfocitário no interior do vestíbulo (estrela em **a**) e da cóclea (estrela em **b**). Note o processo de labirintite ossificante em ambas as estruturas (cabeça de seta).

Radiologia

Os achados de imagem dependem da fase do processo inflamatório. Quando o exame é realizado na fase aguda, a TC é normal, e na RNM nota-se impregnação do labirinto membranoso com presença de conteúdo hiperproteico no labirinto, caracterizado por hipersinal em T1 e FLAIR. Na fase de fibrose, a TC ainda é normal, e na RNM nota-se nas sequências ponderadas em T2 a perda do hipersinal habitual do labirinto membranoso, podendo ou não ter impregnação pelo meio de contraste. A fase ossificante que é a evolução das alterações fibrosas na TC observa-se ossificação da cóclea, vestíbulo e canais semicirculares, e na RNM, ausência completa do hipersinal habitual em T2 no labirinto. Portanto, inicialmente a RNM é o exame de escolha para detecção dos achados mais precoces, sendo os achados da TC mais tardios (Figs. 11-24 a 11-26).

OTITE MÉDIA

Fig. 11-24. Labirintite supurativa. RNM axial T2 (**a**), RNM axial FIESTA (**b**) e RNM axial T1 pós-contraste (**c**). Obliteração de células da mastoide direita (**a**) com perda do sinal habitual do labirinto membranoso na sequência volumétrica FIESTA (**b**) e impregnação pelo meio de contraste na cóclea e vestíbulo (**c**).

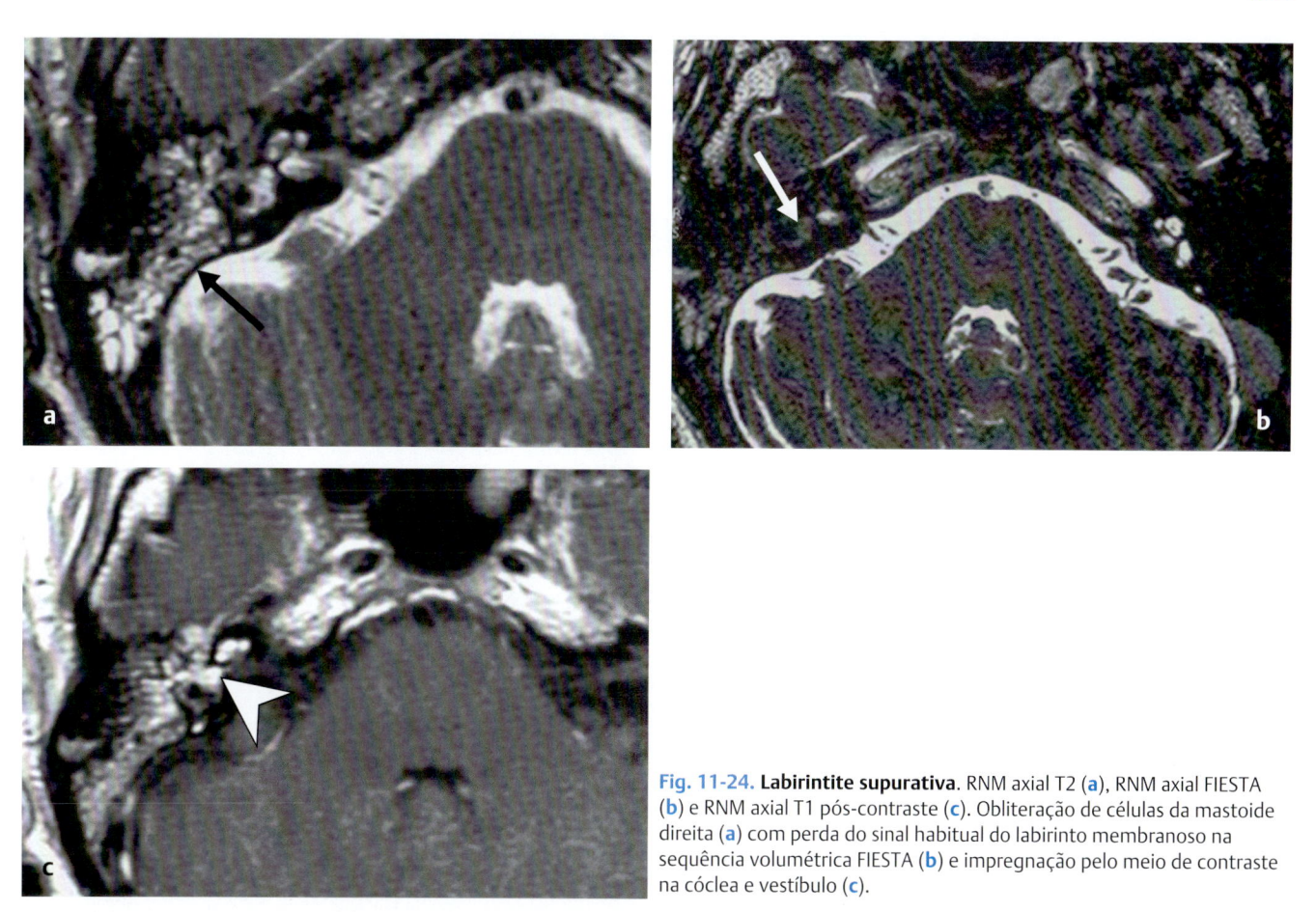

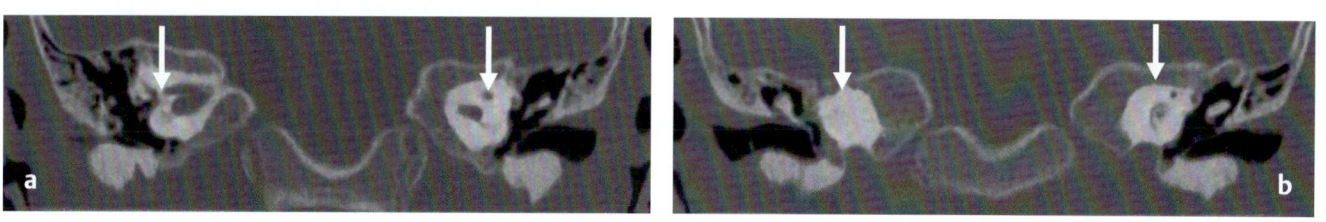

Fig. 11-25. Labirintite ossificante. TC axial, janela óssea (**a**) e TC coronal, janela óssea (**b**). Espessamento e esclerose do labirinto ósseo com ossificação difusa da cóclea, vestíbulo e canais semicirculares, mais exuberantes à direita.

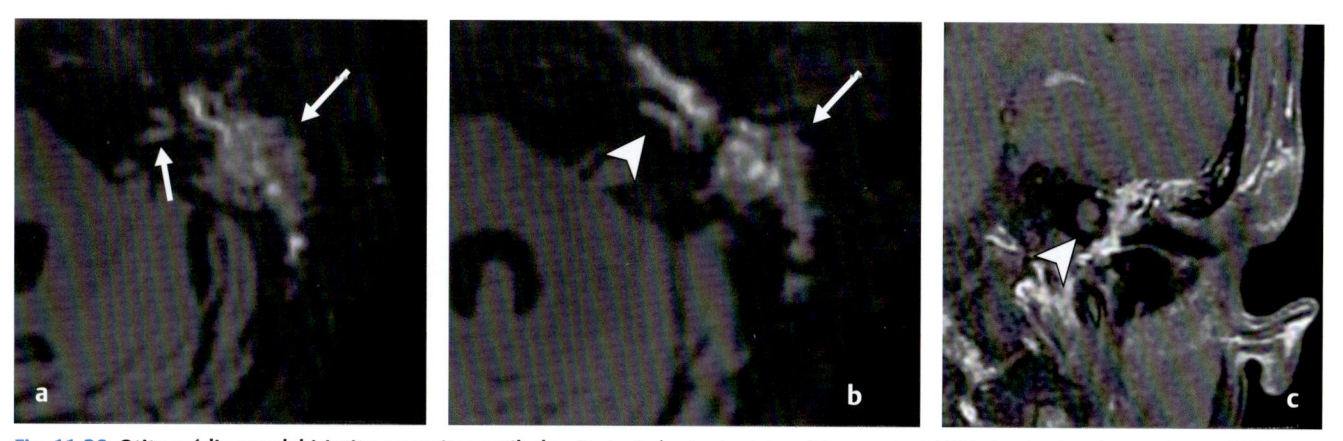

Fig. 11-26. Otite média com labirintite e neurite vestibular. Paciente bastante sintomática com instabilidade e tontura incapacitante. RNM axial FLAIR pós-contraste (**a**, **b**) e coronal T1 pós-contraste (**c**). Obliteração das células da mastoide por secreção associada à impregnação pelo contraste na espira basal e cóclea compatível com labirintite e neurite vestibulococlear (neurite) (seta curta em **a**).

A labirintite é uma complicação intratemporal rara, presente em 0,1% dos casos de otite média.

Quadros de labirintite serosa consistem em inflamação estéril da perilinfa, com resolução dos sintomas de tontura e hipoacusia em semanas.

Quadros de labirintite supurativa costumam ser acompanhados de sintomas e sinais severos com persistência da hipoacusia severa/profunda em longo prazo.

Quando oriundo de OMA, os agentes etiológicos são majoritariamente o *S. pneumoniae, H. influenzae* e *M. catarrhalis*. Quando oriundo de um processo crônico da orelha média o *S. aureus* e *Pseudomonas aeruginosa* devem ser considerados.

O tratamento do quadro, quando oriundo da OMA, deve ser, além do início da antibioticoterapia, a meringotomia com inserção de tubo de ventilação. Quando secundário a otites médias crônicas, a mastoidectomia deve ser indicada.

Tratamento

Os pacientes com labirintite secundária à otite média aguda devem ser submetidos à meringotomia com inserção de tubo de ventilação por timpanotomia, permitindo a drenagem de conteúdo da orelha média e envio de material para análise microbiológica.

Antibioticoterapia de amplo espectro deve ser administrada empiricamente inicialmente, com necessidade de cobertura dos patógenos mais comumente envolvidos em otite média aguda (*Streptococcus pneumoniae, H. influenzae* e *M. catarrhalis*) e, eventualmente, troca de esquema antimicrobiano após resultado de cultura e teste de sensibilidade antimicrobiana.

Em casos secundários à otite média crônica ou na suspeita de colesteatoma, antibioticoterapia empírica com cobertura para *Staphylococcus aureus* e *Pseudomonas aeruginosa* também deve ser incluída. Nestes casos, a mastoidectomia deve ser realizada para remoção da doença.

BIBLIOGRAFIA

Antonelli PJ, Dhanani N, Giannoni CM, Kubilis PS. Impact of resistant pneumococcus on rates of acute mastoiditis. Otolaryngol Head Neck Surg. 1999;121(3):190-4. doi: 10.1016/S0194-5998(99)70170-1.

Becker TS, Eisenberg LS, Luxford WM, House WF. Labyrinth Ossification Secondary to Childhood Bacterial Meningitis: Implications for Cochlear Implant Surgery. AJNR. 1984; 5:739-41.

Cayé-Thomasen P, Tos M. Histopathologic differences due to bacterial species in acute otitis media. International Journal of Pediatric Otorhinolaryngology. 2002; 63(2): 99–110.

Dornelles C, Meurer L, Costa SS da, Schweiger C. Descrição histológica de colesteatomas adquiridos: comparação entre amostras de crianças e de adultos. Rev Bras Otorrinolaringol. 2006; 72:641-8.

Ferlito A. A review of the definition, terminology and pathology of aural Cholesteatoma. The Journal of Laryngology & Otology. 1993; 107(06):483-8.

Friedmann I. The pathology of otitis media. J Clin Path. 1956;9:229-36.

Goycoolea MV. Clinical aspects of round window membrane permeability under normal and pathological condition. Acta Otolaryngol. 2001;121:437-47.

Hellstrom S, Eriksson PF, Yoon YJ, Johansson U. Interactions between the Middle ear and the Inner Ear: Bacterial products. Ann New York Acad Sci. 1997;830:110-9.

Israeli A, Kosec A, Shochat I, Piras G, Braverman I, Klein A, et al. Analysis of prognostic factors impacting pediatric acute mastoiditis outcomes. J Int Adv Otol. 2023;19(1):50-4.

Juhn SK. Experimental alterations of physiological state of inner ear fluids. Ann Otol Rhinol Laryngol. 1977;86(5 Pt 1):689-97.

Kaya S, Schachern PA, Tsuprum V, Paparella MM, Cureoglu S. Deterioration of vestibular cells in labyrintitis. Ann Otol, Rhinol Laryngol. 2017;126(2):89-95.

Kaya S, Tsuprun V, Hizli O, Schachern PA, Paparella MM, Cureoglu S. Cochlear changes in serous labyrintitis associated with silent otitis media: A human temporal bone study. Am J Otolaryngol. 2016;37(2):83-8.

Kazahayaa K, Potsic WP. Congenital cholesteatoma. Curr Opin Otolaryngol Head Neck Surg. 2004;12(5):398-403.

Kitsko DJ, Dohar JE. Inner ear and facial nerve complications of acute otitis media, including vertigo. Curr Allergy Asthma Rep. 2007;7:444-50.

Kuo CL. Etiopathogenesis of acquired cholesteatoma: prominent theories and recent advances in biomolecular research. Laryngoscope. 2015:125(1):234-40.

Leskinen K, Leskinen K, Jero J. Acute complications of otitis media in adults. Clin Otolaryngol. 2005;30:511-6.

Lieberthal AS, Carroll AE, Chonmaitree T, Ganiats TG, Hoberman A, Jackson MA, et al. Clinical Practice Guideline - The Diagnosis and Management of Acute Otitis Media. Pediatrics. 2013;131(3):e964-99

Loh R, Phua M, Shaw CKL. Management of paediatric acute mastoiditis: Systematic review. J Laryngol Otol. 2017;1-9.

Maranhão A, Andrade J, Godofredo V, Matos R, Penido N. Epidemiology of intratemporal complications of otitis media. Int Arch Otorhinolaryngol. 2014;18:178-83.

Stähelin-Massik J, Podvinec M, Jakscha J, Rüst ON, Greisser J, Moschopulos M, et al. Mastoiditis in children: a prospective, observational study comparing clinical presentation, microbiology, computed thomography, surgical findings and histology. Eur J Ped. 2007;167(5):441-8.

Meyerhoff WL, Kim CH, Paparella MM. Pathology of chronic otitis media. Ann Otol. 1978: 449-760.

Michaels L. Pathology of Cholesteatoma: a review. Journal of the Royal Society of Medicine. 1979;72:366-9.

Mittal R, Lisi CV, Gerring R, Mittal J, Mathee K, Narasimhan G, et al. Current concepts in the pathogenesis and treatment of chronic suppurative otitis media. J Med Microbiol. 2015;64(10):1103-16.

Monasta L, Ronfani L, Marchetti F, Montico M, Brumatti L, Bavcar A, et al. Burden of Disease Caused by Otitis Media: Systematic Review and Global Estimates. PLoS One. 2012;7(4):e36226.

Mor N, Finkel DA, Hanson MB, Rosenfeld RM. Middle Ear Cholesteatoma Treated with a Mastoidectomy: A Systematic Review of the Measures Used. Otolaryngol Head Neck Surg. 2014;151(6):923-9.

Morris P. Chronic suppurative otitis media. BMJ Clin Evid. 2012;2012:0507.

Mustafa M, Hysenaj Q, Mustafa A, Baftiu N. Management of otogene extracranial complications in children and adolescents: report of 35 cases over 10 years. Eur Arch Oto-Rhino-Laryngol. 2023;280:1653-9.

Osma U, Cureoglu S, Hosoglu S. The complications of chronic otitis media: report of 93 cases. J Laryngol Otol. 2000;114:97-110.

Paparella MM, Schachern PA, Yoon TH, Abdelhammid MM, Sahni R, da Costa SS. Otopathologic correlates of the continuum of otitis media. Ann Otol Rhinol Laryngol. 1990;99:17–22.

Paparella MM, Suguiura S. The pathology of suppurative labyrinthitis. Ann Otol Rinol Laryngol. 1967;76(3):554-86.

Pritchett CV, Thorne MC. Incidence of pediatric acute mastoiditis 1997-2006. Arch Otolaryngol Head Neck Surg. 2012;138(5):451-5.

Rosenfeld RM, Shin JJ, Schwartz SR, Coggins R, Gagznon L, Hackell JM, et al. Clinical Practice Guideline: Otolaryngol Head Neck Surg. 2016;154(2):201-14.

Saat R, Kurdo G, Laulajainen-Hongisto A, Markkola A, Jero J. Detection of coalescente acute mastoiditis on MRI in comparison with CT. Clin Neuroradiol. 2021;31:589-97.

Salvinelli F, Greco F, Trivelli M, Linthicum FH. Acute otitis media. Histopathological changes: a post mortem study on temporal bones. European Review for Medical and Pharmacological Sciences. 1999;3:75-9.

Samuel O, Saliba W, Stein N, Shiner Y, Cohen-Kerem R. Epidemiology of pediatric acute mastoiditis in Israel: A national registry 10-year perspective. Laryngoscope Investigative Otolaryngology. 2022;7(6):2139-44.

Schechter MD. A review of cholesteatoma pathology. Laryngoscope. 1969;79(11):1907-20.

Schilder AGM, Chonmaitree T, Cripps AW, Rosenfeld RM, Casselbrant ML, Haggard MK, et al. Nat Rev Dis Primers 2016;2(1):16063.

Schilder AGM, Marom T, Bhutta MF, Casselbrant ML, Coates H, Gisselsson-Solén M. Otitis Media: Treatment and Complications. Otolaryngol Head Neck Surg. 2017;156:S88-S105.

Stewart JP. The Histopathology of Mastoiditis. Proc R Soc Med. 1928;21(10):1743-58.

Suzuki HG, Dewez JE, Nijman RG, Yeung S. Clinical practice guidelines for acute otitis media in children: a systematic review and appraisal of European national guidelines. BMJ Open. 2020;10(5):e035343.

Swartz JD, Mandell DM, Faerber EN, Popky GL, Ardito JM, Steinberg SB, et al. Labyrinthine Ossification: Etiologies and CT Findings. Radiology. 1985;157:395-8.

Tarantino V, D'Agostino R, Taborelli G, Melagrana A, Porcu A, Stura M. Acute mastoiditis: a 10 year retrospective study. Int J Pediatr Otorhinolaryngol. 2002;66(2):143-8.

Taxak P, Ram C. Labyrinthitis and Labyrinthitis Ossificans - A case report and review of the literature. J Radiol Case Rep. 2020;14(5):1-6.

Teed RW. Cholesteatoma verum tympani: its relationship to the first epibranchial placode. Arch Otolaryngol. 1936;24(4):455-74.

Van den Aardweg MTA, Rovers MM, Ru JA, Albers FWJ, Schilder AGM. A Systematic review of diagnostic criteria for acute mastoiditis in children. Otol Neurotol. 2008;29(6):751-7.

Walker D, Shinners MJ. Congenital Cholesteatoma. Pediatric Annals. 2016;45(5):e167-70.

Wanna GB, Dharamsi LM, Moss JR, Bennett ML, Thompson RC, Haynes DS. Contemporary management of intracranial complications of otitis media. Otol Neurotol. 2010;31(1):111-7.

World Health Organization. Chronic suppurative otitis media. Burden of illness and management options. 2004.

Wright CG, Meyerhoff WL. Pathology of otitis media. Ann Otol Rhinol Laryngol. 1994;103:24-26.

Youngs NA, Lindsay JR. Supurative Labyrinthitis. Ann Otol Rhinol Laryngol. 1946;55(1):43-54.

OTITE EXTERNA MALIGNA

Guilherme Corrêa Guimarães ▪ Arthur Menino Castilho
Vagner Antonio Rodrigues da Silva ▪ Sílvia Marçal Benício de Mello

INTRODUÇÃO

A otite externa maligna (OEM) é um processo infeccioso que se inicia no conduto auditivo externo (CAE), acometendo a estrutura óssea do CAE, podendo se estender pelo osso temporal até a base do crânio. O termo "maligna" foi usado pela primeira vez por Chandler, em 1968, devido à mortalidade próxima a 50% antes da introdução de antibioticoterapia adequada. Por ser uma osteomielite do osso temporal, a OEM se caracteriza por elevada morbimortalidade e tratamento por longos períodos, com controvérsias na literatura.

A importância do reconhecimento de um quadro de OEM justifica-se na urgência em se instituir o tratamento adequado precocemente, considerando-se a capacidade da afecção de se estender além do conduto auditivo externo acometendo estruturas, como a articulação temporomandibular, fossa infratemporal, mastoide, espaços profundos do pescoço, ápice petroso, osso temporal contralateral e sistema nervoso central.

A disseminação do processo infeccioso para outras áreas contíguas ao osso temporal baseia-se em duas teorias principais, sendo a primeira secundária ao processo de pneumatização do osso temporal, em que ossos temporais com o ápice petroso pneumatizado seriam um fator de risco para acometimento de estruturas com íntima relação com o conduto auditivo interno e adjacências. A segunda teoria leva em consideração a possibilidade de disseminação hematogênica.

A extensão da OEM para estruturas adjacentes geralmente engloba quadros diferentes padrões de disseminação: anterior, medial, cruzado e intracraniano. Na disseminação anterior há envolvimento do espaço mastigatório e côndilo da mandíbula. No padrão medial há aumento da parede da nasofaringe ipsilateral ou infiltração dos tecidos pré-clivais ipsilaterais. A disseminação cruzada compreende o aumento da parede da nasofaringe ou infiltração dos tecidos pré-clivais contralaterais. A extensão intracraniana engloba as alterações meníngeas e demais alterações relacionadas ao sistema nervoso central. Destaca-se ainda a possibilidade de envolvimento vascular em todos os padrões de disseminação, ressaltando-se que infecções fúngicas podem-se disseminar por via hematogênica com osso temporal relativamente intacto.

Em relação ao diagnóstico, tratamento e seguimento de pacientes com OEM ainda faltam protocolos precisos, o que muitas vezes dificulta os seguimentos hospitalar e ambulatorial destes pacientes.

APRESENTAÇÃO CLÍNICA

A apresentação típica da doença inclui otalgia severa associada à otorreia por vezes pouco profusa, podendo haver hipoacusia condutiva e paralisa de pares cranianos associada, mais comumente, à paralisia facial periférica. À otoscopia evidencia-se edema do CAE, podendo haver pólipos e granulomas associados. Por ser uma afecção com acometimento de diversas estruturas locorregionais, os sinais e sintomas podem ser variados a depender da via de disseminação do processo infeccioso.

Diabetes melito encontra-se entre um dos principais fatores de risco para desenvolvimento de OEM, juntamente com outras doenças associadas à imunossupressão, como síndrome da Imunodeficiência Adquirida e pacientes realizando quimioterapia. Postula-se que alterações no pH do cerúmen, associado à microangiopatia dos vasos do CAE levariam à predisposição à infecção por patógenos que colonizam a pele do conduto. Não se tem bem estabelecido na literatura o papel do controle glicêmico na ocorrência e prognóstico de OEM.

O agente patogênico que se mostrou mais comumente associado à otite externa maligna é *Pseudomonas aeruginosa*. Agentes, como K*lebsiella spp*, *Staphylococcus aureus* e *Staphylococcus epidermidis*, também foram descritos. A OEM de etiologia fúngica é tida como rara, sendo descrita associada a infeções por *Aspergillus fumigatus*, *Aspergillus niger* e *Aspergillus flavus*.

Pacientes com OEM podem se apresentar com a síndrome de Gradenigo, caracterizada pela tríade que inclui dor retro-orbitária severa, paralisia do nervo Abducente ipsilateral e otorreia purulenta. Associado à tríade clássica, comumente os pacientes apresentam otalgia, febre e paralisia de outros nervos cranianos, mais comumente paralisia de nervos trigêmeo, facial, vestibulococlear e vago. A fisiopatologia da síndrome de Gradenigo é explicada devido ao acometimento inflamatório do canal de Dorello e do cavo de Meckel, causando edema dos nervos abducente e trigêmeo, culminando em neuropraxia de ambos os nervos.

DIAGNÓSTICO

O diagnóstico de OEM é realizado, baseado no quadro clínico, podendo-se lançar mão de exames, como tomografia computadorizada de alta resolução dos ossos temporais (HR-CT) com contraste endovenoso e cintilografia com tecnécio. A ressonância nuclear magnética (RNM) auxilia na caracterização da extensão do processo inflamatório (Fig. 12-1).

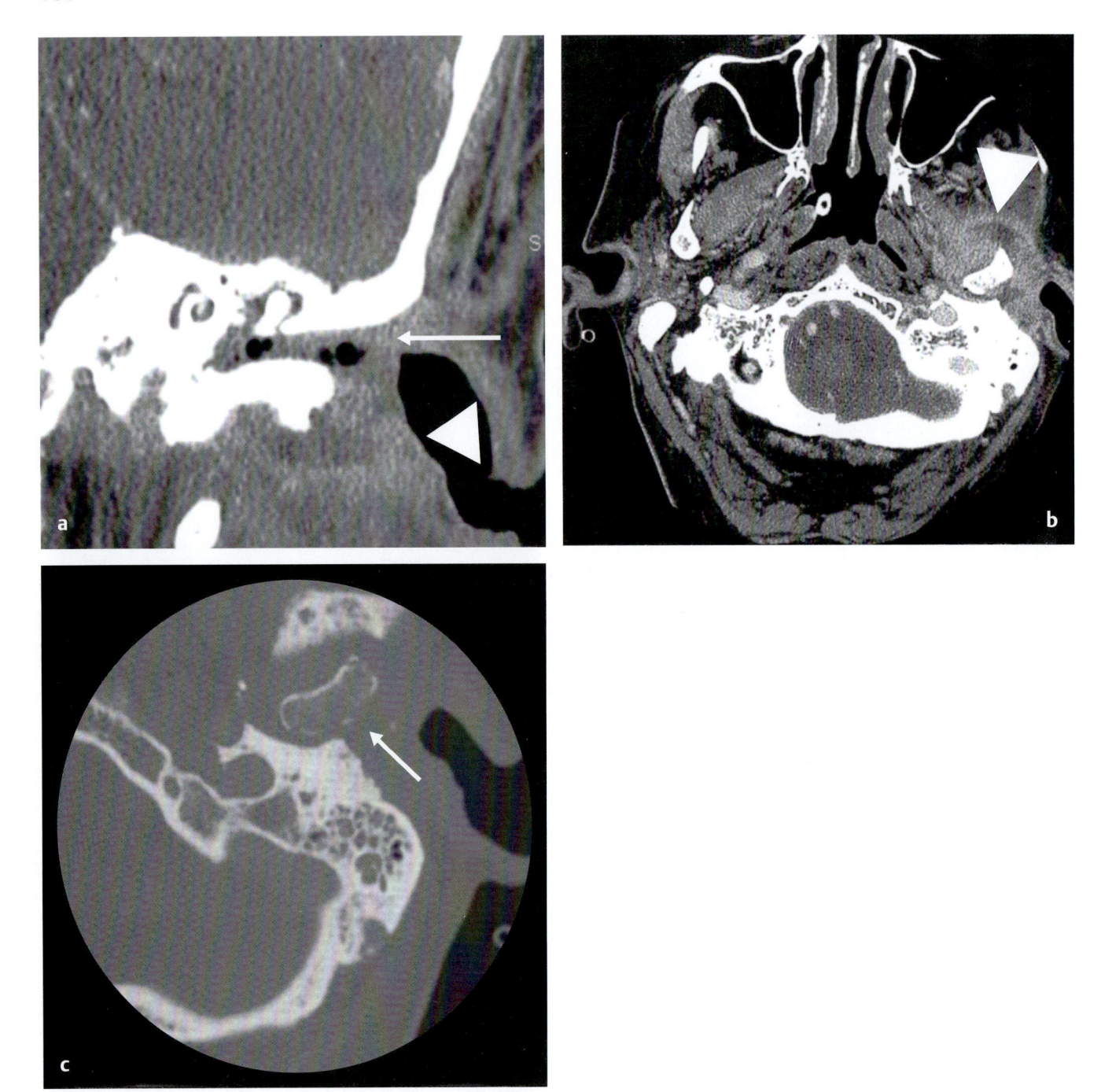

Fig. 12-1. Otite externa maligna. TC coronal, janela de partes moles (**a**), TC axial pós-contraste (**b**) e TC axial, janelamento ósseo (**c**). Espessamento do revestimento do conduto auditivo externo esquerdo com focos gasosos no seu interior, que se estende à cavidade timpânica e células das mastoides (seta branca em **a**), destacando-se coleção nas partes moles subtemporais e no espaço mastigatório esquerdo (cabeça de seta). Nota-se ainda erosão óssea e irregularidades corticais do côndilo mandibular esquerdo (seta preta em **c**).

Na TC com contraste notam-se espessamento e realce dos tecidos moles do CAE, por vezes com erosão óssea do CAE com ou sem formação de coleção/abscesso. Associam-se alterações inflamatórias nas partes moles adjacentes, periauriculares e compartimentos vizinhos, pode demonstrar obliteração de algumas células da mastoide e cavidade timpânica por extensão direta. A TC demonstra bem as alterações ósseas, enquanto a RNM demonstra com mais acurácia as alterações de partes moles. Ambas TC e RNM fornecem alterações anatômicas.

O acompanhamento pode ser realizado com HR-CT e PET-CT. Os métodos funcionais são úteis no seguimento dos pacientes com otite externa necrosante, considerando que os achados da TC e RNM demoram a involuir, a despeito da melhora clínica dos pacientes. A Cintilografia com Gálio para melhor avaliação de remodelamento ósseo e dimensionamento do processo inflamatório pode ser usada, realizando-se usualmente a cada 6 semanas até não haver evidência de doença em atividade. Provas inflamatórias, como Velocidade de

Hemossedimentação e níveis séricos de proteína C reativa, são usadas para monitorização ao longo do curso do tratamento.

Em relação aos diagnósticos diferenciais, tem-se o carcinoma espinocelular (CEC) como principal entidade a ser descartada. Outras afecções do osso temporal, como carcinoma de nasofaringe, mieloma múltiplo, linfoma e metástase, também devem ser aventadas, justificando sempre a avaliação anatomopatológica (Figs. 12-2 a 12-4).

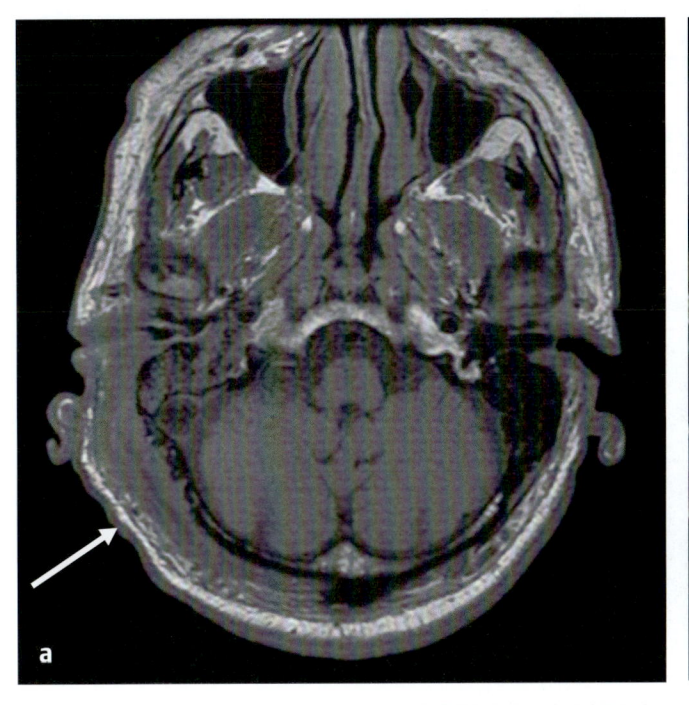

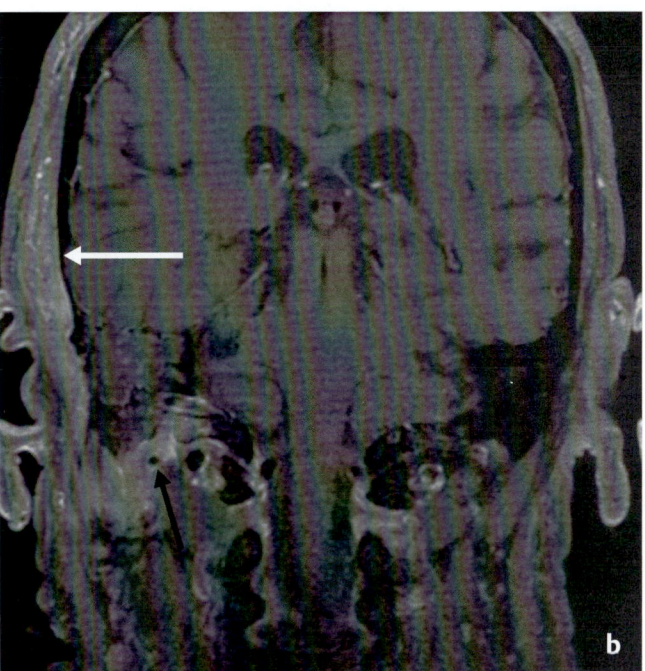

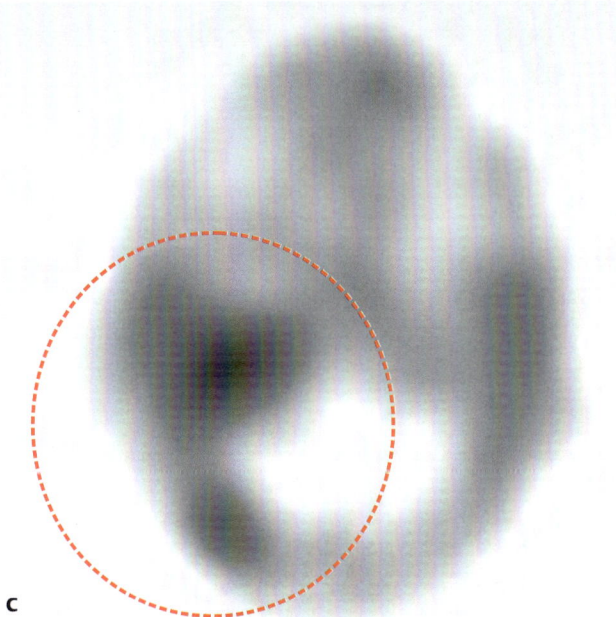

Fig. 12-2. Otite externa maligna. RNM axial T1 pós-contraste (**a**), RNM coronal T1 pós-contraste (**b**), PET Gálio-67 axial (**c**). Espessamento difuso das partes moles periauriculares e junto à musculatura temporal direita (setas brancas) com espessamento e obliteração do conduto auditivo externo ipsilateral associado a aumento da captação de Gálio-67 no osso temporal direito (destacado em **c**).

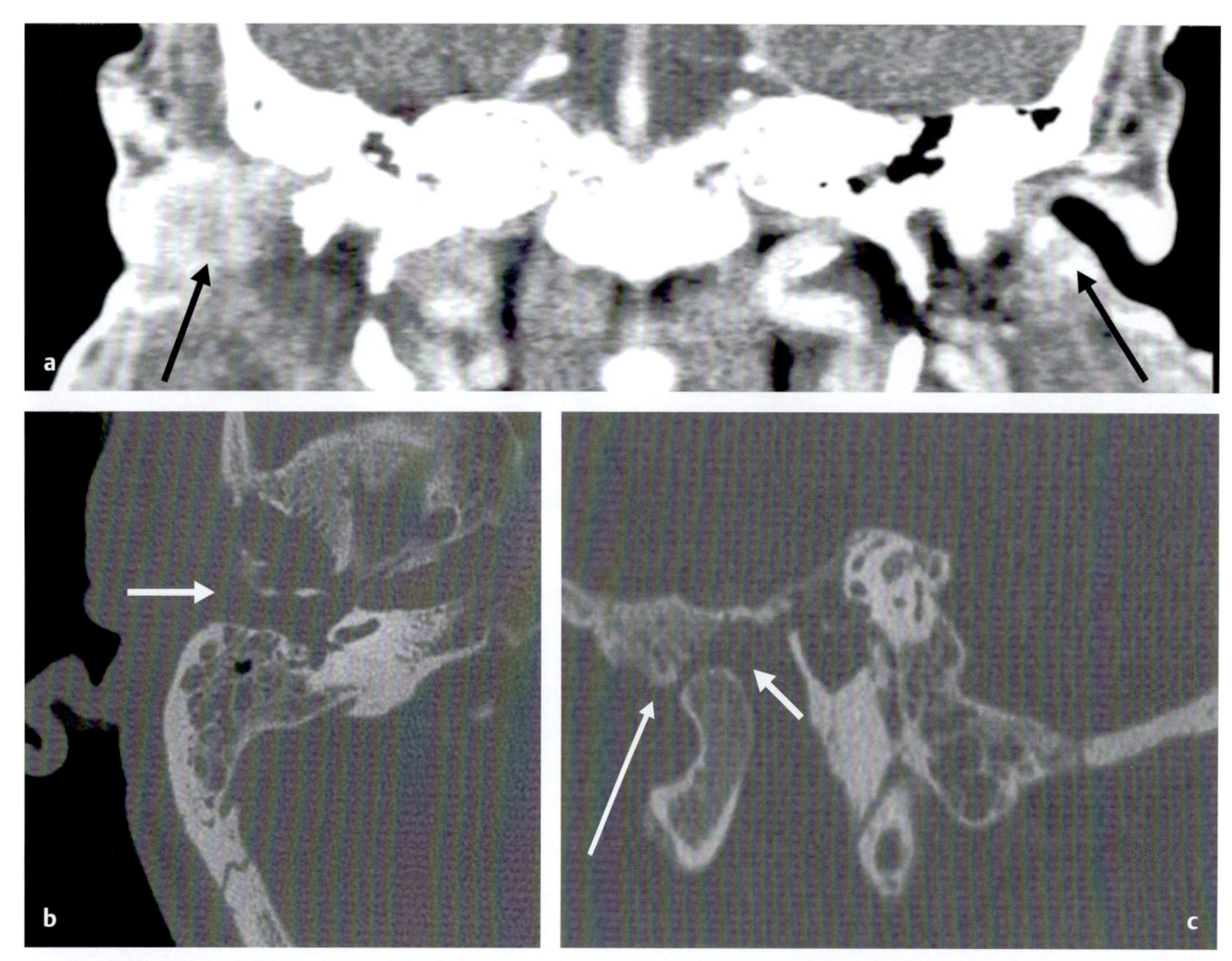

Fig. 12-3. Otite externa maligna. TC coronal, janela de partes moles (**a**): aumento de partes moles nas porções cartilaginosa e óssea do CAE direito, obliterando este conduto. CAE esquerdo com configuração habitual (setas pretas). TC axial e sagital, janelamento ósseo (**b**, **c**): CAE direito obliterado com áreas de erosão do osso timpânico (seta), células da mastoide preenchidas por secreção. Áreas de reabsorção óssea na eminência temporal e cavidade mandibular à direita (setas longa e curta respectivamente), alterações ósseas detalhadas na TC.

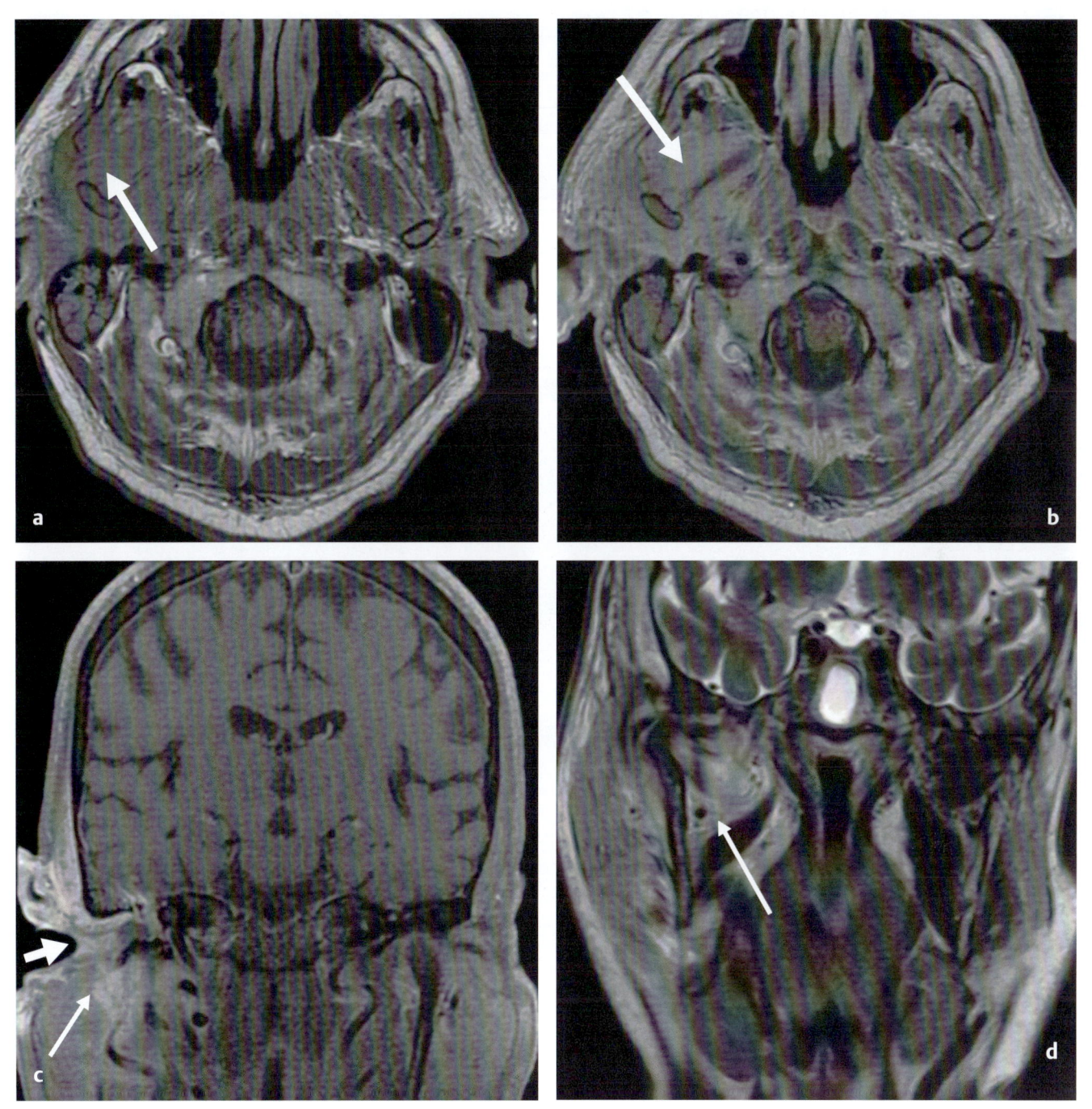

Fig. 12-4. Otite externa maligna. RNM axial T1 pré e pós-Gd (**a**, **b**): RNM possibilitou demonstrar de forma mais acurada da extensão do processo inflamatório ao espaço mastigatório direito, com sinal intermediário em T1 e impregnação pelo Gd, configurando miosite, sem abscesso. RNM coronal T1 com *fat*, sem Gd pós-Gd (**c**, **d**): processo inflamatório no CAE (seta curta) e na região subtemporal (seta longa). RNM axial T2 (**d**): músculos da mastigação aumentados de volume com sinal hiperintenso na sequência T2, configurando miosite.

TRATAMENTO

O tratamento de OEM ainda permanece controverso na literatura acerca de tratamento clínico *versus* cirúrgico. Atualmente, o protocolo de tratamento baseia-se em antibioticoterapia de amplo espectro ou direcionado por cultura, usualmente associando uma quinolona a uma cefalosporina de 3ª geração. O período de tratamento não deve ser inferior a seis semanas, visto que este é o período que osso temporal necessita para que o processo de revascularização esteja completo.

O uso de corticosteroides por via oral deve ser realizado com cautela devido à frequente associação de OEM e diabetes melito, reservando seu uso à paciente com otalgia severa sem melhora com analgesia e uso de anti-inflamatórios não esteroides, bem como na presença de paralisia de nervos cranianos. Ressalta-se a importância de manter cuidados locais e principalmente controle das comorbidades.

O tratamento cirúrgico para tratamento de OEM é um ponto controverso na literatura. Advoga-se a abordagem cirúrgica em casos de falha ao tratamento clínico ou na presença de fatores de mau prognóstico, como abscessos ou osteonecrose.

CONCLUSÃO

O diagnóstico de OEM é sempre desafiador, devendo-se levar em consideração os achados do exame físico, curso da doença, exames de imagem associados aos exames laboratoriais e anatomopatológico. A importância do reconhecimento de um quadro de OEM reflete a urgência em se instituir o tratamento adequado precocemente a fim de reduzir a morbimortalidade de forma geral. A prevenção baseia-se no controle de comorbidades, associado à redução de exposição a fatores de risco, como exposição do conduto auditivo externo à água e manipulação local com possibilidade de trauma.

BIBLIOGRAFIA

Bhasker D, Hartley A, Agada F. Is malignant otitis externa on the increase? A retrospective review of cases. Ear Nose Throat J. 2017 Feb;96(2):E1-E5.

Bhat V, Aziz A, Bhandary SK, Aroor R, Kamath P SD, Saldanha M. Malignant Otitis Externa - A Retrospective Study of 15 Patients Treated in a Tertiary Healthcare Center. J Int Adv Otol. 2015 Apr;11(1):72-6.

Carlton DA, Perez EE, Smouha EE. Malignant external otitis: The shifting treatment paradigm. Am J Otolaryngol. 2018 Jan - Feb;39(1):41-45.

Chandler JR. Malignant external otitis. Laryngoscope. 1968 Aug;78(8):1257-94. PubMed PMID: 4970362.

Hasibi M, Ashtiani MK, Motassadi Zarandi M, Yazdani N, Borghei P, Kuhi A, , et al. A Treatment Protocol for Management of Bacterial and Fungal Malignant External Otitis: A Large Cohort in Tehran, Iran. Ann Otol Rhinol Laryngol. 2017 Jul;126(7):561-7.

Hatch JL, Bauschard MJ, Nguyen SA, Lambert PR, Meyer TA, McRackan TR. Malignant Otitis Externa Outcomes: A Study of the University HealthSystem Consortium Database. Ann Otol Rhinol Laryngol. 2018 Aug;127(8):514-20.

Kitsko D, Dedhia K. Intracranial complications of otitis media. In: Myers EN, Snyderman CH (Eds.). 3. ed. Operative Otolaryngology: Head and Neck Surgery. 2018. p. 874–9.

Kwon BJ, Han MH, Oh SH, Song JJ, Chang KH. MRI findings and spreading patterns of necrotizing external otitis: is a poor outcome predictable? Clin Radiol. 2006;61(6):495–504.

Lee SK, Lee SA, Seon SW, Jung JH, Lee JD, Choi JY, et al. Analysis of Prognostic Factors in Malignant External Otitis. Clin Exp Otorhinolaryngol. 2017 Sep;10(3):228-35.

Rossi N, Swonke ML, Reichert L, Young D. Gradenigo's syndrome in a four-year-old patient: a rare diagnosis in the modern antibiotic era. J Laryngol Otol. 2019 May 28:1-3.

Savasta S, Canzi P, Aprile F, Michev A, Foiadelli T, Manfrin M, et al. Gradenigo's syndrome with abscess of the petrous apex in pediatric patients: what is the best treatment? Childs Nerv Syst. 2019 Dec;35(12):2265-72. doi: 10.1007/s00381-019-04352-4. Epub 2019 Aug 20. PubMed PMID: 31432224.

Stern Shavit S, Soudry E, Hamzany Y, Nageris B. Malignant external otitis: Factors predicting patient outcomes. Am J Otolaryngol. 2016 Sep-Oct;37(5):425-30.

Sylvester MJ, Sanghvi S, Patel VM, Eloy JA, Ying YM. Malignant otitis externa hospitalizations: Analysis of patient characteristics. Laryngoscope. 2017 Oct;127(10):2328-36.

van Kroonenburgh AMJL, van der Meer WL, Bothof RJP, van Tilburg M, van Tongeren J, Postma AA. Advanced Imaging Techniques in Skull Base Osteomyelitis Due to Malignant Otitis Externa. Curr Radiol Rep. 2018;6(1):3.

OSTEORRADIONECROSE DO OSSO TEMPORAL

Mariana Moreira de Castro Denaro ■ Sílvia Marçal Benício de Mello

INTRODUÇÃO

A radioterapia tem papel central no tratamento dos tumores de cabeça e pescoço. No entanto, podem gerar várias sequelas, uma vez que tecidos normais também são suscetíveis aos danos causados pela radiação ionizante. O osso temporal apresenta risco aumentado dessas complicações devido à sua localização superficial, cobertura por pele fina e suprimento vascular escasso no anel timpânico. Adicionalmente, patógenos do trato respiratório têm acesso facilitado pela comunicação com a tuba aditiva, predispondo à infecção do osso por fungos e bactérias.

Complicações no osso temporal incluem a otite externa, otite média serosa, hipoacusia neurossensorial e a osteorradionecrose. A osteorradionecrose é uma complicação tardia da radioterapia mais comumente vista em pacientes tratados de tumor de nasofaringe, mas também de outros tumores de cabeça e pescoço. Ocorre quando o osso irradiado se torna desvitalizado. A incidência da osteorradionecrose do osso temporal é estimada em cerca de 8,5% dos pacientes submetidos à radiação de cabeça e pescoço e 1,9% daqueles submetidos à parotidectomia e radioterapia. Em revisão sistemática realizada por Yuhan et al., a osteorradionecrose do osso temporal foi unilateral em 97% dos casos.

É definida como um processo de fibrose e atrofia em que uma área de tecido ósseo irradiado exposto não cicatriza (em um período mínimo de três meses), na ausência de tumor residual ou recorrente e quando outras causas de osteonecrose foram excluídas. Atualmente, há um crescente reconhecimento de que tais alterações necróticas podem ocorrer em osso mesmo antes que a alteração da pele ou mucosa seja clinicamente evidente, enfatizando a importância da imagem na investigação diagnóstica dessa condição.

QUADRO CLÍNICO

A osteorradionecrose do osso temporal geralmente é diagnosticada quando ocorre exposição óssea no conduto auditivo externo em paciente submetido à radioterapia prévia de cabeça e pescoço. Pode ser restrita ao osso timpânico (conhecida como osteorradionecrose do osso temporal localizada) ou se estender além dessa região (difusa). Nos casos difusos, os locais mais acometidos são a mastoide e a fossa infratemporal.

A exposição óssea ao exame físico e a erosão na tomografia computadorizada ocorrem mais frequentemente nas porções anterior e inferior do conduto auditivo externo. Os sintomas mais comuns são perda auditiva, otorreia e otalgia.

A quantidade de osso exposto pode variar de uma pequena área da parede do conduto auditivo externo a uma larga região envolvendo todo o anel timpânico ou avançando para a mastoide e articulação temporomandibular. Tecido de granulação, crostas e debris, perfuração de membrana timpânica, estenose de conduto e supuração são achados do exame físico.

A etiologia da perda auditiva é tipicamente multifatorial, com componente neurossensorial resultante da lesão coclear por radiação, e componente condutivo resultado do acometimento do ouvido médio e fibrose da tuba auditiva.

Apesar de o processo inicial ser asséptico, o osso necrótico é propenso à infecção. A descontinuidade da pele do conduto auditivo externo, vista em quase todos os casos de osteorradionecrose do osso temporal, é uma rota para agentes patógenos acessarem o osso desvitalizado, o que é uma condição necessária para a evolução do quadro clínico característico da osteorradionecrose. Em casos de superinfecção, o processo necrótico se acelera.

Os sintomas podem ocorrer precoce ou tardiamente após a radioterapia, variando de meses a 40 anos, ocorrendo, em média, 7 a 10 anos após a exposição. Diabetes melito, idade avançada e imunossupressão são fatores que predispõem o surgimento da osteorradionecrose. A idade avançada (acima dos 50 anos) está associada, também, ao aparecimento mais precoce da doença. Apesar de raramente fatal, quadros severos (com neuropatias e complicações intracranianas) não são infrequentes.

Pacientes com a forma localizada da doença apresentam otalgia, otorreia. Pacientes com a forma difusa apresentam dor, otorreia profusa, odor fétido e potenciais complicações graves como necrose da mastoide e fístulas, exposição de dura, meningite e abscesso cerebral e paralisia de nervos cranianos (mais comumente o nervo facial).

Embora não existam dados definitivos para definir uma mínima dose de radiação necessária para produzir osteorradionecrose, exposição a 50 Gy ou mais é considerada um fator de risco significativo.

HISTOPATOLOGIA

Vários mecanismos contribuem para a necrose induzida pela radiação. O endotélio, o osso, o periósteo e o tecido conjuntivo fibroso da mucosa e da pele são afetados. Os efeitos da radiação no nível tecidual são morte endotelial, hialinização e trombose de vasos. Vasos sanguíneos expostos à radiação sofrem alterações degenerativas que envolvem a camada da musculatura lisa e o colágeno de suas paredes, resultando em endoarterite e periarterite obliterativa. Subsequente edema endotelial e formação de pequenos trombos impedem a perfusão tecidual levando à necrose vascular asséptica.

O metabolismo ósseo é comprometido pela redução da proliferação de osteoblastos com manutenção ou aumento da atividade dos osteoclastos. Osteoblastos e osteócitos tornam-se necróticos. Observa-se preponderância de osteólise, redução de neoformação óssea, perda de medula óssea com fibrose desses espaços e infiltração de tecido conjuntivo ao redor das espículas ósseas. Histologicamente, a morte de osteócitos produz "lacunas vazias".

No tecido irradiado, a capacidade de substituir a perda normal de colágeno ou a perda celular normal está gravemente comprometida ou inexistente. O periósteo torna-se fibrótico. Mucosa e pele também se tornam fibróticas com marcada diminuição celular e da vascularização do tecido conjuntivo. O resultado é um tecido com reduzida vascularização, hipocelularidade e também com reduzido aporte de oxigenação comparado ao tecido não irradiado. O dano tecidual inicialmente não está relacionado com a infecção, mas relacionada com o grau de lesão de radiação, à taxa de morte celular e lise de colágeno. Esse tecido não consegue suprir demanda de oxigênio e outros elementos (como "*turnover*" celular e síntese de colágeno) para reparo tecidual.

Tais achados sugerem que o problema primário da osteorradionecrose é de cicatrização. Não é bem compreendido se a infecção bacteriana é parte inicial do processo ou se são simplesmente patógenos oportunistas que exacerbam um processo não infeccioso. No entanto, é amplamente aceito que a infecção bacteriana, invariavelmente, complica e prolonga o curso da osteorradionecrose.

RADIOLOGIA

É importante que radiologistas e otorrinolaringologistas estejam familiarizados com as alterações radiológicas dessa condição clínica. O papel do exame de imagem é definir a extensão do envolvimento do osso temporal e avaliar potenciais complicações como a presença de massas, abcessos intra e extracranianos, trombose de seio dural e meningite.

Portanto, diante da suspeita clínica de osteorradionecrose do osso temporal, o exame de imagem deve ser solicitado. Se os sintomas de pacientes já diagnosticados com osteorradionecrose piorarem, deve ser realizada uma reavaliação dos fatores de risco e repetição da imagem para reavaliar a localização e a gravidade da osteorradionecrose.

Erosão do conduto auditivo externo e efusão mastóidea são as alterações mais encontradas e, em geral, são vistas nos casos leves, moderados e severos.

Aumento de tecidos moles, presença de ar em espaços profundos e envolvimento da articulação temporomandibular são achados raros em pacientes com osteorradionecrose consideradas clinicamente leves. Por outro lado, pelo menos um desses achados ocorre frequentemente em casos classificados clinicamente como moderado e/ou severos. Abscessos (de fossa infratemporal, abscesso de Bezold e intracraniano) também podem ocorrer nos casos moderados/severos.

A TC é o exame mais realizado devido à sua capacidade de delinear estruturas ósseas e a extensão da doença. Na TC é importante observar os seguintes aspectos: erosão do conduto auditivo externo, efusão na mastoide, coalescência óssea na mastoide, captação de contraste do tecido mole, aeração de espaços profundos e erosão da articulação temporomandibular. Ahmed *et al.* analisaram os achados tomográficos em 20 pacientes com osteorradionecrose do osso temporal. Erosão do conduto auditivo externo e efusão mastóidea foram os achados mais comuns, ocorrendo em 90% dos pacientes. Esses foram os únicos achados nos casos leves. A coalescência (perda da septação óssea) ocorreu em 25% dos pacientes, enquanto 30% apresentaram achados compatíveis com maior agressividade da doença, como maior realce de tecidos moles e presença de ar em tecidos moles profundos. Envolvimento da articulação temporomandibular foi encontrado em 15% dos pacientes.

Destruição óssea no ápice petroso indica extensão da doença para essa região e para ângulo pontocerebelar. A extensão da erosão óssea muitas vezes é sutil e pode passar despercebida pelo radiologista, avaliando recorrência local do tumor de cabeça e pescoço, adenopatia ou novo tumor primário. Além da destruição do conduto auditivo externo e septos ósseos da mastoide, sequestro ósseo, circundado por tecido mole, produz aspecto semelhante a uma "ilha". A TC pode evidenciar, também, acometimento da tuba auditiva, do ouvido interno, do tégmen e formação de colesteatoma. Podem, ainda, ser observadas áreas de esclerose óssea, redução da espessura e volume do osso temporal (Fig. 13-1).

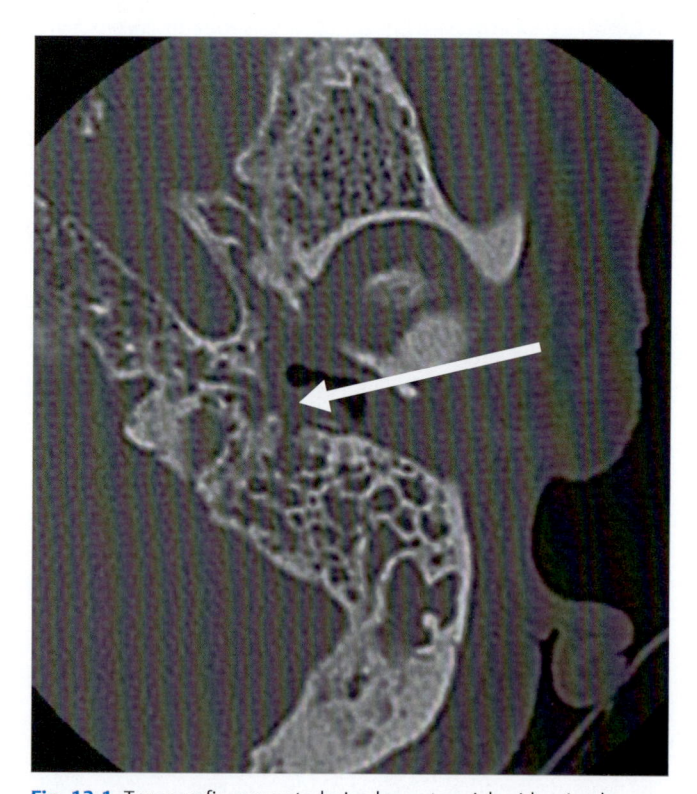

Fig. 13-1. Tomografia computadorizada, corte axial evidenciando velamento de mastoide e orelha média; erosão de parede posterior de conduto auditivo externo com comunicação com a mastoide; erosão da parede anterior do conduto auditivo externo em direção à articulação temporomandibular.

A ressonância nuclear magnética (RNM) pode ser utilizada para melhor avaliação das alterações de medula óssea, lesões de tecido mole ou patologia intracraniana. A RNM é importante para identificar a extensão da doença para a base do crânio. As alterações características são redução do sinal nas imagens ponderadas em T1 e sequências com aumento de realce pós-contraste. Podem ser encontradas lesões no ápice petroso, se estendendo para o *clivus*, corpo do esfenoide, seio cavernoso e outras regiões da base do crânio. Em pacientes submetidos à radioterapia para tratamento de tumor de nasofaringe, alterações de sinal residuais na RNM (hipersinal em T2 e maior captação de contraste) na ausência de tumor viável podem persistir por anos após a radioterapia. Estas alterações residuais, a recorrência do tumor e os achados da osteorradionecrose são semelhantes na base do crânio, podendo ser difícil o diagnóstico diferencial pelo radiologista. Ping *et al.*, em estudo com 76 pacientes com osteorradionecrose da base do crânio, encontraram 6 pacientes com acometimento concomitante do ápice petroso e 2 pacientes com acometimento da mastoide. A RNM pode retratar alterações precoces induzidas por osteorradionecrose na medula óssea, antes de sua manifestação clínica. Isso é observado como uma intensidade reduzida do sinal da medula óssea nas imagens de RNM ponderadas em T1 e como aumento na intensidade do sinal da medula óssea nas imagens ponderadas em T2 devido à substituição da medula óssea normal por tecido fibroso.

Tanto a RNM quanto a TC podem evidenciar área de aumento de realce pós-contraste, como resultado da inflamação e neoangiogênese associadas à necrose. A formação de cistos e abscessos em estágios avançados podem ser evidenciadas na TC e na RNM (Fig. 13-2).

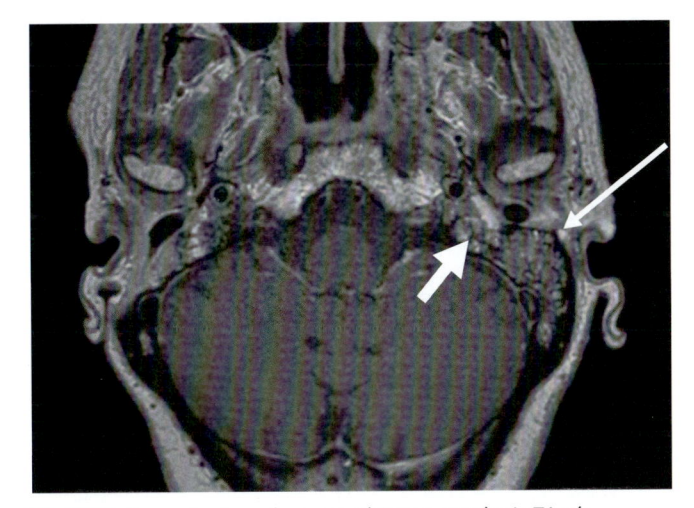

Fig. 13-2. Ressonância nuclear magnética na sequência T1 pós-contraste da mesma paciente acima evidenciando: preenchimento da cavidade timpânica e células da mastoide por tecido heterogêneo, predominantemente hipointenso em T1 (seta curta e larga), com realce difuso pelo produto de contraste evidenciando tecido de granulação/inflamatório – infeccioso. Células mastóideas preenchidas com material hipointenso (seta fina e comprida).

Diagnósticos Diferenciais

Os principais diagnósticos diferenciais são colesteatoma e recorrência do tumor. A apresentação clínica da osteorradionecrose do osso temporal se sobrepõe àquela da otite média crônica, podendo ser negligenciada pelos médicos. Observa-se também sobreposição com sinais de malignidade como úlcera persistente, exposição óssea e presença de granuloma desafiando o diagnóstico diferencial. Em estudo de Hao *et al.*, 21% dos casos incialmente diagnosticados como osteorradionecrose foram reclassificados como câncer.

Tratamento

O tratamento é centrado, principalmente, no controle dos sintomas. Parte dos casos de osteorradionecrose do osso temporal melhora com tratamento conservador, mas, na doença difusa, o tratamento cirúrgico é frequentemente indicado. A forma difusa pode levar a sérias sequelas se não tratada, portanto, diagnóstico precoce e tratamento efetivo são imperativos.

A classificação de Ramsden (em formas localizada e difusa) é clinicamente relevante em predizer a resposta ao tratamento conservador, porém, faltam fatores prognósticos para a progressão da doença difusa.

Pacientes com a forma localizada da doença podem ser tratados conservadoramente, com limpeza regular, analgésicos e medicação tópica. Essas medidas, apesar de adequadas para controle da doença localizada, apresentam baixa taxa de resolução completa. Pacientes idosos tendem a ter reposta pior ao tratamento conservador, devendo ser considerada a possibilidade de tratamento cirúrgico.

Muitos sintomas são associados à superinfecção do osso necrótico e essa deve ser resolvida antes da reepitelização. Pacientes com forma localizada mas que não respondem ao tratamento conservador, pacientes com forma difusa e aqueles com potenciais complicações necessitam de abordagem cirúrgica, incluindo mastoidectomia, petrosectomia subtotal e temporalectomia lateral.

A maioria dos casos difusos não responde bem ao tratamento conservador, pois as terapias conservadoras são direcionadas ao conduto auditivo externo, que não é o único local da doença em casos difusos. Por outro lado, o tratamento cirúrgico apresenta altas taxas de redução dos sintomas e cobertura óssea com baixa taxa de complicações peri ou pós-operatórias. Nos casos difusos ocorre alta taxa de envolvimento da fossa intratemporal, área que não é acessada na mastoidectomia. Nesses casos a temporalectomia lateral atinge maiores taxas de sucesso. Yuhan *et al.* relataram taxas de sucesso de 91% e 60% para temporalectomia lateral e mastoidectomia, respectivamente.

Em teoria, a terapia com oxigênio hiperbárico atua facilitando a cicatrização de feridas por meio da estimulação de colágeno e proliferação fibroblástica em um tecido com maior necessidade de oxigênio. Apesar de relatos de benefício do uso de oxigênio terapia hiperbárica na osteorradionecrose do osso temporal, os resultados são heterogêneos e de evidência conflitante. Estudo clínico duplo-cego, randomizado não encontrou evidência de que a terapia com oxigênio hiperbárico beneficia pacientes com osteorradionecrose. No entanto, revisão da Cochrane encontrou evidência moderada que justifique seu uso em casos selecionados de osteorradionecrose. São necessárias mais investigações que determinem seu benefício na osteorradionecrose do osso temporal.

CONCLUSÃO

A osteorradionecrose do osso temporal é uma complicação rara, mas grave do tratamento com radioterapia para patologias de cabeça e pescoço, que pode ter seu diagnóstico atrasado por aparecer comumente anos após o tratamento com radiação. Os médicos devem permanecer vigilantes com alto índice de suspeição quando os pacientes com história de radioterapia apresentarem sintomas de otorreia purulenta ou perda auditiva. Exames de imagem, principalmente TC do osso temporal, mostram alterações já nos casos leves e localizados, e deve ser solicitada quando houver suspeita ao exame clínico. Em casos difusos, a TC mostra a extensão da doença, sinais de gravidade e possíveis complicações. A RNM auxilia na avaliação do acometimento de partes moles, extensão para a base do crânio e complicações intracranianas e deve ser solicitada nos casos de doença difusa e clinicamente moderada/severa.

A falha no diagnóstico e avaliação da extensão da osteorradionecrose do osso temporal pode levar à progressão da doença e complicações intracranianas potencialmente letais. Otorrinolaringologistas e radiologistas devem estar atentos às alterações radiológicas características dessa doença para o adequado manejo desses pacientes.

BIBLIOGRAFIA

Ahmed S, Gupta N, Hamilton JD, Garden AS, Gidley PW, Ginsberg LE. CT findings in temporal bone osteoradionecrosis. J Comput Assist Tomogr. 2014;38:662-6.

Annane D, Depondt J, Aubert P, Villart M, Géhanno P, Gajdos P, et al. Hyperbaric oxygen therapy for radionecrosis of the jaw: a randomized, placebo-controlled, double-blind trial from the ORN96 study group. J Clin Oncol. 2004;22:4893-900.

Bennett MH, Feldmeier J, Hampson NB, Smee R, Milross C. Hyperbaric oxygen therapy for late radiation tissue injury. Cochrane Database Syst ver. 2016;4:CD005005.

Delanian S, Lefaix JL. The radiation induced fibroatrophic process: therapeutic perspective via the antioxidant pathway. Radiother Oncol. 2004;73:119-31.

Guida RA, Finn DG, Buchalter IH, Brookler KH, Kimmelman CP. Radiation injury to the temporal bone. Am J Otol. 1990;11:6-11.

Han P, Wang X, Liang F. Osteoradionecrosis of the skull base in nasopharyngeal carcinoma: incidence and risk factors. Int J Radiat Oncol Biol Phys. 2018;102(3):552-5.

Hao SP, Chen HC, Wei FC, Chen CY, Yeh AR, Su JL. Systematic management of osteoradionecrosis in the head and neck. Laryngoscope. 1999;109:1324-7.

Hao SP, Tsang NM, Chang KP, Chen CK, Chao WC. Osteoradionecrosis of external auditory canal in nasopharyngeal carcinoma. Chang Gung Med J. 2007;30:116-21.

Herr MW, Vincent AG, Skotnicki MA, Ducic Y, Manolidis S. Radiation necrosis of the lateral skull base and temporal bone. Semin Plast Surg. 2020;34:265-71.

Kammeijer Q, van Spronsen E, Mirck PG, Dreschler WA. Treatments outcomes os temporal bone osteoradionecrosis. Otolaryngol Head Neck Surg. 2015;152:718-23.

Lambert EM, Gunn GB, Gidley PW. Effects of radiation on the temporal bone in patients with head and neck cancer. Head Neck. 2016;38(9):1428-35.

Lovin BD, Hernandez M, Elms H, Choi JS, Lindquist NR, Moreno AC, et al. Temporal bone osteoradionecrosis: an 18 year, single-institution experience. Laryngoscope. 2021;131(11):2578-85.

Mallya SM, Tetradis S. Imaging of Radiation and Medication Related Osteonecrosis. Radiol Clin North Am. 2018;56(1):77-8.

Marx RE. Osteoradionecrosis: a new concept of its pathophysiology. J Oral Maxillofac Surg. 1983;41(5):283-8.

Meiteles L, Josephson GD, Spencer RW, Gross CW. Osteoradionecrosis of the temporal bone. Ear Nose Throat J. 1998;77:56-7.

Morrissey D, Grigg R. Incidence of osteoradionecrosis of the temporal bone. ANZ J Surg. 2011;81:876-9.

Nason R, Chole RA. Bacterial biofilms may explain chronicity in osteoradionecrosis of the temporal bone. Otol Neurotol. 2007;28(8):1026-8.

Parlak S, Yazici G, Ozgen B. The evolution of bone marrow signal changes at the skull base in nasopharyngeal carcinoma patients treated with radiation therapy. Radio Med. 2021;126(6):818-26.

Pathak I, Bryce G. Temporal bone necrosis: diagnosis, classification, and management. Otolaryngol Head Neck Surg. 2000;123:252-7.

Raghavan P, Witek ME, Morales RE. Imaging of complicattions of chemoradiation. Neuroimaging Clin N Am. 2022;32(1):93-109.

Ramsden RT, Bulman CH, Lorigan BP. Osteoradionecrosis of the temporal bone. J Laryngol Otol. 1975;89:941-55.

Schuknecht HF, Karmody CS. Radionecrosis of the temporal bone. Laryngoscope. 1966; 76:1416-28.

Small M, Hariri MA. Radio-necrosis of the temporal bone presenting as cerebellopontine angle lesion. J Laryngol Otol. 1990;104(5):423-5.

Wurster CF, Krespi YP, Curtis AW. Osteoradionecrosis of the temporal bone. Otolaryngol Head Neck. 1982;90:126-9.

Xu YD, Ou YK, Zheng YQ, Zhang SY. Surgical treatment of osteoradionecrosis of the temporal bone in patients with nasopharyngeal carcinoma. J Laryngol Otol. 2008;122(11):1175-9.

Yarnold J, Brotons MC. Pathogenetic mechanisms in radiation fibrosis. Radiother Oncol. 2010;97:149-61.

Yuhan BT, Nguyen BK, Svider PF, Raza SN, Hotaling J, Chan E, et al. Osteoradionecrosis of the temporal bone: an evidence based approach. Otolo Neurotol. 2018;39:1172-83.

TUMORES DO OSSO TEMPORAL

Vagner Antonio Rodrigues da Silva ▪ Arthur Menino Castilho ▪ Joel Lavinsky
Kelly Satico Mizumoto ▪ Lucas Demetrio Sparaga ▪ Larissa de Aguiar Martins

CARCINOMA ESPINOCELULAR

A causa mais comum de tumores malignos envolvendo o meato acústico externo e o osso temporal é a extensão de um tumor cutâneo do pavilhão auricular, carcinoma espinocelular (CEC) primário do conduto auditivo externo e da orelha média e, menos comumente, por outros tumores, como neoplasias decorrentes das glândulas ceruminosas.

Características

- O carcinoma de osso temporal é raro.
- Incidência anual de 1-6 casos/milhão.
- Representa menos de 0,2% de todos os tumores de cabeça e pescoço.
- CEC é o mais comum - em estágio avançado leva a baixas taxas de sobrevida em 5 anos.
- Principais fatores de risco para CEC do pavilhão auricular: pele clara e exposição à luz ultravioleta solar e imunossupressão.

Sintomas mais comuns de tumores no conduto auditivo externo envolvem otalgia, otorreia, hipoacusia, otorragia e paralisia facial periférica (mais comum entre os pacientes com tumores avançados).

É comum os pacientes apresentarem otalgia, otorreia e hipoacusia e, ao exame físico, ser encontrado um tecido preenchendo o CAE. O principal diagnóstico diferencial é a otite externa necrotizante. Assim, é fundamental realizar biópsia da lesão para se fazer o diagnóstico diferencial.

Histopatologia

O carcinoma escamoso ocorre mais frequentemente na porção óssea do conduto auditivo externo e tende a ser mais agressivo quanto mais internamente se origina. Histologicamente, 62,5% são moderadamente diferenciados, sendo bem diferenciados em 25% e pouco diferenciados em 12,5%. Infiltrado linfocitário é visto com frequência à microscopia.

O CEC apresenta algumas características histopatológicas, variáveis em intensidade: atipia celular (geralmente expressa por meio de pleomorfismo nuclear), hipercromatismo nuclear, figuras mitóticas atípicas, diminuição ou ausência de pontes intercelulares, queratinização celular individualizada, acantólise e formação de pérolas de queratina.

Diferentemente do CBC, quanto mais atípicas as alterações, maior é a invasividade da lesão.

A diferenciação do CEC caminha rumo à queratinização. Sendo exuberante nos tumores grau I e praticamente ausente nas lesões grau IV, segundo a classificação de Broders (1921).

- *Grau I:* mais de 75% das células tumorais são diferenciadas;
- *Grau II:* entre 50-75% das células tumorais são diferenciadas;
- *Grau III:* entre 25% e 50% das células são diferenciadas; e
- *Grau IV:* menos de 25% das células são diferenciadas.

A invasão perineural em CECs acompanhou-se de índices de recidiva local e de metastatização de 47,2% e 47,3%, respectivamente, na casuística de ROWE et al. (1992). O controle adequado das margens cirúrgicas é muito dificultado, mesmo com o emprego das biópsias por congelação, pois esta forma de propagação geralmente só é evidenciada nos cortes parafinados.

Tanto o CBC quanto o CEC podem invadir planos musculares, cartilaginosos e até mesmo ósseos. Entretanto, principalmente para o CBC, esta disseminação é um evento mais tardio. Antes disso, estes carcinomas tendem a se espalhar por planos de menor resistência, ao longo do pericôndrio ou do periósteo. O MAE cartilaginoso oferece pouca barreira à disseminação do tumor (em oposição ao MAE ósseo, que é uma barreira mais eficaz).

Os diagnósticos diferenciais mais críticos são entidades benignas como hiperplasia pseudoepiteliomatosa, granuloma de colesterol, colesteatoma e corpúsculos da orelha média. A hiperplasia pseudoepiteliomatosa carece de pleomorfismo. As mitoses podem estar presentes, mas estão limitadas à zona basal e nunca são atípicas. História de lesão no local ou uma patologia subjacente deve alertar para a possibilidade de hiperplasia pseudoepiteliomatosa. Os corpúsculos da orelha média são estruturas concêntricas laminadas de colágeno que podem se assemelhar a pérolas queratinizadas do CEC, particularmente em cortes congelados.

Avaliação Radiológica

A tomografia computadorizada de alta resolução do osso temporal é indicada para avaliar a erosão óssea no CAE. Pode detectar erosões ósseas de até 2 mm, além do comprometimento linfonodal. Não é capaz de distinguir tumor de secreção na orelha média, tecido mole ou espessamento da mucosa na ausência de erosão óssea, não podendo diferenciar um carcinoma das patologias benignas mais comuns, como um colesteatoma ou tecido de granulação. A disseminação ao longo de planos das fáscias mais profundas e de estruturas neurovasculares pode ser difícil de detectar.

A ressonância nuclear magnética permite resolução detalhada de tecidos de partes moles, comprometimento da fossa posterior, fossa média e infiltração da fossa infratemporal, além de identificar propagação perineural e avaliação dos principais vasos sanguíneos da base do crânio.

O PET-*scan* é o padrão ouro para detecção de metástases. Não é capaz de distinguir entre processos inflamatórios e malignos das neoplasias do CAE. Para esses tumores, a tomografia de tórax com contraste intravenoso e a radiografia tórax são os exames mais amplamente utilizados pelo padrão mais frequente de disseminação (Fig. 14-1).

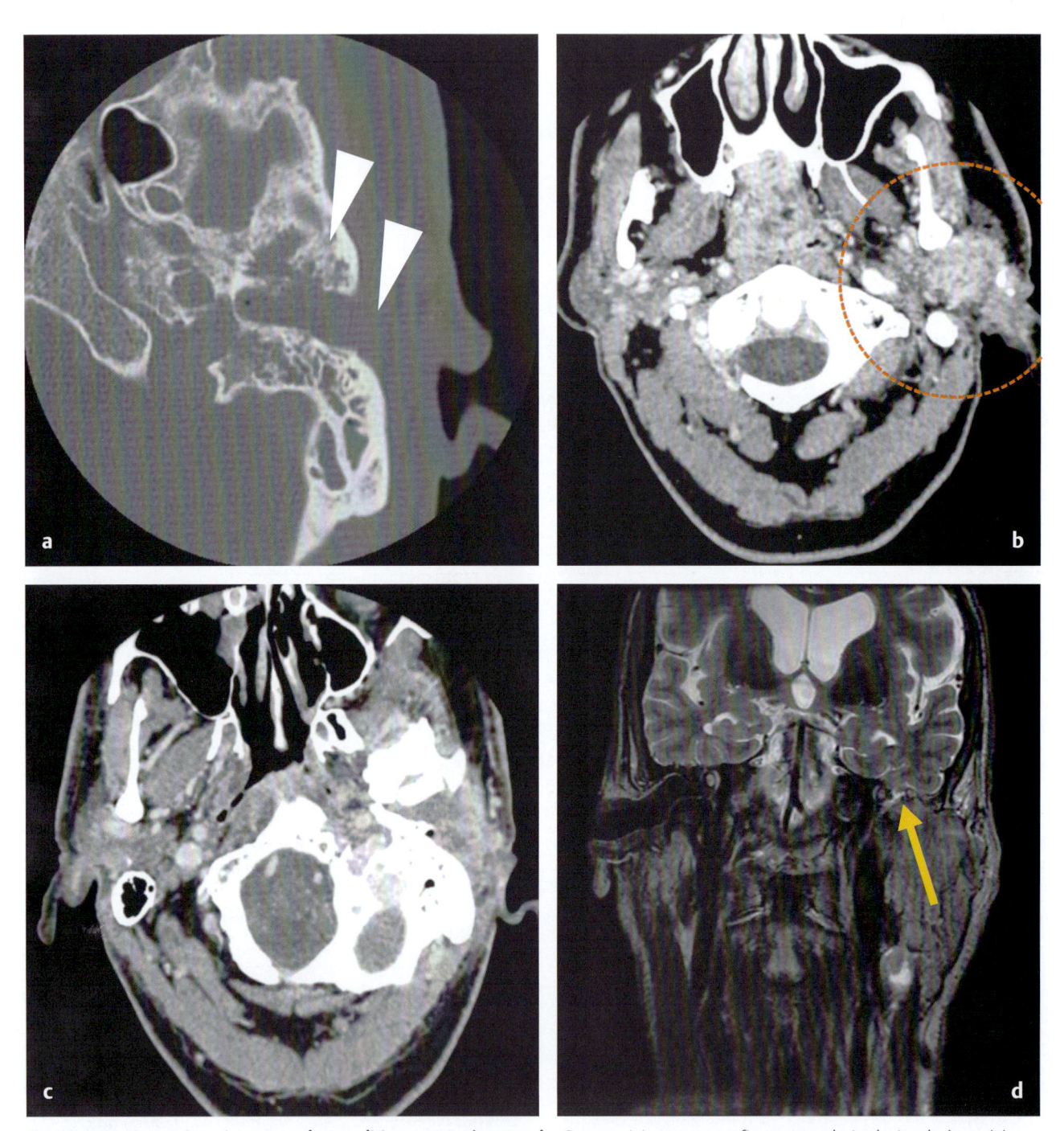

Fig. 14-1. Carcinoma invasivo no conduto auditivo externo à esquerda. Cortes axiais na tomografia computadorizada, janela óssea (**a**), e axiais pós-contraste (**b**, **c** – janelamento de partes moles) demonstrando lesão expansiva com sinais de destruição óssea das estruturas adjacentes. RNM coronal apresentando sinal heterogêneo em T2 (**d**) e sinal de disseminação perineural pelo nervo facial.

Tratamento

A cirurgia é o principal tratamento de tumores do CAE e do osso temporal. As complexas relações anatômicas dificultam a remoção em bloco de muitos tipos de câncer. Embora existam dados limitados para apoiar o papel da dissecção eletiva do pescoço, é prática comum incluir os gânglios linfáticos da parótida e da parte superior do pescoço como parte da amostra.

A radioterapia é comumente usada como tratamento adjuvante pós-operatório para indicações como estágio tumoral primário avançado (T_3/T_4), margens tumorais próximas ou envolvidas, invasão perineural e metástases linfonodais. Não há dados comparativos para apoiar o uso rotineiro de quimioterapia adjuvante. No entanto, isso é usado em algumas unidades para intensificar a radioterapia adjuvante ou em casos selecionados (inoperáveis) em que a radioterapia definitiva está sendo usada.

Apesar de raras, as metástases podem ocorrer. A via de disseminação da metástase pode ocorrer por via hematológica, subcutânea ou linfática, que é responsável por cerca de 70% dos casos. Todos os subtipos são capazes de produzir metástases, sendo pulmão, ossos, pele e gânglios linfáticos os locais mais comuns.

CARCINOMA BASOCELULAR

Os tumores basocelulares no osso temporal geralmente são originários da pele do pavilhão auricular e raramente se apresentam como lesões primárias no CAE. Este comportamento difere dos CEC que se originam, na maioria das vezes, do CAE. Os tumores de pele que surgem lateralmente no CAE ou no ouvido externo são mais visíveis e favoráveis à detecção precoce, reduzindo o risco de invasão de outras estruturas do osso temporal através de extensão direta ou pelas fissuras de Santorini ou persistência do forame de Huschke.

Características

- O carcinoma basocelular (CBC) é o segundo tipo de neoplasia maligna mais comum no osso temporal, sendo quatro vezes menos frequente do que o CEC.
- Menos de 10% são dos subtipos moriforme (esclerosantes e desmoplásticas) ou infiltrativos. Essas lesões têm comportamento biológico agressivo com destruição local e maiores taxas de recidiva.
- Cerca de 1% dos CBCs localmente avançados não são favoráveis ao tratamento curativo com excisão cirúrgica por causa do tamanho ou da localização anatômica.
- Metástases são extremamente incomuns.

Dependendo da localização e extensão da doença, exames adicionais podem ser necessários. No caso de um tumor bem localizado no pavilhão auricular, sem invasão do CAE, excisão cirúrgica com margens amplas serve tanto para cura quanto para diagnóstico anatomopatológico. O exame de imagem é necessário quando há infiltração do CAE ou de outras regiões do osso temporal.

Histopatologia

O CBC invade a derme sob formas variadas, que vão desde cordões bem definidos até infiltrados difusos. As células basaloides habitualmente têm citoplasma escasso e núcleos grandes, arredondados ou alongados. Ocasionalmente, estas células exibem marcante atipia nuclear, com hipercromasia, núcleos múltiplos e figuras mitóticas bizarras.

O arranjo dos núcleos celulares em forma de paliçadas na periferia das ilhas de CBC é característica deste tumor. Por outro lado, a perda deste arranjo é indicativa de maior invasividade tumoral.

Existem diferentes subtipos histopatológicos de CBC (sólido, micronodular, cístico, adenoide, superficial, esclerodermiforme, metatípico), que podem se apresentar clinicamente mais agressivos, com pior expectativa prognóstica. É importante salientar que subtipos diversos podem ser observados em uma mesma lesão, que deve ser classificada de acordo com aquela variante que predominar.

Dentre os CBCs, o subtipo esclerodermiforme é o que mais frequentemente apresenta invasão perineural, o que piora sobremaneira o prognóstico.

Tratamento

O CBC na concha auricular tem prognóstico muito bom, entretanto quando eles invadem o CAE, o prognóstico piora, podendo se disseminar amplamente nas estruturas adjacentes. A sobrevida dos pacientes com CBC é maior do que CEC nos estudos avaliados. A um estudo mostrou que a taxa de sobrevida foi de 76% em 5 anos e 37% em 10 anos.

TUMORES DO SACO ENDOLINFÁTICO

O saco endolinfático (SE) sintetiza peptídeos antimicrobianos e é capaz de reconhecer patógenos e iniciar resposta imunológica. Atua na regulação da homeostase e do volume do líquido endolinfático pela secreção de vários peptídeos. Também pode influenciar a pressão arterial sistêmica e/ou intracraniana por meio de ação direta e indireta no sistema vascular e no rim. Os tumores do saco endolinfático são raros e correspondem a 2% de todas as neoplasias do osso temporal.

Características

- Adenocarcinomas de baixo grau.
- Crescimento lento.
- Localmente agressivo.
- Origem: epitélio do ducto e do saco endolinfático.
- Podem ser isolados ou associada à doença de von Hippel-Lindau (VHL).
- Idade média dos pacientes diagnosticados: 52,5 anos.
- Há raros casos relatados em crianças e adolescentes.
- Tumor de saco endolinfático esporádico não tem predileção de gênero.
- Doença de von Hippel-Lindau tem preponderância feminina de 2:1.

Sintomas Clínicos

- Pode mimetizar quadro de doença de Ménière.
- Hipoacusia tipo neurossensorial (86%-100%) - muitas vezes assimétrica e corresponde à extensão tumoral.
- Zumbido (55%).
- Vertigem (47%).
- Paralisia facial (33%).
- Parestesias faciais (5%).

A hemorragia intralabiríntica é provável causa de perda auditiva neurossensorial súbita nestes pacientes. A perda auditiva neurossensorial que tem progressão mais gradual é causada pela invasão direta de estruturas sensoriais adjacentes dentro da cápsula ótica ou pelo desenvolvimento de hidropisia endolinfática. O tumor de saco endolinfático comumente se espalha em direção posterior ao ângulo pontocerebelar ou fossa posterior. A extensão lateral pelo ouvido médio e do mastoide é a próxima via mais comum e pode envolver o nervo facial ou produzir sintomas que imitam a otite crônica e a disfunção tubária. Metástase hematogênica distante é pouco frequente, sendo relatados poucos casos de metástase na coluna.

Histopatologia

O epitélio de revestimento do saco endolinfático é semelhante aos ductos utricular e sacular e é composto por células escamosas simples ou cuboides baixas. O ducto endolinfático termina como saco endolinfático. O saco endolinfático tem uma porção intradural proximal (rugosa) e uma porção intraóssea pequena distal (lisa). O saco endolinfático proximal consiste em uma complexa rede de canalículos interdigitalizados e criptas revestidas por epitélio altamente diferenciado. O segmento distal do saco endolinfático é revestido por epitélio cuboide e situado entre a porção periosteal da dura-máter e da dura-máter propriamente dita.

Os tumores de saco endolinfático papilares são classificados como um tipo de tumor adenomatoso do osso temporal. Antes de 1988, todos os tumores adenomatosos da orelha média e mastoides eram referidos como adenomas da orelha média. Hoje, sabe-se da variabilidade histopatológica, fazendo com que esses tumores adenomatosos sejam referidos como adenoma, adenocarcinoma e tumores adenomatosos ou carcinoides.

Dois tipos histológicos são observados no que diz respeito à prevalência de estruturas papilares e o grau de agressividade local. O tipo misto ou adenomatoso, que geralmente é confinado, apresenta um crescimento com cistos cheios de coloide e um estroma relativamente esparso, epitélio cuboide, às vezes achatado, com mitoses raras. E o tipo adenocarcinoma papilar invasivo, mais agressivo, que apresenta estruturas císticas papilares e sólidas revestidas com epitélio cuboidal e colunar simples. O estroma é marcadamente capilarizado. Siderófagos, fissuras de colesterol e células claras (células vacuoladas) podem estar presentes.

Os tumores do saco endolinfático expressam muitos antígenos. Em imuno-histoquímica eles são positivos para antígeno de membrana epitelial (EMA), citoqueratina, vimentina e ácido periódicos-Schiff. Além disso, eles são variavelmente positivos para proteína S100, enolase específica do neurônio, sinaptofisina, cromogranina A e proteína do ácido fibrilar glial.

DOENÇA DE VON HIPPEL-LINDAU

A doença de von Hippel-Lindau tem prevalência de 1 em 36.000 indivíduos (11% desenvolverão tumor do saco endolinfático), destes, 30% terão tumores bilateralmente (patognomônicas de von Hippel-Lindau).

Características

- Autossômica dominante, com alta penetrância (> 90%).
- Idade média dos pacientes -31,3 anos.
- Lesões viscerais:
  - Carcinomas ou cistos de células renais.
- Feocromocitomas.
  - Tumores neuroendócrinos pancreáticos ou cistos.
  - Cistadenomas benignos dos órgãos anexais.
- Lesões no sistema nervoso central:
  - Hemangioblastomas da retina.
  - Hemangioblastoma cranioespinhal (causa mais frequente de morbidade e mortalidade da doença de von Hippel-Lindau).
  - Tumor de saco endolinfático.

Critérios de diagnóstico:
- Pacientes com histórico familiar da doença de von Hippel-Lindau:
  - Apenas um hemangioblastoma no sistema nervoso central, tumor de saco endolinfático, feocromocitoma ou carcinoma renal de células claras.
- Pacientes sem histórico familiar da doença de von Hippel-Lindau:
  - Dois hemangioblastomas no sistema nervoso central ou um hemangioblastoma no sistema nervoso central e um tumor visceral associado a von Hippel-Lindau.

O diagnóstico também pode ser feito através de testes genéticos para a mutação de von Hippel-Lindau germinal, que pode ser identificada em quase 100% dos pacientes.

Achados radiológicos altamente sensíveis e específicos são vistos na Figura 14-2.

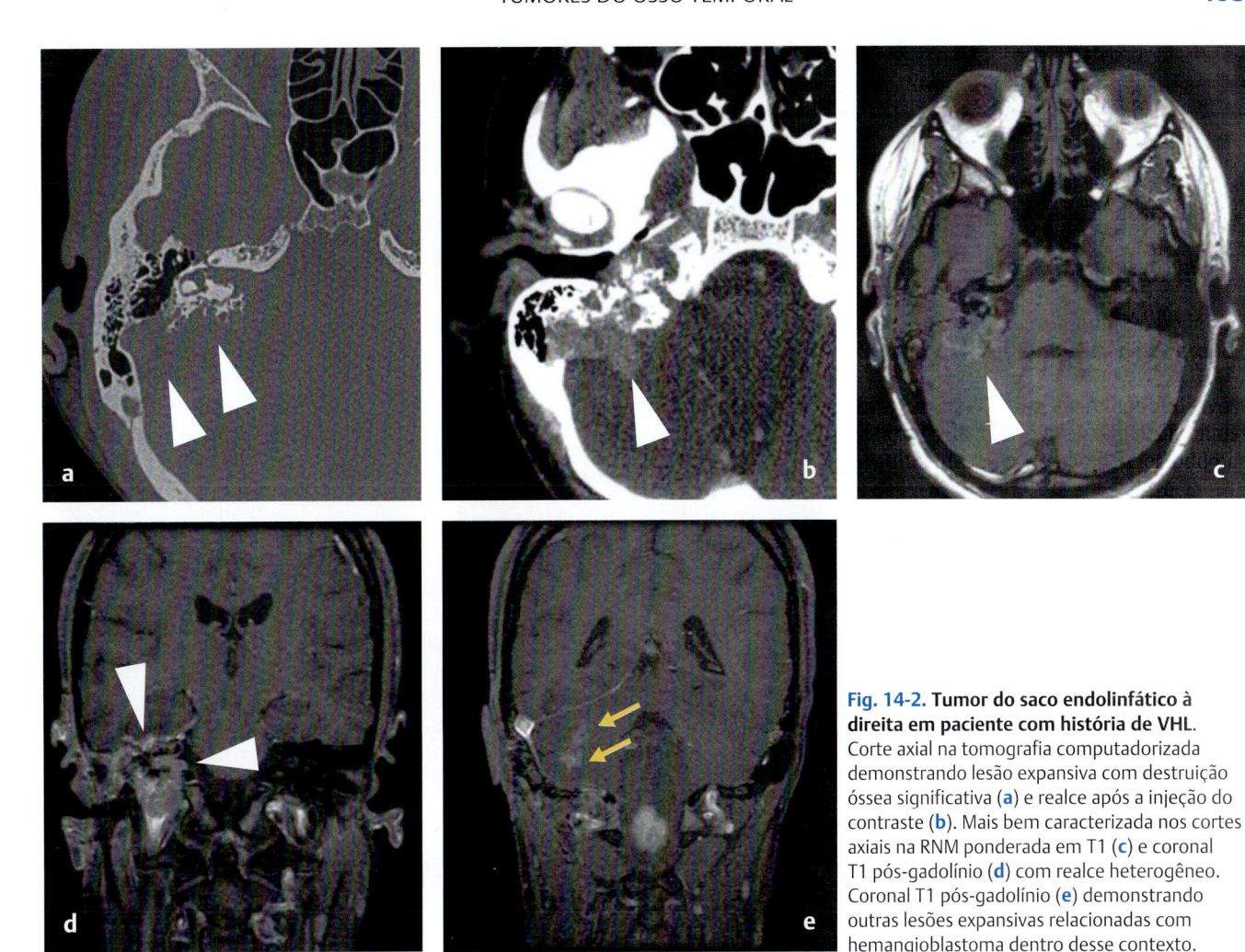

Fig. 14-2. Tumor do saco endolinfático à direita em paciente com história de VHL. Corte axial na tomografia computadorizada demonstrando lesão expansiva com destruição óssea significativa (**a**) e realce após a injeção do contraste (**b**). Mais bem caracterizada nos cortes axiais na RNM ponderada em T1 (**c**) e coronal T1 pós-gadolínio (**d**) com realce heterogêneo. Coronal T1 pós-gadolínio (**e**) demonstrando outras lesões expansivas relacionadas com hemangioblastoma dentro desse contexto.

1. Localização retrolabiríntica com destruição local localizada na parede posterior do osso petroso.
2. Sinais focais hiperintensos em ressonância magnética T1 com captação heterogênea pós-gadolínio.
3. Sinal heterogêneo na ressonância magnética em T2.

Tratamento

O tratamento do tumor do saco endolinfático é cirúrgico e depende de audição, tamanho e localização do tumor. Tumores esporádicos geralmente apresentam pior função auditiva e têm diagnóstico mais tardio. Os sintomas clínicos e a agressividade do tumor são mais graves nos casos esporádicos do que nos casos de von Hippel-Lindau e o tratamento deve ser mais extenso para evitar recidivas.

PARAGANGLIOMA

Os paragangliomas são tumores de células cromafins que se desenvolvem a partir dos gânglios simpáticos e parassimpáticos em todo o abdome e na região da cabeça e pescoço. O paraganglioma que surge da glândula suprarrenal é chamado de feocromocitoma. Em geral, os paragangliomas normalmente são curáveis. Entretanto, se o paciente apresentar metástases, o prognóstico é ruim. Até 30% dos paragangliomas têm origem genética.

Os paragangliomas jugulares são os tumores benignos primários mais comuns da região do forame jugular. São lesões agressivas que podem se infiltrar nas estruturas ósseas circundantes, vasos sanguíneos, fossa posterior, nervos cranianos e até mesmo na cavidade intracraniana. O manejo dos paragangliomas jugulares é desafiador porque os tumores são sempre hipervasculares e insinuados com a artéria carótida interna, nervos cranianos inferiores e seio petroso inferior. Com melhor compreensão da história natural dos paragangliomas jugulares, *wait and scan*, cirurgia e radioterapia têm sido aplicadas como modalidades primárias de tratamento. No entanto, a cirurgia também desempenha papel crucial para oferecer uma chance de sobrevida livre de doença para pacientes com paragangliomas jugulares.

Paragangliomas jugulares complexos (PJCs) têm sido definidos como preenchendo um ou mais dos seguintes critérios:

1. Tamanho muito grande.
2. Grande extensão intradural.
3. Extensão para o forame magno do seio cavernoso e *clivus*.
4. Envolvimento significativo da ACI.
5. ACI única no lado da lesão.
6. Acometimento da artéria vertebral.
7. Seio sigmoide dominante ou unilateral no lado da lesão.
8. Paragangliomas bilaterais ou múltiplos.
9. Recidiva após cirurgia prévia.

As paralisias dos nervos cranianos geralmente ocorrem com tumores maiores e doença mais avançada – podem resultar em disfagia, rouquidão, aspiração, paralisia da língua, queda do ombro e paralisia do nervo facial. As manifestações clínicas típicas dos paragangliomas jugulares são zumbido pulsátil (80%), perda auditiva (60%), massa hiperemiada retrotimpânica ou no CAE, mais bem visualizada com o uso do otoscópio pneumático.

Histologicamente, os paragangliomas são tumores do sistema autonômico, originados das células cromafins dos paragânglios parassimpáticos da base do crânio e pescoço. Atinente à parte histológica: são visualizados dois tipos de células exibindo padrão de arquitetura alveolar semelhante a um ninho. As células principais (tipo 1) são células epitelioides com núcleos hipercromáticos e dispostos em grupos sólidos chamados Zellballen. As células principais podem ser bastante uniformes ou podem exibir pleomorfismo nuclear: células multinucleadas bizarras e enormes. Os grupos de células principais são envoltos por uma camada achatada de células sustentaculares (tipo 2) visualizadas por coloração imuno-histoquímica para proteína S-100. Ambos os tipos de células se localizam dentro de uma rede densa de capilares. São imuno-histoquimicamente positivos para cromograninas, principalmente do tipo 2, e sinaptofisina.

O tumor apresenta dois componentes estruturais característicos, as células maiores, de aspecto epitelial com citoplasma eosinofílico granulado e pequenos núcleos ovais separados por tecido fibroso, arranjadas em lóbulos (também chamado de arranjo alveolar). Entre os lóbulos há rica trama de pequenos vasos. As células tumorais mantêm uma grande proximidade com os vasos capilares, às vezes dando a impressão de se projetarem para a luz capilar. Interessante observar que diferentemente dos paragangliomas jugulotimpânicos, os tumores intravagais possuem vascularização menos exuberante. A presença de polimorfismo e hipercromatismo é frequente, mas essas características não estão associadas à transformação maligna.

O quadro histológico é, na maior parte das vezes, de aspecto benigno, sendo raras as mitoses e atipias nucleares. Contudo, o tumor é localmente invasivo, embora de progressão lenta, sendo importante ressaltar que a evidência aceita de malignidade em paragangliomas é a presença de metástase e não a invasão local.

Os paragangliomas geralmente são solitários. A prevalência de lesões múltiplas é de 10%. Aproximadamente 10% dos paragangliomas são herdados como condição autossômica dominante com penetrância variável. Os tumores familiares geralmente se apresentam muito mais cedo do que os tumores não familiares. Paragangliomas multicêntricos foram relatados em até 78% dos pacientes com doença familiar. As síndromes de paraganglioma familiar são causadas por mutações germinativas nos genes que codificam para a enzima mitocondrial succinildesidrogenase e, geralmente, ocorrem como múltiplos paragangliomas. O rastreamento genético em famílias afetadas é recomendado para permitir a detecção precoce e o manejo da doença multifocal.

Os paragangliomas timpânicos se originam nos corpos glômicos do promontório coclear, ao longo do ramo timpânico do nervo glossofaríngeo (nervo de Jacobson). Ao exame, geralmente observa-se massa hipotimpânica ou mesotimpânica, sendo os sintomas mais frequentes zumbido pulsátil e perda auditiva unilateral. A TC e a RNM apresentam-se como uma massa na parede medial da orelha média, podendo se estender às mastoides ou ao meato acústico externo. A angiografia mostra achados característicos, observando uma massa hipervascular, com vascularização compartimental por artérias hipertrofiadas específicas. O diagnóstico diferencial deve ser feito com carcinoma indiferenciado, que apresenta menor destaque após a administração do contraste; com hemangioma e sarcoma de Kaposi, que são tumores vasculares. O tratamento é cirúrgico e vai depender da extensão da lesão. Tumores muito grandes podem ser removidos parcialmente e utilizada radioterapia para controle da lesão, mas a radioterapia não está indicada como tratamento primário (Figs. 14-3 a 14-6).

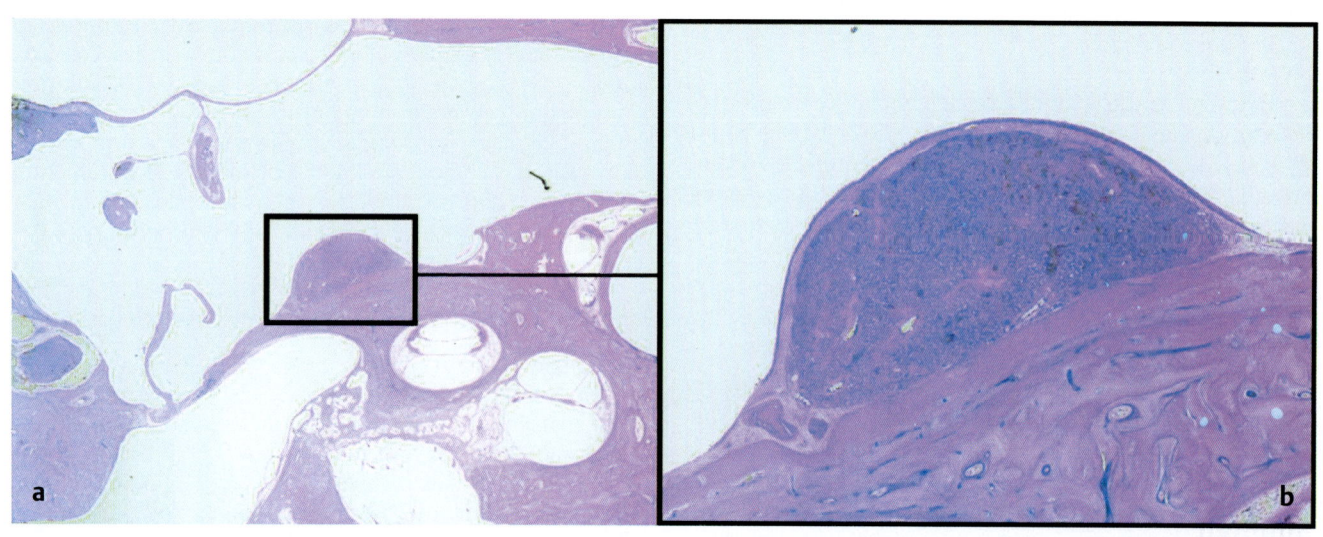

Fig. 14-3. Histologia de osso temporal esquerdo com lesão em promontório coclear (**a**) apresentando componentes estruturais característicos, as células maiores, de aspecto epitelial com citoplasma eosinofílico granulado e pequenos núcleos ovais separados por tecido fibroso arranjadas em lóbulos (arranjo alveolar). Entre os lóbulos há uma rica trama de pequenos vasos (**b**).

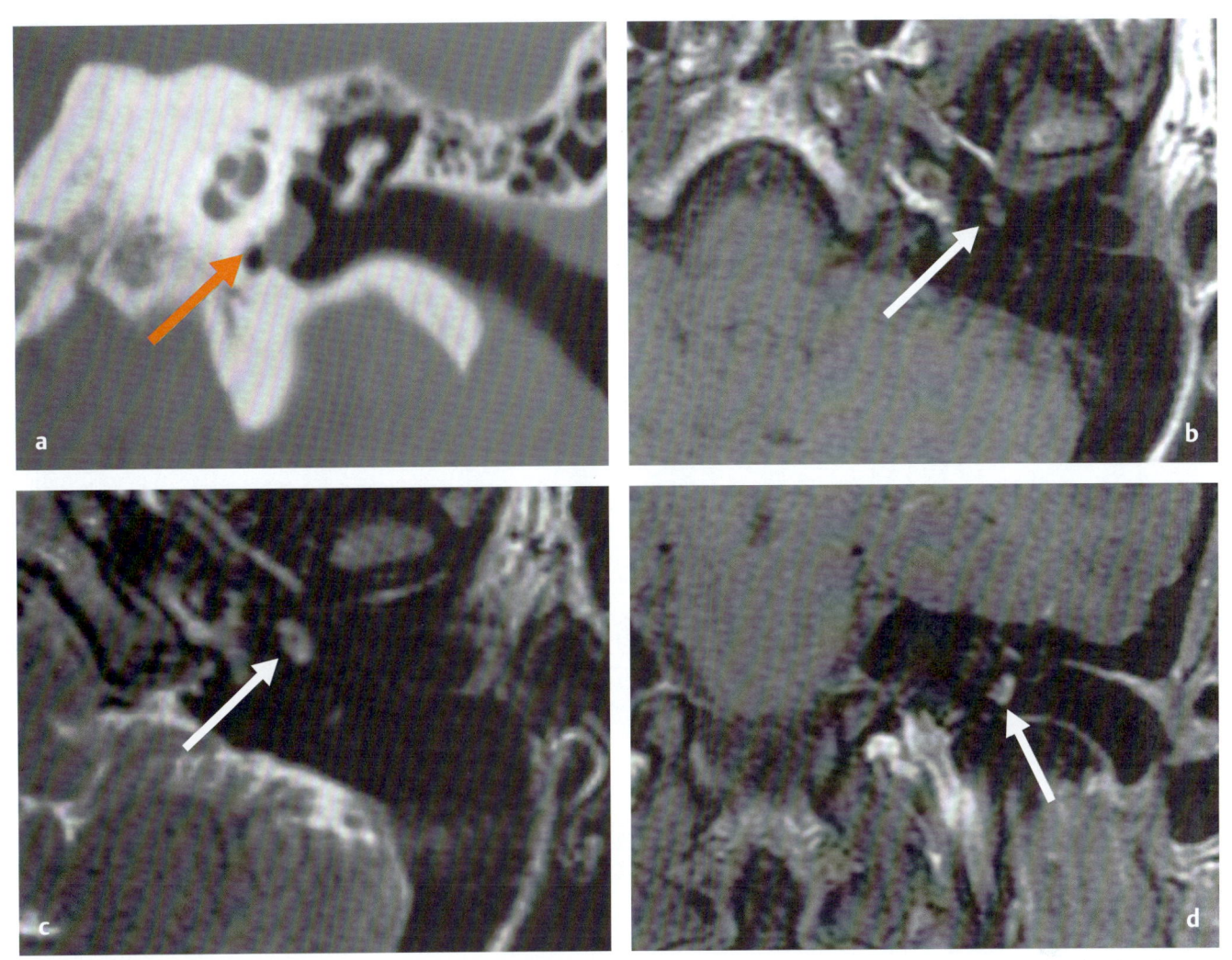

Fig. 14-4. Paraganglioma timpânico. TC coronal (**a**): lesão hipoatenuante no meso e hipotímpano adjacente ao promontório coclear (seta). RNM axial T1 (**b**): lesão focal com sinal intermediário em T1 (seta). RNM axial T2 (**c**): Lesão focal com sinal hiperintenso em T2 (seta). RNM coronal T1 com *fat sat* pós-Gd (**d**): lesão hipervascularizada com impregnação pelo gadolínio.

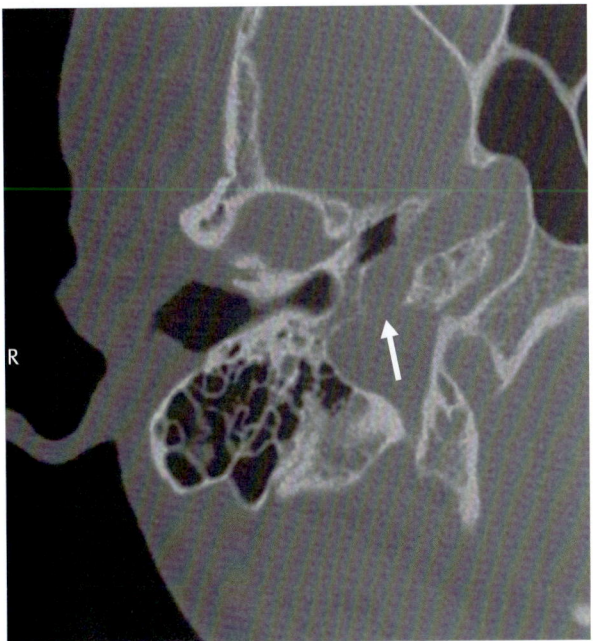

Fig. 14-5. Glômus timpânico à direita. Corte axial na tomografia computadorizada demonstrando lesão expansiva sem destruição óssea significativa (seta).

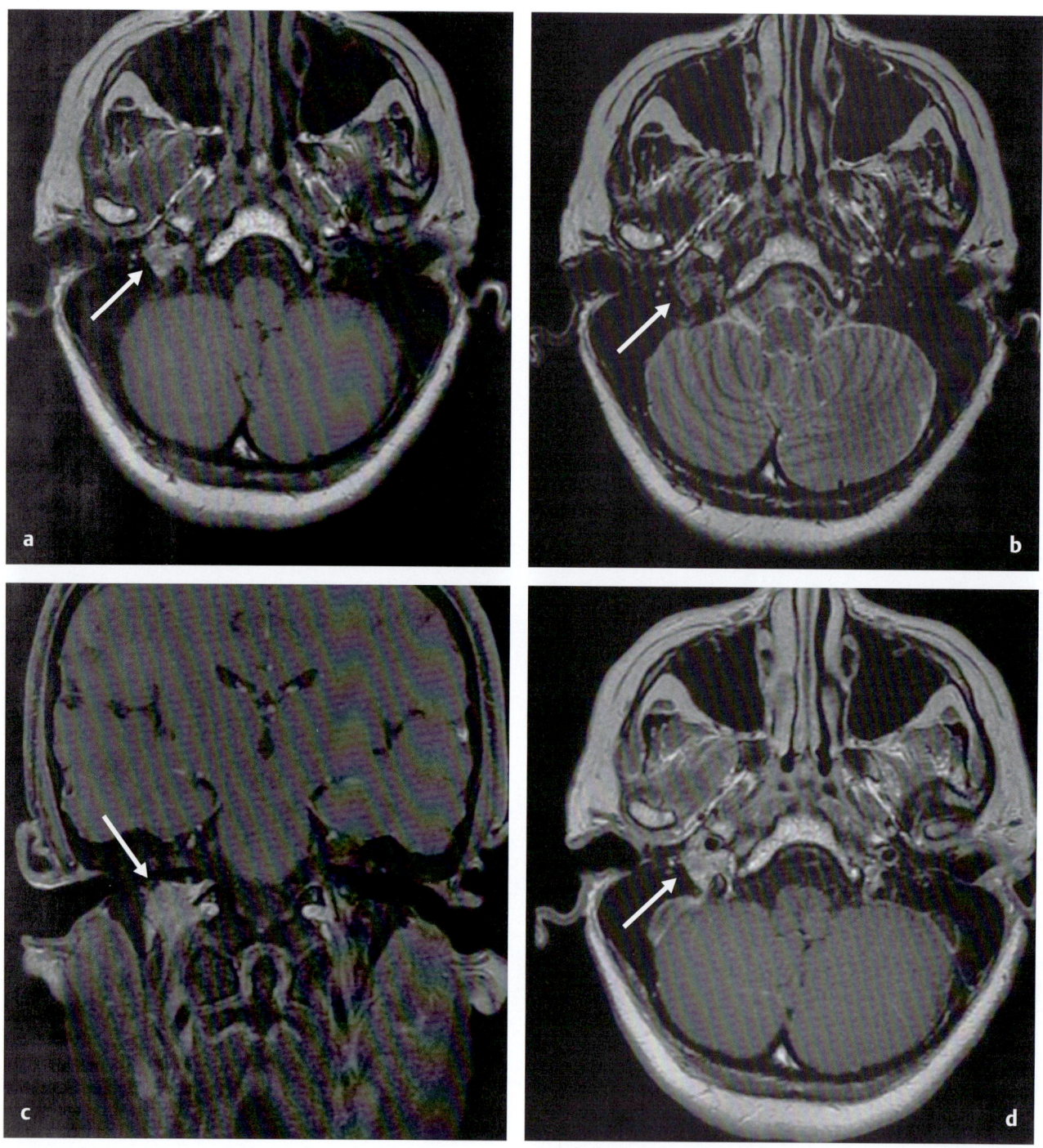

Fig. 14-6. *Glomus* timpânico à direita. Mais bem caracterizado nos cortes axiais na RNM ponderada em T1 (**a**), T2 (**b**), T1 pós-gadolínio coronal (**c**) e axial (**d**) com sinal heterogêneo em T1 e T2 (aspecto "sal e pimenta" – representando áreas de produtos hemáticos e *flow-voids*), com realce intenso e heterogêneo pelo gadolínio, centrada no forame jugular direito e com pequena extensão para ao espaço carotídeo do pescoço supra-hioide e cavidade timpânica no hipotímpano e mesotímpano.

TUMORES DO OSSO TEMPORAL

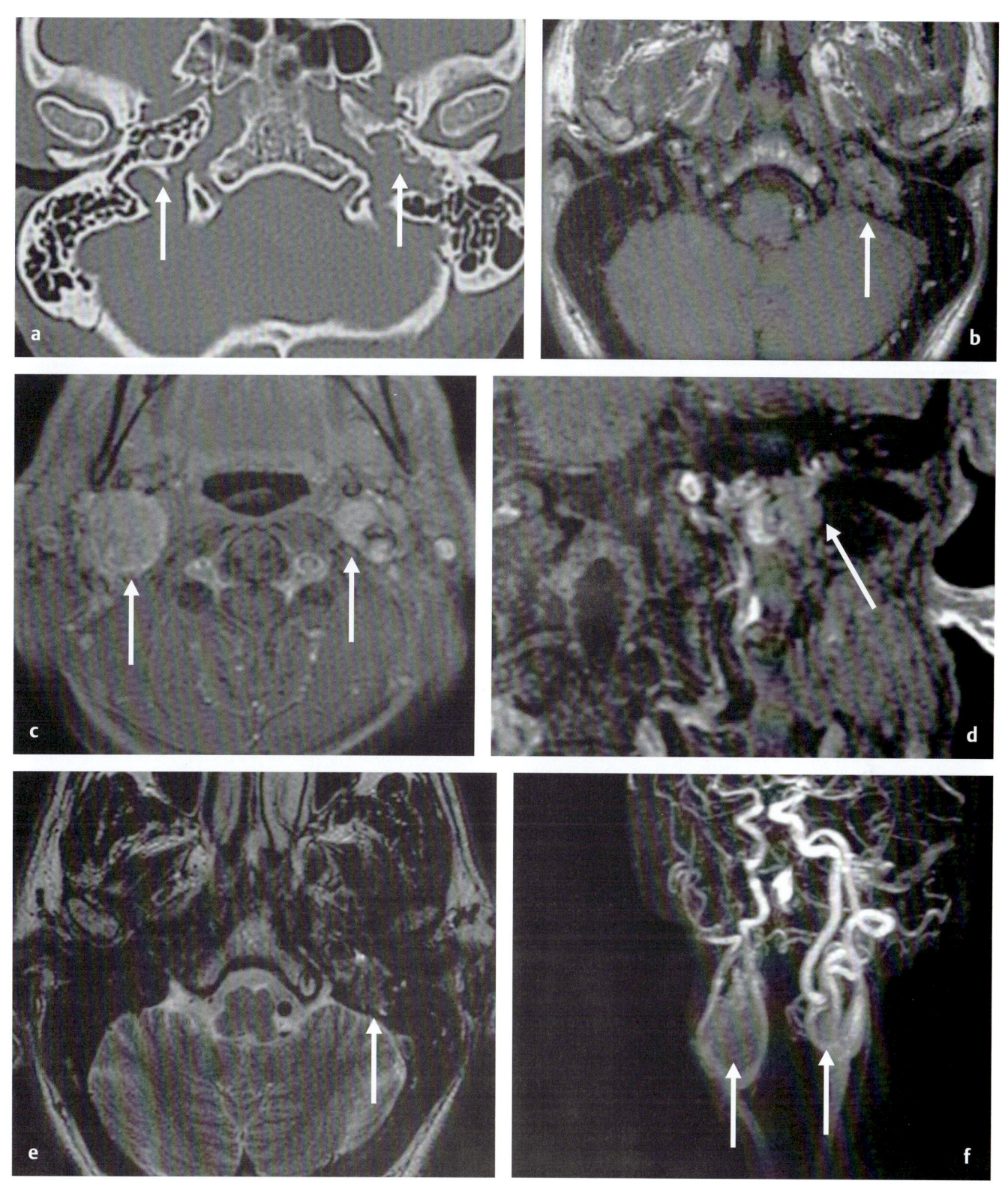

Fig. 14-7. Paraganglioma jugulotimpânico à esquerda e carotídeos bilaterais (a-f). TC com lesão com aspecto permeativo no forame jugular esquerdo, forame jugular normal à direita (setas). RNM axial T1 pós-Gd, lesão com aspecto de sal e pimenta no forame jugular esquerdo. RNM axial T1 com *fat* pós-Gd. Paragangliomas carotídeos bilaterais afastando as artérias carótida internas das externas. RNM extensão do paraganglioma para a cavidade timpânica (seta). RNM axial T2, lesão com sinal intermediário em T2. Angio-RNM mostra paragangliomas carotídeos afastando as artérias carótidas internas e externas na mesma proporção (sinal da arpa).

DIAGNÓSTICOS DIFERENCIAIS

Ao avaliar as lesões que envolvem o osso temporal, é possível suspeitar de schwannoma do osso temporal (nas topografias do nervo facial dentro do osso temporal), mas também é possível levar em consideração outras condições que afetam a região do osso temporal e se manifestam de forma similar. Alguns diagnósticos diferenciais são: meningiomas e outros tumores ósseos, como osteomas e condrossarcomas. Exames de imagem, como a TC e a RNM, permitem a identificação do tamanho e a localização da lesão, bem como sua relação com as estruturas adjacentes, contribuindo assim com a avaliação diagnóstica (Fig. 14-7).

BIBLIOGRAFIA

Acharya PP, Sarma D, McKinnon B. Trends of temporal bone cancer: SEER database. Am J Otolaryngol. 2020;41(1):102297.

Allanson BM, Low TH, Clark JR, Gupta R. Squamous cell carcinoma of the external auditory canal and temporal bone: an update. Head Neck Pathol. 2018;12(3):407-18.

Bambakidis NC, Megerian CA, Ratcheson RA. Differential grading of endolymphatic sac tumor extension by virtue of von Hippel-Lindau disease status. Otol Neurotol. 2004;25(5):773-81.

Bausch B, Wellner U, Peyre M, Boedeker CC, Hes FJ, Anglani M, et al. Characterization of endolymphatic sac tumors and von Hippel-Lindau disease in the International Endolymphatic Sac Tumor Registry. Head Neck. 04 2016;38 Suppl 1:E673-9.

Björklund P, Backman S. Epigenetics of pheochromocytoma and paraganglioma. Mol Cell Endocrinol. Jul 05 2018;469:92-7.

Breen JT, Roberts DB, Gidley PW. Basal cell carcinoma of the temporal bone and external auditory canal. Laryngoscope. 2018;128(6):1425-30.

Broders AC. Squamous-cell epithelioma of the skin. Ann Surg. 1921;73:141-60.

Butman JA, Kim HJ, Baggenstos M, Ammerman JM, Dambrosia J, Patsalides A, et al. Mechanisms of morbid hearing loss associated with tumors of the endolymphatic sac in von Hippel-Lindau disease. JAMA. 2007 Jul;298(1):41-8.

Cameron MC, Lee E, Hibler BP, Barker CA, Mori S, Cordova M, et al. Basal cell carcinoma: Epidemiology; pathophysiology; clinical and histological subtypes; and disease associations. J Am Acad Dermatol. 2019;80(2):303-17.

Cerqueira A, Seco T, Costa A, Tavares M, Cotter J. Pheochromocytoma and paraganglioma: a review of diagnosis, management and treatment of rare causes of hypertension. Cureus. 2020 May;12(5):e7969.

Chen G, Wu Q, Dai C. Management of complex jugular paragangliomas: surgical resection and outcomes. J Int Adv Otol. Nov 2022;18(6):488-94.

Dharnipragada R, Butterfield JT, Dhawan S, Adams ME, Venteicher AS. Modern management of complex tympanojugular paragangliomas: systematic review and meta-analysis. World Neurosurg. 2022 Nov 16.

Diaz RC, Amjad EH, Sargent EW, Larouere MJ, Shaia WT. Tumors and pseudotumors of the endolymphatic sac. Skull Base. Nov 2007;17(6):379-93.

Dornbos D, Kim HJ, Butman JA, Lonser RR. Review of the neurological implications of von hippel-lindau disease. JAMA Neurol. 05 2018;75(5):620-7.

Düzlü M, Tutar H, Karamert R, Karaloğlu F, Şahin MM, Göcek M, et al. Temporal bone paragangliomas: 15 years experience. Braz J Otorhinolaryngol. 2018;84:58-65.

Friedman RA, Hoa M, Brackmann DE. Surgical management of endolymphatic sac tumors. J Neurol Surg B Skull Base. Feb 2013;74(1):12-9.

Gulya AJ. The glomus tumors and its biology. Laryngoscope. 1993;60:7.

Gupta R, Sandison A, Wenig BM, Thompson LDR. Data set for the reporting of ear and temporal bone tumors: explanations and recommendations of the guidelines from the international collaboration on cancer reporting. Arch Pathol Lab Med. 05 2019;143(5):593-602.

Hosokawa S, Mizuta K, Takahashi G, Okamura J, Takizawa Y, Hosokawa K, et al. Carcinoma of the external auditory canal: histological and treatment groups. B-ENT. 2014;10(4):259-64.

Hosokawa S, Mizuta K, Takahashi G, Okamura J, Takizawa Y, Hosokawa K, et al. Surgical approach for treatment of carcinoma of the anterior wall of the external auditory canal. Otol Neurotol. Apr 2012;33(3):450-4.

Hsueh NW, Shu MT. Basal cell carcinoma of the external auditory canal. Ear Nose Throat J. 2014 Oct-Nov 2014;93(10-11):449.

Husseini ST, Piccirillo E, Taibah A, Paties CT, Almutair T, Sanna M. The Gruppo Otologico experience of endolymphatic sac tumor. Auris Nasus Larynx. Feb 2013;40(1):25-31.

Jegannathan D, Kathirvelu G, Mahalingam A. Três casos esporádicos de tumor do saco endolinfático. Neurol Índia 2016;64:1336-9.

Kaelin WG. Molecular basis of the VHL hereditary cancer syndrome. Nat Rev Cancer. Sep 2002;2(9):673-82.

Kempermann G, Neumann HP H, Volk B. Endolymphatic sac tumours. Histopathology. 1998;33(1):2-10.

Kim HJ, Hagan M, Butman JA, Baggenstos M, Brewer C, Zalewski C, et al. Surgical resection of endolymphatic sac tumors in von Hippel-Lindau disease: findings, results, and indications. Laryngoscope. 2013;123(2):477-83.

Kim HM, Wangemann P. Failure of fluid absorption in the endolymphatic sac initiates cochlear enlargement that leads to deafness in mice lacking pendrin expression. PLoS One. 2010;5(11):e14041.

Lang PG, Maize JC. Basal cell carcinoma. Cancer of the skin. Philadelphia, USA: W. B. Saunders Company, 1991. p. 35-73.

Lawson W. The neuroendocrine nature of the glomus cells: an experimental, ultrastructural, and histochemical tissue culture study. Laryngoscope. 1980;90(1):120-44.

Madsen AR, Gundgaard MG, Hoff CM, Maare C, Holmboe P, Knap M, et al. Cancer of the external auditory canal and middle ear in Denmark from 1992 to 2001. Head Neck. 2008 Oct;30(10):1332-8.

MacDonald III RR, Ridenour BD. ed. Comprehensive management of head and neck tumors. 2nd ed. Philadelphia, USA: W.B. Saunders Company; 1999. p. 1277-92.

Maher ER, Iselius L, Yates JR, Littler M, Benjamin C, Harris R, et al. Von Hippel-Lindau disease: a genetic study. J Med Genet. Jul 1991;28(7):443-7.

Majewska A, Budny B, Ziemnicka K, Ruchała M, Wierzbicka M. Head and neck paragangliomas-a genetic overview. Int J Mol Sci. Oct 16 2020;21(20).

Møller MN, Kirkeby S, Vikeså J, Nielsen FC, Cayé-Thomasen P. Gene expression demonstrates an immunological capacity of the human endolymphatic sac. Laryngoscope. Aug 2015;125(8):E269-75.

Møller MN, Kirkeby S, Vikeså J, Nielsen FC, Cayé-Thomasen P. The human endolymphatic sac expresses natriuretic peptides. Laryngoscope. 06 2017;127(6):E201-E208.

Moon RDC, Singleton WGB, Daniels AR, Kurian KM, Baldwin DL, Fellows G, et al. Giant juvenile ectopic schwannoma of the temporal bone: case report. World Neurosurg. 2020. doi:10.1016/j.wneu.2020.06.22910.1016/j.wneu.2020.06.229.

Mukherji SK, Castillo M. Adenocarcinoma of the endolymphatic sac: imaging features and preoperative embolization. Neuroradiology. Feb 1996;38(2):179-80.

Kumar M, Ramakrishnaiah R, Muhhamad Y, Van Hemert R, Angtuaco E. Endolymphatic sac tumor: a temporal rarity revisited. Indian J Otol. 2015;21(1):5.

Nielsen SM, Rhodes L, Blanco I, Chung WK, Eng C, Maher ER, et al. Von Hippel-Lindau disease: genetics and role of genetic counseling in a multiple neoplasia syndrome. J Clin Oncol. 2016;34(18):2172-81.

Offergeld C, Brase C, Yaremchuk S, Mader I, Rischke HC, Gläsker S, et al. Head and neck paragangliomas: clinical and molecular genetic classification. Clinics (São Paulo). 2012;67 Suppl 1(Suppl 1):19-28.

Ozlüoglu L, Jenkins HA. Intralabyrinthine schwannoma. Arch Otolaryngol Head Neck Surg. 1994 Dec;120(12):1404-6.

Patel NP, Wiggins RH, Shelton C. The radiologic diagnosis of endolymphatic sac tumors. Laryngoscope. Jan 2006;116(1):40-6.

Pollak N, Soni RS. Endoscopic excision of a tympanic paraganglioma: training the next generation of ear surgeons. World J Otorhinolaryngol Head Neck Surg. Sep 2017;3(3):160-2.

Prasad SC, D'Orazio F, Medina M, Bacciu A, Sanna M. State of the art in temporal bone malignancies. Curr Opin Otolaryngol Head Neck Surg. Apr 2014;22(2):154-65. .

Randle HW, Roenigk RK, Brodland DG. Giant basal cell carcinoma (t3). Cancer. 1993;72:1624-30.

Ruhoy SM, Flynn KJ, Deguzman MJ. Surgical pathology of the head and neck. 2nd ed. 2001. p. 1793-875.

Saijo K, Ueki Y, Tanaka R, Yokoyama Y, Omata J, Takahashi T, et al. Treatment outcome of external auditory canal carcinoma: the utility of lateral temporal bone resection. Front Surg. 2021;8:708245.

Seligman KL, Sun DQ, Ten Eyck PP, Schularick NM, Hansen MR. Temporal bone carcinoma: Treatment patterns and survival. Laryngoscope. Jan 2020;130(1):E11-E20.

Shu MT, Lin HC, Yan CC, Chang KM. Squamous cell carcinoma in situ of the external auditory canal. J Laryngol Otol. 2006;120(8):684-6.

Sotto MN. Carcinoma basocelular da pele. In: Bacchi CE, Almeida PCC, Franco E (Eds). Manual de padronização de laudos histopatológicos - Sociedade Brasileira de Patologia. 2. ed. Rio de Janeiro: Reihmann Affonso Editores; 1999. p. 1-4.

Suárez C, Rodrigo JP, Bödeker CC, Llorente JL, Silver CE, Jansen JC, et al. Jugular and vagal paragangliomas: systematic study of management with surgery and radiotherapy. Head & Neck. 2012:35(8):1195-204.

Sykopetrites V, Piras G, Giannuzzi A, Caruso A, Taibah A, Sanna M. The endolymphatic sac tumor: challenges in the eradication of a localized disease. Eur Arch Otorhinolaryngol. 2020.

Tay KY, Yu E, Kassel E. Spinal metastasis from endolymphatic sac tumor. AJNR Am J Neuroradiol. 2007 Apr;28(4):613-4.

Testa JR, Fukuda Y, Kowalski LP. Prognostic factors in carcinoma of the external auditory canal. Arch Otolaryngol Head Neck Surg. 1997 Jul;123(7):720-4.

Tomasello F, Conti A. Judicious management of jugular foramen tumors. World Neurosurg. May 2015;83(5):756-7.

van der Meer WL, Waterval JJ, Kunst HPM, Mitea C, Pegge SAH, Postma AA. Diagnosing necrotizing external otitis on CT and MRI: assessment of pattern of extension. Eur Arch Otorhinolaryngol. 2022 Mar;279(3):1323-8.

van der Mey AG, Frijns JH, Cornelisse CJ, Brons EN, van Dulken H, Terpstra HL, et al. Does intervention improve the natural course of glomus tumors? A series of 108 patients seen in a 32-year period. Ann Otol Rhinol Laryngol. 1992 Aug;101(8):635-42.

Vandeweyer E, Thill MP, Deraemaecker R. Basal cell carcinoma of the external auditory canal. Acta Chir Belg. 2002 Apr;102(2):137-40. doi:10.1080/00015458.2002.11679280.

Wick CC, Manzoor NF, Semaan MT, Megerian CA. Endolymphatic sac tumors. Otolaryngol Clin North Am. 2015 Apr;48(2):317-30.

Zhang F, Sha Y. Computed tomography and magnetic resonance imaging findings for primary middle-ear carcinoma. J Laryngol Otol. 2013 June;127(6):578-83.

SCHWANNOMA VESTIBULAR

Vagner Antonio Rodrigues da Silva ▪ Arthur Menino Castilho ▪ Joel Lavinsky
Giovanna Santos Piedade ▪ Larissa de Aguiar Martins

INTRODUÇÃO

Os schwannomas vestibulares (SVs) são os tumores extra-axiais da fossa posterior mais comuns em adultos, compreendendo mais de 80% dos tumores no ângulo pontocerebelar. Protocolos de triagem aprimorados para perda auditiva assimétrica, melhor acesso a imagens e melhor resolução do exame de ressonância nuclear magnética (RNM) levaram a aumento do número de diagnósticos de SV e à diminuição do tamanho médio do tumor no momento do diagnóstico. A incidência geral de SV é de 1,09 por 100.000/ano e aumenta com a idade para um pico de 2,93 por 100.000/ano na faixa etária de 65 a 74 anos, sem diferença de sexo. As principais características estão resumidas no Quadro 15-1.

Quadro 15-1. Características do Schwannoma Vestibular (SV)

Os SVs são os terceiros tumores intracranianos não malignos mais comuns, atrás apenas dos meningiomas e adenomas hipofisários
Geralmente são unilaterais
Os SVs bilaterais são uma característica da neurofibromatose tipo 2 (NF2)
A maioria dos pacientes apresenta perda auditiva neurossensorial unilateral (94%) e zumbido (83%)
Em cerca de 80% dos casos, eles são encontrados na porção vestibular, e em cerca de 20% dos casos na porção coclear. A frequência dos sintomas vestibulares é muito variável, mas provavelmente são subnotificados
Grandes tumores podem causar parestesias no rosto por compressão do trigêmeo, paralisia facial, compressão do tronco encefálico e hidrocefalia

NEUROFIBROMATOSE DO TIPO 2

Os schwannomas vestibulares geralmente são tumores solitários. No entanto, cerca de 4% a 6% estão associados à NF2, uma condição monogênica autossômica dominante causada por variantes patogênicas no gene NF2 no cromossomo 22q. A NF2 tem uma incidência de nascimento de cerca de 1 em 25.000 a 33.000 com uma prevalência diagnóstica de cerca de 1 em 60 a 70. A NF2 pode ser diagnosticada quando os critérios do Quadro 15-2 são preenchidos ou quando uma mutação patogênica no gene NF2 é encontrada no DNA constitucional ou em dois tumores anatomicamente distintos. Embora a NF2 geralmente se apresente com SV bilateral, ela pode se apresentar com SV unilateral com outras características da NF2 em até 15% dos pacientes.

Quadro 15-2. Definição de Neurofibromatose Tipo 2

A	Schwannomas vestibulares bilaterais		
B	História familiar de NF2	E	SV unilateral ou: meningioma, glioma, neurofibroma, schwannoma, opacidades lenticulares subcapsulares posteriores
C	SV Unilateral	E	Qualquer 2 de: meningioma, glioma, neurofibroma, schwannoma, opacidades lenticulares subcapsulares posteriores
D	Meningioma múltiplo (2 ou mais)	E	SV unilateral ou qualquer 2 de: meningioma, glioma, neurofibroma, schwannoma, opacidades lenticulares subcapsulares posteriores

Tamanho do tumor

Existem vários sistemas de classificação para o tamanho do tumor que apoiam a tomada de decisão. Destes, o sistema de classificação Koos é o mais comumente usado (Quadro 15-3).

Quadro 15-3. Sistema de Classificação Koos

Grau Koos	Descrição do tumor
I	Tumor intracanalicular pequeno
II	Tumor pequeno com protrusão no ângulo pontocerebelar, sem contato com o tronco encefálico
III	Tumor ocupando a cisterna pontocerebelar sem deslocamento do tronco encefálico
IV	Tumor grande com tronco encefálico e deslocamento do nervo craniano

Embora a incidência de SV não tenha aumentado significativamente na última década, o que certamente aumentou foi a taxa de SV pequeno no momento do diagnóstico. Isso é atribuído, principalmente, a melhorias recentes nas técnicas de imagem, particularmente a ressonância magnética com contraste, que hoje é capaz de detectar tumores tão pequenos quanto 2 a 3 mm, o que levou a mudança de tendência na gestão da SV para uma abordagem cada vez mais conservadora. Uma análise retrospectiva recente do banco de dados *US Surveillance, Epidemiology, and End Results* (SEER) revelou que a taxa de SV gerenciada por meio de observação vigilante aumentou ao longo do tempo, especialmente em pacientes mais velhos e com tumores menores, e previu que, até o ano de 2026, metade do SV recém-diagnosticado será inicialmente abordado apenas com observação.

RADIOLOGIA

A RNM com gadolínio é o exame de imagem de escolha na suspeita de SV. Exames ponderados em T1 com gadolínio são considerados o padrão ouro para a avaliação inicial e avaliação pós-operatória de recidiva ou tumores residuais. A tomografia computadorizada tem papel complementar na avaliação da SV. Fornece informações pré-operatórias úteis sobre a anatomia cirúrgica da base do crânio, especialmente o osso petroso. A lesão geralmente é nodular sólida com componente intracanalicular no conduto auditivo interno (CAI), que, muitas vezes, resulta em seu alargamento. Lesões maiores podem se projetar para a cisterna pontocerebelar, enquanto lesões menores geralmente estão localizadas apenas dentro do CAI ou do labirinto.

O protocolo de RNM deve incluir sequências ponderadas em T1 e T2 padrão, imagens ponderadas por difusão – *diffusion weighted imaging* (DWI) e sequências de recuperação de inversão atenuada por fluido. O DWI é útil para diferenciar o SV dos cistos aracnoides ou epidermoides. Pelo menos uma sequência ponderada em T2 é obrigatória para descartar uma potencial patologia do tronco encefálico que imita sintomas de SV, como esclerose múltipla ou glioma. A sequência submilimétrica axial fortemente ponderada em T2 é a sequência mais importante para avaliar o nervo vestibulococlear e seus ramos, além de descrever o nervo como uma estrutura hipointensa linear cercada por liquor hiperintenso dentro de cisternas adjacentes (FIESTA ou CISS – *constructive interference in steady state*). Há um consenso de que os protocolos de RNM devem incluir sequências axiais ponderadas em T1 antes e após a administração de gadolínio (Figs. 15-1 a 15-11). O Quadro 15-4 resume as principais características do exame de imagem no SV.

Quadro 15-4. Características Radiológicas do SV

- O tumor geralmente é isointenso na imagem ponderada em T1, com forte realce após a administração de gadolínio–
- Na imagem ponderada em T2, a lesão é heterogeneamente hiperintensa–
- Lesões maiores podem apresentar alterações degenerativas císticas dispersas e áreas hemorrágicas–
- Calcificações normalmente estão ausentes–

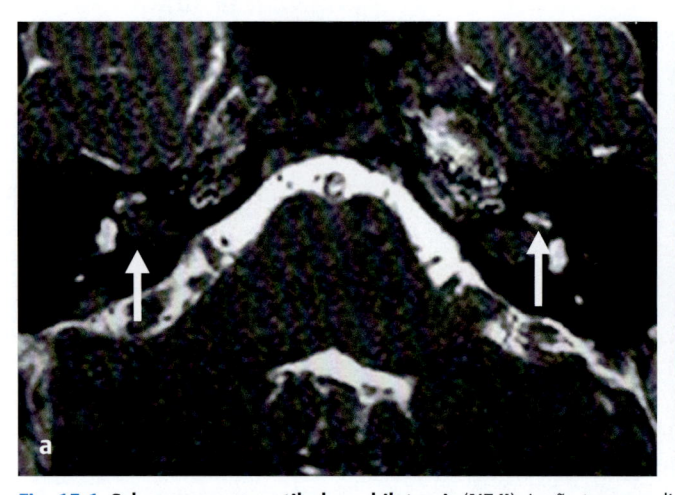

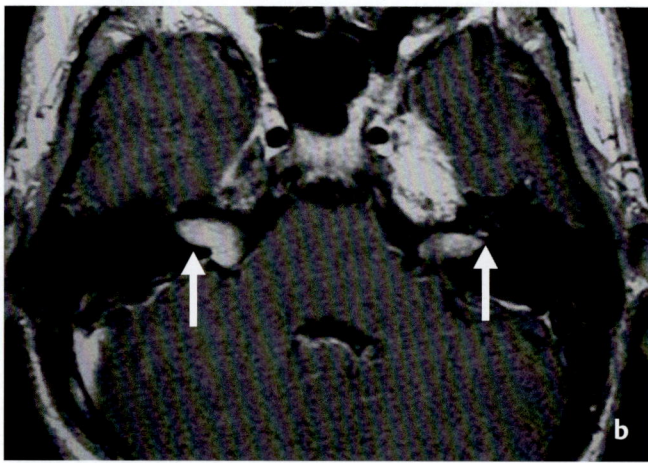

Fig. 15-1. Schwannomas vestibulares bilaterais (NF II). Lesão transmodiolar (**a**, **b**) à esquerda, com extensão à espiral média da cóclea (setas).

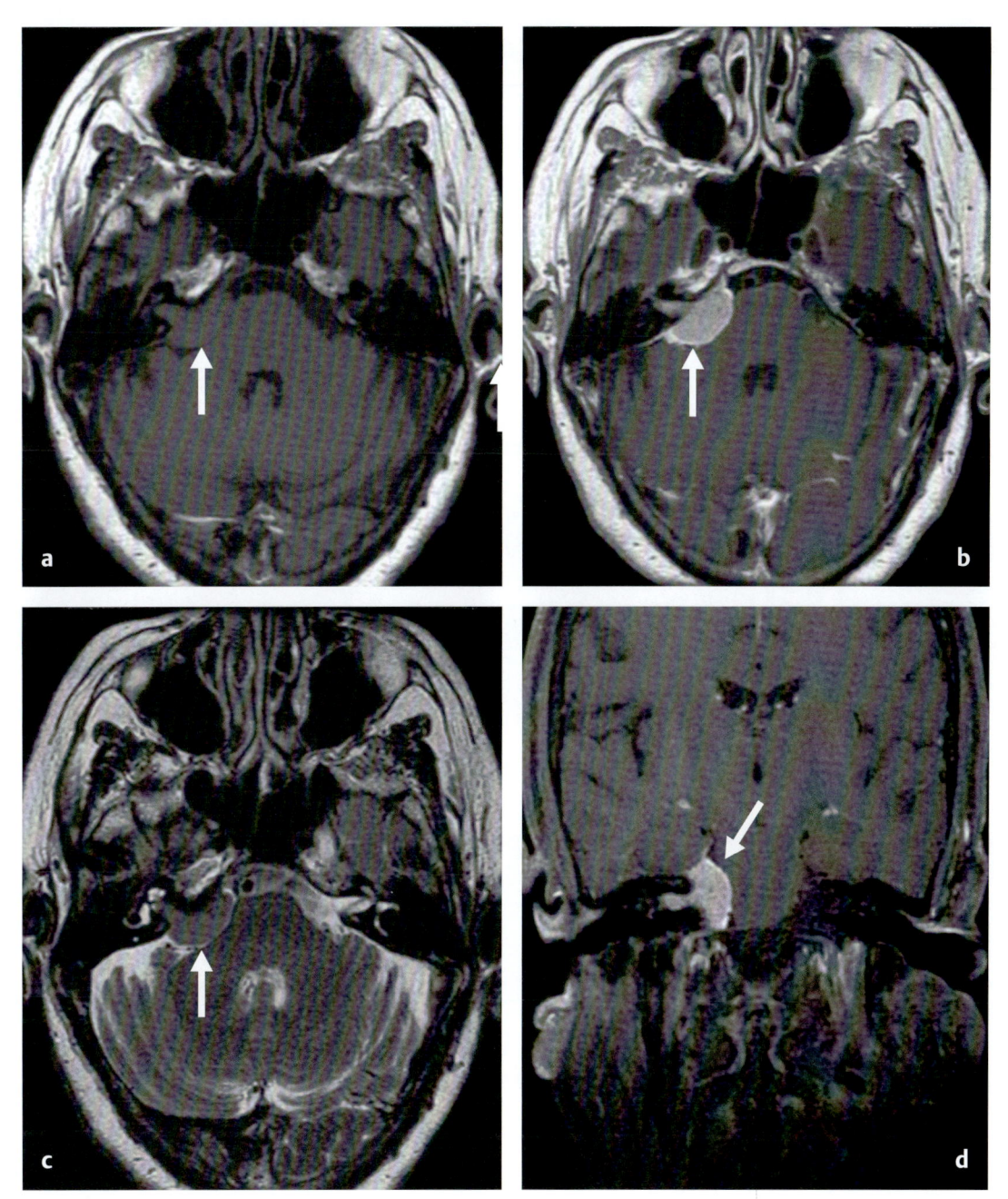

Fig. 15-2. Meningioma na cisterna do ângulo pontocerebelar com extensão ao CAI (a-d). RNM axial T1 pré e pós-Gd (setas), axial T2 (seta mostra rima liquórica da lesão extra-axial), coronal T1 c/fat sat pós-Gd, extensão intracanalicular sem expandir o CAI (seta). Diagnóstico diferencial ao schwannoma.

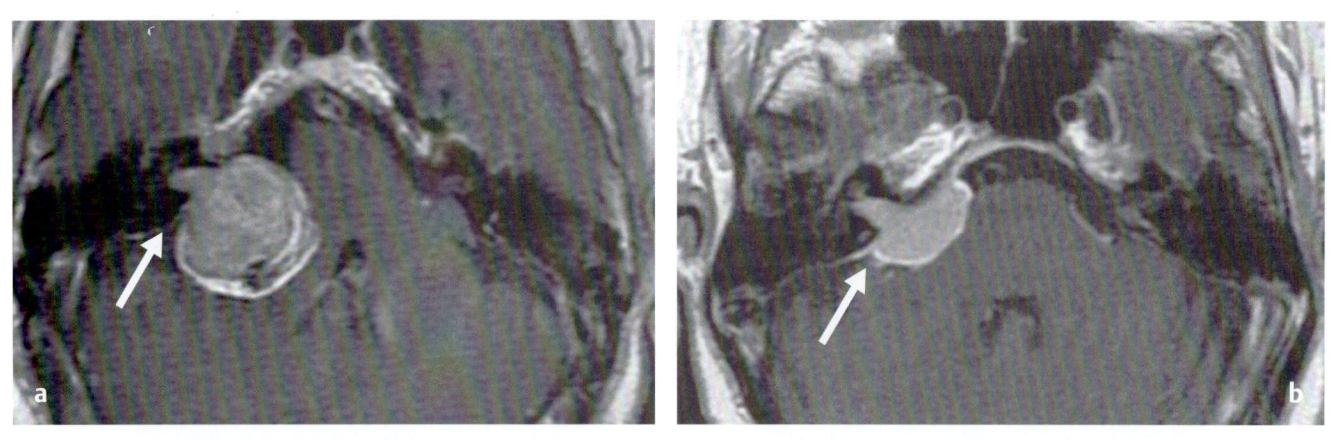

Fig. 15-3. Schwannoma e meningioma (a, b – respectivamente). RNM axial T1 pós-Gd: schwannoma globoso, ângulo agudo em relação ao osso temporal, geralmente sem cauda dural; meningioma com ângulo agudo em relação ao osso temporal, cauda dural.

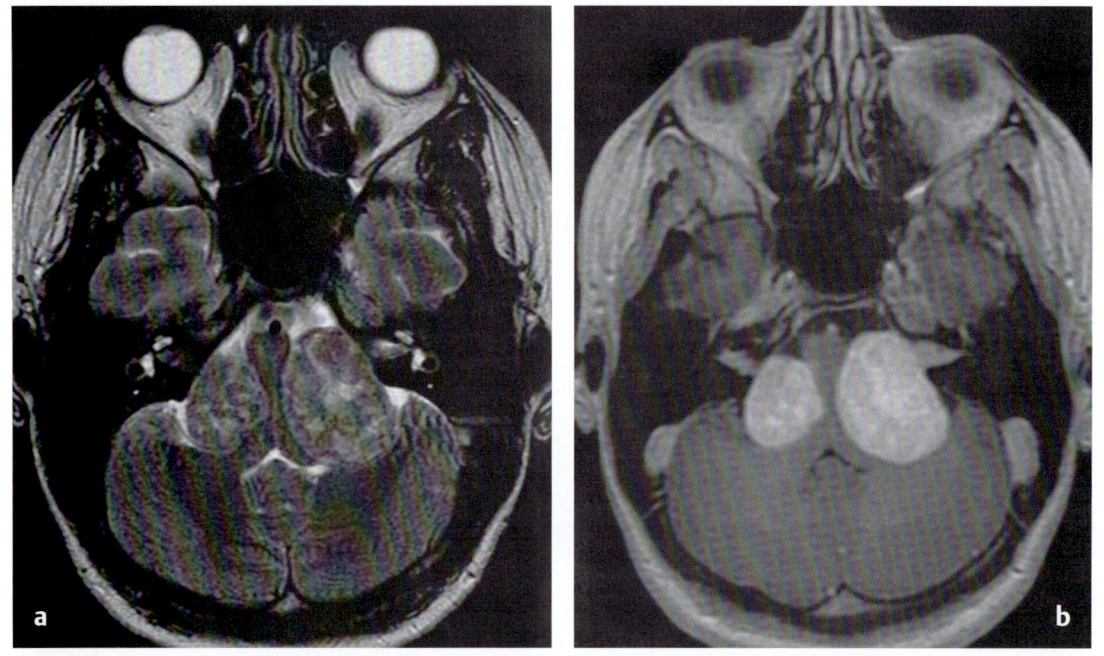

Fig. 15-4. Schwannoma bilateral, achado patognomônico de neurofibromatose II nos ângulos pontocerebelares. RNM axial T2 (a) e T1 axial pós-Gd (b) demonstrando lesões expansivas sólidas localizadas nas cisternas dos ângulos pontocerebelares com extensão aos condutos auditivos internos determinando importante compressão da ponte e pedúnculos cerebelares médios.

SCHWANNOMA VESTIBULAR

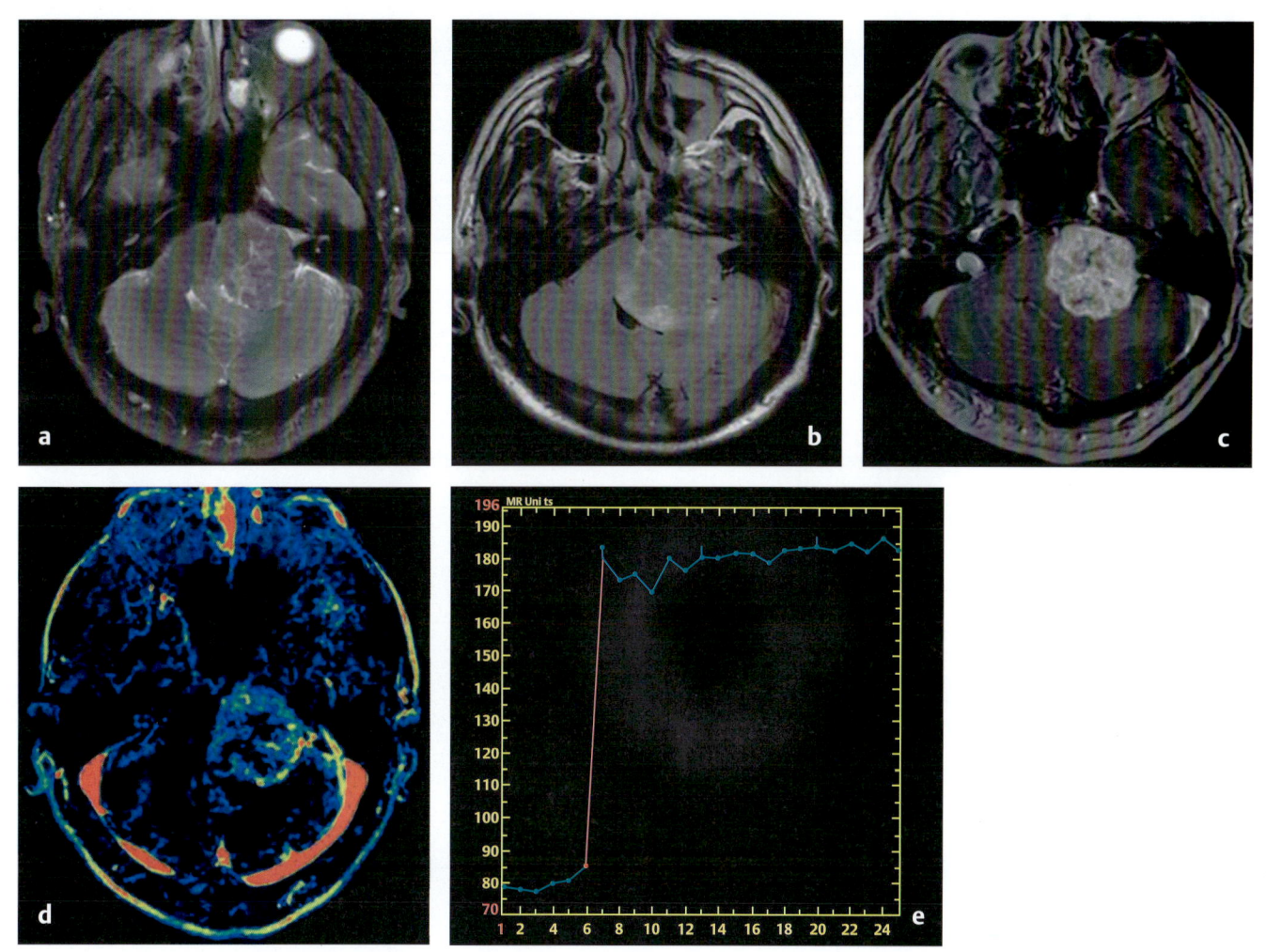

Fig. 15-5. Schwannoma na região da cisterna do ângulo pontocerebelar esquerdo na região do poro acústico interno (a-e). RNM axial T2, axial FLAIR e T1 axial pós-Gd com lesão expansiva sólido-cística extra-axial com sinal heterogêneo nas imagens ponderadas em T2, realce heterogêneo pelo contraste e áreas de degeneração cística de permeio, determinando importante compressão sobre o tronco encefálico, deslocando a ponte lateralmente à direita, com sinais de edema. O estudo de perfusão com a curva que evidencia sinais de aumento da permeabilidade capilar e áreas com aumento do volume sanguíneo e do fluxo sanguíneo relativos.

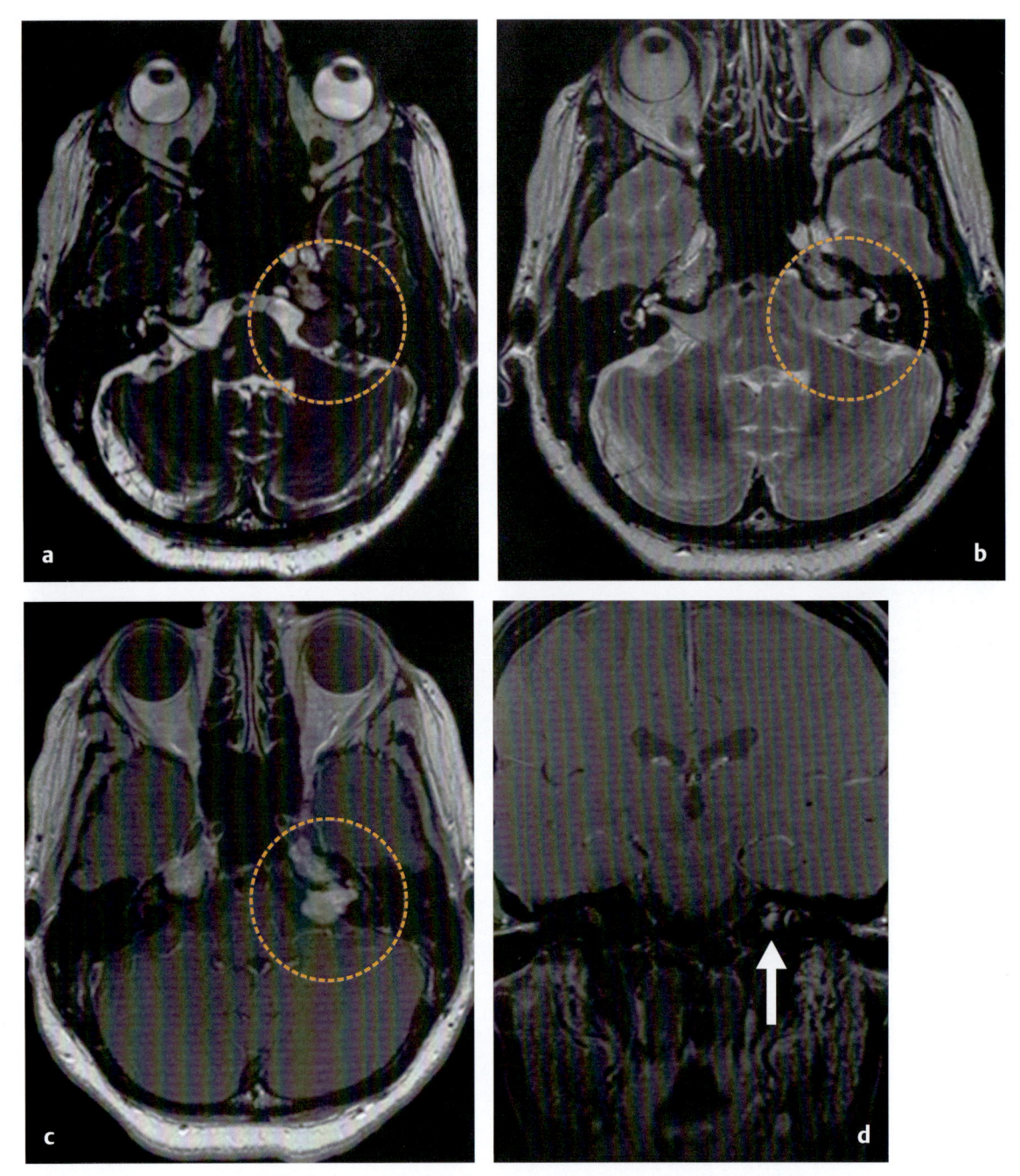

Fig. 15-6. Schwannoma na região da cisterna do ângulo pontocerebelar esquerdo. RNM axial T2 com cortes finos, T2, T1 axial pós-Gd e coronal T1 pós-gadolínio (a-d) demonstrando lesão expansiva sólida localizada na cisterna do ângulo pontocerebelar com extensão no conduto auditivo interno ipsilateral e segmento intralabiríntico (para espiras média e basal da cóclea, medialmente a lesão estabelece contato com a ponte e pedúnculo cerebelar médio.

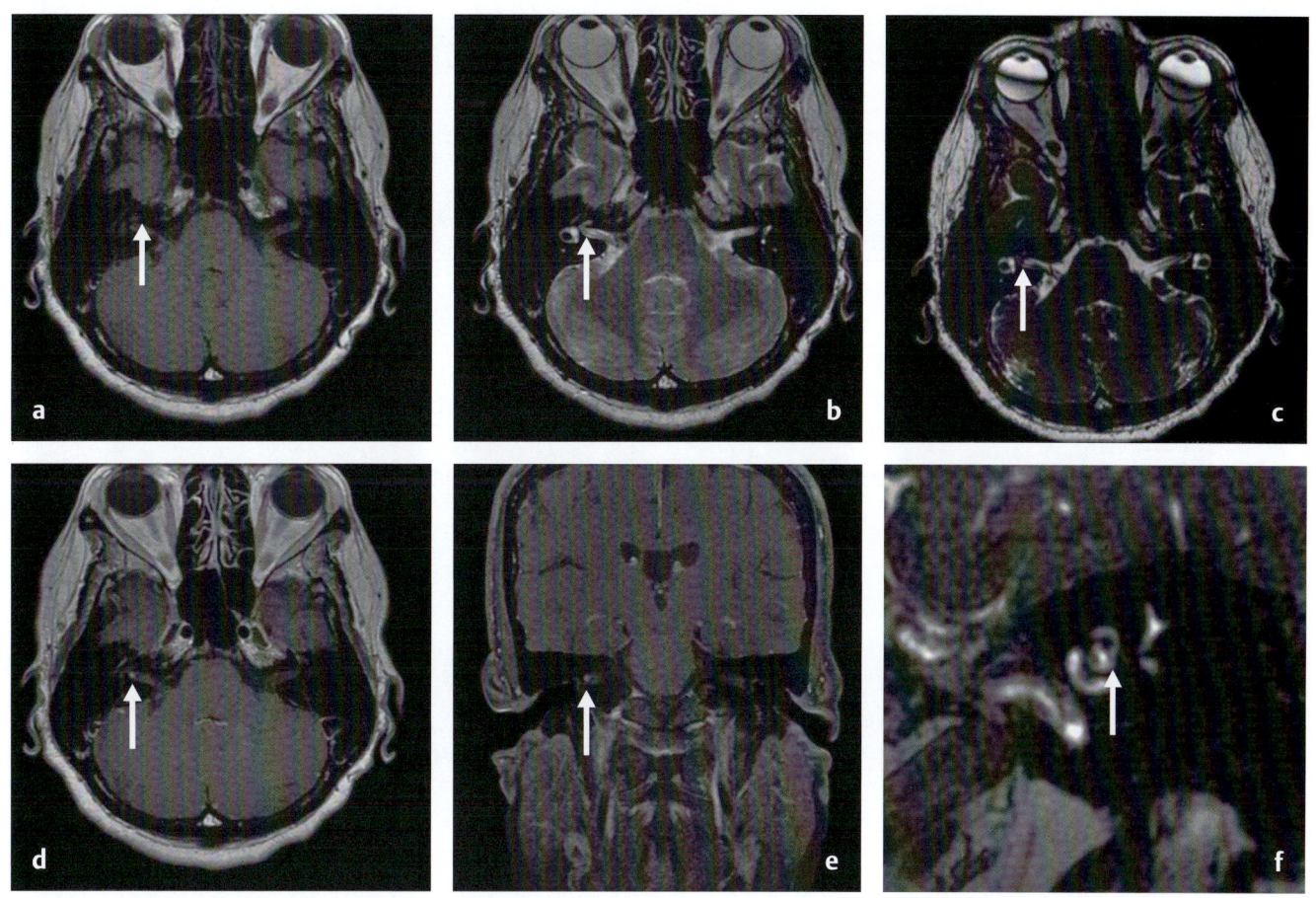

Fig. 15-7. Schwannoma intracanalicular do nervo vestibular superior, visível apenas pela RNM (**a-f**), sequências axial, T1, T2, FIESTA, T1 pós-Gd; coronal T1 c/fat sat pós-Gd; sagital oblíquo FIESTA (setas).

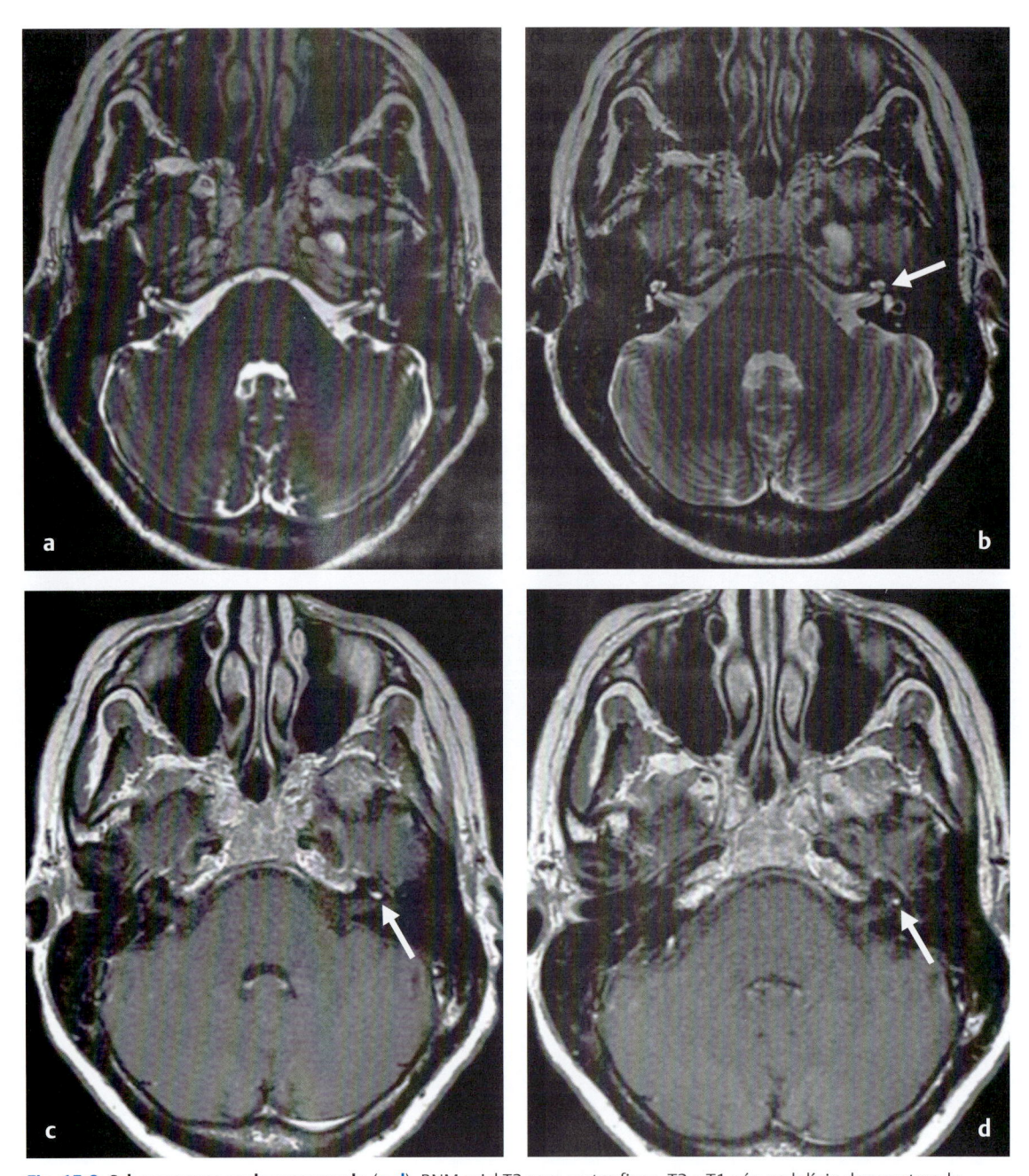

Fig. 15-8. Schwannoma coclear esquerdo (a-d). RNM axial T2 com cortes finos, T2 e T1 pós-gadolínio demonstrando pequena lesão focal na espira média da cóclea esquerda (setas brancas), com baixo sinal em T2 e impregnação pelo agente paramagnético.

SCHWANNOMA VESTIBULAR

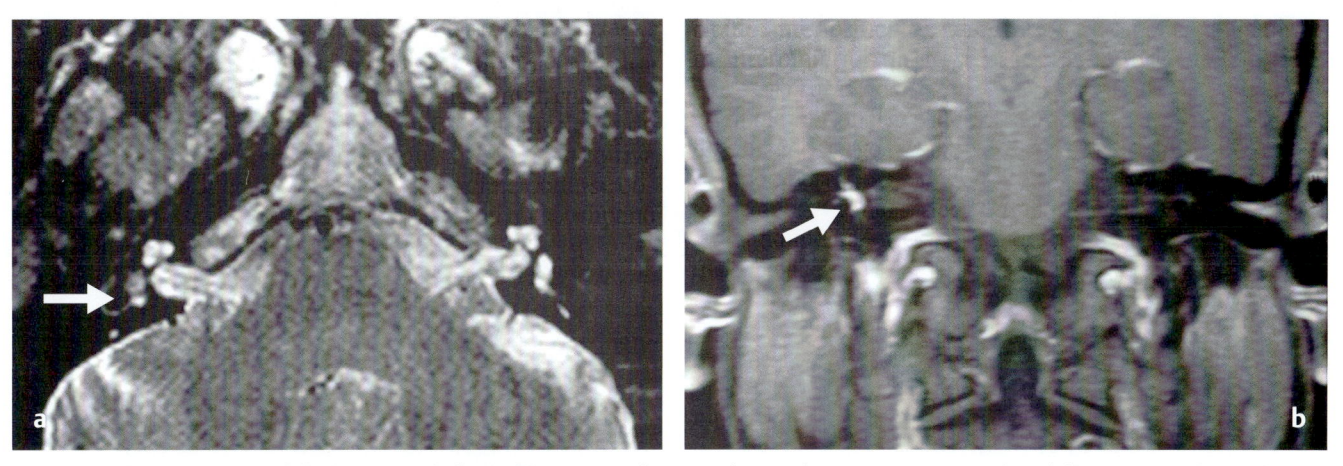

Fig. 15-9. Schwannoma intralabiríntico vestibular (a, b). RNM com baixo sinal no axial T2 e impregnação pelo gadolínio no coronal T1 c/ fat sat, pós-gadolínio (setas).

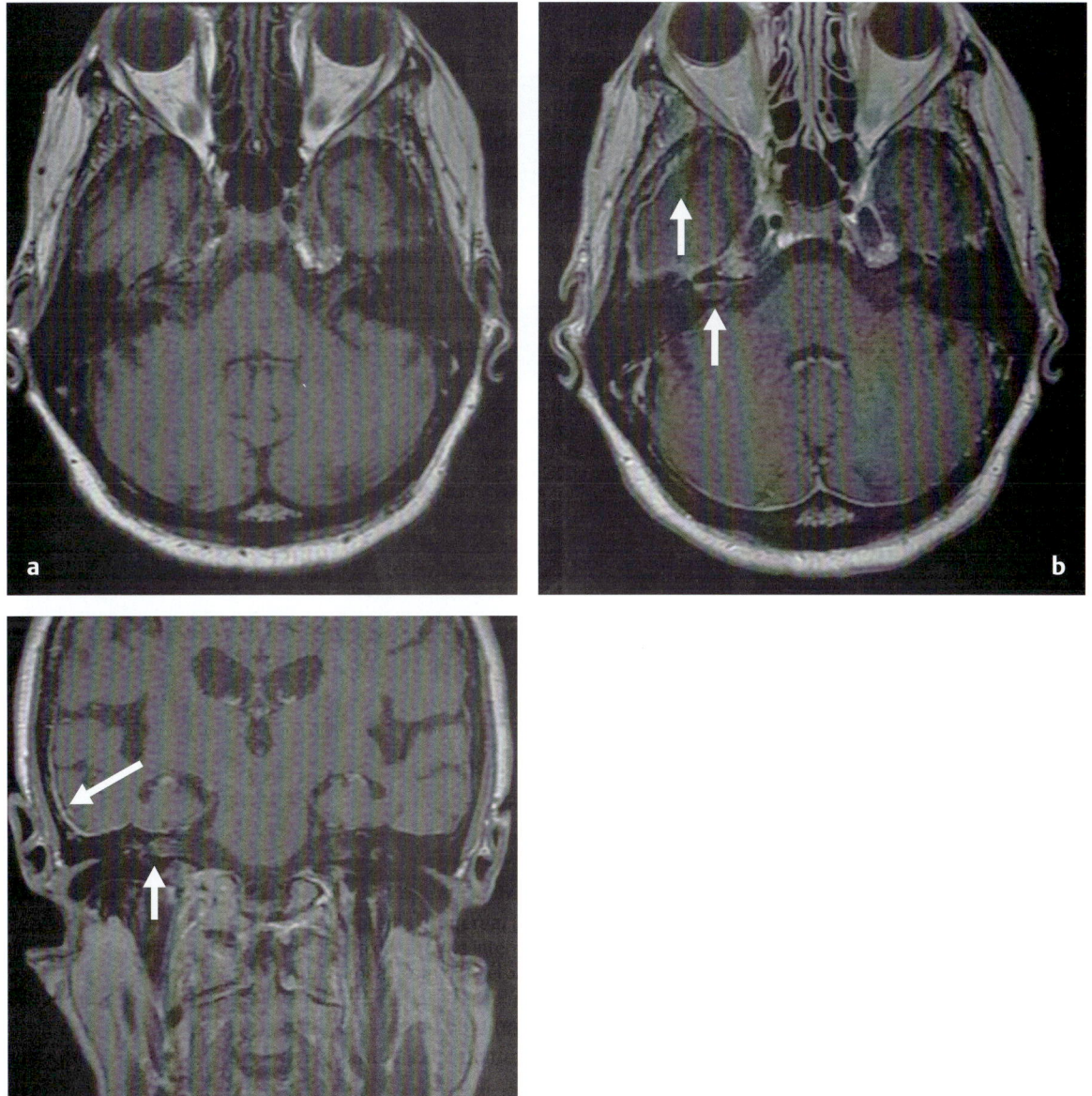

Fig. 15-10. Carcinomatose leptomeníngea. RNM axial T1, pré e pós-gadolínio (a, b). RNM coronal T1 pós-gadolínio (c). Realce meníngeo na fossa média e CAI (setas).

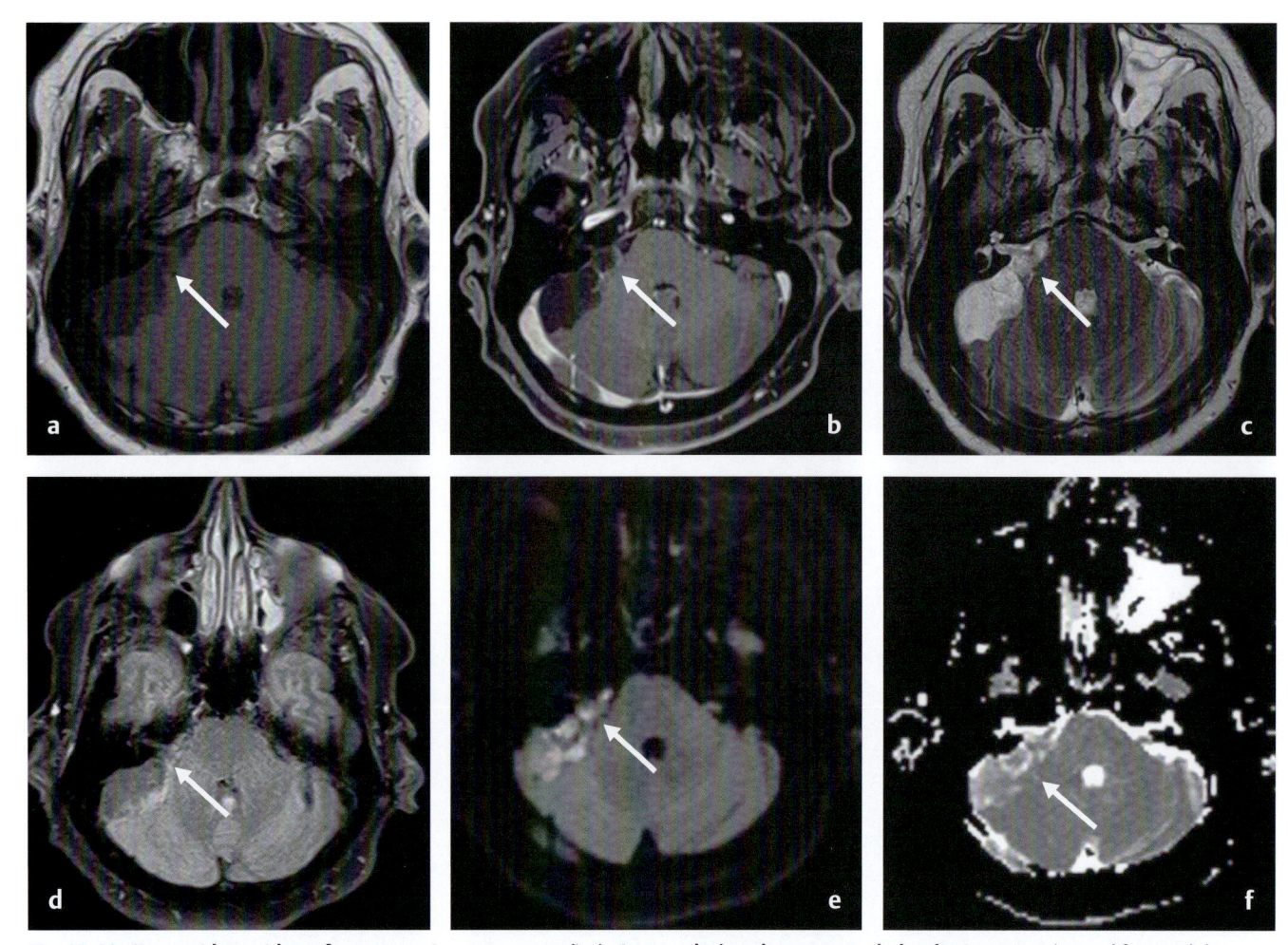

Fig. 15-11. Cisto epidermoide na fossa posterior, com extensão à cisterna do ângulo pontocerebelar direito. Diagnóstico diferencial de lesões nesta topografia (**a-f**): RNM axial T1 (**a**) lesão com sinal hipointenso. RNM axial T1 com fat sat pós-gadolínio (**b**) e sem impregnação pelo gadolínio, axial T2 (**c**) com sinal hiperintenso. RNM FLAIR (**d**) baixo sinal heterogêneo, difusão e mapa de ADC (**e, f**) com restrição à difusão (alto sinal) comprovada no mapa de ADC (baixo sinal).

HISTOPATOLOGIA

O quadro histológico do SV convencional com hematoxilina/eosina é paralelo ao de schwannomas em outras localizações e é específico o suficiente para um diagnóstico morfológico na grande maioria dos casos. O Quadro 15-5 resume as características histológicas.

Quadro 15-5. Características Histológicas do Schwannoma Vestibular

Áreas celulares de Antoni A com feixes entrelaçados de células fusiformes alternadas com áreas hipocelulares e microcísticas soltas de Antoni B

Corpos de Verocay consistindo em arranjos de núcleos paliçados alternando com zonas contendo processos celulares

Na imuno-histoquímica, os SVs são difusamente positivos para S100B e SOX10. O schwannoma celular e o schwannoma melanótico são variantes que podem levantar importantes considerações diagnósticas diferenciais. O aspecto histológico das células fusiformes dispostas em padrões distintos de arquitetura celular Antoni A e B é característico. O aspecto Antoni tipo A é de um tecido de forma fibrilar, denso, intensamente polar e de aparência alongada, com celularidade aumentada. De outro lado, regiões Antoni B se assemelhariam a um tecido microcístico frouxo, de menor celularidade, adjacentes às regiões Antoni A. O reconhecimento desses padrões é útil na identificação histológica dos schwannomas. As células fusiformes geralmente têm núcleos grandes ovais ou redondos, acompanhados por fibras paralelas ao eixo celular. Por vezes o arranjo de núcleos e fibras se organiza em paliçadas formando corpos de Verocay.

O schwannoma melanocítico é reconhecido pela OMS como uma entidade distinta que raramente pode afetar também os nervos cranianos. O schwannoma melanocítico é grosseiramente pigmentado e expressa marcadores melanocíticos como HMB45 ou melan-A, levantando um diagnóstico diferencial separado, incluindo melanoma. A subvariante do schwannoma melanocítico psammomatoso tem uma associação de 50% com o complexo de Carney, uma condição clínica autossômica dominante que compreende mixomas, hiperpigmentação e hiperatividade endócrina. Em contraste com o schwannoma convencional ou celular, há um risco de 10% de transformação maligna no schwannoma melanocítico (Fig. 15-12).

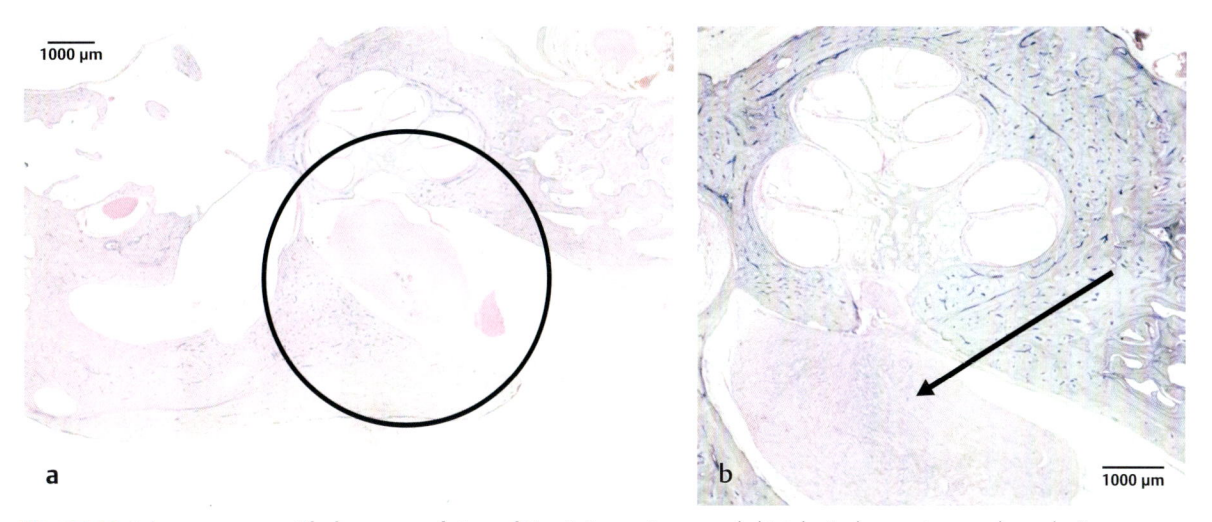

Fig. 15-12. Schwannoma vestibular em conduto auditivo interno. Imagem de histologia do osso temporal com lesão expansiva em fundo de conduto auditivo interno, com áreas celulares Antoni A e áreas hipocelulares Antoni B.

BIOLOGIA MOLECULAR

Atualmente, as análises moleculares não têm um papel no diagnóstico, prognóstico ou orientação da terapia. Mutações de *hotspot* no GNAQ/GNA11, BRAF e pTERT são úteis para diferenciar o schwannoma melanocítico (tipo selvagem) do melanocitoma (frequentemente mutante GNAQ/GNA11) ou do melanoma cutâneo (frequentemente BRAF ou mutante pTERT). Análises epigenéticas usando perfis de metilação em todo o genoma emergem como excelente ferramenta para diferenciar grupos tumorais biologicamente distintos. A maioria dos SVs forma um *cluster* de metilação distinto em comparação com schwannomas de outras localizações. Os perfis de metilação também separam os schwannomas (celulares) das mímicos histológicas. Um conjunto de referência de schwannomas convencionais e melanocíticos está incluído na ferramenta classificadora de tumores cerebrais baseada em metilação de DNA recentemente desenvolvida. Estudos adicionais são necessários para esclarecer se a fusão SH3PXD2A-HTRA1 ou qualquer outra alteração molecular no SV é de relevância prognóstica.

TRATAMENTO

Observação

A observação do SV com ressonância magnética seriada e monitorização audiológica sem qualquer tratamento direcionado ao tumor é considerada apropriada para SV incidental e assintomático. A adesão dos pacientes deve ser levada em consideração, uma vez que a não adesão pode levar a uma falha no acompanhamento. A tarefa do manejo observacional é monitorar o crescimento tumoral e a função auditiva para obter dados para uma possível decisão terapêutica. Quase não existem parâmetros clínicos que prevejam, de forma confiável, o crescimento em um tumor recém-diagnosticado. A proporção de tumores em crescimento no acompanhamento varia consideravelmente com intervalos relatados de 30% e 70% em diferentes períodos, a variação mais provável sendo devida a questões metodológicas. Em média, pode-se esperar que aproximadamente 50% dos tumores cresçam ao longo de um período de 5 anos.

Radiocirurgia Estereotáxica

A maioria dos estudos publicados tem um acompanhamento curto para uma patologia benigna que, naturalmente, tem um crescimento lento. Assim tem que se ter cuidado ao avaliá-los. Quatro estudos não randomizados compararam os resultados da observação e da radiocirurgia estereotáxica (RCE) mostrando melhor controle tumoral após a RCE. Alguns estudos relataram menos perda auditiva em pacientes com RCE, enquanto em outros o desfecho auditivo e as queixas não foram diferentes. Dois estudos compararam o manejo conservador, a cirurgia ou o RCE usando vários questionários de qualidade de vida após 5 a 7 anos de acompanhamento. Ambos os relatos mostraram que os pacientes com manejo conservador só responderam mais favoravelmente nos questionários do que aqueles que foram tratados antecipadamente. Além disso, os resultados auditivos e dos nervos faciais foram melhores nos pacientes observados, este último apenas em comparação com a cirurgia. No entanto, em quase todos os pacientes observados, os tumores permaneceram estáveis em tamanho, o que pode representar um viés relevante, mas também indica a importância da indicação ponderada para o tratamento.

Cirurgia

A cirurgia é considerada o tratamento primário. Tem o objetivo de remover toda a lesão, além da avaliação histopatológica. O manejo cirúrgico do SV deve levar em conta o tamanho e a morfologia do tumor no momento do diagnóstico, bem como os sintomas, comorbidades e preferências do paciente. Em SV grande (grau de Koos IV), a cirurgia é fundamental porque o efeito de massa destes tumores é potencialmente fatal.

A escolha da abordagem cirúrgica depende da audição, das características do tumor, das preferências do paciente e da experiência do cirurgião. A experiência da equipe cirúrgica é um fator importante que afeta o desfecho, sugerindo que o SV deve ser tratado em centros de alto volume. A mortalidade relacionada com a cirurgia é de 0,5% em grandes séries. A probabilidade de preservação auditiva em pacientes com audição normal foi de mais de 50% a 75% imediatamente após a cirurgia, bem como após 2 e 5 anos, e maior que 25% a 50% após 10 anos. Os fatores que influenciam a preservação da audição útil após a microcirurgia são o tamanho do tumor inferior a 1 cm, bem como a boa função auditiva pré-operatória.

O risco de paralisia facial persistente está entre 3% e 46%. Depende do tamanho do tumor e da ocorrência de paresia imediata. Para melhorar a taxa de preservação funcional, a monitorização intraoperatória é obrigatória para a cirurgia de SV e deve incluir potenciais evocados somatossensoriais e monitorização do nervo facial. A monitorização intraoperatória do nervo facial leva a melhor resultado funcional e pode ser usada para predizer com precisão a função favorável do nervo facial após a cirurgia. As respostas evocadas auditivas do tronco encefálico também devem ser usadas quando se tenta a preservação auditiva. Em caso de lesões grandes, recomenda-se eletromiografia dos nervos cranianos inferiores.

BIBLIOGRAFIA

Acharya PP, Sarma D, McKinnon B. Trends of temporal bone cancer: SEER database. Am J Otolaryngol. 2020 Jan-Feb;41(1):102297.

Andersen JF, Nilsen KS, Vassbotn FS, Møller P, Myrseth E, Lund-Johansen M, et al. Predictors of vertigo in patients with untreated vestibular schwannoma. Otol Neurotol. 2015 Apr;36(4):647-52.

Babu R, Sharma R, Bagley JH, Hatef J, Friedman AH, Adamson C. Vestibular schwannomas in the modern era: epidemiology, treatment trends, and disparities in management. J Neurosurg. 2013 July;119(1):121-30.

Borges A, Casselman J. Imaging the cranial nerves: Part I: methodology, infectious and inflammatory, traumatic and congenital lesions. Eur Radiol. 2007 Aug;17(8):2112-25.

Breivik CN, Nilsen RM, Myrseth E, Pedersen PH, Varughese JK, Chaudhry AA, et al. Conservative management or gamma knife radiosurgery for vestibular schwannoma: tumor growth, symptoms, and quality of life. Neurosurgery. 2013 July;73(1):48-56; discussion 56-7.

Capper D, Jones DTW, Sill M, Hovestadt V, Schrimpf D, Sturm D, et al. DNA methylation-based classification of central nervous system tumours. Nature. 2018 Mar 22;555(7697):469-74.

Carlson ML, Tveiten OV, Driscoll CL, Goplen FK, Neff BA, Pollock BE, et al. Long-term quality of life in patients with vestibular schwannoma: an international multicenter cross-sectional study comparing microsurgery, stereotactic radiosurgery, observation, and nontumor controls. J Neurosurg. Apr 2015;122(4):833-42.

Carlson ML, Vivas EX, McCracken DJ, Sweeney AD, Neff BA, Shepard NT, et al. Congress of neurological surgeons systematic review and evidence-based guidelines on hearing preservation outcomes in patients with sporadic vestibular schwannomas. Neurosurgery. 2018 Feb 1;82(2):E35-E39.

Carney JA. Psammomatous melanotic schwannoma. A distinctive, heritable tumor with special associations, including cardiac myxoma and the Cushing syndrome. Am J Surg Pathol. 1990 Mar;14(3):206-22.

De Foer B, Kenis C, Van Melkebeke D, Vercruysse JP, Somers T, Pouillon M, et al. Pathology of the vestibulocochlear nerve. Eur J Radiol. 2010 May;74(2):349-58.

Dunn IF, Bi WL, Mukundan S, Delman BN, Parish J, Atkins T, et al. Congress of Neurological Surgeons Systematic Review and Evidence-Based Guidelines on the Role of Imaging in the Diagnosis and Management of Patients With Vestibular Schwannomas. Neurosurgery. 2018 Feb 1;82(2):E32-E34.

Dyksstra PC. The pathology of acoustic neuromas. Archives of Otolaryngology - Head and Neck Surgery. 1964;80(6):605-16.

Evans DG. Neurofibromatosis type 2. Handb Clin Neurol. 2015;132:87-96.

Evans DG, Howard E, Giblin C, Clancy T, Spencer H, Huson SM, et al. Birth incidence and prevalence of tumor-prone syndromes: estimates from a UK family genetic register service. Am J Med Genet A. 2010 Feb;152A(2):327-32.

Evans DG, Lye R, Neary W, Black G, Strachan T, Wallace A, et al. Probability of bilateral disease in people presenting with a unilateral vestibular schwannoma. J Neurol Neurosurg Psychiatry. 1999 June;66(6):764-7.

Evans DG, Moran A, King A, Saeed S, Gurusinghe N, Ramsden R. Incidence of vestibular schwannoma and neurofibromatosis 2 in the North West of England over a 10-year period: higher incidence than previously thought. Otol Neurotol. 2005 Jan;26(1):93-7.

Evans DG, Ramsden RT, Shenton A, Gokhale C, Bowers NL, Huson SM, et al. Mosaicism in neurofibromatosis type 2: an update of risk based on uni/bilaterality of vestibular schwannoma at presentation and sensitive mutation analysis including multiple ligation-dependent probe amplification. J Med Genet. 2007 Julu;44(7):424-8.

Germano IM, Sheehan J, Parish J, Atkins T, Asher A, Hadjipanayis CG, et al. Congress of Neurological Surgeons Systematic Review and Evidence-Based Guidelines on the Role of Radiosurgery and Radiation Therapy in the Management of Patients With Vestibular Schwannomas. Neurosurgery. 2018 Feb 01;82(2):E49-E51.

Gupta VK, Thakker A, Gupta KK. Vestibular Schwannoma: what we know and where we are heading. Head and Neck Pathology. 2020;14:1058-66.

Hentschel M, Scholte M, Steens S, Kunst H, Rovers M. The diagnostic accuracy of non-imaging screening protocols for vestibular schwannoma in patients with asymmetrical hearing loss and/or unilateral audiovestibular dysfunction: a diagnostic review and meta-analysis. Clin Otolaryngol. 2017 Aug;42(4):815-23.

Hillman TA, Chen DA, Quigley M, Arriaga MA. Acoustic tumor observation and failure to follow-up. Otolaryngol Head Neck Surg. 2010 Mar;142(3):400-4.

Hunter JB, Francis DO, O'Connell BP, Kabagambe EK, Bennett ML, Wanna GB, et al. Single institutional experience with observing 564 vestibular schwannomas: factors associated with tumor growth. Otol Neurotol. 2016 Dec;37(10):1630-6.

Jeyakumar A, Seth R, Brickman TM, Dutcher P. The prevalence and clinical course of patients with 'incidental' acoustic neuromas. Acta Otolaryngol. Oct 2007;127(10):1051-7.

Koelsche C, Hovestadt V, Jones DT, Capper D, Sturm D, Sahm F, et al. Melanotic tumors of the nervous system are characterized by distinct mutational, chromosomal and epigenomic profiles. Brain Pathol. 2015 Mar;25(2):202-8.

Koos WT, Day JD, Matula C, Levy DI. Neurotopographic considerations in the microsurgical treatment of small acoustic neurinomas. J Neurosurg. 1998 Mar;88(3):506-12.

Kshettry VR, Hsieh JK, Ostrom QT, Kruchko C, Barnholtz-Sloan JS. Incidence of vestibular schwannomas in the United States. J Neurooncol. Sep 2015;124(2):223-8.

Küsters-Vandevelde HV, Klaasen A, Küsters B, Groenen PJ, van Engen-van Grunsven IA, et al. Activating mutations of the GNAQ gene: a frequent event in primary melanocytic neoplasms of the central nervous system. Acta Neuropathol. 2010 Mar;119(3):317-23.

Matthies C, Samii M. Management of 1000 vestibular schwannomas (acoustic neuromas): clinical presentation. Neurosurgery. 1997 Jan;40(1):1-9; discussion 9-10.

McClelland S, Kim E, Murphy JD, Jaboin JJ. Operative Mortality Rates of Acoustic Neuroma Surgery: A National Cancer Database Analysis. Otol Neurotol. 2017 June;38(5):751-3.

Miller RT, Sarikaya H, Sos A. Melanotic schwannoma of the acoustic nerve. Arch Pathol Lab Med. 1986 Feb;110(2):153-4.

Morton RP, Ackerman PD, Pisansky MT, Krezalek M, Leonetti JP, Raffin MJ, et al. Prognostic factors for the incidence and recovery of delayed facial nerve palsy after vestibular schwannoma resection. J Neurosurg. 2011 Feb;114(2):375-80.

Myrseth E, Møller P, Pedersen PH, Lund-Johansen M. Vestibular schwannoma: surgery or gamma knife radiosurgery? A prospective, nonrandomized study. Neurosurgery. 2009 Apr;64(4):654-61; discussion 661-3.

Ostrom QT, Gittleman H, Liao P, Vecchione-Koval T, Wolinsky Y, Kruchko C, et al. CBTRUS Statistical Report: Primary brain and other central nervous system tumors diagnosed in the United States in 2010-2014. Neuro Oncol. 2017 Nov 06;19(suppl_5):v1-v88.

Paldor I, Chen AS, Kaye AH. Growth rate of vestibular schwannoma. J Clin Neurosci. 2016 Oct;32:1-8. doi:10.1016/j.jocn.2016.05.003.

Pekmezci M, Reuss DE, Hirbe AC, Dahiya S, Gutmann DH, von Deimling A, et al. Morphologic and immunohistochemical features of malignant peripheral nerve sheath tumors and cellular schwannomas. Mod Pathol. 2015 Feb;28(2):187-200.

Régis J, Carron R, Park MC, Soumare O, Delsanti C, Thomassin JM, et al. Wait-and-see strategy compared with proactive Gamma Knife surgery in patients with intracanalicular vestibular schwannomas. J Neurosurg. Dec 2010;113 Suppl:105-11.

Robinett ZN, Walz PC, Miles-Markley B, Moberly AC, Welling DB. Comparison of long-term quality-of-life outcomes in vestibular schwannoma patients. Otolaryngol Head Neck Surg. 2014 June;150(6):1024-32.

Röhrich M, Koelsche C, Schrimpf D, Capper D, Sahm F, Kratz A, et al. Methylation-based classification of benign and malignant peripheral nerve sheath tumors. Acta Neuropathol. 2016 June;131(6):877-87.

Roosli C, Linthicum FH, Cureoglu S, Merchant SN. What is the site of origin of cochleovestibular schwannomas? Audiol Neurootol. 2012;17(2):121-5.

Rutherford SA, King AT. Vestibular schwannoma management: What is the 'best' option? Br J Neurosurg. 2005 Aug;19(4):309-16.

Stangerup SE, Caye-Thomasen P. Epidemiology and natural history of vestibular schwannomas. Otolaryngol Clin North Am. 2012 Apr;45(2):257-68, vii.

Stuckey SL, Harris AJ, Mannolini SM. Detection of acoustic schwannoma: use of constructive interference in the steady state three-dimensional MR. AJNR Am J Neuroradiol. 1996 Aug;17(7):1219-25.

Tonn JC, Schlake HP, Goldbrunner R, Milewski C, Helms J, Roosen K. Acoustic neuroma surgery as an interdisciplinary approach: a neurosurgical series of 508 patients. J Neurol Neurosurg Psychiatry. 2000 Aug;69(2):161-6.

Torres-Mora J, Dry S, Li X, Binder S, Amin M, Folpe AL. Malignant melanotic schwannian tumor: a clinicopathologic, immunohistochemical, and gene expression profiling study of 40 cases, with a proposal for the reclassification of "melanotic schwannoma". Am J Surg Pathol. 2014 Jan;38(1):94-105.

Varughese JK, Wentzel-Larsen T, Vassbotn F, Moen G, Lund-Johansen M. Analysis of vestibular schwannoma size in multiple dimensions: a comparative cohort study of different measurement techniques. Clin Otolaryngol. 2010 Apr;35(2):97-103.

Wippold FJ, Lubner M, Perrin RJ, Lammle M, Perry A. Neuropathology for the Neuroradiologist: Antoni A and Antoni B Tissue Patterns. Am J Neuroradiol. 2007; 28(9):1633-1638.

Woodruff JM, Godwin TA, Erlandson RA, Susin M, Martini N. Cellular schwannoma: a variety of schwannoma sometimes mistaken for a malignant tumor. Am J Surg Pathol. 1981 Dec;5(8):733-44.

Yomo S, Arkha Y, Delsanti C, Roche PH, Thomassin JM, Régis J. Repeat gamma knife surgery for regrowth of vestibular schwannomas. Neurosurgery. 2009 Jan;64(1):48-54; discussion 54-5.

OTOSCLEROSE E OUTRAS OSTEODISTROFIAS DOS OSSOS TEMPORAIS

Rafael da Costa Monsanto ▪ Henrique Furlan Pauna
Larissa de Aguiar Martins ▪ Sílvia Marçal Benício de Mello

OTOSCLEROSE

A otosclerose é uma doença da cápsula ótica que afeta somente humanos, causando alterações das orelhas média e interna. Pode afetar, seja de forma independentemente ou combinada, a região fenestral e/ou cápsula ótica. O remodelamento ósseo na cápsula ótica visto na otosclerose é um processo único, diferente dos outros processos osteodegenerativos observados em outras partes do corpo. Apesar de a cápsula ótica não (ou pouco) sofrer remodelamento ao longo da vida, isso pode se iniciar quando algum fator molecular (ainda não completamente compreendido) for deflagrado, ou em consequência a uma predisposição genética ou ambiental. É uma doença bastante comum em populações de raça branca, e é rara em negros, asiáticos, e populações indígenas.

A incidência de otosclerose diminuiu nos últimos anos. A incidência de otosclerose clínica é de cerca de 20% a 25% entre pacientes com história familiar de otosclerose. Na população geral, otosclerose afeta cerca de 0,3% dos pacientes somente. Já a incidência de otosclerose histológica chega a 10% a 12% na população geral.

A fisiopatologia da otosclerose ainda não é completamente compreendida. Entende-se que o remodelamento ósseo característico da otosclerose seja multifatorial, envolvendo fatores genéticos, ambientais e hormonais. Cerca de 60% dos pacientes com otosclerose possuem história familiar positiva para a doença. Alguns genes autossômicos dominantes com penetrância incompleta foram identificados em famílias com história de otosclerose. Vírus de sarampo foi identificado em espécimes de pacientes com otosclerose, conforme demonstrado por técnicas de imuno-histoquímica, microscopia eletrônica, e RT-PCR. Inflamação secundária a citocinas inflamatórias e regulatórias também já foram implicadas no desenvolvimento de otosclerose. Mediadores e citocinas são liberados de depósitos ósseos espongióticos durante os estágios iniciais da doença. O fator de necrose tumoral alfa, uma citocina inflamatória, já foi encontrado em focos de otosclerose. Pesquisas neste tópico ainda estão em fase inicial, e nenhuma condição inflamatória ou autoimune foi implicada como causadora direta ou indireta de otosclerose.

Existem diversas definições clínicas para otosclerose. A otosclerose pode ser considerada 1. **fenestral**, quando afeta a porção anterior da platina do estribo, causando fixação e perda auditiva condutiva; 2. **retrofenestral ou coclear**, quando afeta a cápsula ótica ao redor da cóclea, podendo afetar seu endósteo e gerar perda auditiva sensorioneural (e o característico sinal do duplo halo na tomografia); e 3. **mista ou combinada**, quando afeta tanto a região fenestral quanto retrofenestral, gerando comumente as perdas auditivas mistas. O subtipo fenestral é o mais comum e compromete, principalmente, a região da *fissula ante fenestram*, além de envolver a janelo oval, causando espessamento e fixação do estribo. O acometimento coclear de forma isolada é considerado bastante raro, representando somente cerca de 1% de todos os casos de otosclerose clínica. Já a otosclerose histológica é definida como um achado incidental em autópsias de ossos temporais, representando achado histológico sugestivo de otosclerose em pacientes que não apresentavam fixação do estribo.

A otosclerose costuma ser bilateral em 75% dos pacientes. O sítio mais comum é anterior à janela oval, seguido pelo nicho da janela redonda, e paredes cocleares apical e medial, respectivamente. Outros sítios de envolvimento são: posterior à janela oval, parede posterior do meato acústico interno, parede anterior do meato acústico interno, ao redor do aqueduto coclear, ao redor dos canais semicirculares, e na platina. A incidência de obliteração da janela redonda é de aproximadamente 1% (Fig. 16-1).

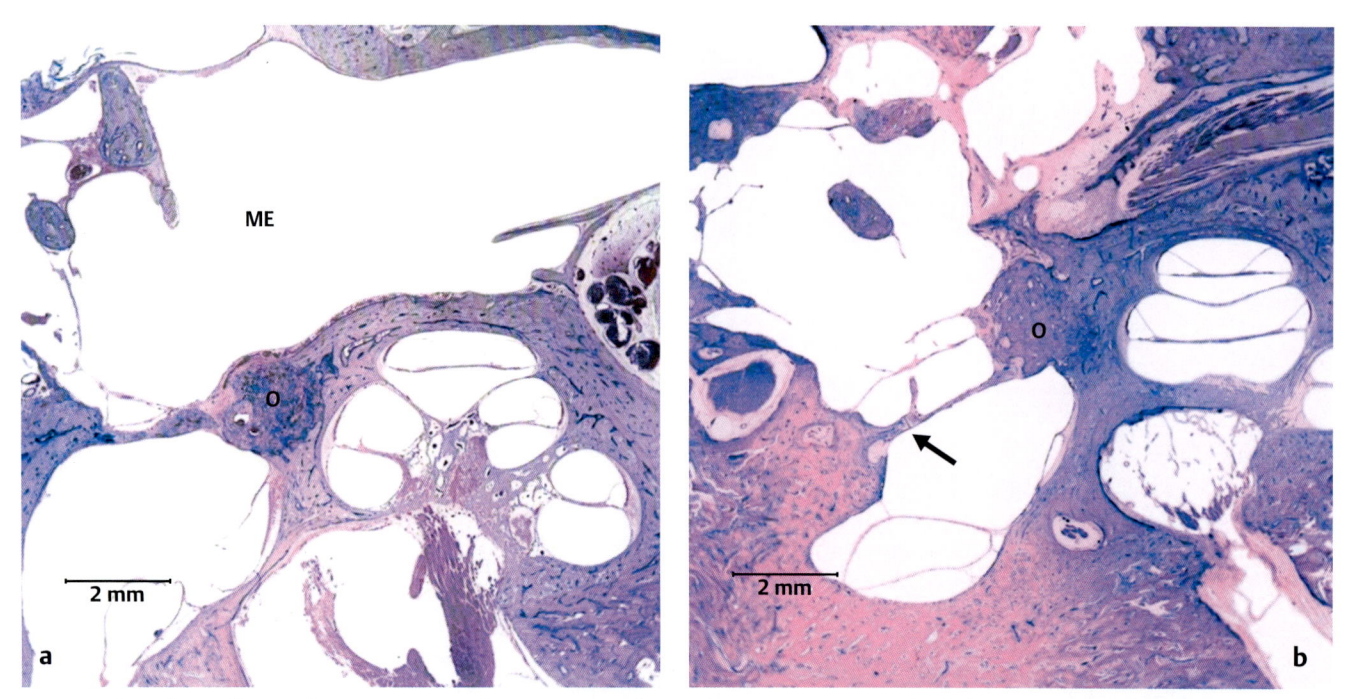

Fig. 16-1. **Otosclerose fenestral.** Ossos temporais de uma paciente do sexo feminino, aos 72 anos de idade, que tinha perda auditiva condutiva. (**a**) Representa um foco de otosclerose ativa (O) fixando a platina do estribo. É possível observar aumento da vascularização na região, causado pelo processo de remodelamento. (**b**) Representa envolvimento da porção posterior da platina do estribo (seta). ME: orelha média.

Histopatologia

A otosclerose é vista em espécimes histológicos como um processo de remodelamento ósseo que inclui atividade osteoblástica e osteoclástica, o que não é observado em pacientes sem otosclerose. Já se foi proposto que a otosclerose se inicie na camada endocondral da cápsula ótica, que contém remanescentes embrionários (*globuli ossei*) (Fig. 16-2).

Apesar de este osso temporal em específico não possuir sinais de otosclerose propriamente dita, os remanescentes embrionários (*globuli ossei*) precursores da otosclerose podem ser vistos.

Estudos histológicos indicam que as células na otosclerose ativa são principalmente mononucleares, aparentando serem precursores osteoblásticos e osteoclásticos. Células de inflamação aguda, como polimorfonucleares e células linfocíticas, não são rotineiramente vistas nas lesões. O foco otosclerótico pode incluir um número de componentes, como osso neoformado, destruição óssea causada por osteoclastos, aumento de

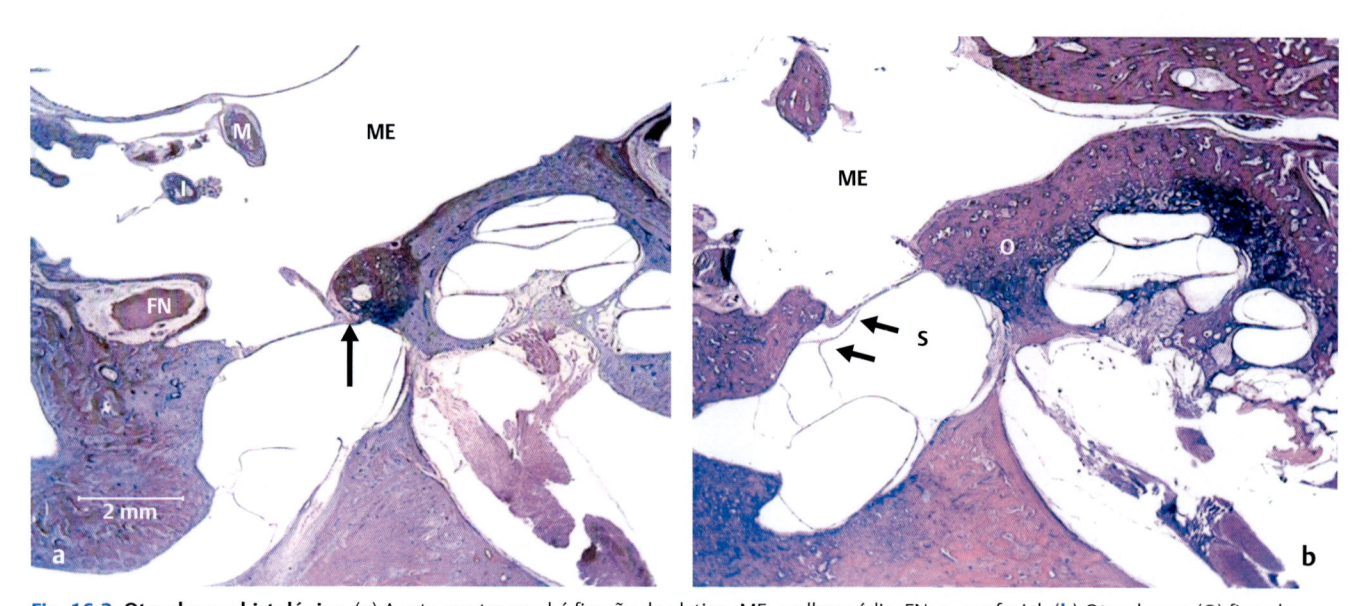

Fig. 16-2. **Otosclerose histológica.** (**a**) A seta mostra que há fixação da platina. ME: orelha média; FN: nervo facial. (**b**) Otosclerose (O) fixando a platina do estribo e envolvendo a cápsula ótica. Note a presença de hidropsia endolinfática significativa no sáculo (flechas), em todos os giros cocleares e no utrículo.

vascularidade, fibrose, e células mononucleares (monócitos, macrófagos). Lesões otoscleróticas (inativas) ou otospongióticas (ativas) podem ocorrer simultaneamente, e uma não necessariamente precede a outra. Os osteoclastos, que costumam estar presentes na fase ativa da doença, estão normalmente localizados no centro e não nas margens dos focos.

Os focos localizados na região anterior da platina de forma isolada correspondem a 51% de todos os casos de otosclerose clínica. A fixação do estribo normalmente se inicia com a calcificação do ligamento anular. Inicialmente, a lesão causa imobilidade do estribo por compressão, resultando em perda auditiva condutiva. Com o tempo, o foco de otosclerose pode invadir a platina e causar fixação mais importante.

Na otosclerose coclear há envolvimento do endósteo da cápsula ótica. As principais alterações se encontram no ligamento espiral (atrofia, fibrose, e formação hialina). Como resultado, as alterações na parede lateral comprometem a reciclagem de íons e reduzem o potencial endococlear, gerando consequente disfunção das células ciliadas cocleares e perda auditiva sensorioneural (Figs. 16-3 e 16-4).

Sintomas vestibulares podem ser produzidos por obstrução física e fisiológica do aqueduto vestibular, alterações bioquímicas do conteúdo de perilinfa pelo envolvimento da cápsula ótica, dano sensorioneural dos órgãos vestibulares, e redução significativa do número de células do gânglio de Scarpa. A invasão do aqueduto vestibular pode causar hidropsia endolinfática na orelha interna. Por outro lado, o envolvimento dos espaços labirínticos, meato acústico interno e nervo facial pelos focos são achados infrequentes.

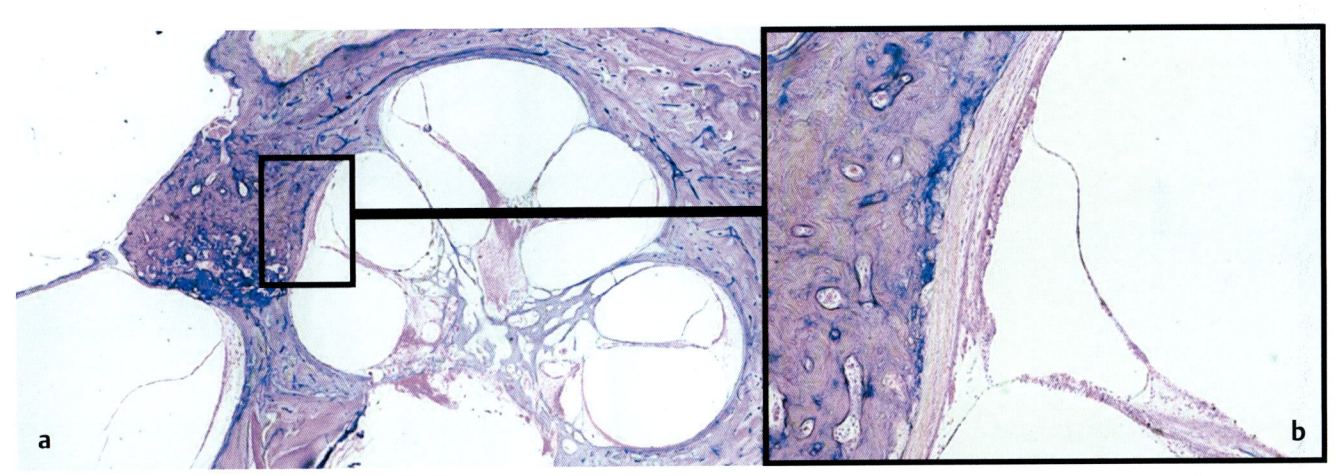

Fig. 16-3. (**a**, **b**) Osso temporal de um paciente com otosclerose coclear, mostrando envolvimento da cápsula ótica. Observa-se atrofia e hialinização do ligamento espiral, além de atrofia da estria vascular. É comum estas alterações observadas se associarem clinicamente à perda auditiva sensorioneural e/ou mista.

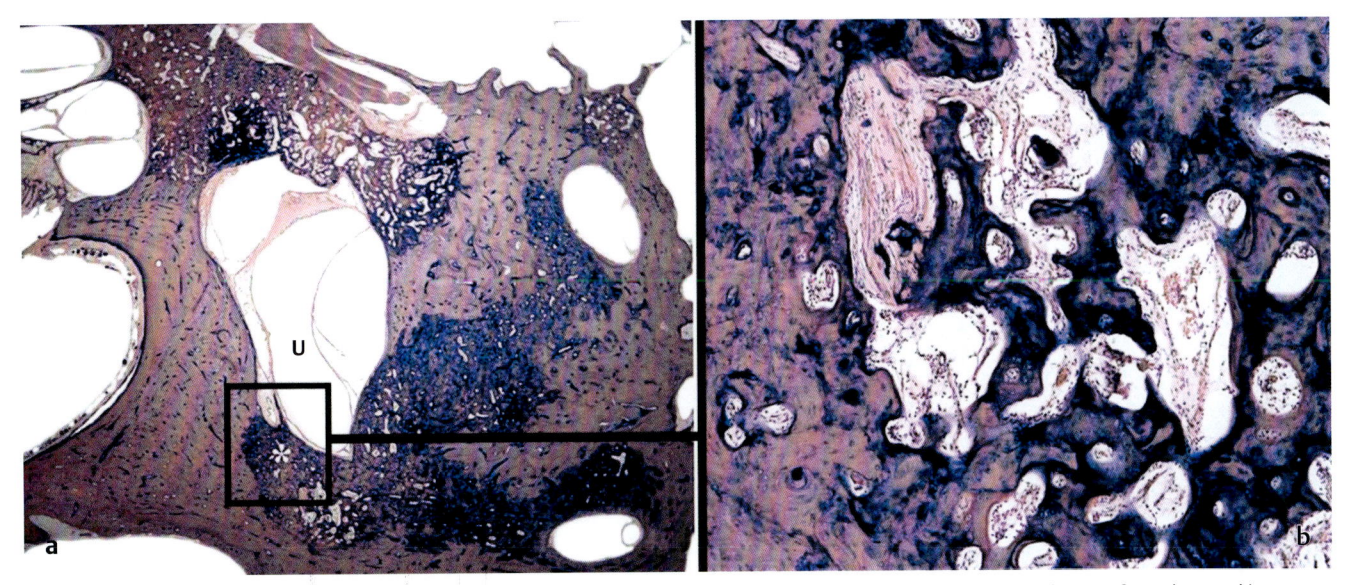

Fig. 16-4. Ossos temporais de um paciente com otosclerose extensa do osso temporal. (**a**) Múltiplos focos de otosclerose afetando o endósteo coclear, obliterando a janela oval e afetando o vestíbulo e canais semicirculares, invadindo o aqueduto vestibular. (**b**) Bloqueio do aqueduto vestibular visto em maior magnificação.

Avaliação Clínica e Diagnóstico

Pacientes com otosclerose se apresentam com perda auditiva progressiva, afetando principalmente as frequências e tons mais baixos. Cerca de 50% dos pacientes possuem zumbido. Somente 10% dos pacientes se queixam de vertigem, que não está presente na fase quiescente ou sem envolvimento da orelha interna. A avaliação otoscópica geralmente é normal, com exceção da hiperemia do promontório, que pode ser visualizado em alguns casos (sinal de Schwartz). Apesar de estar caracteristicamente associado à otosclerose, este sinal não é patognomônico nem necessário para o diagnóstico. A audiometria é importante para avaliação do tipo e grau de perda auditiva do paciente. Os testes com diapasão podem ser utilizados também de forma complementar para auxiliar o diagnóstico. A audiometria, juntamente com a história clínica e exame físico, são tradicionalmente usados para o diagnóstico de otosclerose. A audiometria característica da otosclerose fenestral mostra perda condutiva afetando várias frequências, geralmente mais acentuada nas frequências mais baixas. Apesar de a perda de condução óssea na frequência de 2.000 Hz (entalhe de Carhart) historicamente ter sido considerada um indicador de otosclerose, pesquisas recentes mostraram que este sinal não é consistente e não deve ser utilizado na confirmação diagnóstica. Outro ponto é que a progressão da otosclerose pode ser monitorada com audiometrias seriadas, já que a progressão da doença costuma se correlacionar diretamente com os achados audiométricos.

Radiologia

As tomografias de alta resolução, apesar de não constituírem critério diagnóstico absoluto, são utilizadas sistematicamente para o diagnóstico e planejamento cirúrgico de pacientes com otosclerose. A melhora da qualidade destes exames de imagem permite, atualmente, a identificação de lesões iniciais e pequenas. A tomografia de alta resolução possui alta sensibilidade e especificidade para o diagnóstico e revela variações na anatomia do paciente e a severidade da doença. Achados comuns incluem áreas de aumento de radiolucência óssea na cápsula ótica, espessamento da platina e alargamento da janela oval. A tomografia também pode revelar acometimento coclear por meio de demonstração de áreas de desmineralização ao redor da cóclea (sinal do duplo halo).

A TC de alta resolução é a modalidade de imagem de escolha para avaliação pré-operatória, necessitando de cortes finos axiais e coronais sem a necessidade de injeção de contraste, a fim de demonstrar adequadamente as estruturas do ouvido interno e as alterações sutis precoces, para isso, durante a avaliação do exame o radiologista processa as imagens, alterando os parâmetros de "janelamento", adquirindo imagens com "janela escura", o que torna mais fácil a demonstração das lesões.

Na fase otospongiótica, há desmineralização e formação de osso esponjoso, manifestados como diminuição da atenuação aos raios X, na cápsula ótica. Na fase otosclerótica, a região aumenta a atenuação aos raios X, tornando difícil distinguir o osso otosclerótico do osso normal circundante. Em casos mais avançados, a janela oval e/ou, menos comumente, a janela redonda, podem ser completamente preenchidas por uma placa óssea densa e consequente fixação completa do estribo. A classificação radiográfica da otosclerose, conhecida como sistema de classificação Symons e Fanning, divide os casos em três graus de envolvimento: grau 1 (lesões fenestrais), grau 2 (doença coclear localizada) e grau 3 (envolvimento coclear difuso) (Figs. 16-5 e 16-6).

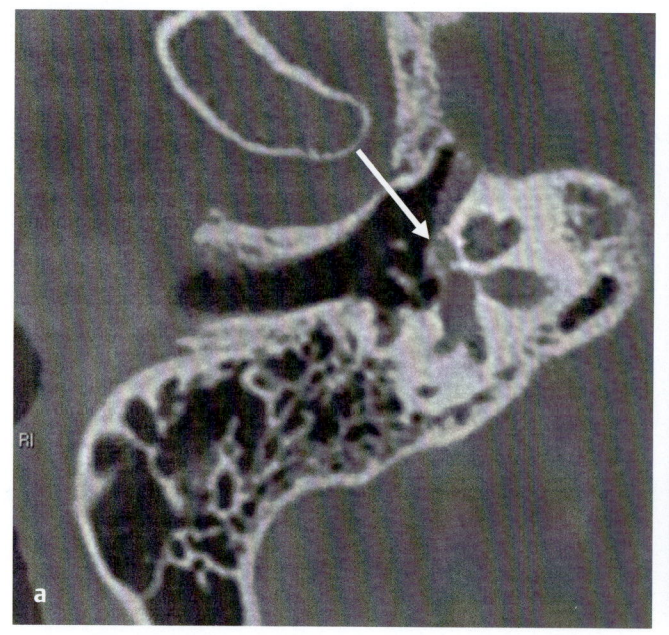

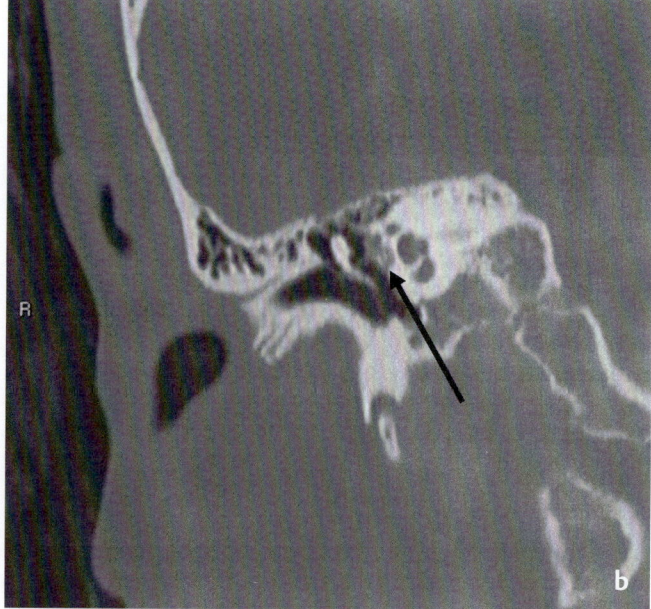

Fig. 16-5. Demonstração de foco otospongiótico em topografia de janela oval a direita. TC, corte axial, com foco radiolucente anterior à janela oval (seta branca a esquerda). TC, corte coronal demonstrando lesão radiolucente (seta preta) inferior à porção timpânica do nervo facial.

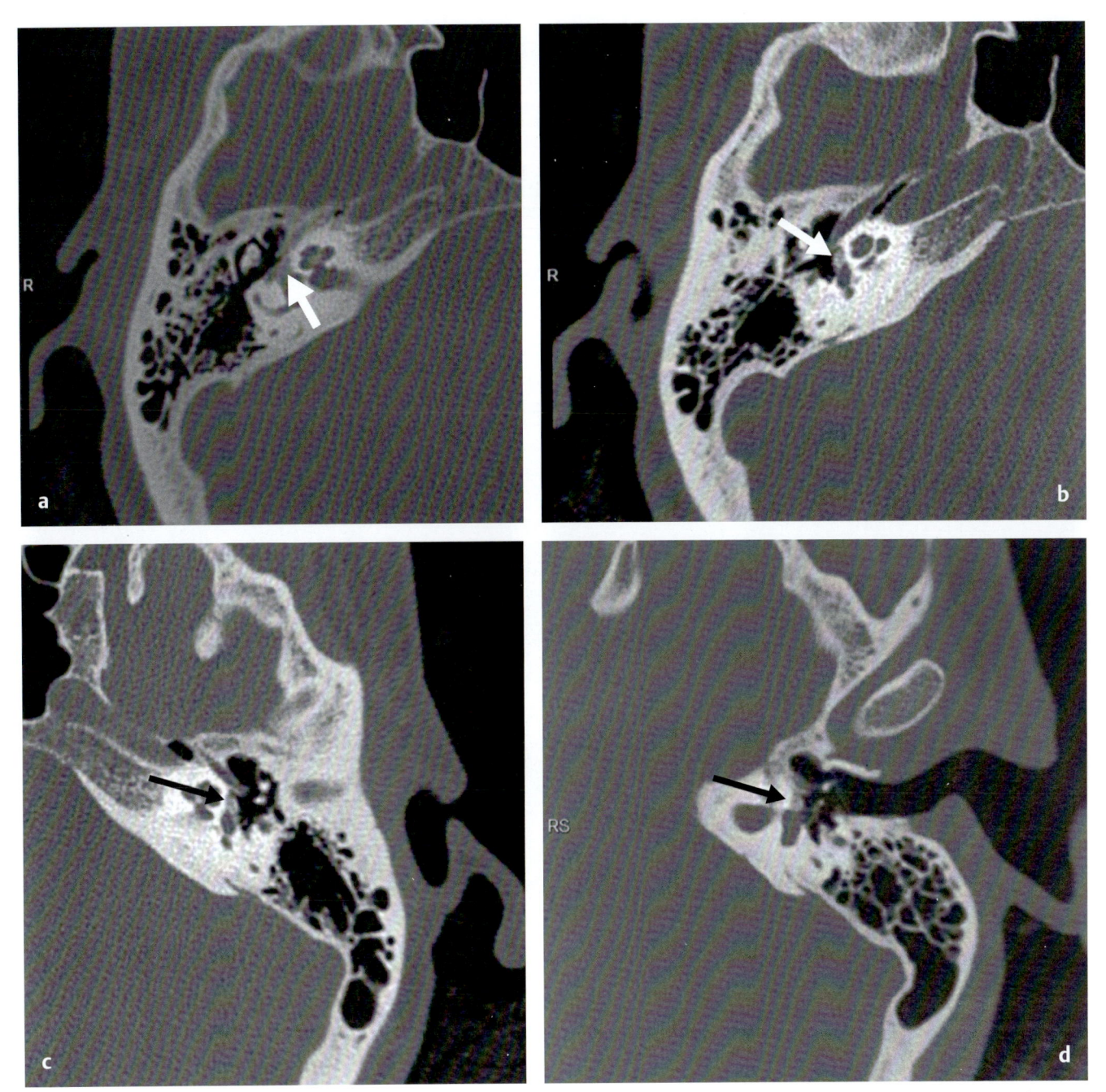

OTOSCLEROSE E OUTRAS OSTEODISTROFIAS DOS OSSOS TEMPORAIS

Fig. 16-6. Otosponqiose bilateral (a-d). Cortes axiais finos na tomografia computadorizada sem contraste demonstra áreas de desmineralização óssea nas *fissula antefenestra* bilateralmente (setas brancas), associadas a espessamento das platinas dos estribos (seta preta), principalmente à esquerda.

A RNM tem um papel limitado na avaliação da otospongiose, e pode demonstrar, na fase aguda/de atividade da doença, alterações sutis, caracterizadas por hipersinal em T2, na região pericoclear e perilabiríntica, além de impregnação pelo gadolínio. O protocolo sugerido é o estudo direcionado para ouvidos, devendo incluir sequências axial T1 pré e pós-gadolínio, axial T1 e coronal T1 com supressão de gordura pós-gadolínio, axial T2, axial difusão (Figs. 16-7 a 16-9).

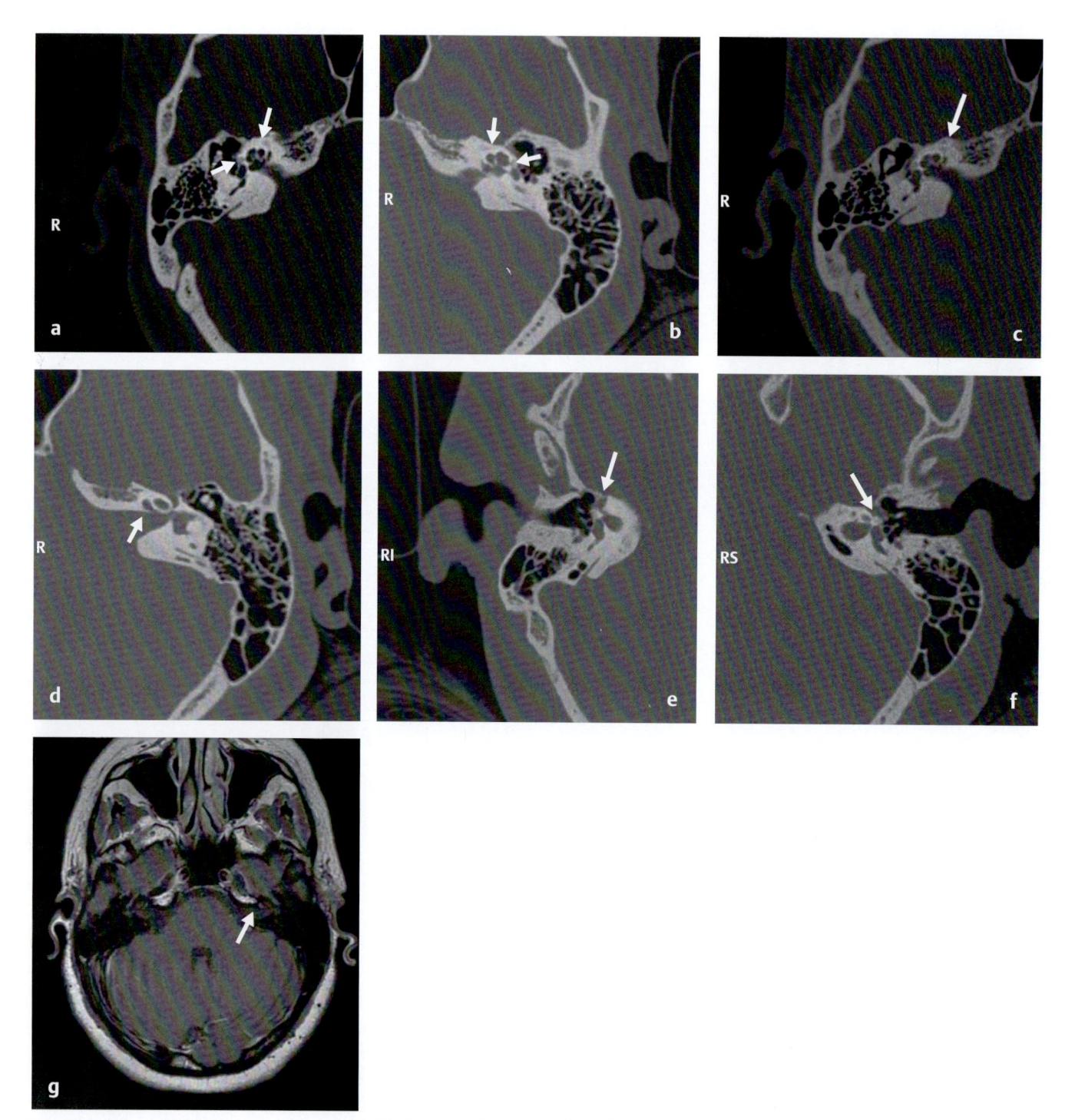

Fig. 16-7. Otospongiose bilateral (a-g). Cortes axiais de tomografia computadorizada sem contraste (janela óssea) demonstra desmineralização óssea na cápsula ótica bilateral, anteriormente à janela oval, na topografia das *fissula antefenestra*, bilateralmente, e retrococleares circunscrevendo as espiras basal e média das cócleas, associadas a espessamento das platinas dos estribos. As áreas de desmineralização óssea retrococleares são individualizadas na ressonância nuclear magnética com impregnação parcial pelo gadolínio (denotando atividade – seta).

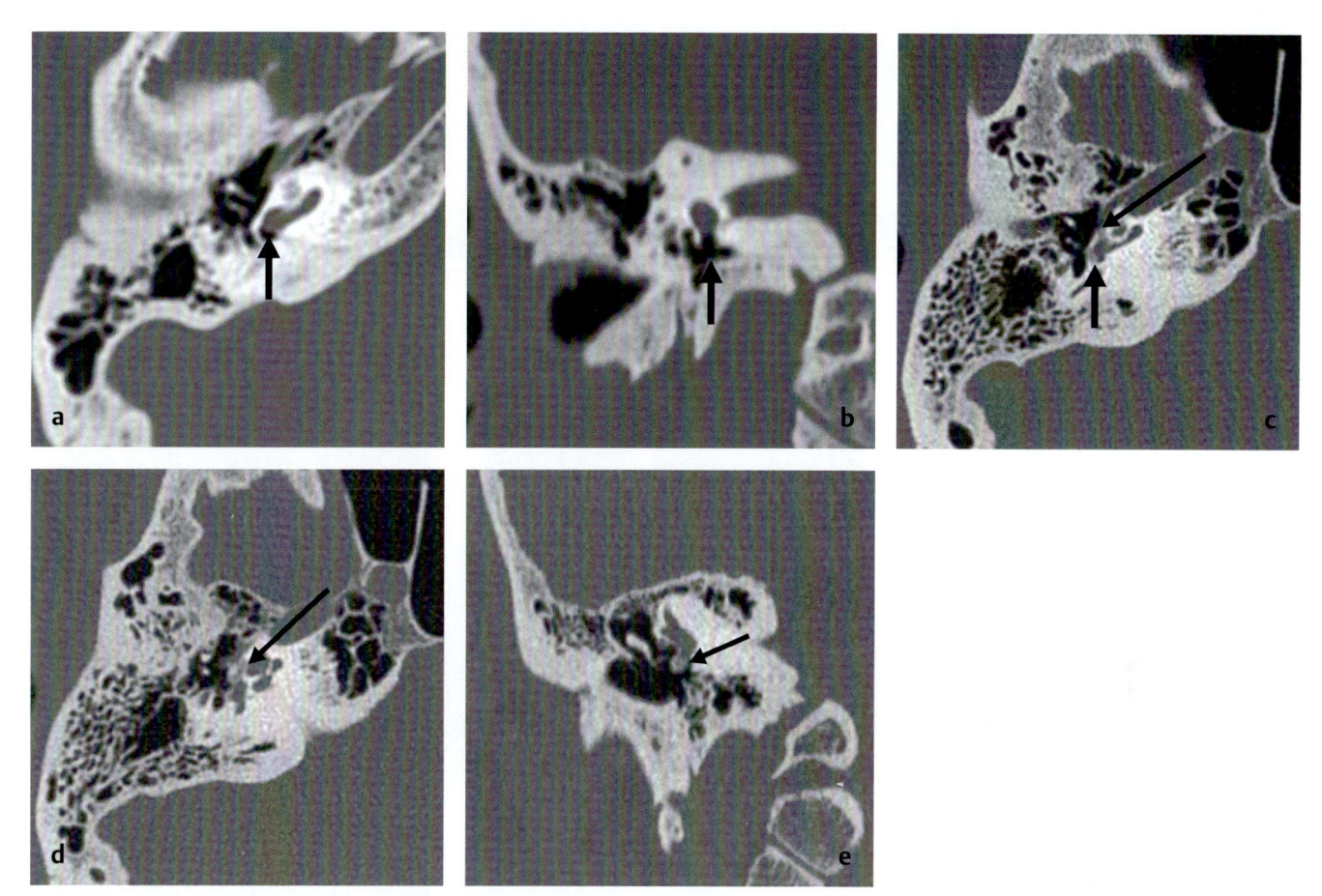

Fig. 16-8. Otospongiose fenestral com obliteração da janela redonda (a-e): janela redonda normal (a, b). Otospongiose fenestral com desmineralização óssea na *fissula antefenestra* e obliteração da janela redonda (c-e) (setas).

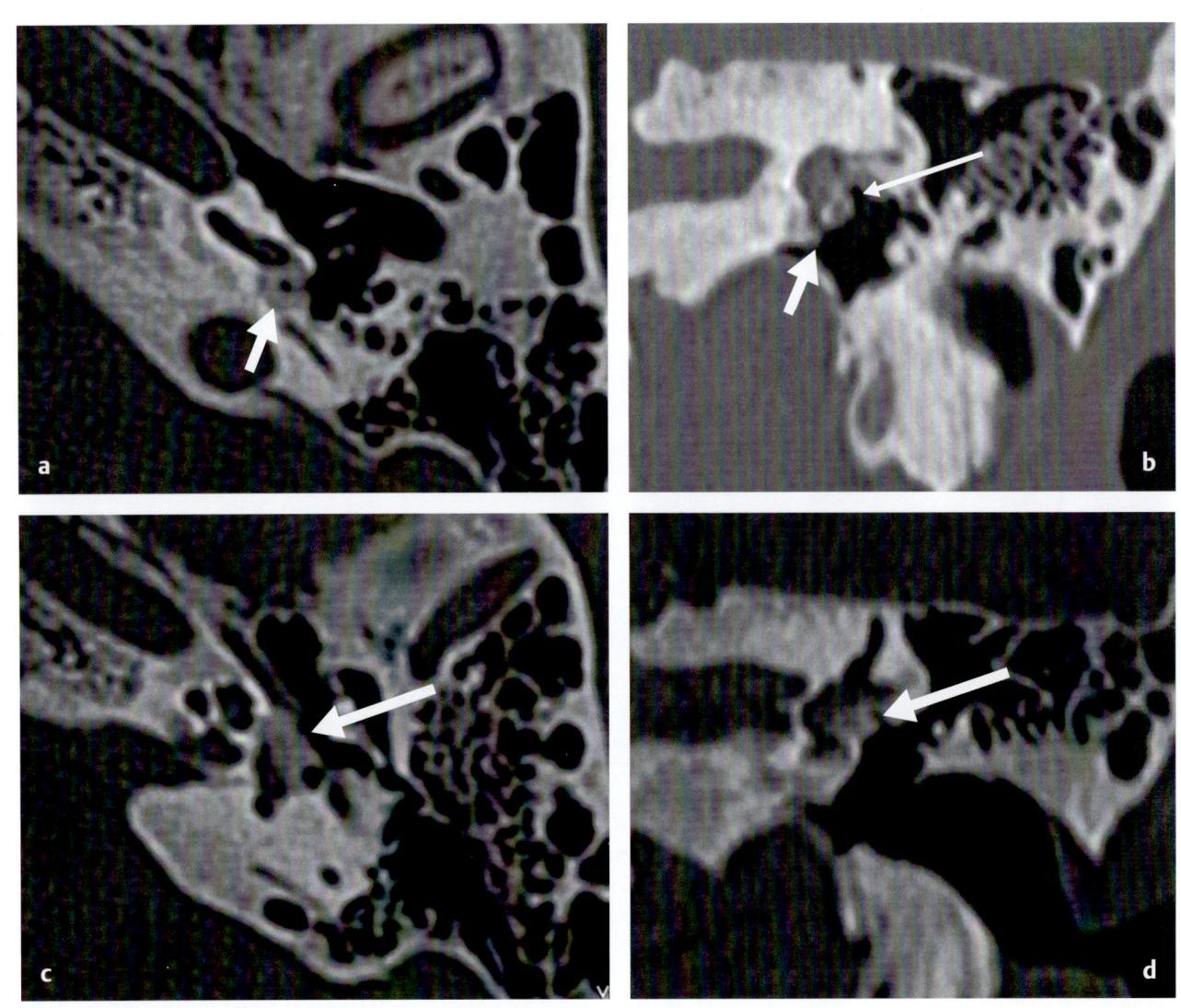

Fig. 16-9. Otospongiose forma obliterativa (a-d). Obliteração das janelas redonda (setas curtas em **a**, **b**) e oval (setas longas em **b-d**), áreas de desmineralização óssea nas *fissula antefenestra* e retrococlear.

Algumas entidades, como *ostogenese imperfecta*, doença de Paget, artrite reumatoide e sífilis podem apresentar alterações de imagem similares aos da otosclerose, na cápsula ótica, sendo a história clínica de fundamental importância para a detecção dessas doenças sistêmicas. As osteodistrofias podem envolver outras regiões do osso temporal, além das cápsulas óticas (Figs. 16-10 a 16-13).

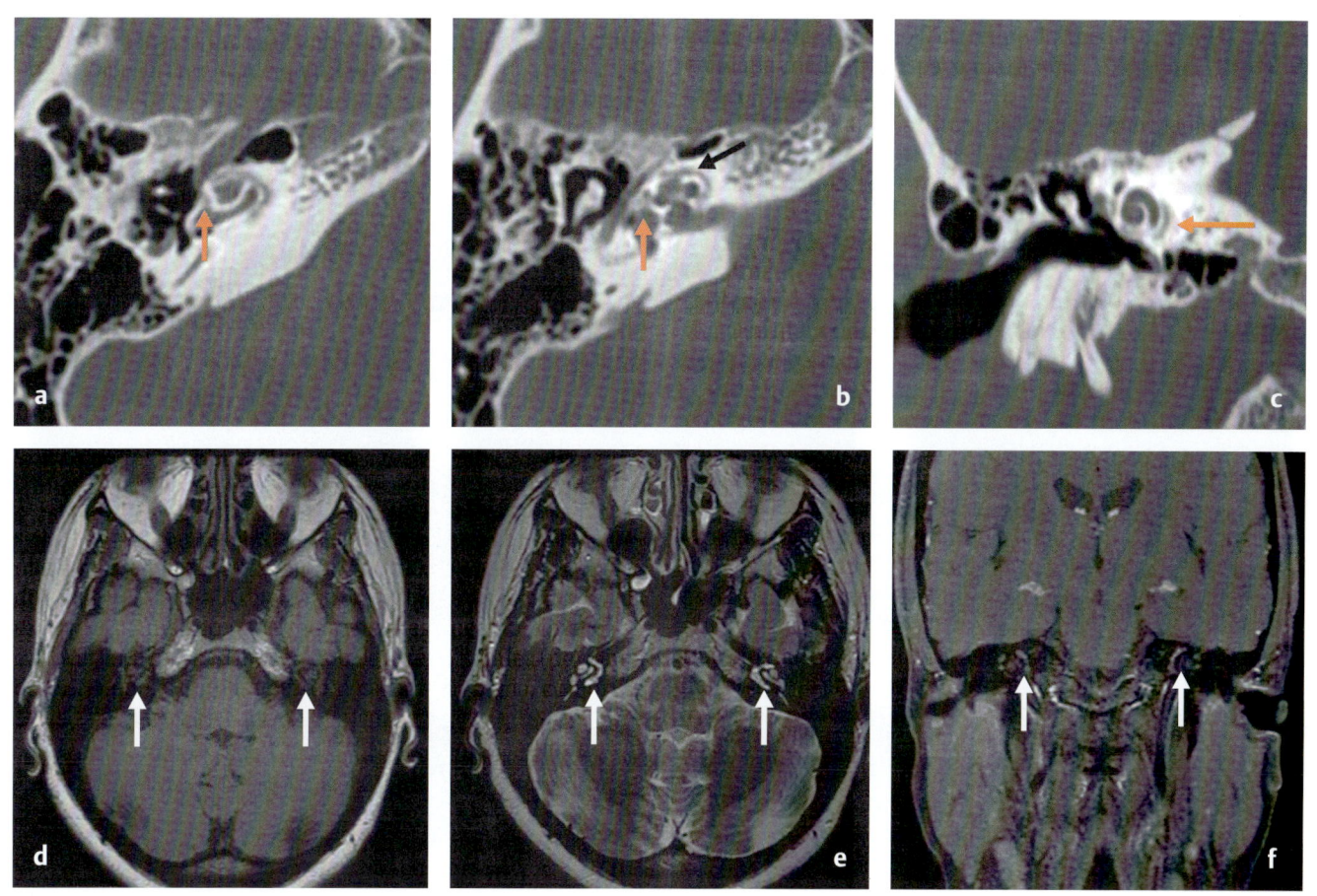

Fig. 16-10. Otospongiose fenestral e coclear (a-f). TC axial (a, b) e TC coronal (c), janelamento ósseo. RNM axial T1 pré e pós-Gd (d, e) e RNM coronal T1 c/ fat sat pós-Gd. Tomografias mostram desmineralização na *fissula antefenestra* e coclear. RNM com áreas de sinal hipointenso em T1 com realce pelo Gd e sinal hiperintenso na sequência T2.

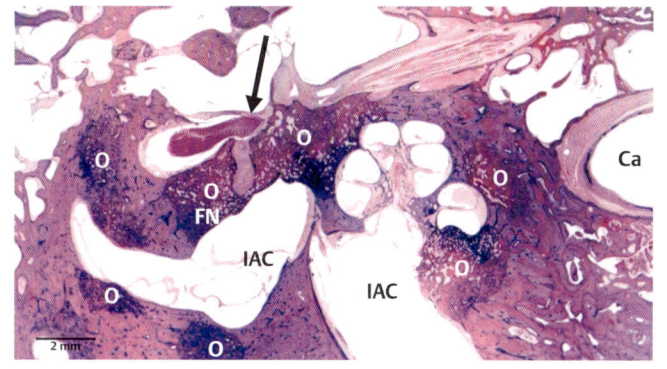

Fig. 16-11. Osso temporal de paciente com múltiplos focos de otosclerose (O) em paciente com perda auditiva mista. Nota-se que o nervo facial se encontra deiscente (seta). Ca: Artéria carótida interna; IAC: conduto auditivo interno; FN: nervo facial.

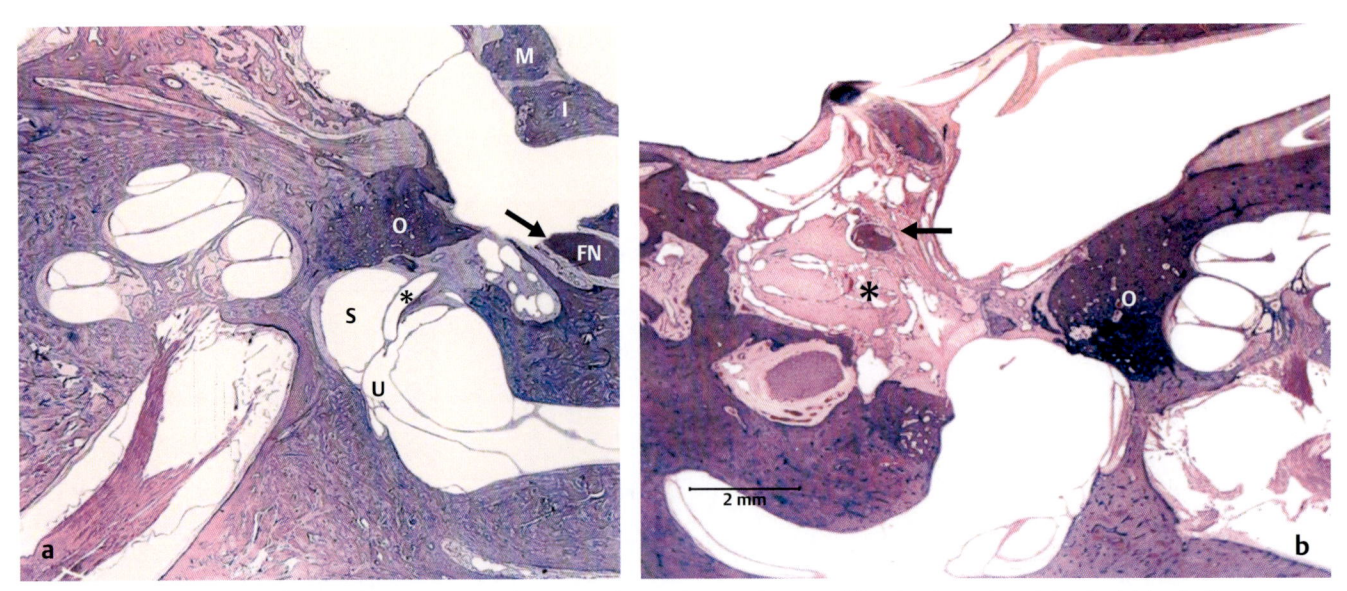

Fig. 16-12. Ossos temporais de um paciente com otosclerose que desenvolveu vertigem posicional após a estapedotomia. (**a**) Avaliação histopatológica mostra uma prótese longa (*), que invade o vestíbulo, podendo ser o causador do problema neste caso específico. Adicionalmente, também se observa a deiscência do nervo facial (FN, seta em **a**). (**b**) Erosão do ramo longo da bigorna após cirurgia de estapedotomia (seta). Há também grande quantidade de tecido fibroso na orelha média (*). I: bigorna; M: martelo; O: foco de otosclerose; S: sáculo; U: utrículo.

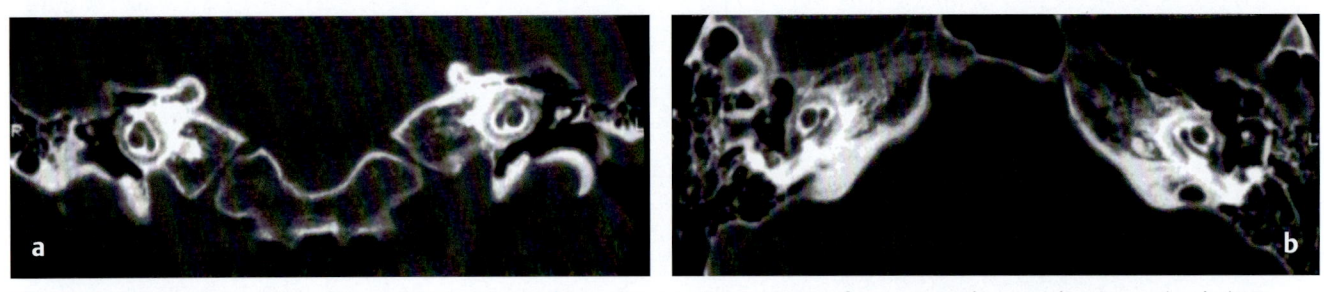

Fig. 16-13. Otospongiose coclear. TC coronal (**a**) e TC axial (**b**), janelamento ósseo. Tomografias mostram desmineralização na cápsula ótica envolvendo a cóclea.

Tratamento

O tratamento da perda condutiva ocasionada pelo foco de otosclerose envolve cirurgia. Os procedimentos cirúrgicos não alteram a fisiopatologia ou a progressão da doença, e, portanto, só devem ser utilizados em casos de perdas condutivas com *gap* aéreo-ósseo acima de 40 dB. Perdas auditivas neurossensoriais (otosclerose coclear) ou pequenas perdas condutivas (*gap* aéreo-ósseo menor que 40 dB) podem ser tratadas com aparelhos auditivos ou aparelhos de condução óssea. Perdas auditivas severas e profundas causadas por doenças extensas podem ser tratadas com implantes cocleares, embora alguns casos requeiram a realização de cocleostomia ampla, por conta de ossificação coclear; neste caso, os exames de imagem auxiliam na visualização da patência coclear e planejamento cirúrgico. O tratamento farmacológico não é considerado padrão para otosclerose, e o resultado funcional destas terapias ainda está sob investigação. As terapias geralmente objetivam a redução da atividade osteoclástica, e, portanto, são mais bem indicadas em pacientes com doença ativa ou progressiva. O fluoreto de sódio já foi bastante prescrito no passado, porém, as evidências que suportam seu uso são escassas. O fluoreto de sódio age como antagonista ao remodelamento ósseo e ativação osteoclástica. Mais recentemente, o uso de bisfosfonados e vitamina D também foram citados como possíveis tratamentos em casos de doença na fase otospongiótica (ativa).

Indicação Cirúrgica

A otosclerose deve ser suspeitada quando uma perda auditiva condutiva se desenvolve progressivamente (uni ou bilateral) em pacientes com otoscopia normal ou subnormal. O diagnóstico é confirmado quando a timpanotomia exploradora demonstra fixação da platina do estribo na janela oval. As indicações para cirurgia são: perda auditiva condutiva, unilateral ou bilateral, com *gap* aéreo-ósseo de 25 dB ou mais nas frequências de 500 a 4.000 Hz; ou perda auditiva mista com piora progressiva dos limiares ósseos.

Complicações Cirúrgicas

As principais complicações cirúrgicas incluem paralisia facial, *gusher* perilinfático, vertigem, infecção, erosão da bigorna, platina flutuante, granuloma de reparação, surdez, síndrome da prótese longa, perda auditiva condutiva residual, perfuração da membrana timpânica e neoformação óssea.

OSTEODISTROFIAS DO OSSO TEMPORAL

As osteodistrofias compreendem um grupo heterogêneo de doenças que se apresentam clinicamente por alterações da arquitetura e/ou composição do tecido ósseo. Entre essas doenças incluem-se a displasia fibrosa, a osteogênese imperfeita, a doença de Paget e a osteopetrose. A otosclerose (discutida anteriormente) é responsável por 80% de todos os casos de osteodistrofia do osso temporal.

Displasia Fibrosa

A displasia fibrosa é uma doença óssea benigna, inicialmente descrita por Von Recklinghausen, em 1891, caracterizada por um processo que envolve reabsorção óssea que é seguida por proliferação de tecido fibro-ósseo isomorfo composto por células fusiformes circundados pela matriz óssea. Essa reação gera a criação de um osso imaturo, com trabeculado desorganizado. Esse remodelamento ocasiona distorção importante da anatomia normal, podendo resultar em deformidade expansiva do osso acometido. Diferentemente da otosclerose, pode acometer um ou mais ossos simultaneamente, além de cursar com alterações cutâneas e endócrinas.

A displasia fibrosa pode ser classificada em três tipos: 1. monostótica (um único osso acometido); 2. poliostótica sem anormalidades extraesqueléticas; e 3. poliostótica extraesquelética (síndrome de McCune Albright). O diagnóstico é realizado por meio de achados clínicos, exames de imagem e, principalmente, achados histopatológicos.

O envolvimento do osso temporal não é comum, e quando ocorre, geralmente é o único osso acometido. Na forma poliostótica (menos comum), ambos os ossos temporais podem estar acometidos. Os principais sintomas causados são a perda auditiva (condutiva, neurossensorial ou mista); deformidades cranioencefálicas; estenoses de meato acústico externo; otorreia; otalgia; e trismo. Alguns pacientes podem desenvolver colesteatoma secundário por oclusão do meato e aprisionamento de tecido, com as complicações características a esta afecção. Neuropatia por compressão dos nervos cranianos também pode ocorrer. Menos frequentemente, pode haver transformação sarcomatosa do tumor.

Radiograficamente, a displasia fibrosa pode-se manifestar radiologicamente com padrão cístico, esclerótico ou misto; exibe comprometimento da medula óssea que pode apresentar alteração da densidade com aspecto de "vidro fosco ou despolido" na maioria dos casos, a depender do predomínio de tecido fibroso ou ósseo, pode apresentar densidade, na TC ou sinal e impregnação na RNM, heterogêneos, o osso acometido apresenta comportamento insuflante, a cortical óssea é afilada, ao circunscrever canais neurais e vasculares, pode progressivamente causar estenose (Fig. 16-14).

O tratamento da displasia fibrosa é complexo. Por se tratar de doença de progressão lenta, as abordagens cirúrgicas devem ser limitadas ao controle de deformidades estéticas, compressão de estruturas neurais, e outras complicações (p. ex., colesteatoma secundário) e desenvolvimento de

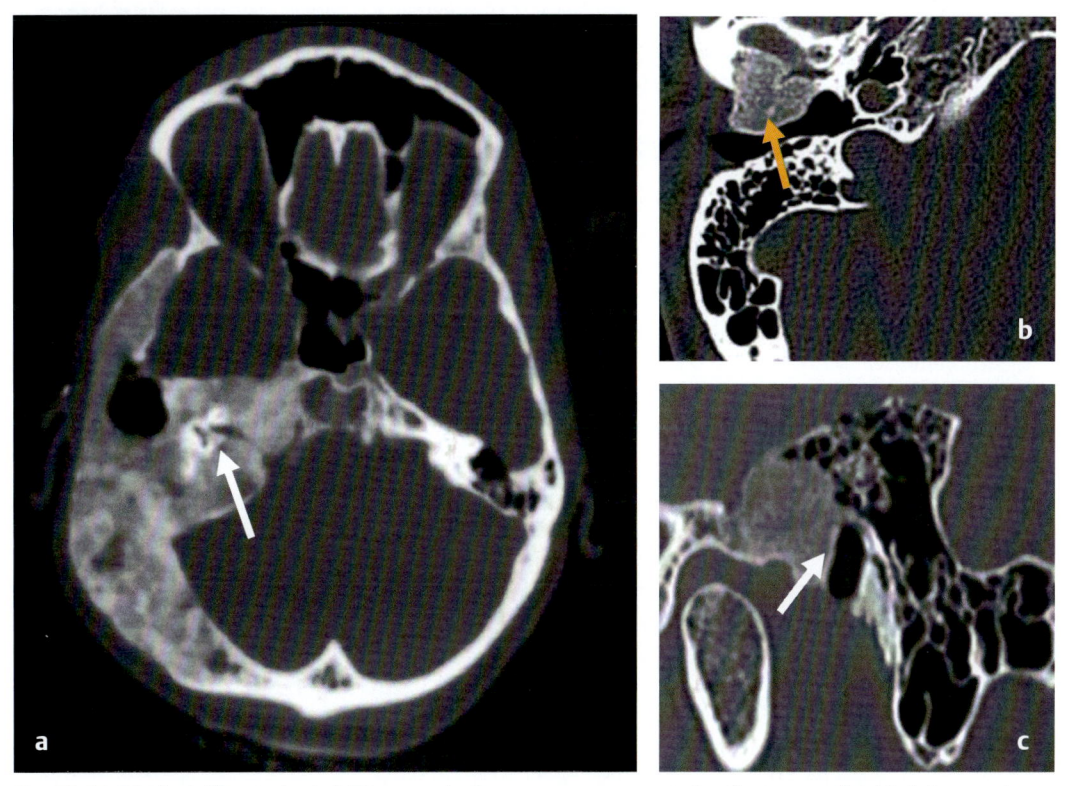

Fig. 16-14. Displasia fibrosa (a-c). A TC mostra lesão com comportamento insuflante, com densidade heterogênea na díploe de todo o osso temporal direito, reduzindo a amplitude do CAI (seta em **a**). Lesão insuflante, com aspecto de vidro fosco, envolvendo díploe da porção escamosa do osso temporal e osso timpânico, reduzindo a amplitude do CAE (setas).

cavidades epiteliais (sepultamento de epitélio escamoso), com potencial capacidade de gênese de colesteatoma. Não há tratamento clínico ou medicamentoso para a displasia até o momento. Radioterapia é contraindicada nestes casos, dado o risco de transformação sarcomatosa do tumor.

Osteogênese Imperfeita

É uma doença genética do tecido conjuntivo que envolve anormalidades na produção de colágeno tipo I, com consequente anormalidade da função osteoblástica e fibroblástica. Apesar de várias formas da doença terem sido descritas, a característica marcante e comum a todas elas são as fraturas múltiplas decorrentes de pequenos traumas. Além dos ossos, a doença também afeta outros tecidos que necessitam de colágeno (ligamentos, fáscias, pele, vasos sanguíneos e dentes). A incidência varia entre 1:20.000-50.000, sem predileção para sexo. Classicamente, há a tríade de ossos frágeis, esclera azulada e surdez neurossensorial. Nos casos em que a osteogênese imperfeita afeta o osso temporal, pode ocorrer perda auditiva condutiva, sensioneural ou mista. A perda auditiva condutiva ocorre por alterações morfológicas e estruturais da cadeia ossicular. Apesar de a causa exata da perda auditiva sensorioneural secundária à osteogênese imperfeita ainda não ter sido elucidada, acredita-se que ocorra secundariamente a alterações das estruturas da parede lateral da cóclea, envolvidas com a reciclagem de íons.

É comum que pacientes com osteogênese imperfeita desenvolvam otosclerose, embora os achados histológicos de ambas as afecções sejam distintos. Entretanto, quando associado à osteogênese imperfeita, a otosclerose possui, comumente, comportamento mais agressivo.

O tratamento envolve reabilitação auditiva. A perda auditiva condutiva ocasionada por fixação do estribo é bastante frequente em pacientes com osteogênese imperfeita, e pode ser tratada com estapedotomia. Entretanto, tal cirurgia é considerada controversa nestes pacientes, já que o prognóstico é desfavorável, e a cirurgia costuma resultar em mais complicações do que em comparação a pacientes com otosclerose.

Doença de Paget

A doença de Paget é uma desordem crônica do metabolismo ósseo caracterizada por remodelamento ósseo excessivo. A aparência radiológica característica é expansão óssea com um padrão trabecular grosseiro. Os ossos mais afetados são a pelve, espinha, crânio e ossos longos proximais. É uma doença relativamente comum e pode afetar até 4% dos indivíduos acima dos 40 anos, e 11% de todos acima dos 80 anos. Parece existir uma pequena predileção para o sexo masculino. A incidência é maior no Reino Unido do que em outros países, sendo também comum na Austrália, Nova Zelândia, Leste Europeu, e nos Estados Unidos.

Cerca de 75% dos pacientes são assintomáticos no momento do diagnóstico. Os sintomas mais comuns incluem dores localizadas e sensibilidade (mais comum), aumento da temperatura focal por conta da hipervascularização óssea, aumento do tamanho do osso (chapéus que não servem mais são bons indicativos); cifose, redução da amplitude de movimento, e outros sintomas relacionados com a redução de mobilidade articular. A forma poliostótica é mais prevalente do que a monostótica.

Apesar de a etiologia não ser completamente compreendida, é uma doença que envolve ativação dos osteoclastos. Assim como a otosclerose, doenças virais parecem ser gatilhos, já que o paramixovírus já foi identificado em espécimes de pacientes com a doença. Predisposição genética também parece ser um fator importante.

Existem marcadores de *turnover* ósseo que podem ser utilizados para auxiliar o diagnóstico, embora sejam inespecíficos: aumento da fosfatase alcalina sérica; níveis normais de cálcio e fósforo; e aumento da hidroxiprolina urinária.

O osso temporal é acometido em cerca de 66% dos casos. Há alteração bastante importante da morfologia e estrutura do osso, podendo resultar em compressão neural e invasão das estruturas da orelha interna. Quando acomete o osso temporal, costuma causar sintomas auditivos (mais comum) como plenitude auricular, autofonia, zumbido e hipoacusia, e vestibulares. A perda auditiva é principalmente sensorioneural (40%) seguida por perda auditiva mista (33%). Não há tratamento específico.

A doença de Paget acomete, mais frequentemente, a coluna, a pelve, ossos do crânio e ossos longos. A doença apresenta um estágio inicial com predomínio de atividade osteoclástica, com osteólise; estágio intermediário, misto; e na fase tardia, quando predomina atividade osteoblástica, com esclerose, O osso acometido pode apresentar expansão, com trabeculado ósseo grosseiro, exibe espessamento difuso da cortical óssea.

CONCLUSÕES

A otosclerose é a osteodistrofia mais comum do osso temporal, e seu tratamento cirúrgico costuma trazer bons resultados funcionais. As outras osteodistrofias, embora mais comuns, possuem tratamento mais desafiador e costumam se associar a resultados funcionais auditivos pobres. A TC de alta resolução é o método de imagem padrão ouro para diagnosticar e classificar a doença, enquanto a RNM tem papel mais limitado. O conhecimento dos achados radiográficos da otosclerose é importante para o manejo e planejamento cirúrgico.

BIBLIOGRAFIA

Adams JC. Clinical implications of inflammatory cytokines in the cochlea: a technical note. Otol Neurotol. 2002 May;23(3):316-22.

Bel Hadj Ali I, Thys M, Beltaief N, Schrauwen I, Hilgert N, Vanderstraeten K, et al. A new locus for otosclerosis, OTSC8, maps to the pericentromeric region of chromosome 9. Hum Genet 2008;123:267-72.

Causse B, Causse JR. Cochlear otosclerosis. J laryngol Otol Suppl. 1983;8:84.

Chen W, Meyer NC, McKenna MJ, et al. Single-nucleotide polymorphisms in the COL1A1 regulatory regions are associated with otosclerosis. Clin Genet. 2007;71:406-14.

Cherukupally SR, Merchant SN, Rosowski JJ. Correlations between pathologic changes in the stapes and conductive hearing loss in otosclerosis. Ann Otol Rhinol Laryngol. 1998;107:319-26.

Doherty JK, Linthicum FH Jr. Spiral ligament and stria vascularis changes in cochlear otosclerosis: effect on hearing level. Otol Neurotol. 2004 July;25(4):457-64.

Donnlly MJ, McShane DP, Burns H. Monostotic fibrous dysplasia of the temporal bone associated lymphadenopathy. Ear Nose Throat Journal 1994;73(5):328-30.

Frisch T, Sørensen MS, Overgaard S, Bretlau P. Estimation of volume referent bone turnover in the otic capsule after sequential point labeling. Ann Otol Rhinol Laryngol. 2000;109:33-9.

Ghorayeb BY, Linthicum FH Jr. Otosclerotic inner ear syndrome. Ann Otol Rhinol Laryngol. 1978;87:85-90.

Guild SR. Histologic otosclerosis. Ann Otol. 1944;53:246-67.

Hall JG. Otosclerosis in Norway, a geographical and genetical study. Acta Otolaryngol Suppl1974;324:1-20.

Hueb MM, Goycoolea MV, Paparella MM, Oliveira JA. Otosclerosis: The University of Minnesota temporal bone collection. Otolaryngol Head Neck Surg. 1991;105:396-405.

Imauchi Y, Lainé P, Sterkers O, et al. Effect of 17 beta-estradiol on diastrophic dysplasia sulfate transporter activity in otosclerotic bone cell cultures and SaOS-2 cells. Acta Otolaryngol. 2014;124(8):890-5.

Karosi T, Jókay I, Kónya J, Szabó LZ, Pytel J, Jóri J, et al. Detection of osteoprotegerin and TNF-alpha mRNA in ankylotic stapes footplates in connection with measles virus positivity. Laryngoscope. 2006;116(8):1427-33.

Kushchayeva YS, Kushchayev SV, Glushko TY, Tella SH, Teytelboym OM, Collins MT, et al. Fibrous dysplasia for radiologists: beyond ground glass bone matrix. Insights Imaging. 2018;9(6):1035-56.

Lee TC, Aviv RI, Chen JM, Nedzelski JM, Fox AJ, Symons SP. CT Grading of otosclerosis. Am J Neuroradiol. 2009;30(7):1435-9.

Liktor B, Szekanecz Z, Batta TJ, Sziklai I, Karosi T. Perspectives of pharmacological treatment in otosclerosis. Eur Arch Otorhinolaryngol. 2013;270(3):798-804.

Lippy WH, Berenholz LP. The long prosthesis syndrome. Otol Neurotol. 2010;31(3):548-9

Madorrán JMH, Sarriegui AU, Torices JS, Samitier EP. Alteraciones óseas de la cápsula ótica. Anales ORL Iber Amer. 1995;22(1):31-40.

Mansour S, Nicolas K, Ahmad HH. Round window otosclerosis: radiologic classification and clinical correlations. Otol Neurotol. 2011;32(3):384-92.

Markou K, Goudakos J. An overview of the etiology of otosclerosis. Eur Arch Otorhinolaryngol. 2009;266:25-35.

McKenna MJ, Kristiansen AG. Molecular biology of otosclerosis. Adv Otorhinolaryngol. 2007;65:68-74.

McKenna MJ, Mills BG. Ultrastructural and immunohistochemical evidence of measles virus in active otosclerosis. Acta Otolaryngol Suppl. 1990;470:130-9.

Morrison AW. Genetic factors in otosclerosis. Ann R Coll Surg Engl. 1967;41:202-37.

Nadol JB, Merchant SN. Systemic disease manifestation in the middle ear and temporal bone (Cap. 163). In Otolaryngology - Head and Neck Surgery. 2nd ed. Cummings CW, Fredrickson JM, Harker LA, Krause JC, Schuller DE. Mosby Year Book - Missouri, USA; 1993. p. 2916-22.

Nager GT. Fibrous dysplasia. In: Pathology of the temporal bone. In: Nager GT (Ed.). Baltimore, USA: Williams & Wilkins; 1993. p. 1082-148.

Nomiya S, Cureoglu S, Kariya S, Morita N, Nomiya R, Nishizaki K, et al. Histopathological incidence of facial canal dehiscence in otosclerosis. Eur Arch Otorhinolaryngol. 2011;268(9):1267-71.

Paparella MM, Mancini F, Liston SL. Otosclerosis and Meniere's syndrome: diagnosis and treatment. Laryngoscope. 1984;94:1414-7.

Rudic M, Keogh I, Wagner R, Wilkinson E, Kiros N, Ferrary E, et al. The pathophysiology of otosclerosis: review of current research. Hear Res. 2015;30(Pt A):51-6.

Sanghan N, Chansakul T, Kozin ED, Juliano AF, Curtin HD, Reinshagen KL. Retrospective review of otic capsule contour and thickness in patients with otosclerosis and individuals with normal hearing on ct. AJNR. 2018;39 (12): 2350-5.

Schrauwen I, Ealy M, Huentelman MJ, Thys M, Homer N, Vanderstraeten K, et al. A genome-wide analysis identifies genetic variants in the RELN gene associated with otosclerosis. Am J Hum Genet. 2009;84:328-38.

Schuknecht HF, Kirchner JC. Cochlear otosclerosis: fact or fantasy. Laryngoscope. 1974;84:766-82.

Smith SE, Murphey MD, Motamedi K, Mulligan ME, Resnik CS, Gannon FH. From the archives of the AFIP. Radiologic spectrum of Paget disease of bone and its complications with pathologic correlation. Radiographics. 2002;22(5):1191-216.

Sorensen MS. Temporal bone dynamics, the hard way. Formation, growth, modeling, repair and quantum type bone remodeling in the otic capsule. Acta Otolaryngol Suppl. 1994;512:1-22.

Virk JS, Singh A, Lingam RK. The role of imaging in the diagnosis and management of otosclerosis. Otol Neurotol. 2013;34:55-60.

Yoon TH, Paparella MM, Schachern PA. Otosclerosis involving the vestibular aqueduct and Ménière's disease. Otolaryngol Head Neck Surg 1990;103:107-12.

SÍNDROME DE MÉNIÈRE

Maria Isabel Guilhem ▪ Henrique Furlan Pauna ▪ Sílvia Marçal Benício de Mello

INTRODUÇÃO

A doença de Ménière (DM) é uma condição caracterizada clinicamente por crises recorrentes de vertigem, perda auditiva neurossensorial flutuante, *tinnitus* e plenitude aural. Descrita primeiramente pelo médico francês Prosper Ménière, é uma doença multifatorial, crônica e degenerativa da orelha interna, associada a achado histopatológico de hidropsia endolinfática.

Existem doenças que podem predispor a hidropsia endolinfática na síndrome de Ménière (Quadro 17-1), porém, em muitos casos, não é possível identificar fatores relacionados como precursores da doença. Vários relatos sugerem que a SM, principalmente com acometimento bilateral, pode ser decorrente de um distúrbio imunológico. Fatores genéticos, virais e alérgicos também foram identificados, porém, sua relevância ainda é indeterminada.

Quadro 17-1. Principais Causas da Síndrome de Ménière

- Pós-traumática (trauma cranioencefálico ou cirurgia otológica)
- Pós-infecciosas (infecções virais como caxumba ou sarampo)
- Otite média crônica
- Otosclerose avançada com obstrução do aqueduto vestibular
- Sífilis tardia
- Síndrome de Cogan
- Idiopática (Doença de Ménière)

A incidência da SM varia significativamente entre as populações estudadas. Nos Estados Unidos, estima-se uma ocorrência de 15 a 40 casos a cada 100.000 por ano, enquanto no Reino Unido este número chega a 157 por 100.000 pessoas. Os sintomas da SM geralmente iniciam-se entre 35 e 45 anos de idade e parece haver uma prevalência discretamente maior entre mulheres. Cerca de 3% dos casos de Ménière ocorrem na população pediátrica, estando mais comumente associados a malformações congênitas da orelha interna (como, por exemplo, estenose do canal auditivo interno) e infecções congênitas.

O diagnóstico de Ménière é um desafio na prática clínica, principalmente devido à complexidade e à heterogeneidade da doença. A American Academy of Otolaryngology-Head Neck Surgery (AAO-HNS) publicou as primeiras diretrizes para o diagnóstico da SM em 1995, em uma revisão dos critérios publicados em 1972 pela American Academy of Ophthalmology and Otolaryngology (AAO), classificando a doença em quatro diferentes grupos diagnósticos: 1. certeza; 2. definido; 3. provável; e 4. possível; sendo necessária a confirmação *post mortem* da hidropsia endolinfática para definir os casos de certeza.

Ao longo dos anos, com a grande variação das apresentações clínicas da síndrome de Ménière, os critérios diagnósticos foram revistos e redefinidos por um painel multidisciplinar com diferentes sociedades em 2015 (Quadro 17-2). Assim, ficaram estabelecidas duas categoriais de SM, definida e provável, ambas sem necessidade de confirmação da hidropsia endolinfática.

Quadro 17-2. Critérios para a Síndrome de Ménière propostos em 2015 pelo Classification Committee of the Barany Society, the Japan Society for Equilibrium Research, the European Academy of Otology and Neurotology, the Equilibrium Committee of the American Academy of Otolaryngology-Head and Neck Surgery e a Korean Balance Society

Classificação	Critérios
Síndrome de Ménière definida	Dois ou mais episódios de vertigem espontânea, com duração de 20 minutos a 12 horas Exame audiométrico comprovando perda auditiva neurossensorial em frequências graves e médias, em pelo menos uma orelha, ocorrida antes, durante ou após um episódio de vertigem Sintomas auditivos flutuantes como *tinnitus* e plenitude aural na orelha afetada Sem outro diagnóstico que justifique os sintomas
Síndrome de Ménière provável	Dois ou mais episódios de vertigem ou tontura, com duração de 20 minutos a 24 horas Sintomas auditivos flutuantes como *tinnitus* e plenitude aural na orelha afetada Sem outro diagnóstico que justifique os sintomas

HISTOPATOLOGIA

A lesão histopatológica classicamente descrita na SM é a hidropsia endolinfática (HE), caracterizada pelo excesso de endolinfa na orelha interna, ocasionando dilatação do ducto endolinfático. Este achado foi relatado simultaneamente por Hallpike e Cairns e Yamakawa em 1938, após os pesquisadores analisarem amostras de osso temporal de pacientes com sintomas da SM (Figs. 17-1 a 17-3).

Entretanto, uma revisão de amostras de osso temporal da Massachusetts Eye and Ear Infirmary, feita por Rauch *et al.* em 1989, sugeriu que a hidropsia endolinfática é, na verdade, um epifênomeno de Ménière, e não a causa dos sintomas propriamente dita. Enquanto a HE está presente em praticamente todos os pacientes com SM, nem todos os pacientes com HE são sintomáticos. Estudos realizados em amostras de osso temporal humano indicaram que a hidropsia ocorre, predominantemente, no ducto coclear e sáculo nos estágios iniciais da SM, podendo envolver o sistema endolinfático inteiro em fases mais tardias.

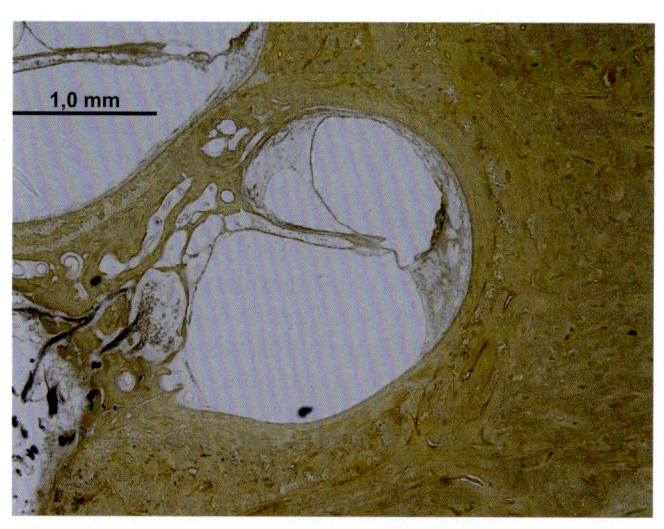

Fig. 17-3. Ductos cocleares com sinais de hidropsia.

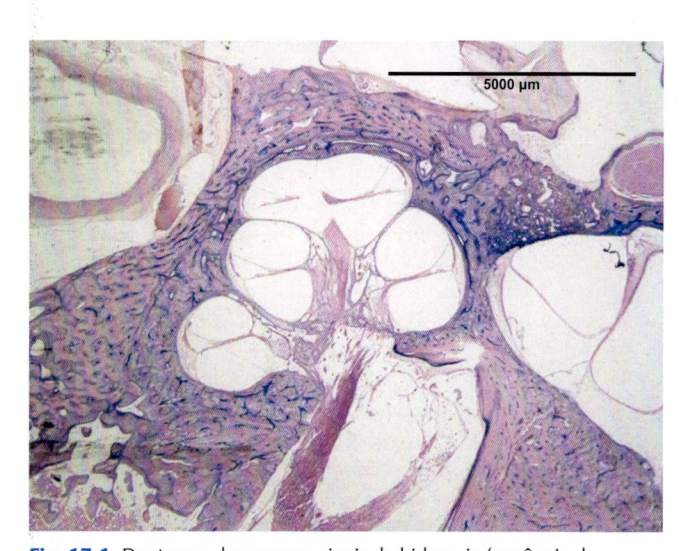

Fig. 17-1. Ductos cocleares sem sinais de hidropsia (ausência de distensão da membrana de Reissner).

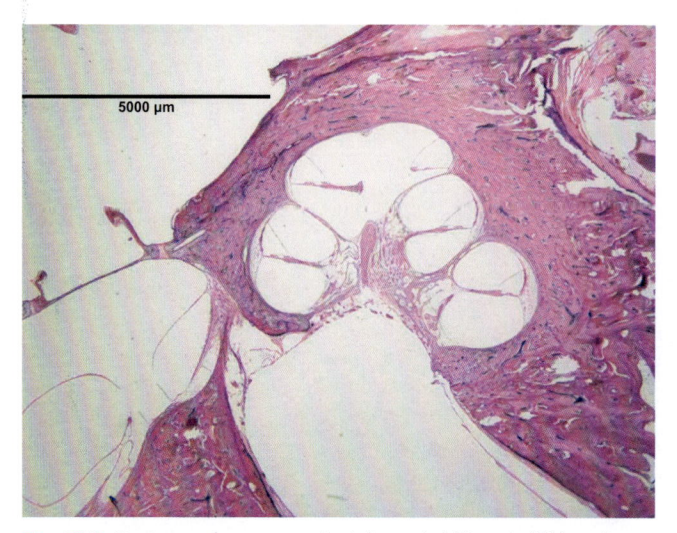

Fig. 17-2. Ductos cocleares com sinais leves de hidropsia (hidropsia coclear grau I).

Embora o papel exato da hidropsia endolinfática na SM permaneça controverso, diversos mecanismos fisiopatológicos foram propostos para explicar seu desenvolvimento. A teoria mais difundida atualmente descreve que a distensão do sistema endolinfático ocorre em razão do acúmulo excessivo de endolinfa decorrente da reabsorção alterada pelo ducto e saco endolinfáticos.

As alterações na reabsorção da endolinfa podem ocorrer por diversos mecanismos: fibrose epitelial sacular e vestibular, metabolismo glicoproteico alterado, infecções virais da orelha interna ou lesões imunomediadas. Adicionalmente, anormalidades anatômicas nas estruturas ósseas ao redor do ducto endolinfático podem causar obstrução marginal do ducto que, quando associada a outros fatores, resultaria em um bloqueio importante do fluxo endolinfático.

Como consequência, ocorre aumento da pressão endolinfática, o que pode ocasionar rupturas no labirinto membranoso e levar a fístulas entre a endolinfa e a perilinfa. Com o influxo de potássio na perilinfa, as células ciliadas externas são despolarizadas, acarretando encurtamento e perda da motilidade delas. Este mecanismo é responsável por gerar perda auditiva e *tinnitus* na SM. Em alguns estudos, o grau de perda auditiva parece correlacionar-se com a gravidade da hidropsia endolinfática, enquanto os outros sintomas da SM, como vertigem e *tinnitus*, não apresentaram esta relação.

Outras etiologias também têm sido propostas para explicar o surgimento da hidropsia endolinfática (Quadro 17-3). Um padrão de herança autossômica dominante foi visto em 8-15% dos pacientes com Ménière, aumentando a possibilidade de uma etiologia genética. Foram observados sintomas mais severos e precoces em pacientes com história familiar de SM, porém, nenhum gene específico foi identificado até o momento.

A hipótese de uma fisiopatologia vascular é reforçada pela prevalência aumentada de migrânea em pacientes com SM em relação à população geral. Acredita-se também que autoanticorpos possam agir contra algum componente do saco endolinfático por mecanismos imunológicos ainda não totalmente esclarecidos.

Quadro 17-3. Principais Etiologias Propostas para a Hidropsia Endolinfática

- Anormalidades no fluxo e na reabsorção da endolinfa
- Hipoplasia do aqueduto vestibular
- Mecanismos imunológicos
- Herança genética
- Alterações vasculares

Os achados histopatológicos no neuroepitélio vestibular na SM demonstram danos severos na citoarquitetura tecidual, com perda significativa de células ciliadas, espessamento da membrana basal, dano ao endotélio perivascular com aumento de fibrócitos e vacuolização do citoplasma celular, além de atrofia e degeneração da membrana otolítica.

QUADRO CLÍNICO

A SM é caracterizada por uma tétrade sintomática: vertigem, perda auditiva, *tinnitus* e plenitude aural. No entanto, apenas 40% dos pacientes desencadeiam a doença de forma completa, sendo seu curso clínico variável na maioria dos casos.

Enquanto alguns casos apresentam predomínio dos sintomas vestibulares, em outros pacientes os sintomas auditivos assumem protagonismo, ao passo que há casos com equivalência entre as queixas vestibulares e auditivas. A maioria dos pacientes tende a manifestar sintomas flutuantes, com períodos de atividade intercalados com remissões prolongadas. A vertigem na síndrome de Ménière geralmente é caracterizada por sintomas espontâneos e rotatórios, durando 20 minutos ou mais, podendo ser acompanhada de náuseas, vômitos ou outros sintomas autonômicos. A maioria dos episódios de vertigem dura entre 2 e 4 horas. Durante as crises de vertigem, é frequente o achado de nistagmo horizontal ou horizontal-rotatório ao exame físico. Após o episódio de vertigem, o paciente pode perceber a audição significativamente reduzida na orelha afetada. A sensação de desequilíbrio pode ocorrer após estes quadros e permanecer por vários dias, principalmente em casos mais crônicos, quando o paciente já desenvolve hipofunção vestibular no lado afetado.

A perda auditiva que acompanha a Síndrome de Ménière manifesta-se, comumente, de três formas:

- Perda sensorioneural em baixas frequências, maior em 250 Hz, 500 Hz e 1 kHz, atingindo limiares normais em 2 kHz, seguida por perda sensorioneural nos limiares acima de 2 kHz.
- Perda sensorioneural moderadamente severa com configuração plana em 500 Hz, 1 kHz, 2 kHz e 3 kHz.
- Assimetria superior a 25 dB em uma orelha em pacientes com perda auditiva bilateral.

No início do quadro, a perda auditiva é flutuante e costuma a afetar apenas as frequências graves. A maioria dos pacientes, no entanto, apresenta piora lenta e progressiva ao longo dos anos, resultando em perda auditiva permanente em todas as frequências na orelha acometida. Na maior parte dos casos, o limiar auditivo se estabiliza nos níveis entre 50 e 60 dB.

Os episódios de perda auditiva geralmente estão associados à plenitude aural ipsilateral intensa. O *tinnitus* pode ser flutuante ou constante, com tom e intensidade variáveis, e pode ocorrer de forma concomitante ou independente dos sintomas auditivos e vestibulares.

A síndrome de Ménière também pode ter apresentações clínicas atípicas, que incluem a variante Lermoyez, os ataques de Tumarkin, Ménière coclear e Ménière vestibular (Quadro 17-4).

Quadro 17-4. Apresentações Clínicas Atípicas da Síndrome de Ménière

Forma clínica	Característica
Síndrome Lermoyez	Melhora transitória da audição durante os episódios de vertigem, podendo apresentar, também, melhora do *tinnitus* Ocorre movimento da endolinfa da cóclea em direção aos canais semicirculares, resultando em redução da hidropsia endolinfática na cóclea e aumento da HE nos canais semicirculares
Ataques de Tumarkin (drop attacks)	Quedas súbitas que ocorrem sem sinais preditivos, na ausência de vertigem ou outro sinal neurológico Acompanhada por contração súbita dos músculos extensores das extremidades por reflexos desencadeados em resposta à descompressão súbita do sáculo ou utrículo
Ménière Coclear	Sintomas auditivos da síndrome de Ménière sem nenhum sintoma vestibular associado Acredita-se que ocorra hidropsia endolinfática restrita ao ducto coclear
Ménière Vestibular	Sintomas vestibulares da síndrome de Ménière sem qualquer sintoma auditivo associado Parece estar associada a alterações na circulação dos vasos vestibulares

EXAMES COMPLEMENTARES

Embora vários exames possam ser empregados na avaliação do paciente com suspeita de Ménière, ainda não existe qualquer teste diagnóstico específico para a SM.

- *Audiometria Tonal:* sua avaliação faz parte dos critérios diagnósticos mais atuais da síndrome de Ménière. As alterações vistas no exame podem variar conforme o estágio de evolução da doença, como previamente relatado neste capítulo, com achado de perda auditiva sensorioneural em baixas frequências no início do quadro, podendo progredir para perda auditiva em todas as frequências em configuração plana.

- *Teste Vestibular Calórico:* teste utilizado para investigação do reflexo vestibulo-ocular (RVO) e sua quantificação. Existem dados variados na literatura, com estudos apontando que pacientes com SM unilateral podem apresentar respostas hipofuncionantes na orelha acometida, bem como podem apresentar resposta calórica normal em até 50% dos casos. Estes resultados podem estar associados aos diferentes estágios da SM, sendo mais comum que o paciente apresente hipofunção vestibular no lado afetado apenas após alguns anos da doença.
- *Video Head Impulse Test (vHIT):* outro método empregado para avaliar a função vestibular e o reflexo vestíbulo-ocular. Também apresenta resultados variáveis: pacientes em fases iniciais da doença tendem a ter respostas normais no exame, enquanto pacientes em fases avançadas da SM podem desenvolver hipofunção vestibular e apresentar alteração no ganho do RVO na orelha acometida.
- *Eletrococleografia (EcoG):* é um teste eletrofisiológico da audição que pode ser utilizado para diagnóstico da hidropsia endolinfática. Utilizam-se eletrodos transtimpânicos e peritimpânicos que captam as respostas desencadeadas após um estímulo sonoro - o microfonismo coclear (MC), potencial de somação (PS) e potencial de ação (PA). A relação da amplitude entre PS/PA é a mais empregada no diagnóstico da HE, demonstrando ser um teste com alta especificidade, porém, baixa sensibilidade.
- *Potencial Evocado Miogênico Vestibular (VEMP):* o VEMP cervical (cVEMP) representa um potencial elétrico inibitório de origem sacular, enquanto o VEMP ocular (oVEMP) reproduz um potencial elétrico estimulatório de origem utricular. O cVEMP consiste em um teste do reflexo sáculo-cólico que pode apresentar respostas alteradas antes mesmo do aparecimento dos sintomas da SM, visto que a hidropsia endolinfática acomete diversas estruturas da orelha interna, sendo o sáculo uma das primeiras a serem afetadas. Além do diagnóstico, o VEMP pode ser útil para monitorar a progressão da doença.

EXAMES DE IMAGEM

Os exames de imagem, embora não sejam necessários para o diagnóstico da síndrome de Ménière, são frequentemente utilizados para exclusão de diagnósticos diferenciais. Estes exames ainda têm papel controverso, mas podem apresentar alguns achados que fortaleçam o diagnóstico da SM.

Na TC de osso temporal de alta resolução, o achado de um aqueduto vestibular de tamanho reduzido ou não visível é mais comumente observado em orelhas afetadas pela síndrome de Ménière em comparação com os controles, podendo predizer hidropsia sacular. A TC também pode auxiliar na avaliação de possíveis diagnósticos diferenciais, como nos casos de deiscência de canal semicircular superior.

Tradicionalmente, a RNM também vem sendo usada para excluir diagnósticos alternativos, como schwannoma vestibular ou outras lesões do ângulo pontocerebelar. No entanto, nas últimas décadas, exames de alta resolução têm sido úteis para visualizar a hidropsia endolinfática. A técnica de RNM sem contraste com sequência ponderada em T2 foi capaz de identificar algumas alterações que foram correlacionadas com a SM (Quadro 17-5).

Quadro 17-5. Principais Achados Relacionados com a SM na RNM sem Contraste

- Alongamento do sáculo (altura > 1,6 mm medida no corte coronal)
- Ducto e saco endolinfáticos não visíveis
- Comprimento de fluido reduzido dentro do aqueduto coclear

O uso de contraste nos exames de ressonância magnética contribuiu ainda mais para a identificação da hidropsia endolinfática nos últimos anos. Estes exames são comumente feitos com sequências de recuperação de inversão atenuada por fluido (FLAIR) ou sequências inversão-recuperação (IR), realizados 24 horas após a administração intratimpânica de gadolínio ou 4 horas após a administração endovenosa dele, com achados compatíveis com hidropsia endolinfática.

A primeira escala semiquantitativa de avaliação da hidropsia endolinfática foi publicada por Nakashima em 2009, separando a análise em coclear e vestibular, já que o volume do espaço endolinfático varia significativamente no vestíbulo e na cóclea de indivíduos saudáveis. No vestíbulo, a classificação é baseada na razão entre a área do espaço endolinfático e a área total do vestíbulo membranoso quando avaliada no plano axial; enquanto na cóclea é embasada no deslocamento da membrana de Reissner e na diferença proporcional entre o ducto coclear e a escala vestibular (Quadro 17-6 e Fig. 17-4).

Quadro 17-6. Achados Compatíveis com HE na RM em FLAIR 3D Pós-Contraste

Grau de HE	Vestíbulo	Cóclea
Sem HE (Grau 0)	≤ 33%	Sem deslocamento da membrana de Reissner
HE Leve (Grau 1)	> 33% e ≤ 50%	Deslocamento da membrana de Reissner Ducto coclear ≤ escala vestibular
HE Severa (Grau 2)	> 50%	Deslocamento da membrana de Reissner Ducto coclear > escala vestibular

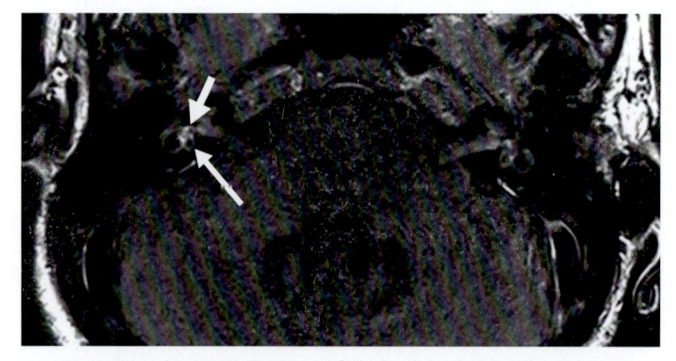

Fig. 17-4. Sequência 3D FLAIR tardia pós-Gd, obtida 4 horas após a administração do gadolínio, com protocolo para Ménière. RNM sequência 3D FLAIR tardia, obtida 4 horas após a administração do gadolínio. Distribuição adequada do gadolínio no labirinto perilinfático e fundo dos condutos auditivos internos. Sáculo (seta curta e larga); utrículo (seta longa e fina) normal.

Até recentemente os exames de imagem eram realizados para excluir patologias com sintomas comuns à SM. Com os recursos técnicos atuais é possível sugerir o diagnóstico de doença de Ménière *in vivo*.

Os primeiros exames para avaliar Ménière foram realizados após a infusão intratimpânica do meio de contraste, gadolínio, em 2007. Em 2010 surgiram sequências de RNM utilizando gadolínio endovenoso com sequências tardias para o diagnóstico de Ménière. O exame é realizado em aparelho de alto campo (3 T), com dose dupla de contraste, preferencialmente, que permite melhor impregnação da perilinfa, embora existam relatos na literatura da administração de dose simples do meio de contraste. Além das sequências convencionais para o ouvido, realiza-se a sequência 3D FLAIR tardia pós-gadolínio. A sequência FLAIR é mais sensível que a sequência T1 para demonstrar contraste na perilinfa. Outra sequência que pode ser usada é 3D-Real-IR (3D *inversion-recovery technique*), que permite melhor contraste entre a endolinfa sem sinal e as estruturas ósseas adjacentes. O meio de contraste intravenoso se distribui no espaço perilinfático (que fica hiperintenso na sequência T1 pós-gadolínio tardia, pela difusão do agente paramagnético), permitindo a demarcação de estruturas endolinfáticas, quando existe hidropsia, já que o espaço endolinfático é impermeável e, quando distendido, fica sem sinal na mesma sequência.

Com a técnica de administração intratimpânica de gadolínio, o contraste se difunde pela janela redonda para o espaço perilinfático, com aquisição das imagens 24 horas após. É uma sequência invasiva, com tempo de retardo para realização do exame muito longo, a difusão pela janela oval pode estar prejudicada em alguns pacientes, pode causar ototoxicidade, permite a avaliação apenas de uma orelha por vez.

Quando o contraste é administrado por via intravenosa, se difunde para o espaço perilinfático, atinge um pico entre 3,5 e 4,5 horas e adquire um platô cerca de 4,5 a 6 horas depois. O exame é realizado 4 horas após a administração do agente paramagnético, num tempo bem mais curto que o da administração intratimpânica de gadolínio.

O sáculo e utrículo podem ser individualizados no vestíbulo inferiormente, num plano axial paralelo ao canal semicircular lateral. O sáculo é menor que o utrículo e localiza-se anteroinferior e medialmente no vestíbulo. O utrículo localiza-se na porção superior do vestíbulo posteriormente.

O plano para individualizar o ducto coclear corresponde ao plano da porção média do modíolo. A semiologia radiológica da doença de Ménière deve incluir a avaliação do grau de impregnação do labirinto perilinfático, considerando-se haver aumento da permeabilidade da barreira hematoperilinfática no lado afetado, em pacientes com Ménière unilateral, particularmente na espira basal da cóclea. Impregnação perilinfática assimétrica e mais acentuada pelo gadolínio foi relatada em 43% de pacientes com diagnóstico provável de Ménière, em associação à hidropsia endolinfática.

CRITÉRIOS DIAGNÓSTICOS NA RNM

Para o diagnóstico de hidropsia vestibular devemos observar as dimensões do sáculo e utrículo e se existe confluência.

Hidropsia Vestibular
- *Grau I:* O sáculo é igual ou maior em tamanho que o utrículo.
- *Grau II:* Confluência do sáculo e utrículo maior que 50% do vestíbulo.
- *Grau III:* Apagamento do espaço perilinfático no vestíbulo.

Para o diagnóstico de hidropsia coclear devemos observar se existe obliteração parcial ou completa da escala média.

Hidropsia Coclear
- *Grau I:* dilatação da escala média da cóclea, com obliteração parcial da escala vestibular.
- *Grau II:* completa obliteração da escala vestibular.

A hidropsia endolinfática pode estar associada a aumento da intensidade de sinal do labirinto nas sequências pós-gadolínio, por disfunção da barreira hemolabiríntica, embora este não seja um achado patognomônico; quando associado à hidropsia endolinfática, é altamente sugestivo de doença de Ménière. Fístula labiríntica é mais um achado de Ménière que se traduz na imagem por não caracterização do sáculo (Figs. 17-5 a 17-8).

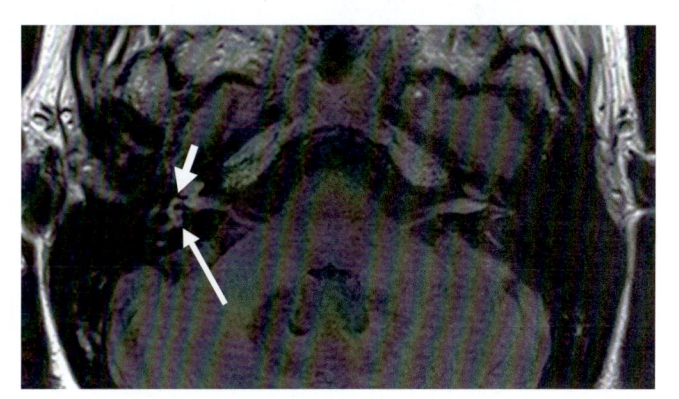

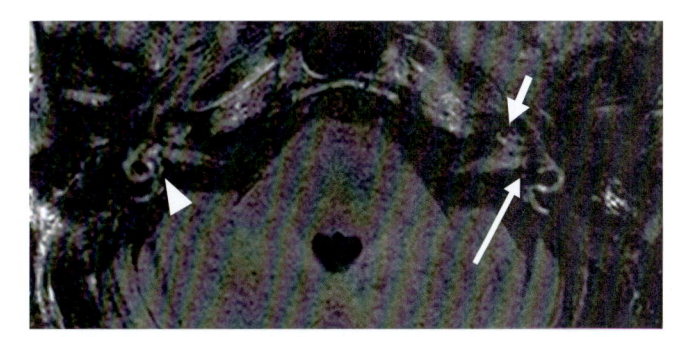

Fig. 17-5. Sequência 3D FLAIR tardia pós-Gd, obtida 4 horas após a administração de gadolínio. Hidropsia endolinfática vestibular grau I. RNM 3D FLAIR tardia: sáculo (seta curta e larga) maior que o utrículo, à direita (seta longa e fina).

Fig. 17-6. Sequência 3D FLAIR tardia pós-Gd, obtida 4 horas após a administração de gadolínio. Hidropsia endolinfática vestibular grau II à direita e grau III à esquerda; hidropsia endolinfática coclear grau I à esquerda. RNM 3D FLAIR tardia, obtida 4 horas após a administração do gadolínio: hidropsia endolinfática vestibular grau II, à direita, confluência do utrículo e sáculo (seta); hidropsia endolinfática coclear grau II à esquerda (seta curta); hidropsia endolinfática vestibular grau III à esquerda, sáculo e utrículo confluentes ocupando todo o vestíbulo (seta longa).

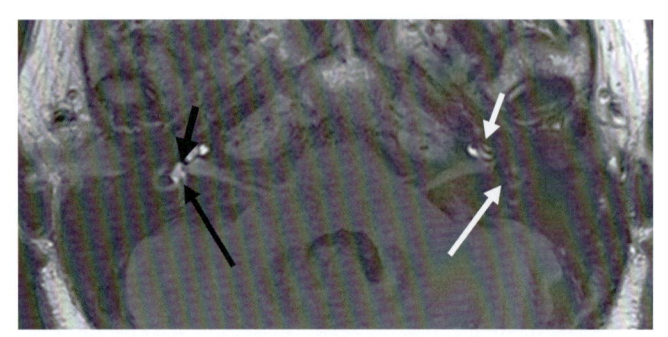

Fig. 17-7. Sequência 3D FLAIR tardia pós-Gd, obtida 4 horas após a administração de gadolínio. Hidropsia endolinfática coclear grau II e vestibular grau III à esquerda. RNM 3D FLAIR tardia: hidropsia endolinfática coclear grau II à esquerda (seta branca curta); hidropsia endolinfática vestibular grau III à esquerda, sáculo e utrículo confluentes ocupando todo o vestíbulo (seta branca longa). As setas pretas apontam a labirinto membranoso sem sinais de distensão do sáculo (seta curta larga) e utrículo (seta longa fina).

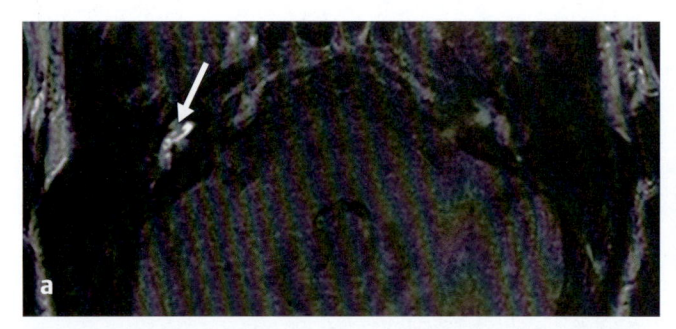

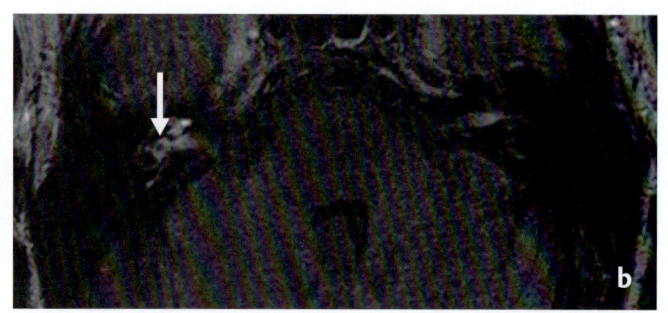

Fig. 17-8. Sequência 3D FLAIR tardia pós-Gd. Paciente com sintomas unilaterais de Ménière, à direita. As imagens foram fotografadas com janela mais escura para ressaltar o realce perilinfático. (**a**) RNM 3D FLAIR tardia: hidropsia endolinfática coclear grau II à direita; realce perilinfático assimétrico, mais intenso à direita. (**b**) RNM 3D FLAIR tardia: hidropsia endolinfática vestibular grau I à direita.

TRATAMENTO

O objetivo no manejo da doença de Ménière é oferecer alívio durante as crises agudas de vertigem, prevenir que as mesmas ocorram de forma recorrente e eliminar o dano progressivo causado nas funções vestibulares e auditivas da orelha acometida, sendo este último objetivo o mais desafiador até o momento. A educação do paciente sobre sua condição é fator fundamental para a adequada compreensão da doença, seus sintomas, prognóstico e opções terapêuticas disponíveis. Medidas comportamentais podem ser parte das orientações fornecidas, incluindo ajustes na dieta e estilo de vida a fim de evitar possíveis fatores que possam desencadear novas crises – estresse, ingesta elevada de sal, açúcares e cafeína, consumo de tabaco e bebidas alcoólicas. No entanto, ainda faltam estudos de maior qualidade na literatura que demonstrem a eficácia destas medidas.

Quanto ao tratamento farmacológico, a betaistina é, provavelmente, a droga mais empregada no tratamento da doença de Ménière. Ela tem ação antagonista dos receptores H3 pós-sinápticos, ocasionando maior fluxo sanguíneo na microcirculação da estria vascular e consequente aumento da reabsorção da endolinfa, além de também ter ação agonista nos receptores H1, gerando diminuição dos estímulos vestibulares. Outros medicamentos que podem ser utilizados na SM incluem os diuréticos (hidroclorotiazida, furosemida ou acetazolamida), vasodilatadores e corticosteroides.

Cerca de 10% dos pacientes com Ménière apresentam piora importante na qualidade de vida devido aos sintomas apresentados. Nos casos de falha do tratamento farmacológico, é possível considerar outras terapias alternativas e invasivas, como uso de medicações intratimpânicas e procedimentos cirúrgicos.

Os corticoides estão entre as medicações intratimpânicas mais utilizadas, podendo atingir maiores concentrações na endolinfa e perilinfa quando administrados por esta via. Além do efeito anti-inflamatório e imunossupressor, estes fármacos também parecem aumentar a vascularização na cóclea, contribuindo para alívio dos sintomas.

Nos casos de vertigem severa resistente aos demais tratamentos, a gentamicina intratimpânica torna-se uma opção terapêutica. Este fármaco tem efeito ototóxico e, principalmente, vestibulotóxico, sendo capaz de promover uma labirintectomia química na orelha acometida. Por causar uma perda auditiva significativa no lado submetido ao tratamento, o uso da gentamicina é reservado ao paciente que já apresenta limiares auditivos significativamente prejudicados.

O tratamento cirúrgico pode ser feito de diversas formas, a depender do quadro clínico e das funções vestibulares e auditivas dos pacientes, podendo ser realizada descompressão do saco endolinfático, neurectomia vestibular e, em casos reservados, a labirintectomia cirúrgica.

BIBLIOGRAFIA

Bernaerts A. MRI in Menière's Disease. J Belg Soc Radiol. 2018;102(S1):13.

Bernaerts A, Vanspauwen R, Blaivie C, van Dinther J, Zarowski A, Wuyts FL, et al. The value of four stage vestibular hydrops grading and asymmetric perilymphatic enhancement in the diagnosis of Meniere's disease on MRI. Neuroradiology. 2019;61:421-9. https://doi.org/10.1007/s00234-019-02155-7.

Brookes GB. Circulating immune complexes in Meniere's disease. Arch Otolaryngol Head Neck Surg. 1986;112:536.

Conlon BJ, Gibson WP. Electrocochleography in the diagnosis of Meniere's disease. Acta Otolaryngol. 2000;120:480.

Conte G, Lo Russo FM, Calloni SF, Sina C, Barozzi S, Di Berardino F, et al. MR imaging of endolymphatic hydrops in Ménière's disease: not all that glitters is gold. Acta Otorhinolaryngol Ital. 2018;38(4):369-76.

Cureoglu S, da Costa Monsanto R, Paparella MM. Histopathology of Meniere's disease. Oper Tech Otolayngol Head Neck Surg. 2016;27(4):194-204.

de Pont LMH, van Steekelenburg JM, Verbist BM, van Buchem MA, Blom HM, Hammer S. State of the Art Imaging in Meniere's Disease. Tips and Tricks for Protocol and Interpretation. Curr Radiol Rep. 2020;8:1-14.

Hallpike CS, Cairns H. Observations on the pathology of Meniere's syndrome. J Laryngol Otol. 1938;53:625-63.

Harcourt J, Barraclough K, Bronstein AM. Meniere's disease. BMJ. 2014;349:g6544.

Ichimiya I, Adams JC, Kimura RS. Changes in immunostaining of cochleas with experimentally induced endolymphatic hydrops. Ann Otol Rhinol Laryngol. 1994;103:457-68

Ishiyama G, Lopez IA, Sepahdari AR, Ishiyama A. Meniere's disease: histopathology, cytochemistry, and imaging. Ann N Y Acad Sci. 2015;1343:49-57.

Klockars T, Kentala E. Inheritance of Meniere's disease in the Finnish population. Arch Otolaryngol Head Neck Surg. 2007;133:73.

Lorenzi MC, Bento RF, Daniel MM, Leite CC. Magnetic resonance imaging of the temporal bone in patients with Ménière's disease. Acta Otolaryngol. 2000;120:615.

Loureiro RM, Sumi DV, Tames HL de VC, Soares CR, Salmito MC, Gomes RLE, et al. Endolymphatic hydrops evaluation on MRI: Practical considerations. Am J Otolaryngol - Head Neck Med Surg. 2020;41:102361.

Meyerhoff WL, Paparella MM, Shea D. Ménière's disease in children. The Laryngoscope. 1978;88(9 Pt 1):1504-11.

Miyashita T, Toyama Y, Inamoto R, Mori N. Evaluation of the vestibular aqueduct in Ménière's disease using multiplanar reconstruction images of CT. Auris Nasus Larynx. 2012;39(6):567-71.

Morrison AW. Anticipation in Ménière's disease. J Laryngol Otol. 1995;109:499.

Naganawa S, Suzuki K, Yamazaki M, Sakurai Y. Serial scans in healthy volunteers following intravenous administration of gadoteridol: Time course of contrast enhancement in various cranial fluid spaces. Magn Reson Med Sci. 2014;13:7-13.

Naganawa S, Yamazaki M, Kawai H, Bokura K, Sone M, Nakashima T. Visualization of endolymphatic hydrops in meánièere's disease with single-dose intravenous gadolinium-based contrast media using heavily T2-weighted 3D-FLAIR. Magn Reson Med Sci. 2010;9:237-42.

Nakashima T, Naganawa S, Pyykko I, Gibson WP, Sone M, Nakata S, et al. Grading of endolymphatic hydrops using magnetic resonance imaging. Acta Otolaryngol Suppl. 2009;(560):5-8.

Nakashima T, Naganawa S, Sugiura M, Teranishi M, Sone M, Hayashi H, et al. Visualization of endolymphatic hydrops in patients with Meniere's disease. Laryngoscope. 2007;117:415-20.

Nakashima T, Pyykkö I, Arroll MA, Casselbrant ML, Foster CA, Manzoor NF, et al. Meniere's disease. Nature reviews. Disease Primers. 2016 May 12;2:16028.

Paparella MM; Curoglu S. Cause, pathogenesis and symptoms of ménière's disease. International Symposium on Ménière's Disease and Inner Ear Disorders. Kugler Publications; 2016.

Park JJ, Shen A, Keil S, Kraemer N, Westhofen M. Radiological findings of the cochlear aqueduct in patients with Meniere's disease using high-resolution CT and high-resolution MRI. Eur Arch Otorhinolaryngol. 2014;271(12):3325-31.

Parker W. Ménière's disease. Etiologic considerations. Arch Otolaryngol Head Neck Surg. 1995;121:377.

Pensak ML, Choo DI. Clinical otology. 4th ed. Thieme Publishers; 2014.

Rauch SD, Merchant SM, Thedinger BA. Meniere's syndrome and endolymphatic hydrops double-blind temporal bone study. Ann Otol Rhinol Laryngol. 1989;98:873-83.

Rauch SD, Zhou G, Kujawa SG, Guinan JJ, Herrmann BS. Vestibular evoked myogenic potentials show altered tuning in patients with Ménière's disease. Otol Neurotol. 2004;25:333.

Saeed SR. Fortnightly review. Diagnosis and treatment of Ménière's disease. BMJ. 1998;316:368.

Simon F, Guichard JP, Kania R, Franc J, Herman P, Hautefort C. Saccular measurements in routine MRI can predict hydrops in Ménière's disease. Eur Arch Otorhinolaryngol. 2017;274(12):4113-20.

Sousa R, Raposo F, Guerreiro C, Berhanu D, Eça T, Campos J, et al. Magnetic resonance imaging and Ménière's disease—unavoidable alliance. Neuroradiology. 2021;63:1749-63.

Tanioka H, Kaga H, Zusho H, Araki T, Sasaki Y. MR of the endolymphatic duct and sac: findings in Menière disease. AJNR Am J Neuroradiol. 1997;18(1):45-51.

Venkatasamy A, Veillon F, Fleury A, Eliezer M, Abu Eid M, Romain B, et al. Imaging of the saccule for the diagnosis of endolymphatic hydrops in Meniere disease, using a three-dimensional T2-weighted steady state free precession sequence: accurate, fast, and without contrast material intravenous injection. Eur Radiol Exp. 2017;1(1):14.

Yamakawa K. Ueber die pathologische Veraenderung bei einem Meniere Krnaken. J Otolaryngol Soc Jpn. 1938;44:23102.

Yamane H, Konishi K, Sakamaoto H, Yamamoto H, Matsushita N, Oishi M, et al. Practical 3DCT imaging of the vestibular aqueduct for Meniere's disease. Acta Otolaryngol. 2015;135(8):799-806.

Zenner HP, Reuter G, Zimmermann U, Gitter AH, Fermin C, LePage EL. Transitory endolymph leakage induced hearing loss and tinnitus: depolarization, biphasic shortening and loss of electromotility of outer hair cells. Eur Arch Otorhinolaryngol. 1994;251(3):143-53.

Zhang W, Hui L, Zhang B, Ren L, Zhu J, Wang F, et al. The Correlation Between Endolymphatic Hydrops and Clinical Features of Meniere Disease. The Laryngoscope. 2012;131(1):E144-E150.

SÍNDROME DA TERCEIRA JANELA

CAPÍTULO 18

Fabricio Machado Pelicioli ■ Henrique Furlan Pauna
Sílvia Marçal Benício de Mello ■ Fernanda Boldrini Assunção

INTRODUÇÃO

A cerca de um século atrás, Tullio realizou a descrição fisiológica da criação de uma terceira janela móvel nos canais semicirculares de pombos; desde então se intensificaram os estudos e descrições aprofundados sobre esse fenômeno caracterizado por um conjunto de sintomas vestibulares e auditivos que surgem quando a terceira janela móvel está presente.

A síndrome da terceira janela ocorre na presença de uma janela móvel patológica, conhecida como terceira janela. Entre os possíveis locais de ocorrência, o mais comum e, por consequência, mais estudado e compreendido é no canal semicircular superior.

A orelha interna é uma caixa rígida cheia de líquido quase completamente uniforme, com exceção de alguns *gaps* ósseos (janelas) que se conectam com a cavidade craniana ou o ouvido médio. As duas principais janelas são a oval e a redonda, que se movimentam de forma oposta para que o líquido que preenche a cóclea possa propagar o estímulo vibratório até o ápice da cóclea, gerando a ativação das células ciliadas e a percepção do som.

Além disso, existem outras janelas fisiológicas da cóclea, porém, devido ao seu grande comprimento e pequeno diâmetro, comportam-se mecanicamente como se estivem seladas, sendo o aqueduto vestibular, o aqueduto coclear e os forames para os vasos sanguíneos. A partir do momento em ocorre o alargamento de uma das janelas fisiológicas (aqueduto vestibular ou coclear aumentado) ou a presença de uma deiscência óssea adicional, se forma uma terceira janela patológica. Logo, caso esse *gap* ósseo seja suficientemente grande para ter baixa impedância mecânica (capacidade de resistir sem ser complacente quando exercida determinada pressão), parte da pressão propagada pelo fluido coclear será desviado para essa terceira janela, gerando impacto na função auditiva e vestibular.

SÍNDROME DA DEISCÊNCIA DO CANAL SEMICIRCULAR SUPERIOR (SDCSS)

Entre os variados tipos de apresentações clínicas, o mais compreendido é quando a condição clínica causadora da síndrome da terceira janela é SDCSS. Em vez de transmitir pressão normalmente através do estribo na janela oval para a janela redonda, os componentes de pressão seguem o caminho de menor impedância para a terceira janela anormal.

No caso da SDCSS, a estimulação do canal superior é causada pelo deslocamento ampulífugo da cúpula desencadeada por uma pressão positiva advinda do conduto auditivo externo que ocorre no movimento de Valsalva nasal ou a exposição sonora. Já a inibição do canal superior é causada pelo deslocamento ampulífugo da cúpula em virtude da pressão negativa do conduto auditivo externo, estando relacionado com a manobra glótica de Valsalva, que resulta no aumento transitório da pressão intracraniana.

Os primeiros estudos sobre a síndrome patológica da terceira janela surgiram no início do século XX, com Tullio e seus estudos em pombos. Ele abriu uma terceira janela no ducto ósseo do canal semicircular e demonstrou movimentos oculares induzidos por som, sendo que a vertigem ou nistagmo induzidos pelo som agora são denominados "fenômeno Tullio". Também no início do século XX, Hennebert estava realizando estudos em humanos com sífilis congênita que apresentavam osteomielite gomosa e fístulas labirínticas, onde foram observados e descritos movimentos oculares evocados por mudanças de pressão no canal auditivo externo, um fenômeno agora denominado "sinal de Hennebert". Desde então vários estudos demonstraram causas do fenômeno de Tullio e do sinal de Hennebert em fístulas perilinfáticas, doença de Ménière e colesteatoma, porém, a causa mais comum é a deiscência do canal semicircular superior.

Etiologia

Apesar de a fisiopatologia ser bem estabelecida quanto à geração dos sintomas, a etiologia da deiscência do canal ainda é incerta. Entretanto, estudos recentes demonstraram uma evidência relevante referente à etiologia da SDCSS comparando cortes histológicos e estudos tomográficos. Foram comparadas lâminas histológicas com deiscência do canal semicircular superior com estudos de imagens do labirinto contralateral e houve alta concordância entre o canal deiscente de um lado e osso anormalmente fino cobrindo o canal superior do lado contralateral.

Estudos demonstraram que em cerca de 2% das pessoas a espessura normal do osso que cobre o canal superior não se desenvolve ou não completa o desenvolvimento pós-natal. Essa população específica corre o risco de desenvolver SDCSS mais tarde na vida em razão da ruptura dessa camada anormalmente fina de osso.

Além disso, algumas correlações foram feitas associando obesidade e apneia obstrutiva do sono à SDCSS, entretanto, esse fato não foi replicado em investigações maiores. Ocorreu também a suposição que a hipertensão intracraniana idiopática estivesse ligada ao desenvolvimento de SDCSS, mas isso também foi refutado recentemente.

Sintomas

A hiperacusia ao som por condução óssea costuma ser uma queixa frequente do paciente, além de ouvir batimentos cardíacos, ranger de articulações e ruídos intestinais. Isso ocorre devido ao fenômeno da terceira janela; os sons internos do nosso organismo não são mais filtrados e podem ser bastante debilitantes. Apesar da autofonia e da tontura, que são queixas muito comuns, vários sintomas vestibulococleares são relatados como os descritos no Quadro 18-1.

Quadro 18-1. Sintomas Apontados pelos Pacientes com SDCSS

- Vertigem
- Vertigem induzida por som e/ou pressão
- Autofonia
- Perda de audição
- Pressão auditiva
- *Tinnitus* não pulsátil
- *Tinnitus* pulsátil
- Oscilopsia
- Hiperacusia
- Vertigem posicional
- Desequilíbrio
- Enjoo de movimento

Diagnóstico

Para se obter o diagnóstico é necessário o alinhamento da história clínica e da fisiologia, bem como dos estudos de imagem. Nos casos em que há histórico suspeito devemos seguir para investigação com uma TC dos ossos temporais, audiometria e VEMPs. Carey *et al.* criaram critérios diagnósticos sugeridos que incorporam essas diferentes modalidades sendo as seguintes (Quadro 18-2).

Exames Complementares

A TC é a modalidade de imagem mais comumente usada para a investigação da SDCSS. A ressonância magnética pode sugerir deiscência do canal superior, porém, não mostra diretamente o osso e geralmente tem resolução inferior à da TC, sendo assim, é menos utilizado fora dos centros especializados.

As anormalidades da terceira janela são defeitos na integridade da estrutura óssea da orelha interna que determinam, clinicamente, vertigem induzida por pressão ou som. A perda da integridade óssea permite que a energia sonora seja dissipada para fora do labirinto membranoso, em vez de ser conduzida diretamente da janela oval para a janela redonda, resultando em perda auditiva. Várias condições patológicas podem aumentar os canais ósseos ou criar defeitos adicionais no labirinto ósseo, produzindo então terceiras janelas hidrodinâmicas e/ou mecânicas. Defeitos anatômicos específicos incluem deiscência do canal semicircular, fístula perilabiríntica, aqueduto vestibular alargado, deiscência da rampa vestibular, *gusher* do estribo ligada ao cromossomo X e osteodistrofias (Fig. 18-1).

Quadro 18-2. Critérios Diagnósticos para SDCSS

Critério	Subcritério
1. Imagens de TC de alta resolução (espessura de corte de 0,625 mm) reformatadas no plano do CEC superior demonstrando uma deiscência	
2. Pelo menos um dos seguintes sintomas consistentes com SDCSS	a. Hiperacusia por condução óssea (na forma de autofonia, movimentos oculares audíveis, passos audíveis etc.) b. Vertigem induzida por som c. Vertigem induzida por pressão (via Valsalva nasal ou glótica ou pressão aplicada ao conduto auditivo externo) d. *Tinnitus* pulsátil
3. Pelo menos um dos seguintes testes de diagnóstico indicando uma terceira janela móvel	a. Limiares de condução óssea negativos na audiometria tonal limiar b. Respostas VEMP aprimoradas (limiares VEMP cervicais baixos ou amplitudes VEMP oculares altas) c. Potencial de soma elevado para relação potencial de ação na eletrococleografia na ausência de perda auditiva neurossensorial

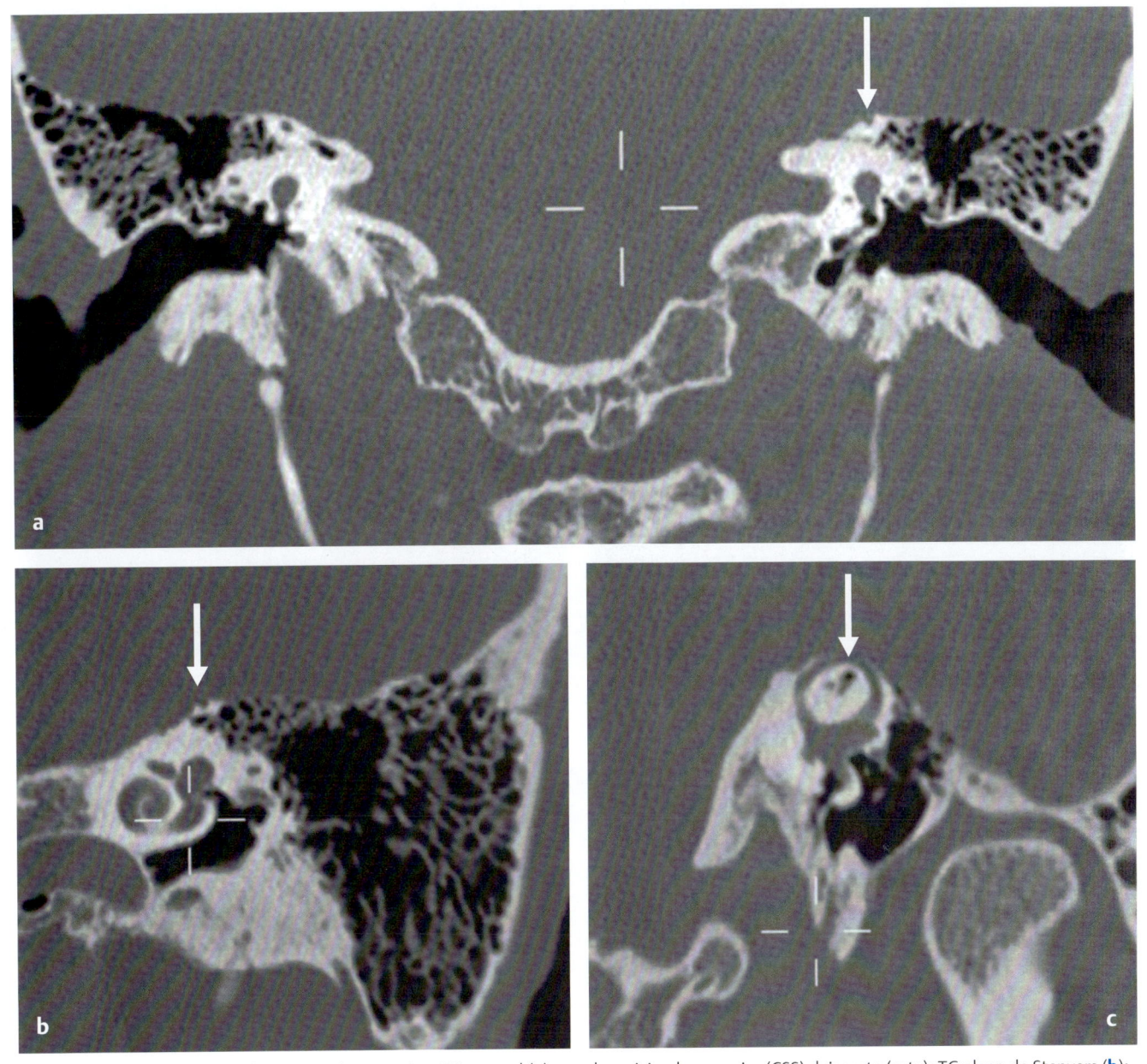

Fig. 18-1. Deiscência do canal semicircular superior. TC coronal (**a**): canal semicircular superior (CSS) deiscente (seta); TC plano de Stenvers (**b**): deiscência do CSS (seta); TC plano de Pöschl (**c**): deiscência do CSS (seta).

Deiscência do Canal Semicircular

A deiscência dos canais semicirculares foi descrita para todos os três canais, ou seja, superior (mais comum), posterior e lateral. Neste caso, a terceira janela na orelha interna é formada por uma deiscência ou perda do revestimento ósseo em um dos canais semicirculares. A deiscência forma uma janela extra além das já conhecidas janelas redonda e oval.

A presença de deiscência não necessariamente significa que um indivíduo apresentará sintomas. De fato, 10% das tomografias computadorizadas avaliadas em um grande estudo mostraram deiscência do canal semicircular superior em pacientes que não apresentavam os sintomas típicos da síndrome. A síndrome de deiscência do canal semicircular é um fenômeno de desequilíbrio clínico associado à ausência do revestimento ósseo do canal semicircular (SCC), em geral do superior.

A tomografia computadorizada de alta resolução do osso temporal com cortes finos (0,5-0,625 mm) em geral demonstra um defeito da cobertura óssea do canal semicircular envolvido, geralmente do superior, mais bem visualizado no plano coronal. Reconstruções multiplanares e reformações paralelas (plano de Pöschl) e perpendiculares (plano de Stenvers) ao canal semicircular superior podem melhor demonstrar as deiscências ósseas.[2] A ressonância magnética geralmente não é necessária para o diagnóstico inicial da deiscência óssea, sendo mais utilizada no acompanhamento de pacientes submetidos à cirurgia, permitindo avaliar a integridade do revestimento ósseo do canal semicircular por meio das sequências volumétricas com cortes finos.

Fístulas Labirínticas

Processos patológicos destrutivos da orelha média podem erodir a cápsula ótica e produzir uma comunicação inadvertida com a orelha interna, sendo denominado fístula labiríntica. Quando essa comunicação envolve os canais semicirculares, o vestíbulo ou a rampa vestibular, o mecanismo de terceira janela pode acontecer.

A mais comum etiologia é um processo inflamatório/infeccioso crônico da orelha média, tal como a otite média com colesteatoma. O canal semicircular lateral é o mais frequentemente envolvido devido à sua localização adjacente à orelha média.

Outras possíveis causas de fístulas labirínticas são trauma, cirurgia e processos neoplásicos benignos e malignos. No cenário de trauma, as fraturas transversas do osso temporal envolvem, mais comumente, a pirâmide petrosa e a cápsula ótica, podendo resultar em maior frequência de fístulas (Fig. 18-2).

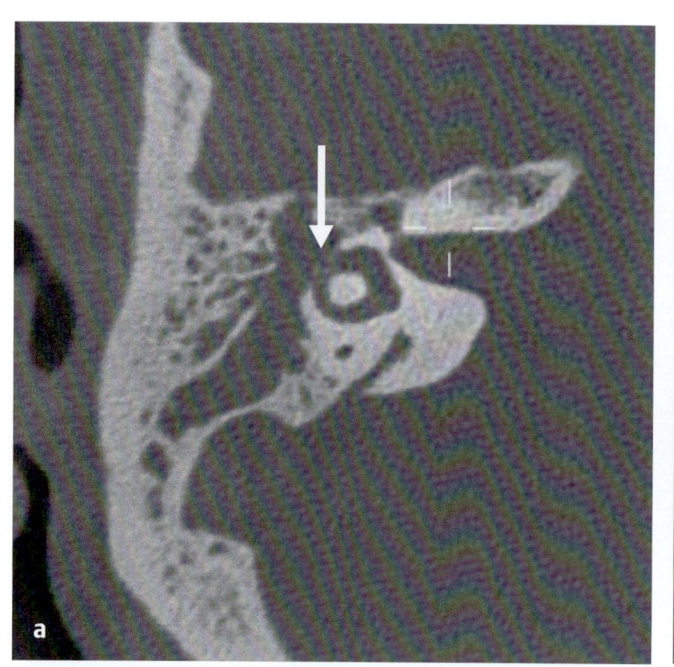

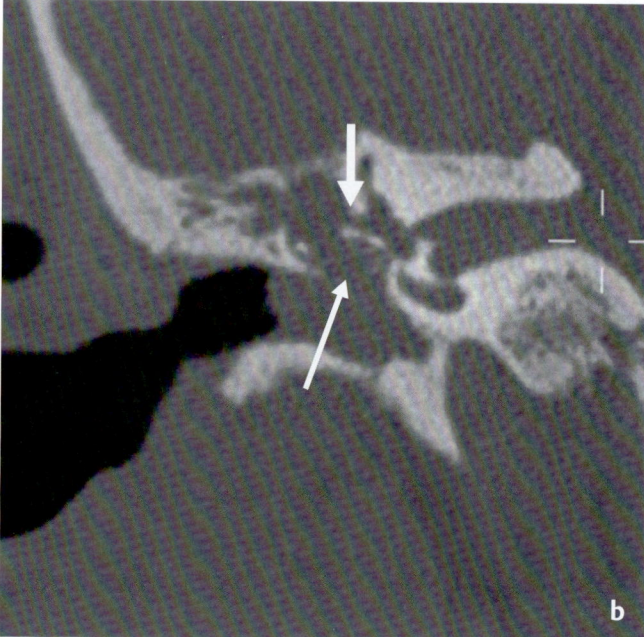

Fig. 18-2. Fístula labiríntica. TC axial (**a**): OMC. Fístula labiríntica entre o canal semicircular lateral (CSL) e o epitímpano (seta). TC coronal (**b**): colesteatoma com reabsorção parcial da bigorna (seta longa). Fístula labiríntica entre o canal semicircular lateral (CSL) e o epitímpano (seta curta e larga).

Aqueduto Vestibular Alargado

A síndrome do aqueduto vestibular alargado (SAVA) é um alargamento patológico do aqueduto vestibular na região do ducto endolinfático. Nesta síndrome, a conexão do aqueduto vestibular com o vestíbulo é maior que o normal, e essa conexão atua como uma terceira janela transmitindo energia acústica através do aqueduto para a dura-máter. Os critérios tomográficos para esse diagnóstico são classicamente baseados na dimensão transversal do aqueduto vestibular (Critério de Valvassori: medida de calibre no ponto médio de cerca de 1,5 mm; Critérios de Cincinnati: medida no ponto médio de 1 mm ou no opérculo de 2 mm), embora o canal semicircular posterior adjacente frequentemente sirva como referência padrão.

Este achado é quase sempre bilateral e pode ser visto de maneira isolada ou associada a outras condições congênitas como a síndrome Pendred, colobomas, defeitos cardíacos, atresia coanal, retardo do crescimento e desenvolvimento, anormalidades genitais, síndrome CHARGE ou branquiotorrenal (Fig. 18-3).

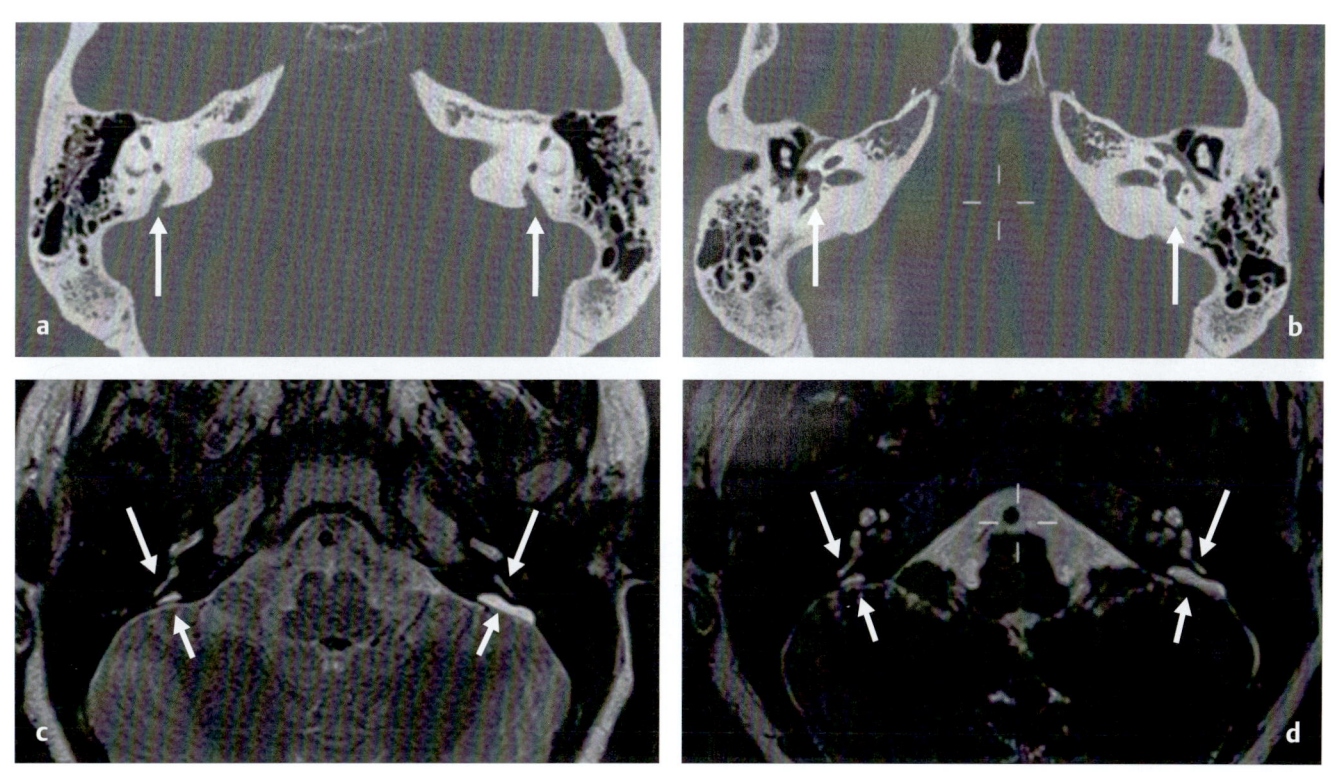

Fig. 18-3. Aquedutos vestibulares alargados; RNM – sacos e ductos endolinfáticos alargados. TC axial (**a**): aquedutos vestibulares alargados (setas), com diâmetro no ponto médio maior que os canais semicirculares. TC axial (**b**): canais semicirculares superiores (setas). RNM axial ponderada em T2 (**c**): sacos endolinfáticos alargados (setas curtas), com diâmetro no ponto médio maior que os canais semicirculares (setas longas). RNM axial volumétrico (**d**): sacos endolinfáticos alargados (setas curtas), com diâmetro no ponto médio maior que os canais semicirculares (setas longas).

Partição Incompleta Tipo III/Surdez Ligada ao Cromossomo X/Gusher de Estribo Ligado ao X

Partição incompleta tipo III/surdez ligada ao cromossomo X/*gusher* do estribo ligado ao X é um distúrbio congênito resultante de uma mutação de perda de função no gene POU3F4 no *locus* DFN3 do cromossomo X. Os pacientes são quase exclusivamente do sexo masculino e apresentam perda auditiva mista ao nascimento, progredindo rapidamente para grave surdez na primeira década.

O espectro de anormalidades na tomografia computadorizada são os da partição incompleta tipo III, onde a cóclea tem o arcabouço externo preservado, com septos interescalares, mas, ausência de modíolo ("em saca rolha"), nota-se ausência da lâmina crivosa, alargamento do conduto auditivo interno e do segmento labiríntico do nervo facial, fixação congênita do estribo com espessamento da platina (Fig. 18-4).

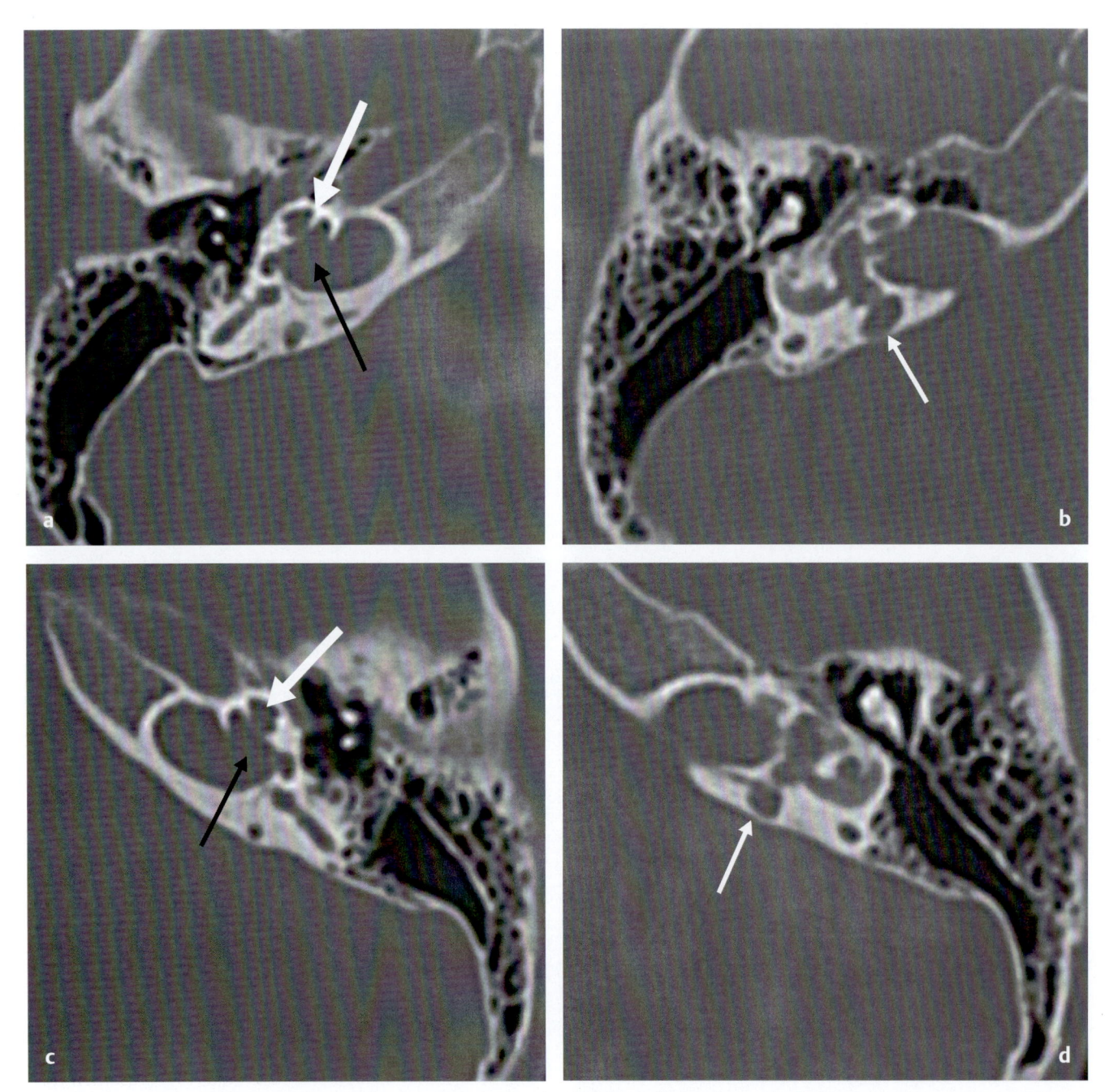

Fig. 18-4. Partição incompleta tipo III/surdez ligada ao cromossomo/*gusher* de estribo ligado ao X (a-d). TC axial (**a**, **c**): Partição incompleta tipo III. Cócleas com septos interescalares, sem modíolos (setas brancas), condutos auditivos internos alargados; os condutos auditivos internos se comunicam livremente com as cócleas (setas pretas). TC axial (**b**, **d**): aquedutos vestibulares alargados.

Osteodistrofias

Osteodistrofias, como doença de Paget, osteogênese imperfeita e otospongiose são raramente relatadas em conjunto com terceiras janelas. No adulto, o labirinto ósseo é composto de osso endocondral avascular maduro, que não sofre remodelamento após o desenvolvimento. As doenças ósseas metabólicas diminuem a impedância acústica dentro e fora do osso, presumivelmente agindo como uma terceira janela. *Post mortem* micro-TC e histologia do osso temporal demonstraram comunicações entre a orelha média e interna que são muito pequenas para serem visualizadas na TC convencional (Fig. 18-5).

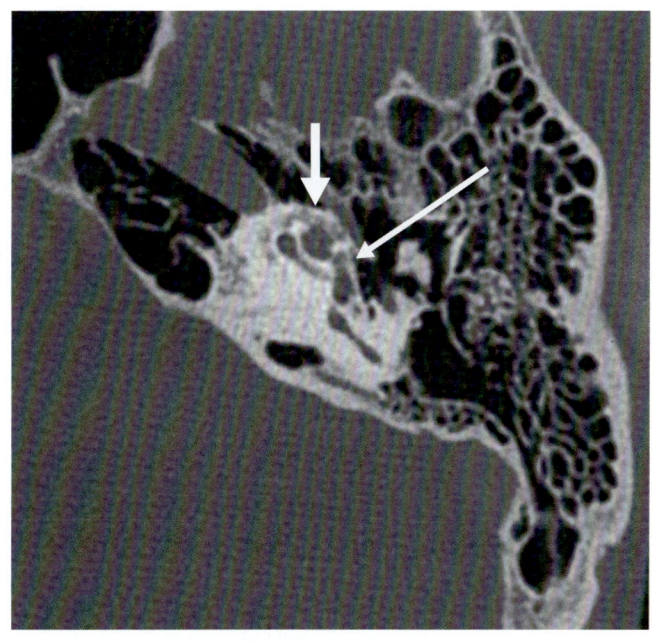

Fig. 18-5. Otospongioses fenestral e coclear. TC axial: áreas de desmineralização óssea fenestral (seta longa) e coclear (seta curta).

Potencial Evocado Miogênico Vestibular (VEMP)

Os potenciais evocados miogênicos vestibulares são testes de função vestibular projetados para eliciar a função dos órgãos sensíveis à gravidade, o utrículo e o sáculo, por meio de estímulos vibratórios induzidos por som. O VEMP ocular por meio da via do reflexo ocular vestibular excitatório ativa o utrículo e o músculo oblíquo inferior contralateral. O VEMP cervical utiliza o reflexo cólico vestibular inibitório para ativar o sáculo e músculo esternocleidomastóideo ipsilateral. Esses estudos eletromiográficos podem ser usados para identificar síndromes da terceira janela com padrões anormais característicos em decorrência de suas respostas. Os VEMPs cervicais demonstram limiares mais baixos e maiores amplitudes corrigidas na SDCSS. Já os VEMPs oculares demonstram grandes amplitudes, bem como presença em frequências suprafisiológicas.

Logo, os médicos não devem confiar apenas na TC para fazer o diagnóstico, especialmente nos casos em que foi um achado incidental ou o paciente não apresenta sintomas sugestivos de SDCSS. Isso se deve à média de volume e camadas muito finas de osso não visíveis na TC; assim, estudos fisiológicos precisam ser obtidos para confirmação adicional.

Audiometria

Na SDCSS, a hiperacusia por condução óssea pode ser detectada na audiometria. Para capturar isso, no entanto, os audiômetros devem ser calibrados adequadamente e os fonoaudiólogos precisam estar cientes da necessidade de testar os limiares de condução óssea abaixo do nível de audição de 0 dB.

Um grande *gap* aéreo-ósseo nas frequências mais baixas (250, 500 e 1.000 Hz) com limiares de condução óssea abaixo do é sugestivo de SDCSS. Entretanto, nem todos os pacientes com SDCSS sintomática terão *gaps* aéreo-ósseos significativos ou limiares negativos de condução óssea. Logo, SDCSS é responsável pela piora dos limiares de condução aérea e melhora dos limiares de condução óssea. No momento em que há uma terceira janela no lado vestibular da participação coclear, ocorre o desvio da energia acústica da cóclea, principalmente nas baixas frequências, resultando na perda auditiva condutiva desses limiares. Entretanto, a impedância relativa entre as janelas oval e redonda é aumentada, sendo responsável pelo aumento da sensibilidade do som pela condução óssea e autofonia vivenciada por alguns pacientes.

Histopatologia

A técnica mais comumente utiliza são cortes verticais do osso temporal, perpendiculares ao trajeto do conduto auditivo interno. Esses cortes histológicos resultam em planos paralelos ao plano do canal semicircular superior. Podemos observar que nenhuma membrana óssea é observada entre a parede membranosa do canal semicircular superior e a fossa da dura-máter, confirmando a presença de uma deiscência histológica do canal semicircular superior.

Tratamento

As manifestações de SDCSS em muitos pacientes não são debilitantes e não precisam, necessariamente, de intervenção. Logo, com o conhecimento do diagnóstico específico, em alguns casos, evitar os fatores ambientais que podem produzir sintomas (como ruídos altos) fornece o único tratamento que pode ser necessário.

O tratamento para SDCSS é principalmente cirúrgico. As duas abordagens mais comumente aceitas envolvem a colocação de um plugue na deiscência do canal. A abordagem pela fossa média foi inicialmente descrita e uma abordagem transmastóidea também é agora frequentemente realizada.

Entre as vantagens da abordagem pela fossa média está a capacidade de observar e confirmar diretamente a deiscência, a capacidade de identificar e reparar a deiscência do tégmen, além do fato de o plugue ser colocado mais longe do labirinto poder ter um risco menor de perda auditiva neurossensorial e perda da função em outros canais. A desvantagem da abordagem da fossa média é que há risco de extravasamento de líquido cefalorraquidiano e sangramento intracraniano.

As vantagens da abordagem transmastóidea incluem evitar craniotomia e retração do lobo temporal. Essa abordagem é muito bem indicada principalmente para pacientes com múltiplas comorbidades pelo fato de ser menos invasiva. As desvantagens da abordagem transmastóidea é que a deiscência não é diretamente visualizada e que a perfuração e o plugue devem ocorrer próximo ao vestíbulo, o que corre o risco de perda auditiva e disfunção vestibular.

BIBLIOGRAFIA

Agrawal SK, Parnes LS. Transmastoid superior semicircular canal occlusion. Otol Neurotol. 2008;29(03):363-7.

Al-Busaidi RS, Habib SJ, Al-Lawati AM, Tahhan KMW, Al-Saidi YA. Incomplete partition type III: Computed tomography features and cochlear implantation complications. Oman Med J. 2021;36.

Belden CJ, Weg N, LB Menor, Zinreich SJ. Avaliação tomográfica da deiscência óssea do canal semicircular superior como causa de vertigem induzida por som e/ou pressão. Radiologia. 2003;226(2):337-43.

Beyea JA, Agrawal SK, Parnes LS. Transmastoid semicircular canal occlusion: a safe and highly effective treatment for benign paroxysmal positional vertigo and superior canal dehiscence. Laryngoscope. 2012;122(08):1862-6.

Browaeys P, Larson TL, Wong ML, Patel U. Can MRI replace CT in evaluating semicircular canal dehiscence? AJNR Am J Neuroradiol. 2013;34(07):1421-7.

Carey JP, Migliaccio AA, Minor LB. Semicircular canal function before and after surgery for superior canal dehiscence. Otol Neurotol. 2007;28(03):356-64.

Carey JP, Minor LB, Nager GT. Dehiscence or thinning of bone overlying the superior semicircular canal in a temporal bone survey. Arch Otolaryngol Head Neck Surg. 2000;126(02):137-47.

Crovetto de la Torre MA, Whyte Orozco J, Cisneros Gimeno AI, Basurko Aboitz JM, Oleaga Zufiria L, Sarrat Torreguitart R. Superior semicircular canal dehiscence syndrome. Embryological and surgical consideration [in Spanish]. Acta Otorrinolaringol Esp. 2005;56(01):6-11.

Curthoys IS, Manzari L. Evidence missed: ocular vestibular-evoked myogenic potential and cervical vestibular-evoked myogenic potential differentiate utricular from saccular function. Otolaryngol Head Neck Surg. 2011;144(05):751-2.

Gopen Q, Rosowski JJ, Merchant SN. Anatomy of the normal human cochlear aqueduct with functional implications. Hear Res. 1997;107:9-22.

Hennebert C. Reactions vestibulaires dans les labyrinthites heredo-syphilitiques. Arch Int Laryngol Otol Rhinol Brocho Oesophagoscopie. 1909;28:93-6.

Hirvonen TP, Weg N, Zinreich SJ, Minor LB. High-resolution CT findings suggest a developmental abnormality underlying superior canal dehiscence syndrome. Acta Otolaryngol. 2003;123(04):477-81.

Ho ML, Moonis G, Halpin CF, Curtin HD. Spectrum of third window abnormalities: semicircular canal dehiscence and beyond. AJNR Am J Neuroradiol. 2017 Jan;38(1):2-9.

Iversen MM, Rabbitt RD. Biomechanics of Third Window Syndrome. Front Neurol. 2020 Aug 25;11:891.

Jan TA, Cheng YS, Landegger LD, Lin BM, Srikanth P, Niesten ME, et al. Relationship between surgically treated superior canal dehiscence syndrome and body mass index. Otolaryngol Head Neck Surg. 2017;156(04):722-7.

Janky KL, Nguyen KD, Welgampola M, Zuniga MG, Carey JP. Airconducted oVEMPs provide the best separation between intact and superior canal dehiscent labyrinths. Otol Neurotol. 2013;34(01):127-34.

Kuo P, Bagwell KA, Mongelluzzo G, Schutt CA, Malhotra A, Khokhar B, et al. Semicircular canal dehiscence among idiopathic intracranial hypertension patients. Laryngoscope. 2018;128(05):1196-9.

Lin BM, Reinshagen K, Nadol J Jr, Quesnel AM. Temporal bone histopathology: Superior semicircular canal dehiscence. Laryngoscope Investig Otolaryngol. 2019 Dec 11;5(1):117-21.

Patel NS, Hunter JB, O'Connell BP, Bertrand NM, Wanna GB, Carlson ML. Risk of progressive hearing loss in untreated superior semicircular canal dehiscence. Laryngoscope. 2017;127(05):1181-6.

Ranke O. Discussion remark to Von a. Meyer zum Gottesberg: Die Schalleitung im Mittelohr in klinischer Sicht. Z Laryng. 1958;37:366-7.

Ranke O, Keidel W, Weschke H. Das Höeren bei Verschluss des Runden Fensters. Z Laryng. 1952;31:467-75.

Rodgers B, Lin J, Staecker H. Transmastoid resurfacing versus middle fossa plugging for repair of superior canal dehiscence: Comparison of techniques from a retrospective cohort. World J Otorhinolaryngol Head Neck Surg. 2016;2(03):161-7.

Rosowski JJ, Songer JE, Nakajima HH, Brinsko KM, Merchant SN. Clinical, experimental, and theoretical investigations of the effect of superior semicircular canal dehiscence on hearing mechanisms. Otol Neurotol. 2004;25:323-32.

Saliba I, Gingras-Charland ME, St-Cyr K, Décarie JC. Coronal CT scan measurements and hearing evolution in enlarged vestibular aqueduct syndrome. Int J Pediatr Otorhinolaryngol. 2012;76:492-9.

Schutt CA, Neubauer P, Samy RN, Pensak ML, Kuhn JJ, Herschovitch M, et al. The correlation between obesity, obstructive sleep apnea, and superior semicircular canal dehiscence: a new explanation for an increasingly common problem. Otol Neurotol. 2015;36(03):551-4.

Spasic M, Trang A, Chung LK, Ung N, Thill K, Zarinkhou G, et al. Clinical characteristics of posterior and lateral semicircular canal dehiscence. J Neurol Surg B Skull Base. 2015;76(6):421-5.

Steenerson KK, Crane BT, Minor LB. Superior semicircular canal dehiscence syndrome. Semin Neurol. 2020 Feb;40(1):151-9. doi: 10.1055/s-0039-3402738. Epub 2020 Jan 27. PMID: 31986544.

Tonndorf J, Tabor JR. Closure of the cochlear windows: its effect upon air-and bone-conduction. Ann Otol Rhinol Laryngol. 1962;71:5-29.

Tullio P. Das Ohr und die Entstehung der Sprache und Schrift. [The Ear and the Origin of Language and Writing]. Oxford: Urban & Schwarzenberg; 1929.

Voss SE, Rosowski JJ, Peake WT. Is the pressure difference between the oval and round windows the effective acoustic stimulus for the cochlea? J Acoust Soc Am. 1996;100:1602-16.

Wackym PA, Agrawal Y, Ikezono T, Balaban CD. Editorial: third window syndrome. front neurol. 2021; 12:704095.

Ward BK, Carey JP, Minor LB. Superior canal dehiscence syndrome: lessons from the first 20 years. Front Neurol. 2017;8:177.

Zhou G, Gopen Q, Poe DS. Clinical and diagnostic characterization of canal dehiscence syndrome: a great otologic mimicker. Otol Neurotol. 2007;28:920-6.

Zuniga MG, Janky KL, Nguyen KD, Welgampola MS, Carey JP. Ocular versus cervical VEMPs in the diagnosis of superior semicircular canal dehiscence syndrome. Otol Neurotol. 2013;34(01):121-6.

ÍNDICE REMISSIVO

Entradas acompanhadas por um *f* em itálico ou um **q** em negrito indicam figuras e quadros, respectivamente.

A
Abscesso
 de Bezold, 156, *157f*
Agenesia
 da *crus* comum, *98f*
 dos condutos auditivos
  internos, *106f*
 e hipoplasia
  do nervo facial, 68
Angiorressonância
 e angiotomografia arterial e venosa
  intracraniana e cervical, 13
   normal, *13f*
Anomalias congênitas
 das orelhas
  externa e média, 33
   embriologia, 33
   malformações, 34
Anomalias venosas, 114
 apresentação clínica, 115
 diagnóstico diferencial, 116
 tratamento, 116
Apicite petrosa, *158f*
Aplasia
 coclear
  com vestíbulo alargado, *65f*
 labiríntica
  completa, 71
Aqueduto vestibular
 alargado, 99, *100f, 101f*, 129
  radiologia, 101
Arcos branquiais
 anomalias dos, 42
Artéria carótida
 interna aberrante, 111
  apresentação clínica, 113
  diagnóstico diferencial, 113
  tratamento, 113
Artéria estapediana
 persistência da, 113
  apresentação clínica, 113
  diagnóstico diferencial, 113
  tratamento, 113
Atresia
 do conduto auditivo
  externo, *64f*
  membranosa, *37f*
  óssea, *38f, 39f, 41f*
   bilateral, 6, *40f*

B
Bezold
 abscesso de, 156, *157f*
Bigorna
 normal, *2f*

C
Cadeia ossicular
 malformação da, *66f*
 sem e com
  reformação oblíqua, *2f*
Canal semicircular
 superior, *4f*
Carcinoma
 basocelular, 191
  características, 191
  histopatologia, 191
 espinocelular, 189
  avaliação radiológica, 189
  características, 189
  causa, 189
  histopatologia, 189
  tratamento, 191
Carcinomatose, *210f*
Cavidade comum, 75, *76f, 77f*
Cóclea
 anomalias da, 71
Colesteatoma
 em orelha direita, *169f*
 mural, *167f*
 recidivado, *168f*
  na parede posterior
   da cavidade timpânica, *12f*
Conduto auditivo
 interno, 26
  anomalias do, 105
   malformações do meato acústico interno, 105
   radiologia, 105

D
Deiscência
 do canal carotídeo, 114
 dos canais semicirculares, 93

245

lateral, 94
posterior, 99
superior, 93
Doença de von Hippel-Lindau, 192
características, 192
tratamento, 193

E
Estenose
do conduto auditivo
interno, *107f*
Estribo
malformação do, *56f*
prótese de
deslocada, *3f*

F
Fístula
liquórica, 148
Forame jugular
anatomia do, *31f*

G
Glômus
timpânico, *196f*
Gradenigo
síndrome de, 158
Granuloma
de colesterol
no ápice petroso, *9f, 10f*

H
Hipoplasia coclear, 77, *79f-81f, 107f*
tipos de, **78q**
tratamento da, 77
Histiocitose
de células de Langerhans, *5f*
Huschke
forame de, 19

I
Implante coclear, 117
avaliação pós-operatória
e complicações, 129-136
imediatas, 136
avaliação pré-operatória, 117
avaliação radiológica prática, 119, 121
Incidência de
Poschl, 2, *4f*
Schuller, 1
Stenvers, 1, *4f, 130f*
transorbital, 1

J
Jacobson119
nervo de, 30
Janela redonda
alteração da, 129

K
Koerner
septo de, 22

L
Labirintite, 173
definição, 173
etiologia, 173
fisiopatologia, 173
histopatologia, 173
ossificante, *72f, 73f, 136f-138f*
quadro clínico, 173W
radiologia, 174
tratamento, 176
Labirinto
aplasia completa do, *64f*
posterior
anormalidades do, 93
aqueduto vestibular
alargado, 99
deiscência dos cabais semicirculares, 93
Langerhans
células de
histiocitose de, *5f*

M
Malformação cística
cocleovestibular, 81
Malformação congênita
de orelha, 47
avaliação
exames de imagem na, 47
Mastoide
anatomia da, *24f*
Mastoidite, 171
Mastoidectomia, *3f*
Meato acústico
interno
malformações do, 105
Meningioma, *203f*
Michel
aplasia de, 67, *72f*
Microssomia
hemifacial, *52f*

N
Nervo
de Jacobson, 30
Nervo facial
agenesia e hipoplasia do, 68
anomalias do, 59
anatomia, 59
radiologia, 68
relacionadas, 62
canal do
anatomia do, *27f*
duplicação ou trifurcação do, 68
lesão do, 147
malformação da cadeia ossicular e, *54f*
Neurofibromatose
do tipo II, 201
tamanho, 201

O
Orelha(s)
avaliação das
exames de imagem utilizados na, 1
direita
patologia coclear na, *50f*

externa
  avaliação radiológica, 17
  malformação da, *5f, 49f*
interna, 24
  anatomia da, 24, *25f-27f*
média
  e mastoide, 19
    anatomia da, 20, *22f*
      cadeia ossicular, *20f*
    malformações da, 43, *49f*
      estenose nas, *46f*
Osso temporal
  anatomia radiológica do, 17
    por compartimento anatômico funcional
      orelhas externa, média e interna, 17
  anomalias congênitas do, 33
    orelhas externa e média, 33
      diagnóstico, 56
      tratamento, 57
  anomalias vasculares do, 111
    artéria carótida aberrante
      interna, 111
    deiscência do canal carotídeo, 114
    persistência da artéria
      estapediana, 113
  fratura do, *147f*
  histologia do, *139f*
  normal, *5f*
  osteorradionecrose do, 185
    histopatologia, 185
    quadro clínico, 185
    radiologia, 186
      diagnósticos diferenciais, 187
      tratamento, 187
  otosclerose
    e outras osteodistrofias, 215
      avaliação clínica
        e diagnóstico, 218
      displasia fibrosa, 225
      doença de Paget, 226
      histopatologia, 215
      osteogênese imperfeita, 226
      radiologia, 218
      tratamento, 224
        complicações cirúrgicas, 224
        indicação cirúrgica, 224
  raios X do, 1
    indicação, 1
    técnica, 1
  tomografia computadorizada, 1
  trauma do, 141
  tumores do, 189
Otite
  externa
    maligna, 179
      apresentação clínica, 179
      diagnóstico, 179
      tratamento, 184
  média, 155
    aguda, 155
      apresentação clínica, 155
      diagnósticos diferenciais, 159
      fisiopatologia, 155
      histopatologia, 155
      radiologia, 156
      tratamento, 159
    crônica

colesteatomatosa, 163
  apresentação clínica, 163
  diagnósticos diferenciais, 169
  etiologia, 163
  histopatologia, 163
  radiologia, 164
  tratamento, 169
labirintite, 173
  etiologia, 173
  fisiopatologia, 173
  histopatologia, 173
  quadro clínico, 173
  radiologia, 174
  tratamento, 176
mastoidite, 171
  etiologia, 171
  fisiopatologia, 171
  histopatologia, 171
  quadro clínico, 172
  tratamento, 172
supurativa, 160
  apresentação clínica, 160
  diagnósticos diferenciais, 162
  etiologia, 160
  histopatologia, 160
  radiologia, 161
  tratamento, 162
Otocisto
  rudimentar, 74, *74f*
Otologia
  parâmetros de obtenção
    e indicação das imagens em, 1
Otomastoidite, *172f*

P
Paraganglioma(s), 193
  jugulotimpânicos
    à esquerda e
      carotídeos bilaterais, *14f*
  timpânico, *195f*
Partição
  incompleta, 81, 89
    tipos, 81, *82f-88f*
Pavilhão auditivo
  anatomia do, *18f*
Poschl
  incidência de, 2, *4f*

R
Ressonância nuclear magnética, 6
  axial volumétrica, *29f*
  exames de, 6
  sequência inversão-recuperação, 7
  sequência volumétrica, *8f*
  sinal na, 6

S
Schuller
  incidência de, 1
Schwannoma
  vestibular, 201
    biologia molecular, 211
    histopatologia, 210
    radiologia, 202
      características, **202q**
    tratamento, 211

cirurgia, 211
observação, 211
Septo
de Koerner, 22
Síndrome da deiscência do canal semicircular, 239
superior, 237
aqueduto vestibular alargado, 241
diagnóstico, 238
etiologia, 237
exames complementares, 238
fístulas labirínticas, 240
osteodistrofias, 243
sintomas, 238
Síndrome da terceira janela, 237
Síndrome de Gradenigo, 158
Síndrome de Ménière, 229
apresentações clínicas, 231
causas, **229q**
critérios, **229q**
diagnósticos
na RNM, 233
hidropisia
coclear, 233
vestibular, 233
definição, 229
exames complementares, 231
exames de imagem, 232
histopatologia, 230
quadro clínico, 231
tratamento, 234
Sistema de graduação
de Jahrsdoerfer, **48q**
de Siegert, **48q**
Stenvers
incidência de, 1, *1f, 130f, 133f*

T

Tomografia computadorizada, *134f*

do osso temporal, 1
Trauma
do osso temporal, 141
história
e exame físico, 141
radiologia, 141
classificação, 141
complicações
e achados radiológicos, 142
fístula liquórica, 148
lesão do nervo facial, 147
lesão vascular, 148
perda auditiva, 142
vertigem, 145
histopatologia, 149
tratamento, 152
fístula liquórica, 152
lesão vascular, 152
paralisia facial, 152
perda auditiva, 152
vertigem, 152
Treacher Collins, *50f, 51f, 53f*
Tumores
do osso temporal, 189
carcinoma basocelular, 191
carcinoma espinocelular, 189
diagnósticos diferenciais, 198
doença de von Hippel-Lindau, 192
do saco endolinfático, 191
paraganglioma, 193

V

Vertigem, 145, 152
Vestíbulo
ósseo, 26

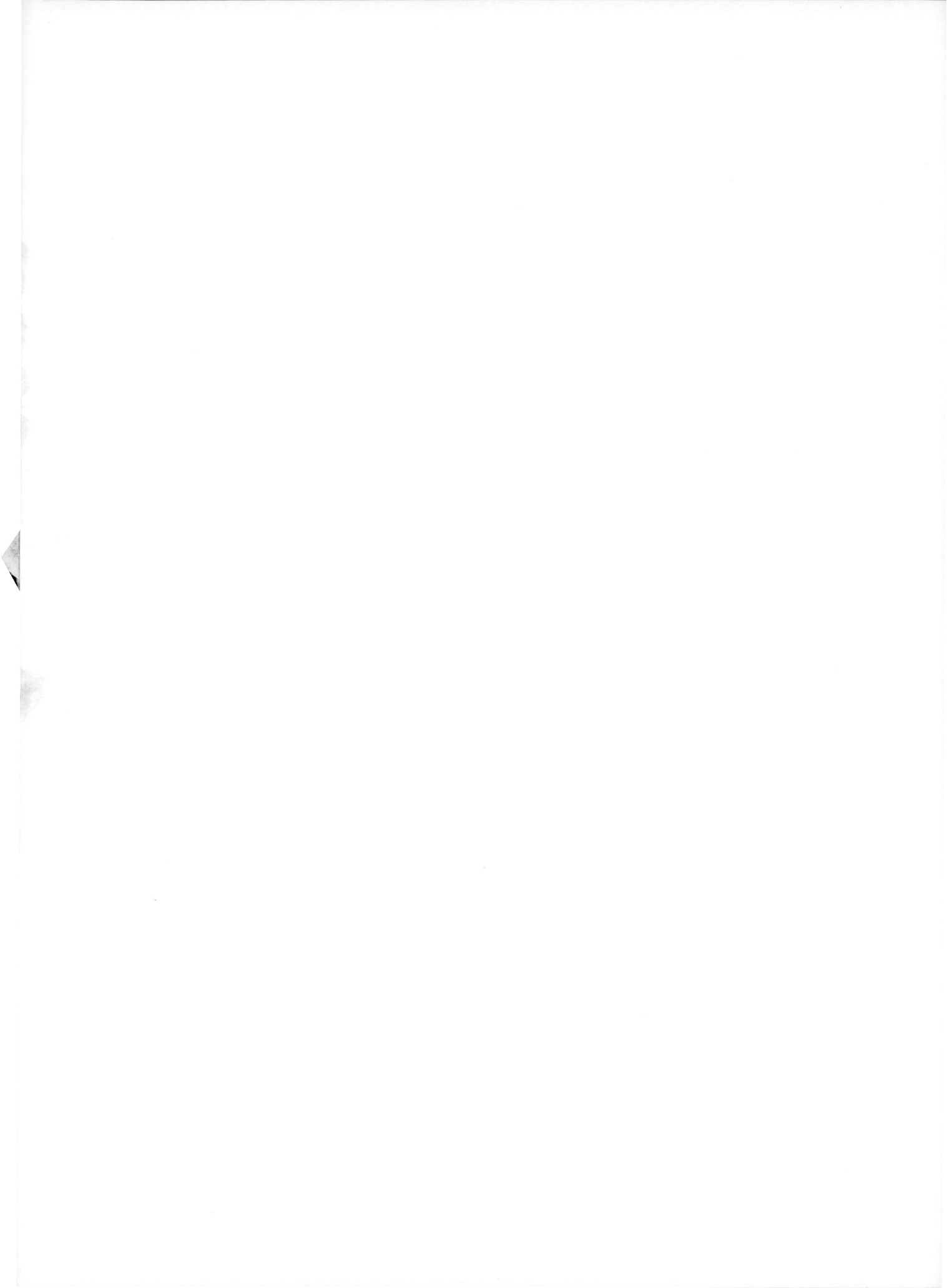